帕金森病临床诊治新进展

Latest Advancements in Diagnosis and Treatment for Parkinson Disease

主编　王丽娟　陈海波
主审　陈　彪　陈生弟

人民卫生出版社
·北京·

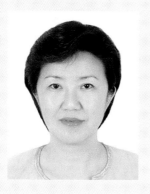

王丽娟　一级主任医师，医学博士，博士生导师，国务院特殊津贴专家，国家临床重点专科学科带头人，国家重点研发计划首席科学家，广东省医学领军人才，广东省人民医院神经科主任，广东省神经科学研究所所长。

从事神经科医教研工作 30 余年，主攻帕金森病、脑血管病、认知障碍等疾病的临床诊治及研究。在 SCI 收录杂志及国内核心期刊发表文章百余篇，获得国家科技进步奖二等奖、省部级科技进步奖一、二等奖等 7 项，作为项目负责人主持国家重点研发计划、国家自然科学基金、省部级科研等项目，获国家专利 3 项。任中国医师协会神经内科医师分会副会长兼帕金森病及运动障碍学组组长，中华医学会神经病学分会帕金森病及运动障碍学组副组长，中国卒中学会移动医疗分会副主任委员，广东省医师协会神经内科医师分会主任委员（第三、四届）、广东省医师协会脑血管病医师分会主任委员，粤港澳大湾区神经科医师联盟主任。近十年作为主持人每年主办国家级继续教育项目《脑血管病诊疗新进展》《帕金森病及认知功能障碍诊治新进展》等。2017 年作为国家重点研发计划首席科学家，牵头并联合我国 10 家著名大学及医院专家团队申报，获得"重大慢性非传染性疾病的防控研究"重点专项"帕金森病（PD）治疗新方法和新技术研究"项目，组建全国帕金森病研究协作组，开展全国多中心临床研究，重点解决瓶颈问题。

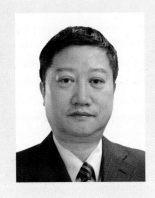

　　陈海波　北京医院神经内科主任，北京大学医学部神经病学系副主任、教授。任中华医学会神经病学分会及行为医学分会常委，帕金森病及运动障碍学组组长，行为临床学组副组长；中国医师协会神经内科医师分会副会长，北京医学会帕金森病与运动障碍分会主任委员，《中国神经免疫学和神经病学杂志》主编，《中华神经科杂志》副总编辑。为规范帕金森病认知障碍及精神症状的临床诊治，组织中华医学会帕金森病与运动障碍学组和神经心理学组等，推出了《帕金森病痴呆的诊断与治疗指南》《帕金森病抑郁、焦虑及精神病性障碍的诊断标准及治疗指南》《中国进行性核上性麻痹诊断标准》等十余项指南和共识，对规范相关临床诊治起到积极作用。先后主持和参加多项国家及省部级课题，目前主持"十三五"国家重点研发计划项目课题 1 项。牵头及参与 20 余项帕金森病、阿尔茨海默病及脑血管病的新药研究。在国内外期刊发表论文 150余篇。主编或参编专著、教材 20 余部。曾获第五届吴阶平 - 保罗·杨森医学药学奖及卫生部科学技术进步奖二等奖 1 项。

　　帕金森病是一种常见的神经系统退行性疾病，以中脑黑质多巴胺能神经元变性死亡为典型的病理变化。如果说，30 多年前人们对这种疾病还相当陌生的话，如今，由于科学的普及以及其典型的临床症状，帕金森病已被公众所熟悉，并引起广泛的关注。1996 年亚特兰大奥运会开幕式上，身罹帕金森病的一代拳王穆罕默德·阿里用颤抖的双手点燃圣火的情景，给公众留下了深刻的印象。

　　1817 年英国医生 James Parkinson 在 "An Essay on the Shaking Palsy" 一文中，详细描述了六位患有手部静止性震颤病人的典型症状，这是对帕金森病症状的首次报道。在之后的两百年中，全球的医学家和科学家联手，在帕金森病的病因、发病机制、治疗等方面进行了广泛而深入的研究，取得了显著的进展。特别是最近几十年来，发现多巴胺可有效缓解帕金森病的症状，确定遗传因子在帕金森病发生中的关键作用，探索 α - 突触核蛋白在其发病机制中扮演的角色，以及研发深部脑刺激（DBS）成功缓解该疾病的严重症状，所有这一切都翔实反映了医学科学界同仁们在和帕金森病抗争过程中所付出的巨大的努力。

　　需要指出的是，中国科学家们怀着不遑多让的历史使命感，也积极参与了这场与帕金森病的抗争。早在 20 世纪 90 年代中期，我国医学科学家已经开始比较系统地研究帕金森病。1999 年，我国开始实施国家重点基础研究发展计划（973 计划），其中与神经科学相关的第一个项目"脑功能和脑重大疾病的基础研究"，就包括了对帕金森病的专题研究。在这之后，这项专题研究发展成为了独立的 973 计划项目，以及并行的科技部重点研发项目。通过这些项目，中国医学科学家们得到了有力的支持，在帕金森病研究的各个方面，都取得了很有意义的重要成果，做出了可贵的贡献。

　　随着医学科学的发展和人类社会老龄化的加剧，近年来，医学科学界对帕金森病研究给予了特殊的关注。帕金森病研究领域十分活跃，研究进展特别迅速，广大医务人员迫切希望了解这一领域的进展，指导自己的临床实践。在这样的形势下，具有前瞻性眼光的王丽娟和陈海波两位教授，作为国家重点研发计划中的"重大慢性非传染性疾病的防控研究"重点专项"帕金森病（PD）治疗新方法和新技术研究"的首席科学家和课题组长，适时组织了一批专家，撰写了这本专著，比较全面、详细地介绍了帕金森病研究的最新进展。我有幸先睹为快。这本专著的显著特点是：用丰富的材料、简洁明快的文字，侧重介绍与临床相关的研究进展。这对于广大神经科医师提高帕金森病诊治水平有重要的参考价值。与此同时，主编有意识地在专著的第一部分对相关的基础研究做了简要的铺垫，这反映了当代医学研究的一个总趋势——任何临床上的重大进展，都必须依托于基础研究的突破。我认为，对内容作这样的安排是非常恰当的。此外，我还注意到，本书各个章节的撰写人，都是相关领域的出色的专家，可谓是一时之选，这就保证了信息的准确性和前沿性。其中有部分专家，早在 20 年前就参与了相关的 973 计划项目。作为一个老朋友，我很高兴看到他们正在不断取得新的研究成果。

在专著即将问世之际，我谨向主编及其团队表示衷心的祝贺。我完全相信，这本专著的出版，对于促进国内帕金森病临床诊治实践水平的提高和推动神经科学的发展，将会具有重要的意义。

遵丽娟、海波教授的雅嘱，是为序。

杨雄里

中国科学院院士、复旦大学教授

2021 年 5 月 3 日

序　二

帕金森病为仅次于阿尔茨海默病的第二大常见神经退行性疾病，其运动症状及一系列非运动症状可导致患者残疾，给社会及家庭带来沉重的负担。近年来，帕金森病的临床和基础研究取得诸多进展，人们对其发病机制及非运动症状的认识有了提升，新的抗帕金森病药物亦不断涌现，帕金森病的治疗手段日益丰富，但其预防和治疗仍存在很多棘手问题，如寻找确切有效的疾病修饰治疗药物、非运动症状的有效控制、应对运动并发症等。面对这些复杂问题，专科医务工作者及研究人员的理论知识、临床技能的更新和提升尤为重要；基层医师对帕金森病的认识、诊断和治疗水平亦亟待提高。

在此背景下，王丽娟教授、陈海波教授邀请国内相关领域的专家，针对性地编写帕金森病临床诊治方面研究新进展的书籍，旨在为国内同道提供专业的最新参考书。本书的两位主编均为国内研究帕金森病中青年专家的佼佼者，两位对帕金森病的研究建树颇多，贡献较大。他们对本著作的编撰倾注了大量心血和热情，这是值得我们学习的。

本书有三大特点：一是内容全面，它涵盖了帕金森病的病因及机制、病理、临床表现、诊断及鉴别诊断、评估手段、治疗等多个方面的系统知识。二是时效性强，本书强调新进展，内容上与国际学术前沿紧密衔接，实时反映国内研究尤其是近年"十三五"科技计划——国家重点研发计划"重大慢性非传染性疾病防控研究"重点专项"帕金森病（PD）治疗新方法和新技术研究"的相关研究的内容及进展。三是实用性强，本书内容侧重帕金森病临床研究进展，尤其适用于神经内科及神经外科专科医师、研究生、培训医师、进修生，也适合其他对帕金森病有兴趣的医务工作者及科研人员阅读。我相信本书能为提高帕金森病的诊疗水平提供帮助，最终造福更多的帕金森病患者。

梁秀龄

中山大学附属第一医院

2021 年 5 月 1 日

前言

　　帕金森病（Parkinson disease, PD）于 1817 年由英国医师詹姆士·帕金森（James Parkinson）首次报道并系统描述。两百余年来，帕金森病的基础及临床研究取得了巨大突破和进展。人们对帕金森病的病因、发病机制、临床症状谱的认识日益加深，诊断及评估手段、治疗技术不断完善，国内外诊断标准和治疗指南在近年也得到了更新和修订。自 20 世纪 60 年代左旋多巴用于治疗帕金森病以来，多种其他抗帕金森病药物相继问世，30 年来，脑深部电刺激术在帕金森病治疗中逐渐扮演重要角色。近年，PD 运动、非运动症状及分型分期的研究进展使其诊疗模式发生巨大变革，新药研究不断涌现；非药物治疗异军突起，俨然成为 PD 治疗的新希望。

　　鉴于帕金森病研究领域近年来取得的重大进展，编委会组织国内帕金森病及运动障碍领域的专家队伍，对帕金森病的病因及机制、病理、临床表现、诊断及鉴别诊断、评估手段、治疗等领域前沿知识进行总结和论述。本书内容侧重临床研究进展，以期为广大神经科医师的帕金森病诊疗实践提供参考和帮助。

　　本书由"十三五"科技计划——国家重点研发计划"重大慢性非传染性疾病防控研究"重点专项"帕金森病（PD）治疗新方法和新技术研究"（2017YFC1310200）等项目资助。本书的编写得到了神经科学领域权威杨雄里院士、神经病学界德高望重的梁秀龄教授的关心和大力支持，并为本书作序。另外，本书编写过程中，得到陈彪教授和陈生弟教授的鼎力支持，在书稿出版之前，他们在百忙之中审阅了全书，纠正了书中错漏之处。此外，我国帕金森病相关领域的众多专家在本书的编撰中贡献了他们团队在长期临床、教学、科研中的新知识和理念。借此专著面世之际，再次向这些专家和全体编者在本书的创作中发挥的重要作用表示衷心感谢！

　　希望本书有助于临床工作者及科学研究者对帕金森病的认识，为提升我国帕金森病诊疗及研究水平贡献绵薄之力。

　　本书虽由专业人员编写，但涉及许多学术前沿，书中内容和论述可能会有错误或不足之处，敬请各位读者指正。

2022 年 2 月 25 日

目 录

第一章
帕金森病概述

第一节　帕金森综合征的分类

一、帕金森综合征的概念与分类

帕金森综合征（Parkinsonism）是指一大类表现为运动迟缓、肌强直和静止性震颤的临床综合征。帕金森病（Parkinson disease, PD）是其中最常见的类型。此外，还包括帕金森叠加综合征（如合并眼球垂直运动障碍、严重自主神经功能障碍、锥体束征、小脑征、早期严重的痴呆等）、遗传变性性帕金森综合征（如肝豆状核变性、亨廷顿病等）以及继发性帕金森综合征（如正常颅压性脑积水、脑瘤等引起的脑结构损害）（表 1-1）。

表 1-1　帕金森综合征的分类

名称	分类	常见疾病或类型
帕金森综合征	帕金森病	散发性帕金森病
		遗传性帕金森综合征
	帕金森叠加综合征（Parkinson plus syndromes）	多系统萎缩
		进行性核上性麻痹
		皮质基底节变性
		路易体痴呆
	遗传变性性帕金森综合征（heredodegenerative disorders）	肝豆状核变性
		亨廷顿病
		脊髓小脑性共济失调
		泛酸激酶 2 相关的神经变性病，即遗传性 Hallervorden-Spatz 综合征
		舞蹈 - 棘红细胞增多症
		家族性基底节钙化
		X 连锁肌张力障碍 - 帕金森综合征
		多巴反应性肌张力障碍
	继发性帕金森综合征（secondary Parkinsonism）	血管性帕金森综合征
		药源性帕金森综合征
		正常压力脑积水
		基底节区病变（如肿瘤、脓肿等）
		感染性帕金森综合征（脑炎后，慢病毒感染等）
		中毒性帕金森综合征（毒物，如锰、汞、一氧化碳、二硫化碳、MPTP 及结构类似的杀虫剂与除草剂，如百草枯、鱼藤酮等）

二、帕金森病的遗传分类

近 20 年来，随着分子遗传学技术的发展，先后定位和克隆了 20 多个呈单基因遗传的 PD 基因位点和基因。所以，一般认为，PD 不仅包括经典的散发性 PD，还包括由基因突变引起的遗传性帕金森综合征（如 *PARK1/4*、*PARK2*、*PARK6*、*PARK7*、*PARK8*、*PARK9*、*PARK14* 等），但这种分类方式尚存在争议，原因如下：

1. 遗传性和散发性 PD 病理改变不同 PD 确诊的金标准是病理诊断，其主要病理特征是：黑质多巴胺能神经元变性和残留神经元内出现嗜酸性包涵体，即路易体（Lewy body）。但是，目前进行过病理研究的遗传性帕金森综合征患者的病理特征与散发性 PD 并不一致。如 PARK2 和 PARK8 有部分患者出现路易体；而有一些患者缺乏路易体，只表现为黑质多巴胺能神经元变性。

2. 遗传性和散发性 PD 临床表现具有较大差异

（1）发病年龄：散发性 PD 多见于 60 岁以后，而绝大部分基因突变引起早发型帕金森综合征（early onset parkinsonism，EOP），EOP 通常指发病年龄在 40 岁以前；而青少年型帕金森综合征（juvenile parkinsonism）通常指发病年龄在 21 岁以前。发病年龄越小，由基因突变引起的可能性越大。30 岁前发病的患者约 80% 由 *Parkin* 基因突变（PARK2）所致。

（2）临床表现：*LRRK2* 基因突变引起的帕金森综合征（PARK8）临床表现与散发性 PD 类似；而 PARK2、PARK6 和 PARK7 临床病程更长、病情进展更缓慢，可以表现肌张力障碍、腱反射活跃，对左旋多巴反应良好，但更容易出现运动并发症。PARK1 可合并痴呆，病情进展更快。PARK9 为青少年发病，病情进展快，表现帕金森综合征症状群，对左旋多巴有短暂反应，部分患者甚至有锥体束征、核上性眼肌麻痹、痴呆及精神病性症状。PARK14 为成年期发病，表现有"搓丸样"静止性震颤，肌强直，严重的运动迟缓，对左旋多巴反应良好，但较早出现异动症。

由于临床表现、病理表现、病因等与散发性 PD 有所不同，故一般由基因突变引起者称为遗传性帕金森综合征，分类上仍属于 PD。

三、容易混淆的两个概念

遗传性帕金森综合征与遗传变性性帕金森综合征概念上容易混淆。前者如上所述，是由于基因突变引起的。后者具有部分或全部帕金森综合征症状群的表现，是多种疾病的总称；遗传变性性帕金森综合征由于基因突变，导致在解剖或生理上相应的神经系统部位出现进行性变性及功能障碍，主要包括两种情况：

1. 临床表现为典型的帕金森综合征，但基因诊断发现由某些类型的疾病基因突变引起。如肌张力障碍（dystonia, DYT）或脊髓小脑共济失调这类患者不属于遗传性帕金森综合征，而是属于相应的疾病类型，如肌张力障碍或脊髓小脑共济失调，即遗传变性性帕金森综合征。

2. 帕金森综合征症状群不典型，或只是患者的部分表现；患者具有其他特征性临床表现（如肝豆状核变性的角膜 K-F 环），基因诊断发现有相应的基因突变（如肝豆状核变性的 *ATP7B* 基因突变），这类患者也是遗传变性性帕金森综合征。

（张玉虎　王丽娟）

参考文献

[1]　DALVI A. Parkinsonism[J]. Dis Mon, 2012, 58(12): 690-707.

[2]　SUNDAL C, FUJIOKA S, UITTI R J, et al. Autosomal dominant Parkinson's disease[J]. Parkinsonism Relat Disord, 2012, 18(Suppl 1): S7-S10.

第二节　历史的回顾——帕金森病研究的里程碑事件

一、帕金森病的发现、命名和诊断

帕金森病，曾被称为震颤麻痹（paralysis agitans 或 shaking palsy），由英国医师詹姆士·帕金森（James Parkinson, 1755—1824）于 1817 年首先报道并系统描述。直到 50 多年后的 1872 年，著名的法国神经病学家让 – 马丁·夏科（Jean-Martin Charcot）更为详尽地描述了该病的特征，认为运动迟缓是该病独立的核心症状，可见震颤和强直 / 少动两种类型，并认为患者没有明显的"麻痹"（肌无力），也不一定有震颤，所以提出废除"震颤麻痹"的名称，而命名为帕金森病（Parkinson disease, PD）。19 世纪 80 年代，英国神经病学家威廉·高尔斯（William Gowers）研究了 80 位 PD 患者，认为男性略多于女性，半数患者发病年龄为 50～60 岁。

由于缺乏特异性生物标志物或神经影像学的发现，PD 诊断依靠临床医生的判断：主要表现为帕金森综合征且无其他神经系统损害，无引起类似症状的药源性、中毒性、感染性因素的病史。最早的诊断标准由 Hoehn 和 Yahr 于 1967 年提出。其后，Marttila 和 Rinne 于 1976 年对其进行了改良。该标准提出：出现静止性震颤、强直、少动、姿势反射受损四个主要症状中的两个以上，排除特发性震颤，即可诊断为"原发性 PD"。该标准中，有脑炎病史的患者被分类为脑炎后 PD，然而动脉硬化性 PD 未被单独分类。

1985 年，Schoenberg 等基于额外的排除标准，如药物引起的和其他疾病引起的帕金森综合征，提出"拟诊 PD"和"疑诊 PD"的术语。Calne 等增加"临床确诊的原发性帕金森综合征"的术语，诊断须符合 Hoehn 和 Yahr 提出的四条主要症状中的三条，或仅符合其中两条，但存在症状不对称。此时，极少有研究验证诊断标准和病理表现的符合率。其后，有研究发现，临床诊断 PD（出现静止性震颤、强直、少动中的两项以上）的患者中，仅 75% 的患者尸检有 PD 病理表现。

1992 年，Hughes 等对 100 例临床确诊的 PD 患者的尸检病理进行研究，提出了新的 PD 诊断标准，即后来的英国脑库诊断标准。该标准建议，出现少动，并且有强直、静止性震颤、姿势不稳中任意一条，则符合帕金森综合征的诊断，并且提出一系列排除标准，如反复脑卒中病史（提示血管性帕金森综合征）、严重的自主神经受累（提示多系统萎缩）等。另外，提出"支持诊断标准"，包括进展性病程和对左旋多巴治疗反应良好等。研究者将该标准回顾性应用于上述研究的 100 例患者中，发现诊断正确率提高至 82%。此后，英国脑库诊断标准成为临床及研究中应用最广泛的 PD 诊断标准。

21 世纪初，随着对 PD 认识的提高以及临床研究的进展，人们发现 PD 除了典型的运动症状之外，还伴有一些非运动症状，如嗅觉减退、睡眠障碍、自主神经功能紊乱、情感障碍等。最初认为 PD 的非运动症状发生在 PD 晚期，后来越来越多的研究提示，非运动症状可以在 PD 的任何时期出现，包括 PD 早期，甚至先于运动症状出现。非运动症状在 PD 中非常普遍，在临床及研究工作中的价值越来越受重视。

随着研究发展，英国脑库诊断标准在早期 PD 患者的诊断和临床研究应用中的不足之处日益明显。2015 年 10 月，国际帕金森和运动障碍协会（International Parkinson and Movement Disorder Society, IPMDS），既往称国际运动障碍协会（Movement Disorder Society, MDS），公布了最新 PD 临床诊断标准，同时发布了用于研究的前驱期 PD 的诊断标准。与英国脑库标准相比，IPMDS 发表的新诊断标准增加了非运动症状以及特异性的影像学生物标志物等在诊断中的作用，同时更新了相关概念，进一步完善了警示征和支持标准。

二、病理学研究

1895 年，Brissaud 第一次提出 PD 的病变部位在中脑黑质。1913 年，Lewy 发现在中脑黑质细胞内存在同心圆性包涵体。1919 年，Tretiakoff 将这种包涵体命名为路易体（Lewy bodies）。1953 年，Greenfield 和 Bosanquet 系统论述了 PD 的病理特征。

1958 年，Arvid Carlsson 等发明了一种新的化学荧光检测技术，检测组织内微量的多巴胺，发现利血平可以耗竭脑内的多巴胺，而左旋多巴可以提高脑内多巴胺含量。同时，还发现多巴胺主要分布在基底节区，故推测脑内多巴胺的缺乏与 PD 有关。由于这一系列重要发现，Arvid Carlsson 获得了 2000 年诺贝尔生理学或医学奖。

1960 年，Oleh Hornykiewicz 首次发现 PD 和脑炎后帕金森综合征患者脑内尾状核与壳核多巴胺含量明显下降。1966 年，Hornykiewicz 进一步指出，纹状体区多巴胺的缺乏与 PD 的主要运动症状有关。1964 年，瑞典科学家 Nils-Eric Ande'n、Annica Dahlström 和 Kjell Fuxe 发现了多巴胺传递的黑质纹状体通路。加拿大科学家 Louis Poirier 和 Ted Sourkes 进一步证实，如果黑质受损，纹状体区多巴胺含量明显下降。这就是我们今天所熟知的 PD 主要病理生化表现。

1995 年，Polymeropoulos 等首次报道了染色体 4q21-q22 编码 α- 突触核蛋白的基因突变引起的家族性 PD（PARK1）。α- 突触核蛋白由 140 个氨基酸构成，α- 突触核蛋白基因突变引起的家族性 PD 临床表现与散发性 PD 类似。病理学研究发现，这些 PD 患者多个脑区存在 α- 突触核蛋白水平明显升高和大量蛋白异常聚集，提示 α- 突触核蛋白过度合成可引起 PD。其后，免疫染色发现，路易体是由 α- 突触核蛋白、神经丝蛋白、泛素及其他蛋白组成的。

随着对 PD 患者尸检的增加，研究者发现 PD 患者神经系统的病理受累不仅仅局限在黑质。2003 年，Braak 等根据 PD 患者的尸检病理结果，提出了新的病理分级，即 Braak 分期理论。该理论认为，在 PD 中，路易体相关的病理改变以一定的顺序播散，这些改变最先出现在嗅球和迷走神经运动背核，其后先是累及其他脑干核团，如蓝斑、黑质等，接着进入杏仁核，最后进入皮质。Braak I 期时，病变局限在延髓，舌咽及迷走神经运动背核或嗅球、嗅束受累，此阶段可表现为嗅觉减退；II 期时，病变扩展至脑桥被盖，累及延髓中缝核、巨细胞网状核及蓝斑，对应的临床表现为睡眠障碍、头痛、情感障碍等；III 期时，病变进展到中脑，累及黑质致密部以及脚桥核、腹侧被盖区等区域，可出现色觉异常、抑郁等表现；IV 期时，病变累及包括黑质、前脑皮质、颞叶中间皮质在内的大部分脑区，此期才出现 PD 的运动症状；疾病发展至 V 期及 VI 期时，病变进一步累及皮质，运动症状加重，并出现痴呆、精神病性症状等表现。该理论将 PD 运动症状和非运动症状的演变和病理改变联系在一起，为 PD 早期诊断及发病机制的研究打下了基础。

1976 年，美国一名 23 岁的吸毒者使用了毒品类似物 MPTP 后，出现了帕金森综合征。18 个月后，该患者由于过度使用可卡因而死亡，尸检发现其大脑黑质中的多巴胺能神经元明显受损。1984 年，研究发现向松鼠猴注射 MPTP 能够导致帕金森综合征，症状能被左旋多巴缓解。MPTP 引发的临床症状及病理改变与 PD 类似，以此为基础，研究者构建了动物模型。动物模型的构建对研究 PD 的发病机制有重要作用。

三、左旋多巴的使用及其运动并发症

1960 年后，不断有研究应用大剂量多巴治疗 PD 患者，但效果并不肯定，而且伴随着食欲减退、恶心、呕吐等明显副作用。直到 1967 年，George Cotzias 发明了一种新的治疗方法，即从小剂量多巴（包括左旋多巴和右旋多巴）开始，逐渐增加剂量，直至每天 16g。结果显示大部分患者耐受性良好，症状也明显改善。由于右旋多巴不能通过血脑屏障且存在粒细胞减少的副作用，随后的研究只使用左旋多巴。Cotzias 的研究是 PD 治疗的里程碑事件，不仅因为其研究证明了大剂量左旋多巴的有效性，而且他发明的"剂量滴定"治疗方法至今仍是 PD 治疗的指导原则。2004 年，帕金森病研究组（The Parkinson Study Group）发表了第一个比较不同剂量左旋多巴治疗 PD 有效性和安全性的随机、双盲、安慰剂对照临床试验（ELLDOPA）。

1969 年，Cotzias 首次报道了左旋多巴诱导的异动症，并指出左旋多巴治疗的早期没有异动症，治疗一段时间以后才出现。1970 年，McDowell、Schwarz 和 Fahn 等相继报道随着左旋多巴治疗时间的延长，异动症将持续存在并越来越明显。随后的报道均认为异动症与左旋多巴含量增高有关，即剂峰异动症。1977 年，Muenter 等首次报道了一种新形式的异动症，称为 "D-I-D" [dystonia（dyskinesia）-improvement-dystonia（dyskinesia）]，后被命名为双相异动症（diphasic dyskinesia）。1977 年，Lees 等首次报道了某些患者晨起出现足部的肌张力障碍性痛性痉挛；Melamed 称之为晨起肌张力障碍（early-morning dystonia）。

与此同时，神经病学家们也报道了症状波动。1974 年开始，Fahn、Sweet 等几位科学家对"开 - 关"（on-off）现象进行了较为详细的报道。1976 年，Fahn 命名了剂末现象（wearing-off），而 Marsden 和 Parkes 则称之为剂末恶化（"end-of-dose" deterioration），这两个名词经常一起使用，含义是一致的。

四、提高左旋多巴疗效、减少副作用的治疗方法

卡比多巴和苄丝肼是两种多巴脱羧酶抑制剂，可以抑制左旋多巴在外周的脱羧，减少胃肠道反应，增加进入脑内的左旋多巴含量。这两种多巴脱羧酶抑制剂分别与左旋多巴制成卡比多巴 / 左旋多巴合剂和苄丝肼 / 左旋多巴合剂。20 世纪 80 年代，为延缓左旋多巴的释放，还开发了上述两种合剂的缓释片。

20 世纪 80 年代，B 型单胺氧化酶（MAO-B）抑制剂丙炔苯丙胺（现称为司来吉兰）开始用于 PD 的治疗。20 世纪 90 年代，雷沙吉兰被开发使用。更重要的是，由于发现 MAO-B 抑制剂可以阻断 MPTP 的毒性作用，帕金森病研究组进行了第一个大型临床试验——DATATOP（the deprenyl and tocopheral antioxidative therapy of Parkinsonism trial），验证司来吉兰的潜在疾病修饰作用，发现司来吉兰可以延迟左旋多巴的使用。该研究为后续药物的疾病修饰作用临床试验（如 TEMPO、ADAGIO 等）奠定了基础。

20 世纪 90 年代，儿茶酚 – 氧位 – 甲基转移酶（COMT）抑制剂开始联合左旋多巴用于 PD 的治疗，如托卡朋和恩他卡朋。COMT 抑制剂可以延长左旋多巴的半衰期，增加生物利用度，明显减少"关"的时间，改善剂末现象。

早在 20 世纪 50 年代，Struppler 和 Schwab 就发现阿扑吗啡具有抗 PD 作用，但未引起人们重视。直到 20 世纪 80 年代，研究显示麦角类多巴胺受体激动剂，如溴隐亭、培高利特、麦角乙脲和卡麦角林，可用于 PD 的治疗。至 20 世纪 90 年代，研究者发现麦角类多巴胺受体激动剂具有致肺和心脏瓣膜纤维化的副作用，因此，这类药物逐步被非麦角类多巴胺受体激动剂取代。随后，研究者开发了缓释片（罗匹尼罗、普拉克索）和皮肤贴剂（罗替高汀）。

20 世纪 80 年代中期，两项临床试验发现，早期使用多巴胺受体激动剂较早期使用左旋多巴发生运动并发症的风险明显降低。随后的多项临床试验证实，早期使用多巴胺受体激动剂可以明显延迟异动症的发生。这些临床试验改变了人们的治疗观念，初诊患者用药由首选左旋多巴改为首选多巴胺受体激动剂，尤其是对于年轻的患者。

五、PD 的外科治疗

20 世纪 50 年代，Irving Cooper 对一名 PD 合并动脉瘤患者进行动脉瘤结扎手术时意外损伤了脉络膜前动脉，患者对侧的帕金森综合征症状群反而消失了。由此，苍白球切开术被应用于 PD 的外科治疗中。随着立体定向仪的应用，治疗方案又引入了丘脑腹外侧核切开术。手术治疗虽然可以控制震颤和强直症状，但对语言、步态、姿势和平衡并没有改善，甚至会造成恶化。

随着左旋多巴在 PD 治疗中的使用，外科治疗逐渐沉寂。20 世纪 90 年代，由于左旋多巴长期使用存在难以控制的运动并发症，人们对基底节区的病理生理功能的理解也更为透彻，同时，随着 CT 和 MRI 的应用，脑内定位更为精确，苍白球切开术再次成为 PD 治疗的热点。尤其是 1992 年 Laitinen 等的研究表明，苍白球切开术可以明显改善晚期 PD 患者运动并发症，该手术成为 20 世纪 90 年代最流行的手术方式。

1987 年，Benabid 等首次发现脑深部电刺激（deep brain stimulation, DBS）丘脑腹中

间核可以有效控制 PD 患者的药物难治性震颤。美国食品和药品监督管理局（Food and Drug Adminstration, FDA）于 1997 年批准 DBS 用于 PD 震颤的治疗。1998 年，Limousin 等系统论述了丘脑底核（subthalamic nucleus, STN）DBS（STN DBS）治疗的有效性和安全性，并发现丘脑底核 DBS 治疗可以减少晚期 PD 的多巴胺能药物的使用。2000 年，Coubes 等首次发现苍白球内侧部（internal globus pallidus, GPi）DBS（GPi DBS）可以有效治疗肌张力障碍。2003 年，美国 FDA 批准 STN DBS 和 GPi DBS 可用于 PD 的治疗。2000 年后，DBS 逐渐取代了苍白球切开术，成为 PD 首选的外科治疗方式。

（张玉虎　王丽娟　黄思菲）

---------------------------------- 参考文献 ----------------------------------

[1] FAHN S. The history of dopamine and levodopa in the treatment of Parkinson's disease[J]. Mov Disord, 2008, 23(Suppl 3): S497-S508.

[2] MIOCINOVIC S, SOMAYAJULA S, CHITNIS S, et al. History, applications, and mechanisms of deep brain stimulation[J]. JAMA Neurol, 2013, 70(2): 163-171.

[3] POSTUMA R B, BERG D, STERN M, et al. MDS clinical diagnostic criteria for Parkinson's disease[J]. Mov Disord, 2015, 30(12): 1591-1601.

[4] BRAAK H, DEL TREDICI K, RUB U, et al. Staging of brain pathology related to sporadic Parkinson's disease[J]. Neurobiol Aging, 2003, 24(2): 197-211.

第二章

帕金森病的病因

第一节　帕金森病发病的遗传因素

一、PD 遗传的研究历史

在 1817 年 Parkinson 首次描述 PD 之后，人们就注意到 PD 存在遗传倾向。早在 1867 年，法国医生 Charcot 就首先报道有家族史的 PD 患者。1900 年，Gowers 进一步观察到患者与亲属出现类似的 PD 症状。此后，人们针对 PD 的遗传开展了大量的研究，包括流行病学调查及双生儿研究。但由于 PD 的复杂性，研究始终未获得强有力的证据支持遗传因素在 PD 发病中的作用。直到 1997 年，Polymeropoulos 在意大利及希腊 PD 家系中，发现编码 α- 突触核蛋白的 SNCA 基因的 A53T 突变是致病突变，由此，PD 遗传研究才获得突破性进展。随后的研究进一步证实 α- 突触核蛋白是路易体的主要成分，从而奠定了遗传因素在 PD 致病中的重要地位。PD 按遗传分型可分为家族性和散发性 PD 两种。单基因遗传的家族性 PD 较为罕见。近年随着新一代测序技术的进步，研究发现某些致病基因如 LRRK2 的多态性位点也显著增加散发性 PD 的发病风险。这表明散发性 PD 也共享这些基因位点所调控的相关分子通路。因此遗传因素不仅在家族性 PD 中起作用，也在散发性 PD 的发病中扮演重要角色。

二、PARK 基因及命名

到目前为止，已经发现 20 多个单基因或基因座与 PD 连锁，这些基因在国际上按照发现的时间顺序被定义为 PARK1 ~ PARK21（表 2-1）。然而这个命名系统并非十分完善。首先，这些基因或者相关基因座的存在并未完全得到证实，有些尚待进一步证实。其次，这些基因既包括单基因遗传的 PD 致病基因位点，也包含部分通过基因组关联分析发现的疾病易感位点。另外，有些基因被重复命名，如 PARK4 与 PARK1 实际上是同一个基因，都是 SNCA。

表 2-1　帕金森病相关位点及基因

基因型	位点	基因	遗传方式	表型	路易体
PARK1/ PARK4	4q21-q22	SNCA	AD	早发型	有
PARK2	6q25.2-q27	Parkin	AR	早发型	无

续表

基因型	位点	基因	遗传方式	表型	路易体
PARK3	2p13	*SPR*	AD	晚发型	有
PARK5	4p14	*UCHL1*	不明	晚发型	有
PARK6	1p36	*PINK1*	AR	早发型	不明
PARK7	1p36	*DJ-1*	AR	早发型	不明
PARK8	12q12	*LRRK2*	AD	晚发型	不明
PARK9	1p36	*ATP13A2*	AR	青少年型伴锥体束征	无
PARK10	1p32	不明	不明	晚发型	不明
PARK11	2q37	*GIGYF2*	不明	晚发型	不明
PARK12	Xq21-q25	不明	X-linked	晚发型	不明
PARK13	2p12	*HTRA2*	不明	晚发型	不明
PARK14	22q12-q13	*PLA2G6*	AR	早发型伴肌张力障碍	不明
PARK15	22q1	*FBXO7*	AR	青少年型	不明
PARK16	1q32	不明	不明	晚发型	不明
PARK17	16q11.2	*VPS35*	AD	晚发型	不明
PARK18	3q27.1	*EIF4G1*	AD	晚发型	不明
PARK19	1p32	*DNAJC6*	AR	青少年型	不明
PARK20	21q22	*SYNJ1*	AR	早发型	不明
PARK21	3q22.1	*DNAJC13*	AD	晚发型	不明
PARK22	7p11.2	*CHCHD2*	AD	晚发型	不明
PARK23	15q22.2	*VPS13C*	AR	早发型	有

注：AD，常染色体显性；AR，常染色体隐性；X-linked，X染色体连锁。

三、遗传性 PD 基因

（一）常染色体显性遗传性 PD

常染色体显性遗传 PD 表现为每代均有发病，男女发病率相近，每个患者的临床症状相似。目前已确定 6 个基因与此型 PD 连锁：*SNCA* 基因是第一个被克隆的显性遗传性 PD 的致病基因，*LRRK2* 基因是最常见的显性遗传性 PD 的致病基因，而 *VPS35*、*EIF4G1* 及 *CHCHD2* 基因是最近几年利用全外显子组测序克隆的三个新的显性遗传性 PD 致病基因。

SNCA 基因（*PARK1/PARK4*）位于人类染色体 4q22.1，包含 6 个外显子。SNCA 是第一个被证明的 PD 致病基因。1997 年，Polymeropoulos 等学者在 1 个意大利家系和 3 个希腊家系的常染色体显性遗传 PD 家系中首次发现了 SNCA 基因编码区中的 A53T 致病突变，后又分别在欧洲白人 PD 及路易体痴呆家系中发现 A30P 和 E46K 错义突变。2003 年，研究发现 SNCA 的三倍重复突变是引起 *PARK4* 的病因，故认为 *PARK4* 即 *PARK1*。目前研究表明，该基因突变是罕见的家族性 PD 致病突变，A53T 和 A30P 突变在东方人群中发生频率极低。此外，SNCA 基因多态性也显著增加散发性 PD 发病的风险。其中，Rep1 多态性与 SNCA 基因启动子转录活性有关，被认为是散发性 PD 发病的重要危险因素。

SNCA 突变的 PD 患者对于多巴制剂反应良好，但 SNCA 的不同突变引发的表型不同。其中 A30P 突变的症状与散发性 PD 相近。A53T 突变的临床特征与散发性 PD 差异较大，表现为起病较早（平均发病年龄 46.5 岁）、病情进展较快、震颤发生率低，常伴有痴呆、精神病性症状以及自主神经系统症状。E46K 突变则表现路易体痴呆为主。在重复体突变患者中，二倍重复体的临床表现相对较轻，而三倍重复体发病较早及病情恶化较快，通常较二倍体约早 10 年出现严重的老年痴呆和精神问题。SNCA 错义突变的病理包括多巴胺能神经元丢失和路易体形成。重复体病理特征不仅包括黑质、蓝斑的神经元丢失及路易体生成，而且路易体也存在于皮质及下丘脑中。另外在颞叶皮质及海马区可见神经元丢失和胶质细胞增生。

SNCA 基因编码由 140 个氨基酸组成 α- 突触核蛋白，其结构上包含与聚合相关的高度保守的 11 个氨基酸序列组成的 7 个不完全重复序列。α- 突触核蛋白为 α 螺旋结构，正常情况下蛋白呈非折叠的可溶性状态，主要表达于突触前膜和细胞核中。其正常功能推测与调节突触可塑性、信号传播及跨膜和细胞质运输等有关。而在病理情况下，α- 突触核蛋白则形成 β 折叠结构，呈不溶性的聚合体，是路易体的主要成分。

LRRK2（*PARK8*）基因位于染色体 12q12，含 51 个外显子，呈常染色体显性遗传，导致晚发性 PD。2002 年，Funayama 首先把一个晚发性显性遗传 PD 家系的遗传位点定位于 12p11-q13，命名为 PARK8 位点。2004 年，Zimprich 及同事在该位点克隆了 *LRRK2* 基因。目前已有 50 多个 *LRRK2* 突变位点被发现，而其中 7 个位点被证实为致病性突变，包括 R1441C、R1441G、R1441H、Y1699C、G2019S 与 I2020T。*LRRK2* 的突变位点在东西方人群中存在差异。在中国 PD 人群中至今尚未发现致病性突变的位点，以易感位点为主，其中 G2835R 突变位点为最常见，其他包括 R1628P、R1398H、S1647T 等。这些突变位点功能不同，虽然大部分突变位点能够增加 PD 的易感性，但有些位点如 R1398H 是保护性位点。拥有保护性位点的人群，其 PD 的发病率较低。*LRRK2* 基因突变是目前 PD 最常见的遗传性病因。其最常见的 G2091S 突变，在遗传性 PD 中占 5%～6%，在散发性 PD 患者中占 1%～2%。

　　LRRK2 基因突变的 PD 患者其症状与散发性 PD 相同，表现为运动迟缓、静止性震颤、肌强直以及姿势失衡。其对多巴制剂反应良好，发病年龄晚（平均发病年龄为 59 岁）及病情进展缓慢，较少出现痴呆和精神病性症状。*LRRK2* 突变的病理特征较为多样化，大部分为黑质致密部及蓝斑多巴胺能神经元丢失伴 α- 突触核蛋白沉积为主的路易体形成。少数患者存在 tau 蛋白沉积、泛素免疫阳性包涵体及类似阿尔茨海默病（AD）的老年斑或形成神经原纤维缠结。

　　LRRK2 基因编码的 dardarin（LRRK2）蛋白属于 ROCO 蛋白家族成员，包含具有激酶及鸟苷三磷酸酶活性的多个功能域。发病机制复杂，但主要认为是 *LRRK2* 基因突变导致相关激酶活性增强或鸟苷三磷酸酶功能受损，使底物蛋白产生持续磷酸化而致病。另外 LRRK2 蛋白还参与自噬、线粒体功能及细胞内物质转运等。

　　VPS35（*PARK17*）位于染色体 16q11.2，包括 17 个外显子。2011 年，通过第二代测序的手段，首次在瑞士的一个家系中发现，在 *VPS35* 编码区内第 620 个氨基酸的突变 D620N 引起了晚发的 PD。目前仅 D620N 被证实是 PD 的致病突变，其在家族性 PD 中的发病频率为 0.1%~1%。另外尚有一些 *VPS35* 的变异体包括 P316S、R524W、H599R 及 M607V 有待进一步证实。*VPS35* 突变的 PD 患者平均发病年龄为 51.4 岁，80%~90% 的患者是有家族史的男性白种人。其症状与散发性 PD 相似，包括运动迟缓、肌强直、静止性震颤及姿态不稳，所有患者对多巴治疗反应良好。目前尚无相关的病理特征研究报告。VPS35 蛋白是 Retromer 系统的重要组成部分，介导细胞内物质核内体到高尔基体的运输，VPS35 蛋白在自噬中的作用有待阐明。

　　EIF4G1（*PARK18*）位于 3q27.1 染色体上，有 31 个外显子。该基因目前发现有 5 个与 PD 相关的突变位点，包括 R1205H、A502V、G686C、S1164R 及 R1197W，只有 R1205H 在随后来自美国、加拿大、爱尔兰、意大利及突尼斯的家系中被证实。但其是否为致病基因尚存在许多争议。R1205H 突变在欧洲及非洲后代中的频率很低，只有 0.2% 左右。R1205H 突变患者的临床表现为典型的 PD 症状，其他突变可出现路易体痴呆。*EIF4G1* 编码由 1 599 个氨基酸组成的真核翻译起始因子——eIF4G1，后者构成 eIF4F 的一部分，在真核翻译起始中发挥重要功能。R1205H 的突变机制可能为通过损害细胞内对细胞存活起重要作用的 mRNAs 的翻译过程所致。

　　DNAJC13（*PARK21*）位于染色体 3q22，含 57 个外显子。目前仅 N855H 位点的突变被证实是 PD 的致病突变。该基因位点突变的患者平均发病年龄为 67 岁，患者出现典型的散发性 PD 表现，包括运动迟缓、肌强直、静止性震颤，所有患者对多巴治疗反应良好。病理表现为黑质纹状体神经元丢失及路易体形成。患者还可能呈现与进行性核上性麻痹一致的 tau 蛋白沉积。*DNAJC13* 基因编码的由 2 243 个氨基酸组成的 DNAJC13 蛋白，主要参与内涵体细胞内物质的运输。

CHCHD2 位于染色体 7p11.2，含 4 个外显子。2015 年，Funayama 通过对日本带有常染色体显性遗传基因的 PD 家系进行外显子组测序和全基因组测序，发现了 CHCHD2 的两个错义突变 T61I 和 R45Q 及一个剪切位点的突变 300+5G > A。目前 CHCHD2 的突变尚需进一步研究。CHCHD2 蛋白是线粒体相关蛋白，参与线粒体呼吸链酶的合成及调控。

（二）常染色体隐性遗传性 PD

常染色体隐性遗传性 PD，其基因性状是隐性的，即只有纯合子时才出现症状。常染色体隐性遗传性 PD 患者的父母均为致病基因携带者，故多见于近亲婚配者的子女。已确定 3 个基因（Parkin、PINK1 和 DJ-1）与常染色体隐性遗传 PD 连锁。其他一些基因（ATP13A2、PLA2G6 和 DNAJC6）引起的隐性遗传性早发型 PD，多表现为早发起病的 PD 综合征症状伴锥体束征、认知功能损害及肌张力障碍等。这里主要介绍这三个常见的 PD 隐性基因，即 Parkin、PINK1 和 DJ-1。

Parkin 基因（PARK2）位于染色体 6q25.2-q27，包含 12 个外显子。该基因首先是在日本一个常染色体隐性遗传的青少年型 PD 家族中被发现的。PARK2 是早发型 PD 最常见的致病基因，约占早发型 PD 的 10%，其中半数为外显子缺失和重复突变。

PINK1 基因（PARK6）位于染色体 1p36，包含 8 个外显子。PINK1 基因首先是在意大利近亲结婚的一个家系中被发现的。PINK1 基因约占早发型 PD 的 4%，突变绝大多数为错义突变或无义点突变。

DJ-1 基因（PARK7）位于染色体 1p36，包含 8 个外显子。DJ-1 基因首次是在荷兰的两个常染色体隐性遗传早发型 PD 家系中被发现的。DJ-1 基因约占早发型 PD 患者的 1%。基因突变存在遗传异质性。

Parkin、PINK1 和 DJ-1 基因突变导致的 PD 患者具有共同的临床特征，包括青少年时发病（平均发病年龄为 20 ~ 30 岁）、呈典型的 PD 症状、非运动并发症少见、病情进展缓慢、预后相对较好，对多巴制剂治疗效果好，但患者易出现异动症和症状波动。Parkin 基因突变病理特征是局限于黑质致密部及蓝斑处多巴胺能神经元的变性，伴有胶质细胞反应性增生，但通常不出现路易体。PINK1 突变的病理改变情况尚未清楚。

这 3 个基因均是编码线粒体的相关基因，共同参与线粒体的功能调控。PARK2 编码由 465 个氨基酸组成的 Parkin 蛋白，Parkin 蛋白是一种泛素 – 蛋白质连接酶，具有泛素 E3 连接酶功能。Parkin 蛋白泛素化标记待降解蛋白并经泛素 – 蛋白酶体（ubiquitin-proteasome, UP）途径降解。PARK6 编码由 581 个氨基酸组成的 PINK1 蛋白，其位于线粒体膜上，与 Parkin 蛋白共同作用管理线粒体质量控制。PINK1 蛋白积累在受损的线粒体外膜，招募 Parkin 蛋白到功能失调的线粒体中。Parkin 蛋白使线粒体外膜蛋白泛素化，触发选择性自噬。PARK7 基因编码由 189 个氨基酸组成的 DJ–1 蛋白。其发病机制可能是突变后导致 DJ-1 蛋白水平下降，造成机体清除氧自由基的功能下降，使神经元容易受到氧化应激的损伤。

四、散发性 PD 的遗传因素

随着新一代测序技术的进步，利用大规模的病例对照研究寻找散发性 PD 成为可能。至目前为止，已经有超过 900 个大规模的基因相关性研究，这些研究分析的相关位点多达 50 万个，其中发现了许多散发性 PD 的相关位点，有些是危险因素而有些也具有保护作用。比较重要的位点包括 *GBA*、*SNCA*、*MAPT*、*LRRK2* 及 *HLA*。这些基因的多态性显著增加 PD 的发病风险，其中最值得注意的是 *GBA*。根据最新的一项纳入 5 000 例散发性 PD 患者的研究表明，*GBA* 的多态性增加 5 倍以上的患病风险，目前研究者认为 *GBA* 是散发性 PD 最重要的危险因素。

五、遗传性 PD 的临床表型及遗传学研究的复杂性

由于不完全外显率、不同的外显度及拟表型，遗传性 PD 的临床表型及遗传学研究变得复杂化。例如，由于不完全外显的影响，在显性遗传家族中有些携带者并不出现症状，在这种情况下，基因显性遗传也可以表现为隔代遗传，从而误解为隐性遗传。另外，由于表达度的不同，同一家系中，有些患者症状非常轻微或者表现不同的症状，常会引起误诊。有时，虽然有的家族成员出现同样的临床症状，但实际上并未携带相同的致病基因。最后，有些隐性遗传的杂合突变同时也是易感突变，在环境或者其他因素作用下，携带者也出现临床症状，而被误诊为常染色体显性遗传。

六、PD 遗传基因的临床检测

虽然 PD 基因研究取得了显著突破，目前 *LRRK2* 是最常见的 PD 显性遗传基因，*Parkin* 是最常见的 PD 隐性遗传基因，而 *GBA* 是最常见的易感基因。但这些基因的携带者在 PD 人群中仅占少数，因此在临床上是否进行基因检测目前还存在很大争议。一方面，目前 PD 的治疗仅限于对症治疗，基因检测对于阻止病情的发展没有帮助。但另一方面，基因的检测对某些特殊 PD 人群的诊断、治疗的选择，以及对其家庭将来的计划会带来益处。这些人群包括青少年型 PD，伴有非典型症状或有家族史的早发型 PD。这些患者常因为症状不典型而导致误诊，基因检测有助于他们明确诊断从而得到及时治疗。另外，*LRRK2* 的 G2019S 突变位点在其高发人群中的检测也能为携带者的防治带来一定益处。

欧洲神经病学联盟（European Federation of Neurological Societies, EFNS）指南目前已经推荐在家族性及特殊人群中的散发性 PD 患者中进行 G2019S 的检测，并推荐对 35 岁以下且有隐性遗传背景的 PD 患者进行 *Parkin*、*PINK1* 和 *DJ-1* 的检测。

目前市场上也出现了全基因组或相关易感基因组测序的服务，为健康人评估可能患 PD 的风险。由于目前神经保护剂及基因治疗技术尚未成熟，现在学术界的主流意见并不推荐进行这样的检测，但随着测序技术及生物制药的进步，基因的检测会为精准医学及个体化治疗打下坚实基础。因此作为一个运动障碍病的专科医生，必须了解 PD 基因的知识及相关发展，为大规模基因检测时代及个体化治疗的到来做好准备。

（裴中　苏凤娟）

参考文献

[1] FUNAYAMA M, OHE K, AMO T, et al. CHCHD2 mutations in autosomal dominant late-onset Parkinson's disease: agenome-wide linkage and sequencing study[J]. Lancet Neurol, 2015 , 14(3): 274-282.

[2] FU X, ZHENG Y, HONG H, et al. LRRK2 G2385R and LRRK2 R1628P increase risk of Parkinson's disease in a Han Chinesepopulation from Southern Mainland China[J]. Parkinsonism Relat Disord, 2013, 19(3): 397-398.

[3] GASSER T, HARDY J, MIZUNO Y. Milestones in PD genetics[J]. Mov Disord, 2011, 26(6): 1042-1048.

[4] KLEIN C, WESTENBERGER A. Genetics of Parkinson's disease[J]. Cold Spring Harbrspect Med, 2012, 2(1): 1-15.

[5] PUSCHMANN A. Monogenic Parkinson's disease and parkinsonism: clinicalphenotypes and frequencies of known mutations[J]. Parkinsonism Relat Disord, 2013, 19(4): 407-415.

[6] SINGLETON A. A new gene for Parkinson's disease: should we care?[J]. Lancet Neurol, 2015, 14(3): 238-239.

[7] TRINH J, FARRER M. Advances in the genetics of Parkinson disease[J]. Nat Rev Neurol, 2013, 9(8): 445-454.

[8] VERSTRAETEN A, THEUNS J, VAN BROECKHOVEN C. Progress in unraveling the geneticetiology of Parkinson disease in a genomic era[J]. Trends Genet, 2015, 31(3): 140-149.

第二节　帕金森病发病的环境因素

　　来自美国一项针对 55 岁以上人群的流行病学调查研究显示，PD 的患病率为 1.1%，其中夫妻共患 PD 的患病率为 0.01%。通过夫妻共患 PD 人群的危险因素分析，结果提示 PD 的患病可能与环境因素有关。在过去的几十年中，已有大量的试验针对环境因素与 PD 发病的关系进行研究，涉及的环境因素主要包括：农药环境暴露（除草剂、杀虫剂）、重金属暴露、其他化学物质暴露（有机氯杀虫剂、塑料树脂、胶、环氧聚合物树脂、油漆、汽油、汽油的废物等）及生活习惯（吸烟、饮食、饮茶、饮酒、咖啡、饮用水等）。

一、农药（杀虫剂、除草剂）

　　20 世纪 70 年代，研究者偶然发现使用 1- 甲基 -4- 苯基 -1, 2, 3, 6- 四氢吡啶（1-methyl-4-phenyl-1, 2, 3, 6-tetrahydropyridine hydrochloride, MPTP）的人会产生静止性震颤、运动迟缓、姿势反射障碍、全身强直的临床症状。其后，Davis 等报道服用其合成的与哌替啶类似的 1- 甲基 -4- 苯基 - 丙氧哌啶（MPPP）后，可出现 PD 症状。1982 年，有研究者发现有人因注射合成的"海洛因"而导致帕金森综合征，此后研究者用此类药物制成了鼠和猴的帕金森综合征动物模型。因此，MPTP 被认为是一种可引起 PD 的毒物。研究表明 1- 甲基 -4- 苯基吡啶离子（1-methyl-4-phenyl pyridinium, MPP^+）可通过以下两个途径产生毒性：①MPP^+ 在纹状体引起持续多巴胺（dopamine, DA）释放，加剧 DA 自身氧化应激的毒性作用；②在 MPTP 和 MPP^+ 相互转化过程中产生大量超氧阴离子自由基，选择性抑制线粒体中的复合物 I，使线粒体丧失氧化 - 还原功能。也有研究者针对线粒体复合物 I 的分子遗传学与 PD 的发生展开研究，但尚无突破性发现。研究者应用 cDNA 微卫星技术发现 MPTP 可引起与铁代谢、氧化应激、炎症反应相关的基因改变，还可影响一氧化氮合酶、谷氨酸受体、神经营养因子基因的表达。由于自然环境中可能存在 MPTP 结构类似物，这些类似物还可能会诱发 PD，这成为了环境因素诱发 PD 发病的一种可能解释。

　　百草枯（paraquat, PQ）是一种联吡啶类除草剂，其代谢产物与 MPP^+ 相似，可选择性损害多巴胺能系统。流行病学资料表明，接触某些农药（如 PQ）的人群 PD 的发病率明显高于其他职业人群；同时，相关研究还发现 PQ 处理后的大鼠，其脑内儿茶酚胺的水平明显降低。对 1989—1999 年发表的 PD 环境危险因素的流行病学调查文献进行 meta 分析，结果发现农民罹患 PD 的概率是非农民的 1.42 倍，农药暴露人群罹患 PD 的概率是无农药暴露人群的 1.85 倍。其他地区展开的病例对照研究也发现，PD 的发病与长期使用含

PQ 的除草剂有关，且发病风险随暴露时间的延长而增加，长期（20 年以上）暴露于 PQ 者，其 PD 的发病风险增加 6 倍以上。另一项病例对照研究还发现，也证实职业性除草剂接触史与 PD 发病存在显著性关联。

鱼藤酮作为一种常用的有机杀虫剂，曾被认为是"安全可靠"的农药。颈静脉注入鱼藤酮诱导的 PD 大鼠模型可出现震颤、运动减少等类似于 PD 的症状，并存在黑质多巴胺能神经元变性和胞内路易体形成的 PD 病理变化。Lewis 大鼠慢性静脉注射鱼藤酮 7 天到 5 周后，约 50% 的大鼠表现出黑质 – 纹状体 DA 能神经系统损伤。以苏木精和曙红染色，光镜下可见在黑质出现受损的 DA 能神经元中有泛素和 α– 突触核蛋白两种蛋白的包涵体；电镜实验也观察到黑质中存在电子致密区的小体，类似于 PD 患者脑中的路易体。动物行为学实验结果表明，大鼠慢性给药可导致选择性损伤黑质 – 纹状体 DA 能神经系统，大鼠均出现活动减少、运动减少，表现出僵住症或类似于静止性震颤的颤动。这些 PD 动物模型的建立，进一步说明了杀虫剂暴露与 PD 存在着因果关系。

鱼藤酮具有亲脂性，能轻松透过血脑屏障。鱼藤酮对复合物 I 的部分抑制作用能够引起氧化应激，这个过程可能在神经元变性中起着重要作用。鱼藤酮与神经元共同孵育可导致蛋白质和 DNA 的氧化应激损伤，同时使这些神经元对氧化应激更敏感，这可能是鱼藤酮的重要发病机制。实验发现，鱼藤酮可以引起 THP-1 细胞的氧化应激，释放大量活性氧物质（ROS），激活胞内磷脂酰肌醇 –3– 激酶 – 丝氨酸 / 苏氨酸激酶 Akt（P13K-Akt）信号通路。鱼藤酮还能够诱导多巴胺能神经细胞内 *SNCA* 基因过表达，而 *SNCA* 基因与遗传性 PD 密切相关。同时鱼藤酮还可诱导 *DJ-l*、*Parkin* 基因突变，导致氧化应激和线粒体功能障碍。而且，鱼藤酮还可引起神经元微丝微管解聚、胞内多巴胺集聚、产生过多的自由基。

二、重金属

近几年的研究发现，神经变性疾病的发病与重金属如锰、铅、铜、铁等的暴露有重要关系。研究表明，接触重金属 20 年以上的人会表现出一定的 PD 症状，长期接触重金属者 PD 的发病风险明显高于一般人，而且病例组患者的血液中锰、铁、铅、铜含量明显高于对照组患者，差异有统计学意义，说明锰、铅、铁、铜等重金属与 PD 的发生有着密切的关系。锰作为机体必需的微量元素，在机体免疫功能及代谢等方面有着重要的作用，但慢性的锰中毒会对锥体外系造成重大的损伤，与 PD 的氧化应激障碍、线粒体功能损伤有很大关系。过量摄入锰会增加 PD 的发病风险，造成精神障碍表现如情绪不稳、暴力、幻觉，甚至诱发肌肉僵硬、紧张、颤抖等类似 PD 的表现。Couper 等最早观察到锰矿工人出现了与 PD 极其相似的症状，这有可能是环境病因学说的最早证据，这项研究还发现

30 年前暴露于重金属者其发生 PD 的风险为非暴露者的 2 倍。另有研究发现，在锰矿或铜矿工作超过 20 年的工人患 PD 的概率明显高于正常人。而且，同时暴露于铅铜、铅铁及铁铜超过 20 年的矿工，其 PD 的患病率远高于单一金属暴露的矿工。铅的过量摄入同样会对中枢和周围神经系统造成损伤，Coon 等利用 K-X 射线荧光分析（K-X-ray fluorescence, K-XRF）技术测量了慢性暴露条件下铅在人体内的沉积量，结果表明长期的铅暴露与 PD 发病风险呈正相关。铁在人体中的含量丰富，起到维持大脑细胞正常功能的重要作用，但是铁过量也会引起毒性反应，导致 PD 发生。

应该指出的是，PD 作为一种慢性病，大多在长期接触重金属后才出现临床症状，日常生活中短期接触重金属通常不导致明显的临床症状，所以接触防护尤为重要。在重金属污染严重的地区应该加强管理，尽量降低重金属接触对人体的损伤。

三、其他化学物质

流行病学研究发现，经常接触有机氯杀虫剂、塑料树脂、胶、环氧聚合物树脂、油漆、汽油、汽油的废物等化学物质均能增加 2 ~ 8 倍的 PD 发病风险。尸体解剖研究发现，PD 患者脑组织中有机氯杀虫剂的浓度较正常对照及阿尔茨海默病患者均有明显增高。在 20 个 PD 患者的尸检脑组织中检测到有较高浓度的脂溶性长效线粒体毒素——迪厄耳丁。德国基于医院的病例对照研究表明，杀虫剂中的有机氯与 PD 发病风险增高相关（$OR = 5.8$），这项研究还表明氨基甲酸酯类杀虫剂可以增加 PD 风险。

甲猪毛菜碱是一种四氢异喹啉类化合物，广泛存在于日常食物中（面粉、奶酪、蛋黄、蛋白、牛奶、啤酒、威士忌酒）。研究显示，这类化合物对多巴胺能神经元具有神经毒性。它可以选择性地抑制 SH-SY5Y 细胞中的线粒体呼吸链中复合物 I，诱导肾上腺嗜铬细胞瘤细胞（PC12 细胞）和人神经上皮瘤细胞（SK-N-MC 细胞）产生自由基，导致细胞凋亡。此外，异喹啉类化合物代谢后生成相应 N- 甲基衍生物、异喹啉阳离子、4- 羟基衍生物等，也可选择性地抑制线粒体中复合物 I。

四、生活习惯

（一）吸烟

1960 年，Bharucha 开展的双生子流行病学调查发现，在影响双生子罹患 PD 风险的多种可疑因素中，排在第一位的是吸烟史。迄今为止，已经有大量流行病学研究发现，吸烟和 PD 发病之间存在显著关联。与从不吸烟的人群相比，曾经或现在吸烟的人群患 PD 的 OR 为 0.32 ~ 0.77，这提示吸烟是 PD 发病的保护因素。此外，一项前瞻性的队列研究提示，与从未吸烟者相比，正在吸烟者患 PD 的相对危险度（risk ratio, *RR*）为 0.27 ~ 0.56；过去吸烟者的 *RR* 为 0.50 ~ 0.78；而且，吸烟与 PD 发病风险呈剂量依赖性负相关。一篇总结了 44 个病例对照研究和 4 个队列研究的荟萃分析报道，与不吸烟者相比，正在吸烟者患 PD 的 *RR* 为 0.39（95%*CI*: 0.32 ~ 0.47），而过去吸烟者患 PD 的 *RR* 为 0.8（98%*CI*: 0.69 ~ 0.83）。另一篇荟萃分析总结了 8 个病例对照研究和 3 个队列研究，结论认为，吸烟量越大，戒烟时间越短，这种负相关性越强。其中一个队列研究得出结论，吸烟持续时间而不是吸烟强度（每天吸烟量）与 PD 发病风险相关，即在相同的吸烟强度下，较长的吸烟持续时间与 PD 发病风险降低有关，对于吸烟持续时间相同者，吸烟强度与 PD 风险并不相关。

针对吸烟与 PD 发病风险呈负相关的原因，学术界有多种推测，主要考虑为尼古丁对神经的保护作用。尼古丁可通过烟碱型乙酰胆碱受体途径与非受体途径两种类型起到神经保护作用。此外，有研究还发现尼古丁可降低 MAO-B 活性，减少自由基的形成，吸烟者血小板中 MAO-B 的活性较不吸烟者低 25%。但由于 PD 患者中戒烟者比例较高，吸烟者因吸烟常导致合并其他疾病，以及许多患者在死亡后才被诊断为 PD 等原因，并非所有的研究均观察到吸烟与 PD 发病风险的负相关现象。尽管存在争议，但前瞻性研究和实验证据仍支持吸烟在 PD 发病中的保护作用。

（二）饮食

PD 发病率具有地区差异，推测可能与饮食差异有关。尽管饮食相关的流行病学调查较为困难，但仍有大量的病例对照研究提示饮食与 PD 可能存在一定的相关性。研究发现，摄入鱼肝油、多种维生素、烟酸的人群 PD 患病率相对较低，而摄入大量动物脂肪、坚果及豆类的人群 PD 患病率较高。Kyrozis 等对希腊人的饮食习惯进行研究，发现饮用牛奶与 PD 发病风险增高存在关联性。

（三）饮茶

研究发现，饮茶和 PD 患病风险呈负相关。日本的一项病例对照研究发现，饮红茶和饮绿茶人群罹患 PD 的风险分别是不饮茶人群的 0.58 倍（95%*CI*: 0.35 ~ 0.97）和 0.59 倍（95%*CI*: 0.35 ~ 0.995）。新加坡的一项病例对照研究也分别探索了饮红茶和饮绿茶对于 PD 患病风险的影响，研究表明，饮红茶可降低 PD 发患病风险，且饮红茶和 PD 患病风险存在剂量依赖性负相关，而饮绿茶和 PD 无相关性。然而也有一些病例对照研究表明饮茶和 PD 患病风险的相关性无统计学意义，还有一些病例对照研究得出饮茶增加 PD 患病风险的结论。

（四）饮酒

有不少的病例对照研究报道了饮酒与 PD 患病的关系。意大利的一项研究发现，在调整了吸烟、饮用咖啡等混杂因素之后，曾饮酒人群的 PD 患病率低于未饮酒人群（ $OR = 0.61$ ，$95\%CI$：$0.39 \sim 0.97$ ）。我国的一项研究表明经常饮用白酒可以降低 PD 的发病风险。另一项前瞻性研究发现，饮红酒或饮白酒与 PD 发病均不存在关联，而饮啤酒可以降低 PD 的发病风险，每周喝啤酒 1 ~ 3 次与每周喝啤酒小于 1 次者相比，其患 PD 的 RR 为 0.7（ $95\%CI$：$0.5 \sim 0.9$ ）。

（五）咖啡

对于咖啡和 PD 发病风险的关系，也有较多病例对照研究和队列研究报道，一些研究报道饮用咖啡或咖啡因总摄入量与 PD 发病风险存在着负相关。研究还发现，咖啡因总摄入量，不管咖啡因的具体食物来源，与 PD 发病风险存在负相关，提示对 PD 发病起保护作用的是咖啡因而非某些特定食物成分。日本的一项病例对照研究也表明，饮用咖啡为 PD 患病的保护因素，其 OR 为 0.52（ $95\%CI$：$0.30 \sim 0.90$ ）。一项纳入了 8 个病例对照研究和 5 个队列研究的 meta 分析同样显示，与不饮用咖啡相比，饮用咖啡的 RR 为 0.69（ $95\%CI$：$0.59 \sim 0.80$ ），因此认为饮用咖啡对于 PD 发病的保护作用的流行病学证据是充足的。目前咖啡对 PD 的保护作用推测可能是通过咖啡因对腺苷 A2 受体的拮抗作用实现的。

综上所述，虽然近年来 PD 病因的研究取得了较大进展，但迄今为止仍没有一种学说可以全面阐明其发病机制。一般认为 PD 是遗传因素、环境因素和神经系统退化等共同作用的结果。现行的药物治疗和外科治疗都是对症处理，无法治愈和延缓病情的进展。未来的研究尚需要进一步研究影响 PD 发病及病情发展的环境及内源性因素，探索这些环境因素和基因产物间的相互联系，进一步阐明环境因素的作用机制和信号途径。

（谢安木　朱孔华）

参考文献

[1] WILLIS A W, STERLING C, RACETTE B A. Conjugal parkinsonism and Parkinson disease：a case series with environmental risk factor analysis[J]. Parkinsonism Relat Disord, 2010, 16(3): 163-166.

[2] CHEN H, HUANG X, GUO X, et al. Smoking duration, intensity, and risk of Parkinson disease[J]. Neurology, 2010, 74(11): 878-884.

[3] KYROZIS A, GHIKA A, STATHOPOULOS P, et al. Dietary andlifestyle variables in relation to incidence of Parkinson's diseasein Greece[J]. Eur J Epidemiol, 2013, 28(1): 67-77.

[4] ARYAL B, LEE J K, KIM H R, et al. Alteration of striataltetrahydrobiopterin in iron-induced unilateral model of Parkinson's disease[J]. Korean J Physiol Pharmacol, 2014, 18(2): 129-134.

[5] TANAKA K, MIYAKE Y, FUKUSHIMA W, et al. Intake of Japanese and Chinese teas reducesrisk of Parkinson's disease[J]. Parkinsonism Relat Disord, 2011, 17(6): 446-450.

第三节　帕金森病与肠道菌群

近年研究发现，肠道菌群在帕金森病（Parkinson disease, PD）的发病过程中可能起重要作用。人体肠道内有大量细菌定植，包括厚壁菌、拟杆菌、放线菌、变形杆菌等门类，形成了肠内微生态菌群，参与人体的免疫、内分泌、神经调节等生理功能，影响大脑的活动、调节神经递质受体及神经营养因子水平，对药物的吸收和代谢也会产生影响。肠道菌群紊乱不仅与中枢神经精神疾病如抑郁焦虑、孤独症、应激、注意缺陷障碍及认知障碍等相关，与 PD 也有密切关系。研究显示，PD 患者运动症状出现前 10 年或更长时间往往先出现便秘等胃肠道症状，并在胃肠道内检测到 α- 突触核蛋白（α-synuclein）的异常沉积。这一病理性改变可通过迷走神经传入迁移至中枢神经系统导致 PD 发生。同时，研究还发现，PD 患者的肠道中存在肠道菌群的异常改变，推测这些异常的肠道菌群参与了 α- 突触核蛋白的异常沉积，进而导致 PD 的发病。

一、α- 突触核蛋白从肠道向中枢神经系统传播的假说

α- 突触核蛋白是一种由 140 个氨基酸残基组成的神经元蛋白。生理条件下，α- 突触核蛋白在中枢神经系统中充分表达，并参与神经递质调节，病理性 α- 突触核蛋白被认为与 PD 发病直接相关。2003 年，Braak 等研究发现，PD 的 α- 突触核蛋白病理改变并非传统上认为的是从黑质开始的。根据路易体分布变化，他将 PD 的病理变化进程分为六期，前文已介绍。许多研究显示，在运动症状前期，存在着消化道动力不足的表现，如吞咽困难、流涎、胃排空延迟以及便秘等。肠道初级传入神经元位于肠基层及 Meissner 黏膜下层神经丛，通过迷走神经节前突触与肠运动神经元连接。胃和小肠组织病理显示，黏膜下神经丛的路易神经突侵入黏膜肌层及固有层内外。肠道初级神经元通过表达血管活性肠肽

和 / 或一氧化氮使得平滑肌舒张。这种可表达血管活性肠肽的神经元特别倾向于发生路易体样病理改变。由此，Braak 提出假设，α- 突触核蛋白可能像朊蛋白一样，从肠道经神经元经突触间逆行传播至延髓迷走神经背侧运动核，继续上传至中脑及大脑皮质，从而导致 PD。这个假说得到一些研究的支持。在 PD 患者的消化道中，颌下腺、食管、胃、阑尾及结肠等部位均发现有 α- 突触核蛋白的沉积，其发生率远高于正常人群。动物研究中也证实了 α- 突触核蛋白沿肠道向中枢神经系统传播。在大鼠颈部迷走神经注射人 α- 突触核蛋白，α- 突触核蛋白可逐渐迁移至延髓、脑桥、中脑等脑区。Holmqvist 等对 PD 患者（已死亡）的含有 α- 突触核蛋白的脑组织裂解物进行标记后，将其注射到成年 SD 大鼠胃肠道内，三天后取出大鼠迷走神经背核和中脑进行检测，结果显示在迷走神经背核和中脑黑质内均可检测到已标记的 α- 突触核蛋白。丹麦的一项队列研究显示迷走神经完全切断手术可降低患 PD 的风险。该项研究共收集了 1977—1995 年进行迷走神经切断术的14 883 例患者，结果显示，在随访 20 年以后，与接受迷走神经部分切断术的患者相比，接受迷走神经完全切断术的患者罹患 PD 的风险降低了 42%，与正常人群相比患病风险则降低了 47%，而接受迷走神经部分切断术的患者患 PD 风险与正常人群并无显著差异。这些研究结果支持 PD 可能起源于胃肠道，经迷走神经介导并通过脑 – 肠轴传播到脑内这一学说。

二、脑 – 肠轴与菌群 – 肠 – 脑轴

胃肠道自身存在着由三级神经元组成的内在神经系统，即肠神经系统（enteric nervous system, ENS）。胃肠神经系统和中枢神经间存在着双向功能交流，由免疫、神经通路和神经内分泌途径构成，被称为脑 – 肠轴，具有重要的调控胃肠道功能的作用。迷走神经是脑 – 肠轴中主要的神经解剖基础，可将肠道的多种信息传递到大脑。近年来的研究发现肠道菌群可通过 ENS 与大脑进行密切的信息交流，协同发挥调节作用，从而将脑 – 肠轴概念扩展为菌群 – 肠 – 脑轴。该轴包括的多种相互作用途径和方式对机体的健康可产生影响。这些途径包括：①增加肠道通透性，使得微生物或其代谢产物进入血流；②肠道菌群产生神经调节性代谢产物，如短链脂肪酸，可诱导机体产生维生素 B_{12}、神经递质（如血清素）和激素，从而对机体和神经系统产生影响；③双向交互作用可直接通过迷走神经的支配进行，提供了肠和中枢神经系统之间直接的通路；④肠 – 脑交互作用还可以通过免疫介导的炎症通路发生，如微生物诱发的系统性炎症与神经退行性疾病的进展相关，以及压力因素也可以改变肠道炎症通路；⑤肠道菌群可以代谢外源性物质，影响神经功能。简而言之，大脑通过改变胃肠道移动性、分泌物和肠道渗透性间接影响肠道菌群，或通过固有层细胞如肠嗜铬细胞和免疫细胞等释放信号因子直接影响肠道菌群。而肠

道菌群主要通过释放细菌代谢产物和肠道内分泌因子等与肠道及大脑通路中的激素、免疫、迷走神经交互作用，从而影响大脑的功能。

三、帕金森病肠道菌群的改变

肠道菌群是指栖息在胃肠道生态系统中的数千种肠道微生物群落，其包含的基因数约为人体自身基因数的 100 倍。一项研究收集了 72 例 PD 患者和 72 例健康对照，对他们的粪便细菌 16S 核糖体 RNA 基因 V1 ~ V3 区进行焦磷酸测序，使用广义线性模型对临床参数和微生物群之间的相关性进行分析，在剔除潜在的混杂因素后发现，PD 患者粪便的普雷沃菌科丰度比对照组降低了 77.6%。肠道菌群异常与 PD 的临床表型也有一定相关性。研究发现，与以震颤为主型的 PD 相比，姿势不稳和步态障碍型 PD 患者的肠杆菌科细菌家族的丰度显著增高，且与运动障碍的严重程度呈正相关。该研究提示普雷沃菌科及肠杆菌科与 PD 的发病密切相关。另一项研究发现，PD 患者肠道拟杆菌科丰度值亦降低，与此相对应，作为肠道菌群主要代谢产物的短链脂肪酸浓度显著下降。这说明 PD 患者可能由于特殊饮食习惯及肠道环境，存在肠道菌类及其代谢产物的异常改变，这些异常改变进一步参与了 PD 的发生，且引起了不同的临床表型。新近的一项随访研究也得到了相似的结论，即在 PD 疾病过程中肠道细菌数量会减少。

相关研究还发现，肠道双歧杆菌和奇异菌属的数量可预测 PD 患者 2 年内统一帕金森病评分量表（UPDRS）评分的变化。双歧杆菌属和脆弱拟杆菌数量的降低也与 UPDRS-I 评分的增加相关。双歧杆菌计数的降低与患者 2 年内幻觉和妄想症状的加重有关，脆弱拟杆菌计数的降低与患者的动作启动困难相关。此外，与 2 年内症状稳定的 PD 患者相比，症状恶化的 PD 患者双歧杆菌、脆弱拟杆菌以及梭状芽胞杆菌数量较低，提示这些菌群可能与 PD 的进展速度有关。

幽门螺杆菌是消化性溃疡和胃癌常见的危险因素，一些研究结果提示，幽门螺杆菌引发的慢性系统性炎症反应可能是包括 PD 在内的许多神经系统疾病起病、进展及预后的决定因素。丹麦的一项研究提示，诊断为幽门螺杆菌性胃炎的患者 PD 患病风险增加 45%。另一些研究的结果还提示，幽门螺杆菌感染和 PD 的发生可能具有许多共同的危险因素。但目前关于 PD 患者中幽门螺杆菌感染率的研究很少，且已经报道的研究其样本量均偏小，据现有的调查结果显示，PD 患者幽门螺杆菌感染率为 37% ~ 59%，与相应年龄普通人群的幽门螺杆菌感染率并无明显差异。因此，幽门螺杆菌与 PD 发病的相关性目前尚未形成一致的结论。此外，一些临床研究发现，PD 伴幽门螺杆菌感染的患者在进行幽门螺杆菌根治术后，剂末现象得到改善，运动症状有所减轻，并且左旋多巴的药代动力学也得到改善。笔者开展的一项临床研究显示，幽门螺杆菌阳性的 PD 患者在行幽门螺杆菌根治术后 1 年，UPDRS-Ⅲ动作迟缓的评分显著降低。这些研究提示，幽门螺杆菌感染可能影响左旋多巴的吸收，从而加重 PD 的运动症状及诱发运动波动。

四、帕金森病动物模型肠道菌群研究

过表达 SNCA 基因的 PD 模型小鼠可出现运动功能进行性下降等类似 PD 患者的运动症状，当将 PD 模型小鼠置于无菌环境中，运动症状则有所减轻；给予抗生素治疗后，小鼠的 PD 症状也明显减轻。PD 的运动症状与 α- 突触核蛋白病理相关。病理学研究显示，PD 患者和过表达 SNCA 基因的动物模型的黑质纹状体通路脑区 α- 突触核蛋白聚集显著增加，而在无菌条件下，动物模型 α- 突触核蛋白表达显著减少。进一步研究发现，将 PD 患者的肠道菌群移植到无菌状态 PD 模型小鼠后，可引起运动症状加重。这些结果表明，肠道细菌可调节小鼠的运动障碍，提示人类微生物组改变可能是 PD 的一个致病因素。

五、肠道菌群在帕金森病发病中的作用机制

肠道菌群在 PD 发病中的作用尚不完全清楚。肠道菌群在代谢过程中产生的短链脂肪酸（short chain fatty acids, SCFAs），可以促进并维护小胶质细胞的成熟。研究显示，PD 患者粪便中 SCFAs 减少。SCFAs 可能通过血脑屏障，影响中枢神经系统的细胞生理，由于肠道产生的 SCFAs 减少，进入中枢的 SCFAs 不足使小胶质细胞功能减弱，促进了 PD 的病理过程。在这个过程中，神经炎症和免疫反应可能发挥了关键作用。

鉴于神经小胶质细胞在促进神经退行性病变过程中的重要性，推测肠道菌群可能通过影响小胶质细胞促进大脑老化的炎性过程。异常的肠道细菌可通过启动天然性免疫应答反应来增强 α- 突触核蛋白的炎症作用，并可导致 α- 突触核蛋白的错误折叠。动物研究发现肠道菌群可调节中枢神经系统的免疫过程，α- 突触核蛋白聚集可激活免疫细胞，包括脑内的小胶质细胞，使其发生显著的形态变化，提高促炎细胞因子水平。相关研究已经发现，PD 患者黑质中的小胶质细胞被激活成为巨噬细胞和主要组织相容性复合体（MHC）Ⅱ抗原呈递细胞，这两种细胞会表达肿瘤坏死因子 -α（TNF-α）。与对照组相比，PD 患者纹状体中的白介素 -6（IL-6）、白介素 -1β（IL-1β），以及脑脊液中的 IL-6 会升高，但白细胞数的减少率相对较高。这些研究的结果均支持 PD 的发病和免疫激活有关。

另外，遗传因素也可能在 PD 的脑 - 肠轴中起重要作用。编码 α- 突触核蛋白的 SNCA 基因 A53T, A30P 突变转基因鼠在肠神经系统神经节中检测到 α- 突触核蛋白聚合体，肠神经功能也出现异常。另外，与克罗恩病相关的 CARD15 基因多态性与 PD 发病有

关，这些提示了遗传因素与 PD 脑－肠轴发病机制可能存在相关性。

综上所述，有很多研究显示肠道菌群在 PD 发病过程中起重要作用，为探究 PD 的发病机制提供了一个全新视角。肠道细菌通过其代谢产物，诱发免疫反应及炎症机制，启动α－突触核蛋白的错误折叠，经迷走神经沿肠－脑轴向上传播至迷走神经背侧运动核，继续向上传播累及中脑黑质多巴胺神经元，从而导致 PD 的发生。肠道菌群学说很好地解释了 PD 前驱期的表现（如便秘等胃肠道症状），扩展了 Braak 理论，为 PD 早期预防提供了可能。

（陈海波）

参考文献

[1] 种红，苏闻，李淑华等. 中老年帕金森病患者与幽门螺杆菌感染的相关性研究 [J]. 中华老年医学杂志，2015，34（11）：1223-1226.

[2] 林悄然，赵程，于会艳等. 肠道菌群与帕金森病 [J]. 中国神经免疫学和神经病学杂志. 2017，24（3）：147-150.

[3] HOLMQVIST S, CHUTNA O, BOUSSET L, et al. Direct evidence of Parkinson pathology spread from the gastrointestinal tract to the brain in rats[J]. Acta Neuropathol, 2014, 128(6): 805-820.

[4] SVENSSON E, HORVATH-PUHO E, THOMSEN R W, et al. Vagotomy and Subsequent Risk of Parkinson's Disease[J]. Ann Neurol, 2015, 78(4): 522-529.

[5] MONTIEL-CASTRO A J, GONZALEZ-CERVANTES R M, BRAVO-RUISECO G, et al. The microbiota-gut-brain axis: neurobehavioral correlates, health and sociality[J]. Front Integr Neurosci, 2013, 7: 70.

[6] LUK K C, KEHM V, CARROLL J, et al. Pathological α-synuclein transmission initiates Parkinson-like neurodegeneration in non-transgenic mice[J]. Science, 2012, 338(6109): 949-953.

[7] SAMPSON T R, DEBELIUS J W, THRON T, et al. Gut microbiota regulate motor deficits and neuroinflammation in a model of Parkinson's disease[J]. Cell, 2016(167): 1469-1480.

[8] LIU H, SU W, LI S, et al. Eradicatiion of Helicobactorpylori infection might improve clinical status of patients with Parkinson's disease, especially on bradykinesia[J]. Clin Neurol Neurosurg. 2017, 160: 101-104.

第三章
帕金森病的发病机制

一、病理特征

帕金森病（Parkinson disease, PD）的病理特征为中脑黑质致密部多巴胺（dopamine, DA）能神经元变性丢失，纹状体区 DA 含量减少，DA 神经元内形成以 α- 突触核蛋白（α-synuclein）为主要成分的路易体（Lewy body, LB）。α- 突触核蛋白基因变异（A53T、A30P 和 E46K 点突变、双倍重复、三倍重复），均可致常染色体显性遗传 PD，提示 α- 突触核蛋白的结构异常或过度聚集，均可增强细胞毒性，是导致 DA 神经元变性的主要原因。

α- 突触核蛋白功能尚不完全清楚，可能与神经元可塑性、细胞分化、囊泡运输和多巴胺摄取调控等有关。它由 140 个氨基酸组成，包含 3 个结构域：①氨基末端结构域，含 KTKEGV 重复序列，介导 α- 突触核蛋白与脂质膜结合，形成 α- 螺旋结构；②非淀粉样成分结构域（non-amyloid component, NAC），与 β- 淀粉样蛋白疏水区具有较高同源性，含 2 个非典型 α- 螺旋，具备形成 β 片层结构趋向；③非结构化羧基末端结构域，相对于 N 端和 NAC 疏水结构的保守区域，该结构域在序列和大小上高度可变，无固定二级结构，与其分子伴侣的性能密切相关。

生理条件下，α- 突触核蛋白位于神经突触前膜末梢，未折叠单体与细胞膜结合成 α- 螺旋，呈囊泡结合型或膜结合型状态。在基因变异或环境因素影响下，α- 突触核蛋白易发生错误折叠，蛋白单体聚集形成寡聚体，继而构成 β- 片层结构，形成不可溶性原纤维或纤维，沉积在细胞质，继而形成路易体，导致 DA 神经元变性。

二、锥体外系环路

虽然 PD 以黑质致密部 α- 突触核蛋白沉积和 DA 神经元变性为特征，但也有 15% 的 PD 患者临床表现为运动障碍症状，其黑质区并无路易体。在中枢神经系统中，80% 的 DA 递质分布于黑质、苍白球和尾状核等区域。作为接收信息的区域，新纹状体接收来自大脑皮质和大部分丘脑核团的传入信息，并与其他脑区建立复杂的锥体外系环路，包括直接通路和间接通路。前者至苍白球内侧部（GPi），后者至苍白球外侧部（GPe）：①皮质 - 皮质直接环路：大脑皮质→新纹状体（尾壳核）→苍白球内侧部或黑质网状部（GPi/SNR）→丘脑→大脑皮质；②间接环路：大脑皮质→新纹状体（尾壳核）→苍白球外侧部（GPe）→丘脑底核→苍白球内侧部→丘脑→大脑皮质；③纹状体 - 苍白球环路：尾状核、壳核→外侧苍白球→丘脑底核。中脑通过投射纤维与尾状核、壳核的神经核团建立往返联系，称为黑质 - 纹状体环路，传入通路来自黑质致密区的 DA 能神经纤维。以上核团或环路的病变与运动障碍密切相关，传递的主要神经递质为 DA、乙酰胆碱、去甲肾上腺素、

5- 羟色胺、γ- 氨基丁酸（GABA）和谷氨酸等。从前额运动副区、杏仁核和海马至基底节的传入纤维是谷氨酸能神经，属兴奋性通路。纹状体内中间神经元的神经递质为乙酰胆碱递质，参与纹状体传入和传出信息的平衡调节（图 3-1）。锥体外系中，多巴胺和乙酰胆碱递质的功能相互拮抗，维持二者之间的平衡对基底神经节的环路活动起着重要的调节作用。PD 患者由于 DA 神经元变性，纹状体区多巴胺含量降低，造成乙酰胆碱能功能相对亢进，临床上表现为强直和运动减少。

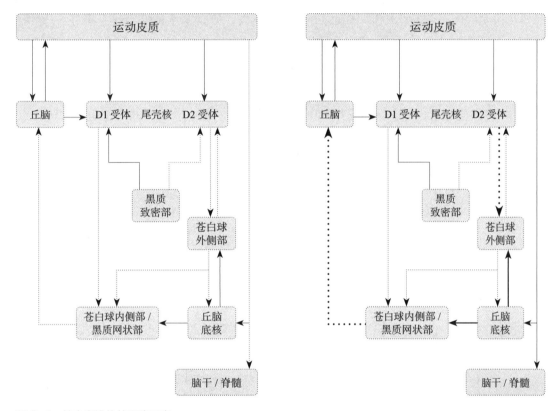

图 3-1　帕金森锥体外环路示意
注：左为正常环路，右为病理环路。基底节接收皮质传入信息，传出纤维通过丘脑返回皮质。实线示兴奋，虚线示抑制。箭头粗细与作用强弱呈正相关。

纹状体区 DA 能受体主要为 D1 和 D2 受体。D1 受体增强投射神经元兴奋性。D2 受体则抑制信号传递，在纹状体投射的突触信号传导中起反作用。同时，黑质和苍白球也是脑 GABA 含量最高区域。GPe 区 GABA 纤维传出至丘脑底核，也传至 GPi 区。在此区域，DA 神经元与 GABA 神经元形成突触联系，激活 GABA 神经元的运动抑制效应。PD 患者由于 DA 神经元变性，减弱了对 GABA 神经元活动的抑制，增强了 GPe 的抑制效应，使丘脑底核对 GPi 的兴奋性增强，临床上表现为强直和姿势障碍。

三、遗传易感性

PD 是一种复杂性中枢神经变性病，其发病与遗传、环境等多种因素密切相关。近年来，遗传因素在 PD 发病中的作用日趋关注。据报道，90% 以上病例为散发性，仅 10% 患者存在家族史。随着全基因组关联研究（genome-wide association studies, GWAS）在群体遗传学的研究进展，已鉴定了 20 多个 PD 遗传易感基因（详见本书第二章第一节）。值得注意的是，不同致病基因多态位点的相互作用，可增加复杂疾病的患病风险。同一患者携带风险基因的多态位点越多，罹患 PD 的风险越大。唐北沙等发现，*DJ-1* 基因与 *PINK1* 基因的复合杂合突变，可致常染色体隐性遗传性早发型 PD，提示 PD 可能存在双基因遗传。此外，致病基因的次要位点的聚集过度，也可致 DA 神经元对百草枯和 MPTP 等环境毒素更敏感。PD 群体的分子遗传学分析发现，*SNCA* 与 *LRRK2* 及 *PARK17*，*LRRK2* 与 *PARK17* 之间的相互作用，可明显增加 PD 的发病风险。同一个体携带一个危险基因位点的 *OR* 为 1.457，携带两个的 *OR* 为 1.750，携带 3 个位点的 *OR* 为 3.494，而携带四个位点的 *OR* 增高明显，达 23.259。作为一种多基因复杂性遗传病，PD 的遗传学机制远非单个单核苷酸多态性（single nucleotide polymorphism, SNP）位点所能解释。多个微效基因突变的积累，以及与环境因素的共同作用，均为 PD 发病的遗传学机制之一。值得关注的是，环境因素所致表观遗传学的改变，也是导致 PD 发病的不可忽视的重要环节。

四、泛素 - 蛋白酶体系统与自噬途径

DA 神经元变性与泛素 - 蛋白酶体、线粒体功能障碍等密切相关。泛素 - 蛋白酶体系统（ubiquitinproteasome system, UPS）及自噬途径（巨噬细胞内吞及自噬 - 溶酶体通路等），可清除错误折叠的蛋白及受损细胞器，维持神经元的生理功能。UPS、自噬 - 溶酶体途径并非独立存在，而是互相联系，互相影响。

UPS 可降解可溶性、短半衰期和错误折叠蛋白。泛素活化酶（E1）激活泛素单体传递给泛素结合酶（E2），通过 ATP 依赖反应，由泛素蛋白连接酶（E3）催化共价连接至靶蛋白。多聚泛素链蛋白由 26S 蛋白酶体识别并降解。UPS 功能被抑制时，动物表现为运动迟缓、强直、震颤等行为异常。

目前已知，多个致病基因干扰 UPS 及自噬系统，介导 PD 发生、发展。*SNCA* 基因（*PARK1/PARK4*）是最早发现的 PD 致病基因，编码 α- 突触核蛋白。UPS 功能障碍时，α- 突触核蛋白发生聚集。*LRRK2* 在家族性 PD 中突变频率为 4%，散发性 PD 为 1%，编码的蛋白为富含亮氨酸重复序列激酶 2，参与维护突触跨膜转运，以及固有免疫系统。*LRRK2* 突变，可使巨噬细胞的内吞受损。*FBOX7* 基因编码的蛋白是泛素蛋白连接酶复合体的四

个亚单位之一，参与磷酸化依赖的泛素过程。*UCHL1* 基因编码的蛋白为去泛素化蛋白酶，该酶活性降低使 α- 突触核蛋白在突触末梢沉积。*ATP13A2* 基因编码溶酶体膜转运蛋白，参与溶酶体介导的巨噬细胞的蛋白清除。*VPS35* 基因编码的蛋白为 Retromer 复合体亚单位，参与内涵体和高尔基体间的逆向转运网络，及囊泡转运和回收等。parkin 蛋白、UCH-L1 蛋白等是 UPS 重要成分。在散发性 PD 中，错误折叠的 parkin 蛋白与酪氨酸羟化酶（TH$^+$）神经元损失密切相关。*PINK1* 基因（*PARK6*）编码的 PINK1 蛋白具有维持线粒体复合体 I 活性及线粒体膜电位的作用。DJ-1 是多功能线粒体蛋白，与 parkin 与 PINK1 组成复合物，在氧化应激反应中，维持线粒体功能。总之，不同基因突变后，发生泛素 - 蛋白酶体及线粒体功能障碍，介导细胞应激，参与 PD 发生、发展。

除 UPS 外，DA 神经元内还存在自噬 - 溶酶体途径（autophagy-lysosome pathway, ALP）。自噬是细胞通过单层或双侧膜结构吞噬细胞质内大分子蛋白和受损细胞器，形成自噬小体，与溶酶体融合，形成自噬溶酶体并降解内容物。与 UPS 不同，ALP 主要降解长周期蛋白、受损细胞器和蛋白聚集体，分为大自噬（macroautophagy）、小自噬（microautophagy）和分子伴侣介导自噬（chaperone-mediated autophagy, CMA）。三种自噬亚型共存于 DA 神经元中，维持细胞内稳态。自噬调节与 mTOR、PI3K/Akt、AMPK、p53、Bcl-2 等信号通路有关，各通路的信号分子相互调控，保证自噬过程的顺利进行。野生型 α- 突触核蛋白通过 CMA 降解，突变型则通过大自噬降解。*GBA* 编码葡萄糖脑苷脂酶，为目前已知的 PD 发病相关的最大风险基因，其杂合突变可使 PD 患病风险增加 5 倍。*GBA* 基因突变后可通过 ALP 导致 α- 突触核蛋白沉积。*ATG8*（autophagy-related gene 8）基因编码自噬相关蛋白（ATG）。该蛋白是大自噬体必需蛋白，通过与微管相关蛋白 MAP1LC3 结合，调节自噬发生。激活的大自噬体会引起线粒体功能紊乱和泛素化依赖的蛋白酶体系统功能紊乱。

五、蛋白质组学

α- 突触核蛋白聚集是 PD 发病的一个重要环节。*SNCA* 基因编码 α- 突触核蛋白，后者主要表达于大脑神经元突触末端，但 α- 突触核蛋白的功能尚不清楚，推测参与神经递质释放。尽管 α- 突触核蛋白被认为是一种胞内蛋白，但它能在细胞间转移。最近报道，α- 突触核蛋白具不同结构，多呈现为片状（Ribbon）和纤维状（fibril），其中 Ribbons 在胶质细胞及神经元中沉积，可能是多系统萎缩及路易体痴呆等疾病的发病原因，而 fibril 细胞毒性最大，易造成线粒体损伤和 DA 神经元变性。值得注意的是，α- 突触核蛋白的单体、寡聚体、片状体和纤维体等，均可穿过血脑屏障，在中枢神经系统中扩散，引发脑小胶质细胞聚集及炎症反应，导致 PD 进一步恶化。另外，α- 突触核蛋白表现出与朊蛋白相似的传播特性，可在 DA 神经元中复制、聚集，通过多途径扩散、传播至其他神经元和胶质细胞。值得注意的是，轻链神经丝蛋白（NF-L）是神经丝蛋白（NF）骨架成分，是维持轴突管径及神经元形状的主要结构单元。检测脑脊液中 NF-L 水平，可区分非典型帕金森综合征与 PD。此外，胶质纤维酸性蛋白（glial fibrillary acidic protein, GFAP）是一种丝状蛋白，以单体形式存在，主要分布于星形胶质细胞，参与细胞骨架并维持张力强度，是星形胶质细胞的特异性蛋白。与其他神经系统疾病相比，PD 患者脑脊液中 GFAP 水平明显升高。

六、谷氨酸的兴奋性毒性

谷氨酸是脑内主要的兴奋性氨基酸，也是基底节中主要的兴奋性递质，来源于运动皮质，终止于丘脑底核。PD 患者中，由于 GABA 抑制效应减弱，谷氨酸能神经元在丘脑底核的兴奋性增加，DA 神经元的谷氨酸受体被激活，导致细胞内钙离子水平增高，引起细胞骨架破坏。突触间隙谷氨酸的清除，依赖神经元和胶质细胞的高亲和力的兴奋性谷氨酸转运体（excitatory amino acid transporters, EAATs）。EAATs 在谷氨酸再摄取、突触信息传递，及保护神经元免受兴奋性毒性损害等方面发挥重要作用。谷氨酸若不被及时清除，将过度兴奋谷氨酸受体，介导"兴奋性毒性效应"。

七、免疫紊乱学说

近年来，PD 患者的免疫异常引起了学界关注。PD 患者中枢与外周均存在免疫失衡。小胶质细胞活化及炎症反应将增加中脑 DA 神经元对有害刺激的敏感性。在 PD 易感基因中，有 15 个基因可影响中枢神经的免疫系统：*GBA*、*RAB7L1-NUCKS1*、*STK39*、*BST1*、*FAM47E-SCARB2*、*SNCA*、*HLA*、*GPNMB*、*FGF20*、*LRRK2*、*GCH1*、*MAPT*、*SREBF1*、*DDRGK1*、*Nurr1*。*GBA* 基因缺陷将导致黑质纹状体区出现小胶质细胞激活，而 *LRRK2* 基因负向调节 TLR4、NF-KB、NF-AT 活性，可减少 PD 炎症因子产生。*HLA-DR* 可通过影响小胶质细胞的抗原呈递机制，继发激活毒性 T 淋巴细胞。*Nurr1* 通过 Nurr1/CoREST 途径，清除小胶质细胞和星形胶质细胞中的 NFκB-p65 信号，减少炎症反应诱发的 DA 神经元凋亡。据报道，*PSMB9* 基因与女性散发性 PD 相关，*HLA-DRB1*0301* 可能为中国散发性 PD 发病的易感基因之一，其他基因在 PD 炎症反应中的作用及机制尚需进一步研究。

在病毒毒素导致的免疫失衡方面，流行性甲型脑炎、流行性乙型脑炎、儿童 EB 病毒性脑炎感染均可诱发帕金森综合征。感染流行性感冒病毒 1 个月内可增加罹患帕金森综合征的风险。根治幽门螺杆菌感染可提高左旋多巴起效和持续时间，消除小肠细菌过度生长，改善 PD 症状波动，改善患者生活质量，且不影响左旋多巴药代动力学。铁、锰及铜等金属代谢，均激活小胶质细胞，促进黑质纹状体区的炎症反应。

研究表明，星形胶质细胞分泌多种神经营养因子，维持 DA 神经元生存和稳定。免疫失衡及炎症反应将刺激星形胶质细胞活化，产生神经营养因子，但同时也激活小胶质细胞从神经保护的静息态转变为病理态。虽然这种矛盾原因仍然未知，但 PD 炎症 / 免疫失衡的病理学意义仍值得重视。

笔者对我国 PD 患者外周血中 T、B 淋巴细胞亚群的变化规律进行了研究，发现与对照组相比，PD 患者外周血中的 T 淋巴细胞亚群比例紊乱，这一结果可能有助于 PD 的诊断，也说明了免疫因素是 PD 发病机制中的一个重要因素。PD 患者外周血中，CD3$^+$ T 细胞、CD3$^+$CD4$^+$ T 细胞数量减少，CD4$^+$ T 细胞 /CD8$^+$ T 细胞比例下降，Th1 辅助 T 细胞数量减少，CD45RO$^+$FAS$^+$CD4$^+$ 效应记忆 T 细胞数增加，CD31$^+$α4β7$^+$ CD4$^+$ T 细胞数降低，且这些改变与帕金森病统一评分量表 – Ⅲ 运动症状评分相关。NK 细胞数量增加，单核前体细胞百分比明显上升，单核细胞表面 CCR2 受体表达上调，树突状细胞（髓样树突状细胞）数量减少，这些改变与运动症状的严重程度呈负相关。肿瘤坏死因子 –α（TNF-α）、白介素（如 IL-2、IL-6、IL-10、IL-1β）、干扰素 –γ（IFN-γ）、可溶性肿瘤坏死因子受体 –1（sTNFR1）、趋化因子 CCL2 增加，IL-1Ra 减少。通过蛋白质微列阵，目前已发现 PD 患者外周血中至少存在 10 种灵敏度、特异度均超过 90% 的抗体，如细胞间黏附分子 4（ICAM4）、三角状五肽重复域 2（PTCD2）、FERM 结构域蛋白 8（FRMD8）、重组人细胞毒性 T 淋巴细胞辅助抗原 –4（CTLA-4/Fc）、肌收缩蛋白（MYOT）、纤维连接蛋白 1（FN1）等。随着年龄衰老，黑质纹状体区糖皮质激素受体 mRNA 水平降低，儿茶酚胺类神经元表达 MHC Ⅰ/Ⅱ，更易受到毒性 T 淋巴细胞攻击，导致 PD 患者脑组织及脑脊液中 TNF-α、IL-6、IL-1β、CCL2 含量增加，大量 MHC 免疫标记阳性的小胶质细胞活化，及 CD4$^+$、CD8$^+$ 毒性 T 淋巴细胞大量浸润。小胶质细胞活化后，高表达 Ig G 受体 FcrRI，激活 Ig G/FcrRI 途径，直接结合 DA 神经元，释放促炎症细胞因子 TNF-α、INF-γ、IL-1β、IL-6，进一步加重 DA 神经元损伤。

八、非运动症状发病机制

α- 突触核蛋白不仅沉积于中枢神经系统，还沉积于自主神经、消化道及下颌下腺，刺激淋巴细胞自噬及胃肠道，是早期发生非运动症状的重要原因。非运动症状包括焦虑、抑郁、睡眠障碍、便秘、流涎、不宁腿等，其发病机制可能与 PD 多巴胺等递质代谢失调相关，也与年龄有一定相关性。多巴胺及胆碱能等递质系统的受损，均促进 PD 患者非运动症状的发生。治疗药物不当，也可引起患者发生睡眠障碍、便秘、幻觉等一系列非运动症状。鉴于 α- 突触核蛋白扩散的规律和分布特性，Braak 分期理论认为，PD 病理改变始于嗅球、迷走神经背侧运动核，逐渐向上发展，最终累及新皮质。随着 PD 的病理进展，PD 在疾病不同阶段可出现多种非运动症状（图 3-2）。

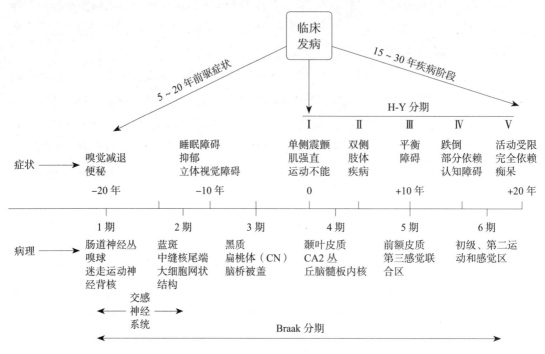

图 3-2　帕金森病病理发展与临床进展

嗅觉障碍归因于嗅区 α- 突触核蛋白的早期沉积，主要影响中枢嗅觉通路。一定程度的气味识别缺损可能归因于海马功能障碍。疼痛方面，60% 的 PD 患者发生疼痛，且多发生在中晚期的"关期"波动期，可出现肌肉或内脏疼痛或夜间疼痛、面部和四肢疼痛等多种形式，疼痛程度不一，主要与中枢传导通路的改变有关。黑质通过传出神经通路与杏仁核、前额叶皮质及扣带回皮质等区域发生联系，这些区域与情绪诱发的疼痛紧密相关。最近的研究还发现，PD 患者肢体疼痛也与周围神经纤维变性相关，周围神经纤维变性与糖尿病性周围神经病理改变相似，而且有 α- 突触核蛋白沉积，导致感觉神经纤维发生沃勒变性。

PD 患者经常出现流涎现象，这是由于患者吞咽很慢，唾液在口腔中聚集外溢所致。其机制是胆碱能神经亢进致使唾液分泌增多引起，同时可能也与 PD 患者吞咽困难有关。PD 患者的胃动力障碍则可能涉及中枢神经系统和胃肠神经系统的变性机制。PD 患者脑干迷走神经背核变性，释放的乙酰胆碱减少，导致患者胃肠蠕动减慢。便秘是最常见的症状，这可能是由于路易体沉积在肠道神经丛或迷走神经运动背核等最早受损的部位所致。在 PD 发生、发展过程中，额叶基底神经节区的抑制排尿反射通路会发生改变，使患者常出现泌尿生殖系统障碍。PD 患者伴发抑郁症的发生率为 10%～30%。影像学研究提示，患者可能存在异常活跃的大脑化学信使——5- 羟色胺的再摄取泵。5- 羟色胺有助于调节情绪，其活性降低则可导致一些 PD 患者伴发抑郁症状。淡漠主要表现为主动性降低，但其发病机制仍知之甚少，已知它与执行功能障碍，以及情绪处理，或决策制定障碍有关。淡漠的发生涉及额下回、前扣带回、颞上回、豆状核、岛叶、杏仁核、脑干及小脑等广泛脑区的损伤。认知障碍常出现于 PD 患者认知减退的早期，执行功能受损可反映大脑额叶的损害，特别是背外侧前额皮质的受损。这种损害最终可引起黑质纹状体多巴胺能通路及中脑皮质通路的退化改变。

（魏磊　黄卫　徐评议）

──────────── 参考文献 ────────────

[1] KALIA L V, BROTCHIE J M, FOX S H. Novel Nondopaminrgic Targets for Motor Features of Parkinson's Disease: Review of Recent Trails[J]. Mov Disord, 2013, 28(2): 131-144.

[2] FENG Y, LIU T, LI X Q, et al. Neuroprotection by Orexin-A via HIF-1α induction in a cellular model of Parkinson's disease[J]. Neurosci Lett, 2014, 579: 35-40.

[3] FENG Y, JANKOVIC J, WU Y C. Epigenetic mechanisms in Parkinson's disease[J]. J Neurol Sci, 2015, 349(1-2): 3-9.

[4] FENG Y, LIU T, DONG S Y, et al. Rotenone affects p53 transcriptional activity and apoptosis via targeting SIRT1 and H3K9 acetylation in SH-SY5Y cells[J]. J Neurochem, 2015, 134(4): 668-676.

[5] FU X, ZHENG Y, HONG H, et al. LRRK2 G2385R and LRRK2 R1628P increase risk of Parkinson's disease in a Han Chinese population from Southern Mainland China[J]. Parkinsonism Relat Disord, 2013, 19(3): 397-398.

[6] GAO C, PANG H, LUO X G, et al. LRRK2 G2385R variant carriers of female Parkinson's disease are more susceptible to motor fluctuation[J]. J Neurol, 2013, 260(11): 2884-2889.

[7] KALIA L V, BROTCHIE J M, FOX S H. Novel nondopaminergic targets for motor features of Parkinson's disease: review of recent trials[J]. Mov Disord, 2013, 28(2): 131-144.

[8] MASUDA-SUZUKAKE M, NONAKA T, HOSOKAWA M, et al. Prion-like spreading of pathological alpha-synuclein in brain[J]. Brain, 2013, 136(Pt 4): 1128-1138.

[9]   SHAO W, ZHANG S Z, TANG M, et al. Suppression of neuroinflammation by astrocytic dopamine D2 receptors via αB-crystallin[J]. Nature, 2013, 494(7435): 90-94.

[10]   VERSTRAETEN A, THEUNS J, VAN BROECKHOVEN C. Progress in unraveling the genetic etiology of Parkinson disease in a genomic era[J]. Trends Genet, 2015, 31(3): 140-149.

[11]   ZHU X Y, LIU Y, ZHANG X J, et al. Clinical characteristics of leg restlessness in Parkinson's disease compared with idiopathic restless legs syndrome[J]. J Neurol Sci, 2015, 357(1-2): 109-114.

第四章

帕金森病的病理学特征

帕金森病（Parkinson disease, PD）的神经病理学研究最早可追溯到 1871 年，Meynert 意识到 PD 患者的基底节可能受累，但无直接证据支撑。直到 1895 年，黑质受损在 PD 发病中的重要性才开始得到认识。1912 年，嗜酸性包涵体，即路易体（Lewy body），在黑质神经元中首次被发现。借助免疫组化、蛋白质组学分析等分子生物学技术，学者们对 PD 患者神经病理特征的认识已取得长足进步，但仍有待进一步阐明。本章将对 PD 主要病理特征进行简要概述，并阐述 PD 病理学标志物领域新进展。

第一节　帕金森病的病理学概述

通过对 PD 患者的尸检发现，疾病早期在肉眼观察下可无明显病变，疾病晚期可见病变主要累及中脑黑质，其致密部的多巴胺能神经元色素明显减少。此外，蓝斑核、迷走神经背核等脑干核团中的神经色素有时也会减少。神经色素脱失为本病相对具有特征性的变化。病程较长、病情进展快、临床症状较严重的患者可有大脑轻度萎缩及脑室系统扩大。显微镜下观察，PD 的病理改变主要累及黑质，其次为蓝斑、中缝核、下丘脑、Meynert 基底核、交感神经节的神经元，丘脑至基底节的谷氨酸能投射神经，以及辅助运动皮质至运动前区的谷氨酸能投射神经等部位。主要表现为神经元变性、缺失及胶质细胞增生等。

一、黑质的病理学改变

PD 患者黑质致密部（substantia nigra pars compacta, SNpc）的显著病理改变是含色素神经元的变性、缺失，且随病程延长或病情进展而加重。同时，SNpc 这种病理特征也是 PD 病理诊断标准的必要条件之一。黑质致密部的神经元缺失并非均质性的。在以运动症状为主的 PD 患者中，腹外侧区神经元丢失显著，随运动症状的进展而加重；背侧神经元丢失呈年龄相关性；腹侧被盖部病理改变在合并痴呆的 PD 患者中更加明显。

SNpc 病理特征除了显著的神经元变性、丢失以外，有证据表明，含色素神经元存在进行性的功能紊乱。例如，多巴胺能神经元的显著特征是分泌神经递质多巴胺，而当细胞处于应激状态下，非生存必需的多巴胺分泌功能暂时停止。酪氨酸羟化酶（tyrosine hydroxylase, TH）为多巴胺合成的限速酶。在 PD 患者 SNpc 免疫组化染色中，可见部分含黑色素神经元出现 TH 表达缺失，有研究提示，在约 82% 分泌 α- 突触核蛋白

（α-synuclein）的 SNpc 神经元中，TH 活性存在缺乏。此外，镜下可见 SNpc 细胞内黑色素消失，黑色素颗粒游离散布于组织和巨噬细胞内，核内嗜酸性包涵体 Marinesco 形成、细胞质路易体形成及不同程度胶质细胞增生等，均提示 SNpc 含色素神经元存在功能紊乱。其中，路易体形成在 SNpc 神经元退行性变中起关键作用。

二、路易体的形成

路易体的研究始于 1912 年，Tretiakoff、Frederich H 等发现，PD 患者的迷走神经背核、无名质神经元及中脑黑质神经元胞质中存在嗜酸性包涵体，后将其命名为路易体。现已发现，路易体可存在于自主神经节、周围神经系统和包括大脑皮质在内的中枢神经系统区域，被认为是 PD 的病理诊断标志之一。

路易体通常在黑质致密核心区和外周放射样纤维区形成，几乎所有 PD 患者黑质和蓝斑都存在路易体，但也有例外，如青年型 PD 病例中 *Parkin* 基因纯合子突变和 *LRRK2* 基因 R1441G 突变所致 PD。此外，帕金森叠加综合征和脑炎后帕金森综合征患者病理上一般不存在路易体。

路易体为一种细胞内包涵体，位于细胞质内，呈圆形，中心均质淡红染，折光性强，周围着色浅甚至透明，形成晕圈。电镜下，路易体由细丝构成，中心细丝致密，为紧密排列的丝状物及电子致密物，周围则较松散，晕圈区为直径 7 ~ 20nm 的中间丝，呈放射状排列，并伴有电子致密颗粒及小泡状物。一个细胞有时可见多个大小不同的路易体，在黑质中，见于约 3.6% 的残存细胞。

路易体可分为两型，即经典型（亦为脑干型）和皮质型。经典型路易体位于色素细胞细胞质内，常规 HE 染色可清晰显示，其可为圆形或椭圆形，均匀红染，直径 8 ~ 30μm。路易体有一定的嗜银性，中心部分经 Masson trichrome 染色呈亮红色，但 Nissl 染色为阴性。皮质型路易体见于皮质，特别是颞叶、岛叶及扣带回的皮质第 Ⅴ、Ⅵ 层，皮质型路易体在 PD 中少见。经 HE 染色，皮质型路易体为均匀红色，无晕圈，呈圆形、肾形或者角状。超微结构可见皮质型路易体含毛毡样排列的微丝，伴有电子致密的颗粒状物。有时在细胞内也可见其他形式路易体相关病理改变，如苍白小体（Pale body），也有学者认为苍白体作为路易体的前体而存在，两者具有 α-突触核蛋白异常聚集等共同特点。

目前已证实，路易体的主要成分还包括神经 α-突触核蛋白、纤维丝蛋白、泛素等。也有学者发现，微管相关蛋白 tau 蛋白也存在于散发性及家族性 PD 患者的路易体中（< 50%）。一项针对皮质型路易体的蛋白组学研究中，鉴定分离出 296 种蛋白质组分，但在免疫组化研究中，只有 α-突触核蛋白在路易体相关病变中广泛存在。有研究建议将

路易体相关组分蛋白分为如下 9 类：路易体纤维丝结构蛋白、α- 突触核蛋白结合蛋白、Synphilin-1 结合蛋白、泛素 – 蛋白酶体系统组分蛋白、细胞应答相关蛋白、磷酸化和信号转导相关蛋白、细胞骨架蛋白、细胞周期蛋白以及弥散进入的细胞质蛋白。易形成路易体相关病理改变的神经元，一般具有如下四个特点：①长轴突；②无髓鞘或者薄髓鞘轴突；③神经细胞核周聚集黑色素或者脂褐质沉积；④高代谢。

三、α- 突触核蛋白在帕金森病中的作用

尽管很早就认识到了路易体的存在，然而早期人们对于路易体的成分并不十分清楚，直到 1997 年，表达 α- 突触核蛋白的 *SNCA* 基因被克隆，作为路易体主要组成成分的 α- 突触核蛋白才得以被认识。

α- 突触核蛋白是一个由 140 个氨基酸组成的神经元蛋白。在生理条件下，大部分存在于神经轴突前末梢，靠近突触小泡。它是包括 β- 突触核蛋白和 γ- 突触核蛋白在内的保守的蛋白质家族中的一员。α- 突触核蛋白在许多脑区含量丰富。在小鼠或果蝇体内过量表达 α- 突触核蛋白可产生典型的帕金森病样症状，而 SIRT2 抑制剂可降低 α- 突触核蛋白毒性，恢复 PD 细胞模型和果蝇模型中的包涵体形态。尽管 *SNCA* 基因突变仅出现在小部分家族性 PD 患者中，但该基因表达的蛋白是路易体的主要成分，提示它在 PD 发病过程中起重要作用。

近期研究发现，在体或离体实验中，α- 突触核蛋白可在神经元至神经元或移植的神经干细胞之间进行传播，即 α- 突触核蛋白通过细胞内吞作用传播至邻近神经元或神经干细胞，形成路易体样包涵体。在大鼠颈部迷走神经注射病毒载体构建的人 α- 突触核蛋白，可成功模拟低位脑干区域过表达的 α- 突触核蛋白，逐渐迁移至脑桥、中脑、前脑等脑区的传播过程。基于此，有学者推测，α- 突触核蛋白的区域播散类似朊蛋白样（prion-like）的传播方式，从而对 PD 发病机制的研究提供了新的视角。

（刘艺鸣）

—————————— 参考文献 ——————————

[1]   KALIA L V, LANG A E. Parkinson's disease[J]. Lancet, 2015, 386(9996): 896-912.

[2]   RONALD F P, ZBIGNIEW K W, Manuchair E. Parkinson's Disease[M]. 2nd ed. United States: CRC press, 2013.

[3] GOEDERT M, SPILLANTINI M G, DEL TREDICI K, et al. 100 years of Lewy pathology[J]. Nat Rev Neurol, 2013, 9(1): 13-24.

[4] 张子敬，周建华. 病理学 [M]. 北京：北京大学医学出版社，2014.

第二节　帕金森病的病理学标志物进展

帕金森病（Parkinson disease, PD）患者在运动症状出现以前，已存在非运动症状等前驱期表现，如嗅觉下降、便秘等。与之相对应，在 PD 前驱期，患者的脑脊液、下颌下腺、胃肠道、外周组织神经纤维等部位确实存在能够导致相应临床症状的病理学改变。由于脑组织的获取存在伦理方面的限制，因此，PD 患者的脑外病理学标志物的研究存在更为重要的应用价值，能够为 PD 的早期诊断及临床干预提供病理学依据。

一、脑脊液的病理学标志物

由于脑脊液和中枢神经系统之间的特殊联系，脑组织的病理学改变往往在脑脊液中得以体现。然而，目前尚缺乏具有明确诊断价值的 PD 脑脊液的病理学标志物。

PD 患者脑脊液中，存在多种表达上调的产物，如 α– 突触核蛋白（α-synuclein）、β–突触核蛋白（β-synuclein）、丝氨酸蛋白酶抑制剂 A1（serpinA1）、神经聚糖核心蛋白（neurosacn core protein）、色素上皮衍生因子（pigment epithelium-derived factor, PEDF）、神经生长因子 G1（netrin G1）以及突触胞吐作用外泌的某些蛋白分子等。

蛋白的异常聚集是 PD 的可能发病机制之一，传统观点认为，α– 突触核蛋白、DJ-1、tau 蛋白、磷酸化 tau 蛋白、载脂蛋白等蛋白物质可能是 PD 诊断的潜在病理学标志物。然而，研究发现，这些蛋白分子在 PD 诊断中的灵敏度和特异度均比较低。此外，传统蛋白质组学检测方法，对于脑脊液中低含量的蛋白分子，检测灵敏度较差。最新研究表明，β– 突触核蛋白、神经聚肽核心蛋白等，与 PD 显著相关，但仍有待进一步的研究验证。

一项关于 PD 患者脑脊液标志物的系统综述提示，低聚形式的 α– 突触核蛋白，在 PD 和正常人群之间，有显著差异。代谢组学的研究揭示，嘌呤和色氨酸代谢在 PD 患者中发生了改变，而神经丝轻链可以将 PD 和其他退行性疾病加以区别。

二、胃肠道的病理学标志物

大量研究表明，胃肠道存在 PD 特征性病理改变，即 α- 突触核蛋白沉积及路易体形成，且在病理改变尚未累及中枢神经系统时，即已存在。早在 1984 年，Qualman SJ 等通过对 22 例临床确诊的 PD 患者进行尸检发现，存在吞咽困难的 2 例患者，其食管和结肠部位有路易体沉积，而其余不存在吞咽困难的 PD 患者，相应部位未检测到路易体。Braak H 等通过对 41 例临床确诊的 PD 患者进行尸检，发现随着临床症状加重，路易体沉积的部位更为广泛，但在临床早期的 PD 患者中，已有肠道神经丛的路易体形成，因而提出了 Braak 分期理论。在 Braak 分期中，Braak 1 期已有舌咽神经、迷走神经运动背核，和 / 或肠道肌间神经丛部位的路易体沉积。

最新证据显示，α- 突触核蛋白可沉积在肠肌层、肠黏膜下神经丛和肠黏膜神经纤维，且分布密度有从头端到尾端呈梯度递减的趋势：下颌下腺＞食管＞胃＞小肠＞结直肠。Beach TG 等研究发现，磷酸化 α- 突触核蛋白沉积存在显著的分布差异，下颌下腺分布密度最高，结直肠部位分布密度最低。尽管这种聚集模式遵循内脏投射神经纤维的分布，但其确切机制仍未明确。

然而，在健康人群中，同样检测到 α- 突触核蛋白在肠道的异常聚集，且聚集密度随年龄递增。Gold 等通过对 77 例非 PD 老年群体的肠道活检，检测到 α- 突触核蛋白的比例高达 52%。因此，在诊断 PD 上，肠道 α- 突触核蛋白的特异性较低。由于 α- 突触核蛋白分布密度呈梯度递减，位于上消化道近端的组织（如下颌下腺），拥有更高的诊断特异性；位于下消化道远端的结肠黏膜，尽管取材便捷，但 α- 突触核蛋白缺乏特异性。有学者报道，胃幽门部 α- 突触核蛋白沉积检出率高，提示胃幽门部可能是检出 α- 突触核蛋白沉积的另一主要靶区。此外，多种检测技术的应用，也可提高致病性 α- 突触核蛋白检测的准确率，如免疫组化、免疫印迹、ELISA 等。其他致病相关性蛋白，如 tau 蛋白、泛素、P62 等，也可提高对于前驱期 PD 诊断的特异性。

三、外周组织神经纤维的病理学标志物

近期研究表明，PD 患者 α- 突触核蛋白异常沉积不仅发生在中枢神经系统、肠道神经丛等部位，外周皮肤神经纤维也存在相应的病理改变。

Kathrin Doppler 等开展了一项针对 PD 患者皮肤神经纤维病理改变的研究，共计纳入 31 例 PD 患者以及 35 例正常对照，取材部位包括下肢近端和远端、后背以及手指，对磷酸化 α- 突触核蛋白在躯体感觉神经纤维和自主神经纤维的表达情况进行了共定位。研究发现，31 例 PD 患者中，共有 16 例患者存在磷酸化 α- 突触核蛋白沉积，而 35 例正常

对照中，均未检测到异常沉积。此外，神经纤维定量分析揭示，PD 患者的皮下小神经纤维显著减少，且神经纤维有断裂、破坏现象。另有研究发现，PD 患者皮肤交感神经肾上腺素能神经纤维和胆碱能纤维可见较多的 α– 突触核蛋白沉积，而感觉神经纤维却未见异常。有趣的是，α– 突触核蛋白在神经纤维的分布密度，与自主神经障碍的严重程度以及 PD 的疾病进展密切相关。

外周组织神经纤维的丢失、磷酸化 α– 突触核蛋白沉积有可能是 PD 的一个内在病理特征，同时，外周神经病变也可能是 PD 患者中枢神经系统病理改变的一个反映。因此，皮肤神经纤维磷酸化 α– 突触核蛋白的检测，由于具有高度特异性，有可能发展成为 PD 的重要病理学诊断依据，但是目前来讲，还存在灵敏性较低的缺点。

（刘艺鸣）

参考文献

[1]　HALBGEBAUER S, OCKL P, WIRTH K, et al. Protein biomarkers in Parkinson's disease: Focus on cerebrospinal fluid markers and synaptic proteins[J]. Mov Disord, 2016, 31(6): 848-860.

[2]　VISANJI N P, MARRAS C, HAZRATI L N, et al. Alimentary, my dear Watson? The challenges of enteric alpha-synuclein as a Parkinson's disease biomarker[J]. Mov Disord, 2014, 29(4): 444-450.

[3]　DOPPLER K, EBERT S, UCEYLER N, et al. Cutaneous neuropathy in Parkinson's disease: a window into brain pathology[J]. Acta Neuropathol，2014, 128(1): 99-109.

[4]　FASANO A, VISANJI N P, LIU L W, et al. Gastrointestinal dysfunction in Parkinson's disease[J]. Lancet Neurol, 2015, 14(6): 625-639.

第五章
帕金森病的临床特征
——运动症状

第一节   静止性震颤

一、概述

震颤（tremor）是由于肢体的主动肌与拮抗肌交替或者同步收缩产生的节律性、震颤样运动。根据肌肉收缩状态可以分为静止性震颤（resting tremor）和动作性震颤（action tremor），后者根据表现形式又可以分为运动性震颤（kinetic tremor）和姿势性震颤（postural tremor）。帕金森病（Parkinson disease, PD）典型的震颤为静止性震颤，即患者在安静状态或全身肌肉放松时出现，在情绪激动、焦虑或疲劳时加重，在睡眠或麻醉时消失，是 PD 的常见首发症状。

二、帕金森病震颤的临床特点

（一）表现形式

1．静止性震颤   静止性震颤是指在没有自主性肌肉收缩活动时发生的节律性震颤，其幅度较大，但不一定大于姿势性震颤，波幅变化较小，一般频率为 4～6Hz，呈单峰。静止性震颤是一种复合性震颤，80% 的 PD 患者伴随着交替的旋前 – 旋后和屈曲 – 伸展运动，而且不会单纯以一种形式出现，通常是可变的。发病早期，静止性震颤具有波动性，在主动运动和躯体肌肉完全放松时减轻或消失，但数秒后又出现，在应激状态、兴奋、焦虑时加重，睡眠及麻醉状态可完全终止；至晚期震颤变为经常性，在随意运动时仍可持续存在，常见于以震颤为主的进展性患者。

强烈的意志可以暂时抑制震颤，但持续时间较短，且过后有加重趋势。静止性震颤对天气变化敏感，同时，也是全身状况好坏的标志，老年患者合并感染性肺炎时，静止性震颤可完全消失，随着全身状况的恢复好转震颤会再度出现。但也有 5.6%～10% 的 PD 患者无静止性震颤。

2．姿势性震颤   姿势性震颤是指由于维持一定的姿势而诱发的震颤，常见于特发性震颤，但 92% 的 PD 患者可以在静止性震颤的基础上合并有姿势性或者运动性震颤，少数患者以孤立性姿势性震颤起病，但很少长期为孤立性姿势性震颤，可能随着病情进展而减弱，继而出现静止性震颤，且这种 PD 患者的姿势性震颤以高频率、低幅度和同步类型为主，可被多巴胺能药物改善。

3．重现性震颤   一些 PD 患者在从静止状态改变到姿势状态后不是立即出现姿势性震颤，而是在间隔数秒到十几秒的潜伏期后出现姿势性震颤（图 5-1）。这种震颤是一种

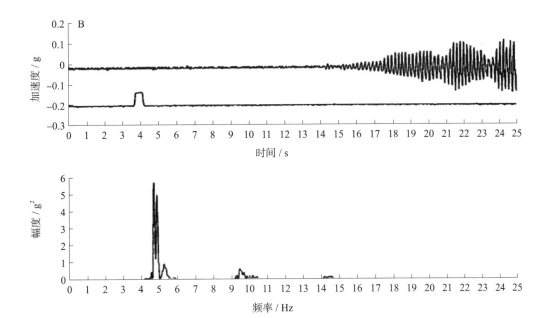

图 5-1　帕金森病静止性震颤电生理特点

重新出现的震颤，称为重现性震颤（reemergent tremor），可能代表了在维持姿势时静止性震颤的"重置"。这种重现性震颤与典型静止性震颤有相似性，震颤频率为 3 ~ 6Hz。

（二）起始部位和累及顺序

PD 震颤多为不对称起病，经常起始于一侧肢体远端，只有少数情况下一开始就累及两侧肢体，以上肢起病者较多，但下肢震颤更具有特异性，随着病情的发展，震颤逐渐波及整个肢体，甚至影响到躯干。进展过程常常表现为"N"字型：最初出现一侧拇指与示指的"搓丸样"震颤，然后从一侧上肢向同侧下肢、对侧上肢、对侧下肢顺序扩展，可累及唇、舌或者下颌，但很少累及头部或者声带，且这些部位一般最后受累。

（三）帕金森病震颤症状的"独立性"

PD 震颤的程度、发展速度与运动迟缓、肌强直、姿势步态异常的发展速度无明显相关，震颤可能发生在运动迟缓、肌强直显著肢体的对侧，这种情况可见于约 4% 的 PD 患者；此外，PD 震颤与病程无明显相关性；PD 震颤对于多巴胺能药物的治疗反应也没有肌强直、运动迟缓那么显著。

（四）震颤是良性帕金森病的"标志"

就病情进展速度来说，以震颤为主的 PD 亚型比姿势异常和步态障碍亚型患者进展速度慢；就发生非运动症状等并发症的风险而言，以震颤为主的 PD 亚型比以少动 – 强直为主的 PD 患者发生痴呆的风险低。

三、帕金森病震颤的发生机制

PD 震颤的发生机制至今仍未有明确的解释，但众多学者经过几十年的努力，相继提出了多种学说，随着影像学等技术的进步，这些学说逐渐被完善。

（一）丘脑震颤起搏学说

1984 年，Jahnsen 和 Linas 提出了丘脑震颤起搏学说。豚鼠丘脑神经元体外研究显示，丘脑细胞可以明显表现出 9 ~ 10Hz 及 5 ~ 6Hz 两种频率的震颤，而且其具有转播站的功能。丘脑细胞轻微的去极化表现为 10Hz 的震颤，超极化的细胞则表现为 5 ~ 6Hz 的震颤，这与生理性震颤及 PD 患者的震颤频率相吻合。这一假说的关键在于震颤刺激是由单个的丘脑细胞形成的，而不是基底节环路，然而在 PD 患者的基底节中很难找到这样的震颤起搏细胞，因此，该学说具有一定的局限性。

（二）丘脑过滤器学说

1990 年，Pare 等学者提出了丘脑过滤器学说。基于体外实验，研究发现 PD 患者的静止性震颤是丘脑细胞将基底节产生的 12 ~ 15Hz 震颤转换成 4 ~ 6Hz 震颤而出现的。该假说的关键在于将震颤的起搏细胞定位于基底节而不是丘脑，震颤的频率是由基底节与丘脑的交互作用决定。然而，基底节细胞的高频震颤在 PD 震颤中扮演的角色不断受到质疑，因为在多巴胺能药物有效改善了丘脑底核的震颤后，运动不能和肌强直症状均得到改善，而临床上震颤症状则没有明显变化。

（三）丘脑底核及苍白球起搏，其他神经元调制学说

这一假说由 Plenz Kital 于 1999 年提出。Plenz Kital 提出丘脑底核和外部苍白球构成中央起搏器，并受其他外部神经元调控抑制。该学说可解释基底节的正常和病理同步电生理振荡活动。然而，这些电振荡频率在 0.4 ~ 1.8Hz 之间，因此这些振荡活动是否与 PD 震颤相关尚不明确。

（四）隔离缺失学说

1998 年，Bergma 等发现正常灵长类动物的苍白球内相邻神经元活动是完全不相关的，但在灵长类动物 PD 模型中苍白球内神经元之间远程联系增加。这些神经元之间过多的联

系可能会导致过强的同步化。该假说将基底神经节环路作为震颤起搏处。但是，这一假说无法解释基底节细胞的振荡与震颤的不一致性。

（五）双开关模型

肌电图与静息态功能磁共振偶联的研究发现：①震颤的振幅与小脑–丘脑–皮质（腹外侧核、小脑及初级运动皮质）的异常活动有关；②高振幅震颤发作的大脑活动定位于小脑–丘脑–皮质环路；③以震颤为主型的 PD 患者基底节与小脑–丘脑–皮质环路之间的联系增多。由此研究者提出，基底节的活动触发了小脑–丘脑–皮质环路，因此，基底节–丘脑–皮质环路与震颤启动有关（类似于灯的开关），而小脑–丘脑–皮质环路与震颤的幅度有关（类似于调光器）。因此称之为"双开关模型"。但是该模型不能提供两条环路相互作用的重要神经节点，因此仍有待进一步研究及验证。

四、帕金森病震颤的诊断

（一）神经查体对震颤的评估和检查

神经系统检查是最基本、便捷、廉价、无创的震颤评估方法，应注意检查震颤的部位、类型、频率、幅度等，注意伴发体征，注意在不同体位下检查震颤。常见的检查体位有：前臂和手充分支撑；前臂支撑，手下垂；前臂支撑，腕伸展；前臂平伸；肩部外展，肘屈曲（指鼻动作）等，同时应结合病史，找到重要的诊断线索。震颤相关病史中重要的诊断线索有：①患者初发震颤时的年龄；②震颤的起病方式（突发或者逐渐进展）；③震颤最先影响到的解剖部位；④震颤后续影响到的解剖部位；⑤影响到其他部位的速度及严重程度加重的速度；⑥常见或偶发的震颤；⑦其他运动功能紊乱家族史或神经源性疾病；⑧用药史；⑨震颤对药物或酒精的反应性。对于这些检查有许多的评分量表，临床研究常用的震颤评定量表（Fahn-Tolosa-Marin Tremor Rating Scale）更为全面，统一帕金森病评定量表（United Parkinson's Disease Rating Scale, UPDRS）对 PD 震颤的评估具有一定的局限性。

（二）辅助检查

1. 加速测量器　用加速器直接确定震颤的加速度，可采集一维或三维加速器记录，通过傅里叶转化来完成对波形的分析。

2. 肌电图震颤分析　一个运动轴的相对侧分布有两组肌肉，这两组肌肉作用相反，称为拮抗肌。震颤即由它们交替或者同步收缩产生，通过记录它们在震颤过程中的活动，对不同状态下震颤的频率、幅度、潜伏期及周期性等参数加以分析、量化，得出主动肌与拮抗剂收缩模式（图 5-2），从而可对各种不同类型的震颤进行鉴别。

交替性收缩　　　　　　　　　　　　　　同步性收缩

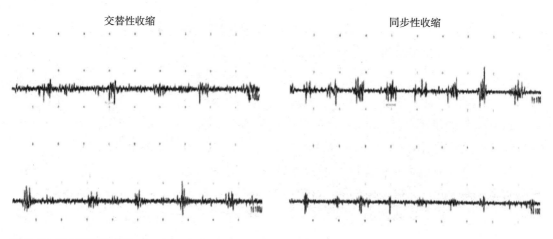

图 5-2　肌电图震颤分析

　　常见的肌电图分析有两种：表面电极和针极电极。表面电极为无创性，且记录的肌肉活动范围较大，但其电信号往往会受到运动伪迹的干扰；针极肌电图可记录位置深的肌肉或小肌肉的震颤，它的优点是准确可靠、伪迹小，但有创伤。震颤肌电图尚可获得不同震颤类型的震颤频率，具有一定的临床参考价值（表 5-1）。

表 5-1　常见震颤的频率

震颤类型	频率 /Hz
原发性直立性震颤 *	14 ~ 18
生理性或增强的生理性震颤	7 ~ 12
特发性震颤	4 ~ 12
精神心理性震颤	4 ~ 10
肌张力障碍性震颤综合征	3 ~ 12
任务及姿势性震颤	3 ~ 10
静止性震颤	4 ~ 6
神经性震颤	2 ~ 12
药物源性震颤	2 ~ 12
多发性硬化	2 ~ 10
红核震颤	2 ~ 5

　　注：* 以上震颤频率除了原发性直立性震颤为直立位检测下肢震颤肌电图分析所得，其余均为检测上肢震颤肌电图所得。临床上，震颤频率具有一定的参考价值，但并非绝对。

3．分子影像技术　分子影像技术对早期以震颤为主型 PD、其他震颤性疾病（特别是特发性震颤）有重要诊断价值。比较常用的多巴胺转运体的正电子发射计算机断层扫描检查（DAT-PET）可显示患者纹状体多巴胺能神经元的丢失，有利于鉴别 PD 与其他震颤性疾病，该方法的特异性、灵敏性较高，可以避免 PD 的过度诊断。

五、鉴别诊断

（一）震颤与其他不自主运动鉴别

机体运动功能亢进时可出现震颤或其他不自主运动，常见的运动功能亢进导致的不自主运动的特征见表 5-2。

表 5-2　常见运动功能亢进性疾病的主要特征

运动功能亢进性疾病	主要特征
震颤	有节律、无意识的肢体部位摆动
痉挛	有节律地摆动；关节周围对被动收缩的反应
刻板症	重复的连续不断的复杂主动运动
肌阵挛	非常迅速的，急动的，电击样
肌张力障碍	持续的肌肉收缩，常引起扭转及身体该部位的异常姿势
舞蹈症	无节律，非刻板的，半目的性；从身体某一部位向其他部位发展的相对缓慢的移动
抽搐	简单，无节律地迅速运动，常发生于口面部，可能影响到发声及身体任何部位，可被意识短暂抑制，恢复后较抑制前加重

（二）静止性震颤与其他类型的震颤鉴别

1．生理性或增强的生理性震颤　几乎每个人都有轻微的动作性震颤，这种正常生理性震颤频率一般在 8 ~ 12Hz，在肌肉疲劳、情绪激动时，或者伴有甲状腺功能亢进时变得明显，环境温度也对生理性震颤有显著影响。症状较轻者，肌电图记录通常看不到肌电爆发活动，只呈干扰相；严重者可能出现肌电爆发活动，主动肌和拮抗肌通常为同步活动。

2．肌张力障碍震颤综合征　此综合征包括三种震颤，分别为：①肌张力障碍性震颤，即在肌张力障碍累及的身体某一部位有震颤；②肌张力障碍相关性震颤，即肌张力障碍患者在没有肌张力障碍的部位出现了震颤；③肌张力障碍基因相关性震颤，即肌张力障碍患者亲属中出现了孤立性震颤。

3．任务特异性震颤　只有在特定任务（任务诱导性震颤）或者姿势时（位置敏感性震颤）出现的震颤称为任务特异性震颤（task specific kinetic tremor）。常见于打字员、音乐家和运动员，特发性书写性震颤是此类震颤的典型代表。

4. 神经精神源性震颤　Deuschl G 等 1998 年提出了神经精神源性震颤的诊断标准。主要表现为：突然发生和多变的病程；不表现为手指震颤，此点有助于与器质性震颤进行鉴别诊断；定量震颤分析显示大多数器质性震颤在肢体负重时震颤幅度会减小，而神经精神源性震颤的幅度反而增加，提示神经精神源性震颤的病理生理性基础是协同强化；预后不良。

5. 原发性直立性震颤　这种震颤的特点为直立时明显的不稳定感伴有约 16Hz 的震颤；在站立时或者宽基步态时触摸可感受到或者看到细微的震颤，行走时减轻；其电生理特征为：下肢、躯干高度同步性节律性活动，频率约 16Hz。上肢或者头颈部肌肉也可能受累。

6. 周围神经病性震颤　周围神经病变可有震颤表现：急性和慢性炎性脱髓鞘性周围神经病、遗传性运动神经病、感觉神经病和 IgM 副蛋白血症周围神经病等疾病均可出现震颤；震颤在脱髓鞘病变中比轴索性病变中更常见。这些疾病出现震颤的机制尚不清楚，在出现震颤的 IgM 副蛋白血症周围神经病患者中，其震颤多为动作性震颤，类似于特发性震颤，伴发感觉障碍较常见，PET 检查可发现小脑半球过度兴奋，神经传导 / 肌电图检查有助于诊断。如果震颤是阵发性的，需要考虑卟啉症的可能性。

7. 肌律　肌律（myorhythmia）是一种低频率（1～3Hz）、持续或间断、静止或特定姿势时出现、可在运动中持续的相对节律性运动，可能合并腭肌阵挛，在睡眠时消失。肌律类似于帕金森样震颤，但是频率更低，表现为屈伸样震颤而不是典型的旋前 – 旋后样震颤，也不合并其他帕金森样表现。尸检病理发现，其最主要的病变多位于脑干（特别是黑质和下橄榄核）和小脑。肌律的病因包括脑干卒中、小脑退行性病变、Wilson 病和Whipple 病等。

8. Holmes 震颤综合征　又称为红核震颤或者中脑震颤，Benedik 于 1889 年首次报道，Holmes 于 1904 年详细报道。临床上表现为低于 4.5Hz 的低频率静止性震颤，且伴有显著的姿势性震颤和意向性震颤。该类型的震颤由小脑 – 红核 – 丘脑通路的病变造成。红核尾侧至十字交叉前的病变导致同侧震颤；头端病变造成对侧震颤。发病机制方面，功能影像学资料提示多巴胺能通路受到破坏。病因方面，该类震颤多由创伤、脓肿、出血、缺血等病变引起。卒中后发生此病，通常在卒中后 2 周到 2 年才发生。

9. 其他　如药物性震颤和家族性伴发癫痫的皮质肌阵挛性震颤。

（三）与其他有震颤症状的疾病鉴别

1. 特发性震颤　PD 与特发性震颤（essential tremor）的鉴别诊断一直是临床上的难

点、热点，在众多学者的努力下，特发性震颤误诊为 PD 的比例已经由 1992 年的 24% 降至了 2001 年的 10%，但仍然很高，误诊对后续治疗影响巨大。

意大利锡耶纳大学的医学教授 Pietro Burresi 在 1874 年描述了一例 18 岁男性患者，该患者在进行随意运动时有严重上肢震颤和头部震颤，并首次提出了"特发性震颤"的概念。震颤是本病的唯一症状，典型表现为双侧、大多数是对称的手和前臂的姿势性或动作性震颤，也可累及头颈部、下肢，偶尔影响舌、面部、躯干等部位，不伴有姿势异常，患者少量饮酒后症状可暂时缓解。

仔细的神经系统查体及病史询问对特发性震颤与 PD 的鉴别诊断意义重大（表 5-3），特发性震颤的振幅与频率随年龄变化，震颤幅度随年龄增长，频率却随年龄下降。即当震颤波幅增大时，震颤频率明显降低。主动肌和拮抗肌可同步活动，也可表现为交替活动。必要时，可以借助肌电图震颤分析、分子影像技术加以鉴别，如前文所述，分子影像技术对早期震颤型 PD 与特发性震颤有重要诊断价值。

表 5-3 特发性震颤与帕金森病的震颤症状鉴别

鉴别要点	帕金森病震颤	特发性震颤
频率	4～6Hz	4～12Hz
频率特点	频率稳定，频率分布以单相性为主	频率多变，可为单相性、双相性或不规则
震颤发生时间占觉醒期比率	较频繁	一般低于 30%
不对称性	较显著	不明显
离散度	较低	较高
从静止性震颤到出现某一姿势性震颤是否经过潜伏期	是	否

2．特发性震颤－帕金森病 特发性震颤－帕金森病为发病最初表现为特发性震颤，随着疾病的进展，表现出帕金森病症状的一类疾病。一般特发性震颤患者家系中 PD 高发，前瞻性随访研究发现，特发性震颤患者发生 PD 的风险比对照组高 4 倍，特发性震颤患者可在一定潜伏期后出现 PD 表现，但潜伏期差异较大。

一般情况下，初始特发性震颤症状最显著的一侧也是其后 PD 症状最显著的一侧，男性多发（2/3）。

（冯涛）

参考文献

---

[1] HELMICH R C, HALLETT M, DEUSCHL G, et al. Cerebral causes and consequences of parkinsonian resting tremor: a tale of two circuits?[J]. Brain, 2012, 135(Pt11): 3206-3226.

[2] HELMICH R C, JANSSEN M J, OYEN W J, et al. Pallidal dysfunction drives a cerebellothalamic circuit into Parkinson tremor[J]. Ann Neurol, 2011, 69(2): 269-281.

第二节　肌强直

一、概述

肌强直（muscle rigidity）是帕金森病（Parkinson disease, PD）的主要临床表现之一。依据 PD 的英国脑库诊断标准，PD 需要至少满足肌强直、静止性震颤、步态姿势中的一项。2015 年国际帕金森和运动障碍协会（International Parkinson and Movement Disorder Society, IPMDS）发表的 PD 临床诊断标准再次强调了肌强直是 PD 重要的临床特征，在该诊断标准中，PD 诊断需要至少满足肌强直与静止性震颤中的一项，其中肌强直的定义为：当患者在放松姿势时，检查者活动患者肢体和颈部，在患者主要关节做被动运动时，屈、伸，或旋前、旋后的阻力均增加。肌强直不是 PD 独有的表现，它也可以见于很多其他基底节疾病和一些中脑及脊髓疾病。

二、肌强直分类

在表现形式上，两种类型的肌强直对 PD 具有重要的临床意义：

1. 铅管样强直　关节在做被动运动时，增高的肌张力始终保持均一、持续并且平稳，检查者感到有均匀的阻力，如同活动铅管一般，称为"铅管样强直"（lead pipe rigidity）。

2. 齿轮样强直　如患者合并有震颤，关节在做被动运动时，检查者可感到在均匀的阻力上出现断续的停顿，如齿轮在转动一样，称为"齿轮样强直"（cogwheel rigidity）。

铅管样强直是 PD 较为特异的强直类型，PD 患者如存在铅管样强直，同时合并有震颤时，可表现为齿轮样强直。一旦一组肌肉群被牵拉，肢体将会保持被强迫的姿势，不会有回到之前体位的趋势。这就是肌强直被称为"塑形性强直"的原因。此外，肌强直可能伴有肉眼可见的短肌收缩。

　　单纯震颤合并肌张力障碍的情况下，查体时被动活动也存在齿轮感，可能与齿轮样强直相似，应予以注意。在 PD 患者中，肌强直发生的部位并不一致，四肢、躯干、颈部及面部的肌肉均可受累，往往首先出现在一个肢体，随着疾病的进展而向同侧另一肢体发展，而后再向对侧肢体发展，起病侧的肌强直通常更为严重。

三、肌强直诊断及鉴别

（一）肌强直的诊断

　　肌强直可有多种临床主诉，常见的如肌肉发僵感、乏力、转身费力，从座位上起立困难，翻身困难等。当患者表现为铅管样强直和齿轮样强直这两种特征性的肌强直时往往不易被忽略，但临床上，并非所有患者都会出现上述特征性肌强直的表现。因此，临床观察需特别仔细，对患者进行肌强直查体时要注意全面性，避免遗漏。查体通常包括患者各个关节被动旋前、旋后，以及被动屈、伸，不能只检查膝关节和肘关节，或单一的伸、屈活动。临床上，肩关节和腕关节反而可能较早受累，特别是患者腕关节被动旋前、旋后时肌张力增高在查体中容易被忽视。在肌强直检查时需注意以下情况对检查结果的影响：对侧肢体收缩会加重肌强直；当近端和远端肌肉之间出现一个斜度时，后者的活动更有力量；当被试者站着的时候会比坐着的时候肌强直会更显著。

（二）早期 / 不典型肌强直的诊断

　　早期 PD 患者出现的肌强直多表现为不典型或不易临床判断，这些不典型肌强直包括手脚无力感，转颈不灵活等。还有几种特殊的肌强直相关的体征和主诉，如对侧肢体主动活动时，受累肢体出现肌强直或肌强直更为明显。针对这样的体征变化，研究者发明了"Froment 试验"（又称增强试验），即在对侧肢体运动时评估患侧肢体肌张力。该试验有利于在临床早期识别强直症状较轻的患者，UPDRS 运动评分中对肌强直的评价就纳入了这一点。在不典型肌强直诊断的过程中，还需要注意，部分 PD 患者可能出现对多巴胺能药物治疗有反应的眼肌强直，表现为患者在"关期"可能出现眼球活动障碍和受限，然而服药后眼球活动可能恢复正常，该表现并不常见，但可能会导致被误诊为进行性核上性麻痹或其他帕金森叠加综合征，因此，临床高度怀疑为 PD 的患者若出现眼球运动障碍，需询问服药情况，进一步观察服用多巴胺能药物后在"开期"眼球的活动。此外，关节和肌肉的疼痛可能是肌强直的早期表现，PD 患者关节肌肉疼痛并不少见，可能是肌强直导致受累关节或肢体活动减少、姿势步态异常以及关节肌肉受到牵拉等原因所致。PD 患者出现较多的是肩部、手臂或下肢酸痛，"冰冻肩"是最典型的肌强直性肌肉痛的表现之一，有时甚至可以是 PD 的首发症状。而这类患者往往早期甚至长期被诊断为颈椎病、肩周炎、腰椎间盘突出等。因此，这些特殊类型的肌强直值得引起临床医师的重视。

（三）肌强直的鉴别诊断

1. "真假"肌强直的鉴别 PD 中的"肌强直"是由于肌张力的增高而导致的肌肉僵硬，英文为"rigidity"，是一种持续的强直状态；而"假肌强直"是由于肌膜兴奋性改变导致肌肉收缩或机械刺激后产生的不自主、持续的肌收缩，并可有特殊的肌电图声音和表现，英文为"myotonia"，如神经性肌强直、强直性肌营养不良、先天性肌强直等，此类持续时间不等，常由寒冷诱发或加重，是一种非持续的强直状态。"rigidity"和"myotonia"在汉语中均被翻译为肌强直，常常令人混淆，因此，在临床工作中，特别是在 PD 早期肌强直不典型的时候要注意两者的鉴别。

2. 与其他肌张力增高现象的鉴别 PD 患者的肌强直是由于病变累及锥体外系黑质 – 纹状体系统而引起的"运动减少 – 肌张力增高"的临床表现，被动活动时主动肌和拮抗肌的阻力均增高，这种阻力的大小基本不受运动的速度和力量的影响。PD 患者的肌强直应该注意与锥体束受损时肌张力增高（折刀样强直）相鉴别。此外，PD 患者的"齿轮样肌强直"需与震颤合并肌张力障碍情况下被动活动的"齿轮感"相鉴别，后者常见于病程较长的特发性震颤患者。鉴别要点在于"齿轮样肌强直"在震颤间期仍存在持续、平稳、均一的肌张力增高，是在"铅管样强直"的基础上合并震颤所致。此外，肌强直也需要与肌肉痉挛、肌纤维化和固定性肌张力障碍等进行鉴别。

四、肌强直发生机制

（一）神经生物学机制

PD 肌强直的神经生物学基础目前尚不完全清楚，牵张反射的增强可能是其原因之一。早期研究发现，脊髓后根神经节切除或神经节阻滞可改善肌强直症状，提示肌肉神经反射的异常可能与其脊髓后根神经节有关。

牵张反射主要由脊髓介导，包括腱反射和紧张性反射，前者主要通过 I a 类传入纤维，经过脊髓后根将感受器信号传入脊髓前角 α 和 γ 运动神经元。一方面，早期电生理研究并未在 PD 中发现脊髓介导的 H 反射、腱反射和强直性振动反射异常。这些反射主要由 I a 类传入纤维和脊髓介导，因此，脊髓和 I a 类传入神经纤维介导的初级牵张反射可能与 PD 肌强直无关。而另一方面，Dietrichson 等人在对 PD 肌强直的研究中发现 PD 患者紧张性牵张反射增强。

另外，脊髓以上结构介导的牵张反射可能是 PD 肌强直的神经生物学机制之一。

Delwaide 等人提出长潜伏期的牵张反射与 PD 强直有关，这种长潜伏期反射通过Ⅰa传入神经纤维，通过脊髓后索、丘脑，传导至皮质辅助运动区（supplementary motor area, SMA），SMA 通过皮质脊髓束将信号传至外周。Lee 等人于 1975 年发现了 PD 患者前臂肌群长潜伏期的牵张反射增强，后续研究相继在其他部位肌群也发现了类似现象，但目前长潜伏期的牵张反射来源仍不清楚。有部分研究者认为肌强直中紧张性牵张反射的增强与长潜伏期的牵张反射可能来源于被动运动中次级肌梭传入神经信号，但这种信号的脊髓或大脑效应尚不清楚。也有研究者认为这种长潜伏期反射可能是由大脑皮质介导的长突触反射。

研究发现，被动运动时，PD 肌强直与异常的肌电活动有关。Xia 等人利用肌电图观察 PD 患者腕关节被动屈曲时肌电活动，发现患者屈肌电活动随着被动屈曲角度增大明显增强，而伸肌肌电活动仅在被动屈曲初期突然增加，前者称为"缩短反应"，后者称为"伸长反应"或"牵张诱导抑制"。"缩短反应"被认为是一种自发神经反应，不能被局部浸润麻醉阻断，在肌张力障碍患者中也存在。"伸长反应"是锥体系受累所致的折刀样强直的电生理特点，提示 PD 强直可能与折刀样强直存在共同的神经生物学基础，但必然有所不同。综上所述，长潜伏期的牵张反射增强导致被动运动时的"缩短反应"，同时异常的"伸长反应"和脊髓介导的异常紧张性牵张反射使得 PD 患者肢体被动运动时增高的肌张力始终保持均一、持续，这可能是 PD 强直机制之一。但这一假说存在一定的局限性，不能解释无被动运动时（无肌电运动时）患者肌张力增高的情况，肌纤维本身的异常可能也是机制之一。因此，牵张反射、肌电活动的异常以及非神经源性的因素都可能参与了 PD 肌强直的神经生物学改变。

总而言之，肌强直具有以下的神经生物学特点：①肌强直反映了被动运动时肌肉活动持续、均一地增高；②脊髓Ⅰa类传入神经介导的初级牵张反射与 PD 肌强直无明显相关，但紧张性牵张反射和脊髓以上的肌肉神经反射可能参与了 PD 肌强直的神经生物学基础；③长潜伏期的牵张反射与肌强直相关，但来源不明；④目前，单一的机制尚不足以完全解释 PD 肌强直的生物学基础。

（二）神经环路机制

PD 经典的脑网络改变强调了黑质病变导致新纹状体突触前多巴胺神经递质减少，导致多巴胺 D2 受体介导的间接通路增强以及多巴胺 D1 受体介导的直接通路减弱，继而导致丘脑及运动相关皮质神经功能受到抑制，最终导致"运动减少 – 肌强直"症候群。经典的黑质 – 纹状体 – 皮质通路受累是简化的环路模型，可解释 PD 运动迟缓的发生。理论上，这种神经环路模型应该会导致被动活动时肌电活动的减弱和牵张反射的降低，但如前文所述，这与 PD 肌强直的电生理特点并不相符。PD 的临床异质性也提示 PD 的神经环路改变可能不止一个。功能影像学研究发现，PD 患者运动皮质 M1 区代谢及自发神经活动增强，临床上应用经颅磁刺激皮质 M1 区可改善患者的肌强直。因此，经典的简化模型具有一定的缺陷。

2013 年，Baradaran 等人通过功能磁共振观察脑功能区间的功能连接改变与 PD 肌强直之间的关系，发现尾状核、壳核、小脑、皮质辅助运动区（supplementary motor area, SMA）以及 SMA 前区的功能连接与 PD 患者肌强直临床量表评分相关，提示广泛的皮质及皮质下脑网络异常与 PD 的肌强直有关，但有待进一步证实。目前尚无较完善的神经环路机制可解释 PD 肌强直。

五、肌强直的临床评估

临床上可采用统一帕金森病评定量表（Unified Parkinson Disease Rating Scale, UPDRS）中的运动评分对肌强直进行评价，在患者取坐位放松状态下，检查其肢体主要关节的被动动作。该项评估不包括齿轮样感觉。在 UPDRS-Ⅲ运动症状评分量表中，肌强直严重程度分为：①0＝无；②1＝轻度，或仅在增强试验时可查出；③2＝轻到中度；④3＝明显，但活动范围不受限；⑤4＝严重，活动范围受限。其中增强试验即为"Froment 试验"。根据临床量表评价具有一定的主观性，但目前临床上仍缺乏关于 PD 肌强直的客观检查手段。事实上，目前我们对于肌肉收缩时肌强直是如何变化的所知甚少，有学者通过肌电图研究这一问题，初步研究结果提示在肌肉被动拉伸时出现中等强度的连续的运动单位电位发放，但是肌电图电活动持续时间较运动活动本身时间要长，且与拉伸的持续时间相一致。这一过程与紧张性牵张反射相一致，后者的波幅与肌强直的强度相关。

（冯涛）

参考文献

[1] POSTUMA R B, BERG D, STERN M, et al. MDS clinical diagnostic criteria for Parkinson's disease[J]. Mov Disord, 2015, 30(12): 1591–1601.

[2] XIA R, SUN J, THRELKELD A J. Analysis of interactive effect of stretch reflex and shortening reaction on rigidity in Parkinson's disease[J]. Clin Neurophysiol, 2009, 120(7): 1400-1407.

[3] BARADARAN N, TAN S N, LIU A, et al. Parkinson's disease rigidity: relation to brain connectivity and motor performance[J]. Front Neurol, 2013, 4: 67.

第三节　运动迟缓

运动迟缓（bradykinesia）包括运动不能（akinesia）和运动减少（hypokinesia），是帕金森病（Parkinson disease, PD）最重要的临床特征，也是 PD 诊断的必备条件。运动迟缓主要表现为随意运动减少、各种动作启动困难、运动速度减慢和幅度减小、运动过程停止缓慢。患者在做重复性动作、同时完成两个以上动作或者进行连贯性动作时，运动迟缓表现得更为明显，最终影响其日常生活。在疾病早期，运动迟缓常为单侧，后逐渐影响双侧。很多患者将运动迟缓描述为无力、不协调或者疲劳。

一、临床表现

运动迟缓最初的表现是日常活动减慢、运动减慢。由于上臂肌肉和手指肌的强直，手指和手的灵活度下降，患者的精细动作往往难以完成，如解系鞋带或纽扣、使用手机、遥控器或电脑键盘、穿衣、脱鞋袜、刷牙、洗脸、剃须等动作变得比以前缓慢、笨拙、不灵活。写字也逐渐变得困难，笔迹弯曲，越写越小，称之为"小写症"（micrographia）。面部表情减少，瞬目减少，双眼转动减少，睑裂变宽，可表现为双眼"瞪视"，表情呆板，鼻唇沟变浅，口轮匝肌皱褶减少，双唇微张，无法闭紧，好像戴了一副面具，称之为"面具脸"（masked face）。这种面部表情的缺乏通常呈现双侧对称，但约 5% 的患者也可表现为一侧面部表情缺乏比另一侧更为明显，且多与受累严重侧的肢体同侧，或者与最先出现 PD 症状的肢体同侧。与正常人相比，PD 患者睁眼和闭眼的速度以及幅度并没有变化，只是在做主动性眨眼动作时，睁眼和闭眼的时间间隔明显延长，但在做自发性眨眼和反射性眨眼动作时没有此类改变。患侧上肢的协同摆动减少以至消失，步距变小，两腿擦地行走，转身困难，要用连续数个小碎步才能转身。由于口、舌、腭及咽部肌肉运动障碍，患者还会表现为自发吞咽活动减少，唾液不能下咽，可出现流涎，严重时会导致进食、饮水呛咳和吞咽困难。患者声带功能减退以及吸气压力不够，可出现声音嘶哑、单调、低沉，难以听懂。到病程晚期，运动迟缓累及躯干，患者坐下后不能自行站立，卧床后不能自行翻身，日常生活不能自理。但是具有快速眼动睡眠行为障碍的 PD 患者在快速眼动期其肢体动作、面部表情和语言的运动迟缓并不明显，这可能与主要运动皮质被激活，其下行投射纤维绕过锥体外系激活下运动神经元有关。

PD 运动迟缓具有序列效应（sequence effect, SE）的特点，表现为 PD 患者在做连续性重复运动时运动的速度逐渐变慢、幅度逐渐减小。这种序列效应在疾病的早期比较明显，随着疾病的进展，由于运动迟缓越来越明显，患者在做连续性重复运动时，运动的速度和幅度显著下降，以致在疾病晚期，由于天花板效应而使序列效应消失。而其他运动障碍性疾病，如进行性核上性麻痹和肌张力障碍，也可以出现运动迟缓，但并没有序列效应。此外，PD 运动迟缓还与患者的情绪状态有关。例如，运动不能的患者当处于兴奋状态时，可能可以完成诸如接球这一快速的动作，也可能在有人喊"着火了"的情况下突然变得能够跑起来。这种现象提示 PD 患者运动的编码保持完好，但是在没有外界的声音、音乐或者视觉刺激时，对运动编码的获取存在困难。

二、临床检查和评估

临床医生可以通过一些检查发现患者是否存在运动迟缓。首先，在询问病史过程中观察患者是否有自发动作变慢、面部表情减少、瞬目减少、语调变化减少。嘱患者走路，观察其是否出现步距变小、手臂摆动减少、起步困难、一侧下肢行走拖曳。其次，通过的一些快速连续动作，如拇指和示指对指、握拳伸拳、前臂旋前旋后的轮替动作以及脚跟或脚尖轻拍地面，检查患者是否存在动作幅度变小和速度变慢。回顾性研究显示 PD 患者做快速连续的拇指和示指对指动作要比做握拳伸拳和轮替动作表现差，更有意思的是拇指和示指对指动作也比拇指和其余四个指头一起对指表现差，这可能与单个手指运动与全手运动相比其运动皮质激活得更为广泛有关。

三、发病机制

运动迟缓的病理生理学机制目前还不明确，可能是由于基底节的输出信号异常，使其无法配合皮质区发出准备运动和执行运动的命令。有研究显示运动迟缓与动作指令形成减慢或执行速度减慢有关。PD 患者运动反应时间延长，而且随着病情的进展，其延长更为明显。执行运动命令速度减慢是 PD 患者动作反应时间延长的主要原因。PET 和功能磁共振等代谢影像学研究显示，PD 患者辅助运动区（如前扣带皮质、背外侧前额叶皮质、基底节和丘脑核团）激活减少可能与运动命令的准备困难有关。其次，运动减少与节律性运动减少密切相关。位于脑干的中枢信号发生器（central pattern generator）是不需要外周感觉传入就可以定时发出冲动产出节律性运动的神经环路。PD 患者苍白球内侧部（internal globus pallidus, GPi）、黑质致密部、脑干脚桥核和上丘功能的受损，会导致中枢信号发生器受损，从而引起运动减少。此外，PD 患者运动迟缓还与皮质基底节运动环路受损有关。生理状态下，皮质基底节运动环路抑制 GPi 神经元活性，调节随意动作的幅度和持续时间。PD 患者 GPi 和丘脑底核（subthalamic nucleus, STN）神经元活性增高，苍白球外侧部（globus pallidus pars externa, GPe）神经元活性降低，STN-GPe-GPi环路发生易化，最终导致运动迟缓。

序列效应是PD运动迟缓所特有的一个特征，其发病机制目前仍在研究中。由于黑质多巴胺能神经元变性是PD的主要病因，而且基底节与运动幅度的控制相关，有研究认为序列效应可能与基底节损害有关，但是左旋多巴替代治疗和基底节的经颅磁刺激治疗并不能改善该症状，而基底节与皮质－丘脑－皮质运动前区存在密切联系纤维，提示非多巴胺能系统可能参与序列效应。电生理研究显示，运动幅度与主要皮质运动区、前运动皮质、顶叶上回和小脑的神经元放电率有关。功能磁共振研究发现，在连续性动作幅度的维持中，皮质结构，尤其是背侧前运动皮质和辅助运动皮质，所发挥的作用可能大于基底节。做连续运动时PD患者前运动皮质活化比正常对照组明显。由于运动辅助区与动作的准备和维持有关，因此推测运动辅助区也参与PD的序列效应。控制随意运动的皮质运动区受损，包括主要皮质运动区和非主要皮质运动区以及它们之间的联系纤维，在序列效应的发病中也起着非常重要的作用。一些研究显示，PD"小写症"序列效应可能与基底节运动环路功能异常加上其同前运动辅助区、喙部扣带回运动区以及小脑之间的联系中断有关。Eeksung Lee等研究发现前扣带回皮质和小脑（下半月小叶）结构改变与序列效应的严重程度有关。基底节可以根据上一次运动的信息简单地预测出下一次运动的范围，而前扣带回皮质则可以通过上一次运动的信息来调整下一次运动的幅度，在执行外部任务的精确调节中发挥重要作用。PD患者前扣带回皮质受损，无法对已经减小的运动幅度进行矫正，基底节则在此基础上计算出下一次运动的幅度，导致运动幅度随着运动次数的增加逐渐减少，即序列效应。小脑与速率依赖的任务完成有关，而且和前扣带回皮质有着功能联系，因此也参与序列效应的形成。此外，由于尾状核与连续运动的编码有关，并与纹状体－额叶之间有纤维联系，其多巴胺功能减退也可能与序列效应有关。

（叶钦勇）

参考文献

[1] POSTUMA R B, BERG D, STERN M, et al. MDS clinical diagnostic criteria for Parkinson's disease[J]. Mov Disord, 2015, 30(12): 1591-1601.

[2] BOLOGNA M, FABBRINI G, MARSILI L, et al. Facial bradykinesia[J]. J Neurol Neurosurg Psychiatry, 2013, 84(6): 681-685.

[3] BOLOGNA M, LEODORI G, STIRPE P, et al. Bradykinesia in early and advanced Parkinson's disease[J]. J Neurol Sci, 2016, 369: 286-291.

[4] NONNEKES J, SNIJDERS A H, NUTT J G, et al. Freezing of gait: a practical approach to management[J]. Lancet Neurol, 2015, 14(7): 768-778.

[5] RODRIGUEZ-OROZ M C, JAHANSHAHI M, KRACK P, et al. Initial clinical manifestations of Parkinson's disease: features and pathophysiological mechanisms[J]. Lancet Neurol, 2009, 8(12): 1128-1139.

[6] LEE E, LEE J E, YOO K, et al. Neural correlates of progressive reduction of bradykinesia in de novo Parkinson's disease. Parkinsonism Relat Disord, 2014, 20(12): 1376-1381.

第四节　姿势平衡障碍

　　姿势平衡障碍是由于姿势反射受损，从而不易维持身体平衡，与静止性震颤、肌强直和运动迟缓共同构成 PD 的四大临床表现。姿势平衡障碍是病程进展到 Hoehn-Yahr（H-Y）3 级的指征，也是导致患者功能障碍和生活质量下降最重要的原因之一。临床上以平衡障碍、步态异常为主要症状的 PD 患者比以震颤为主要症状的 PD 患者更容易出现日常生活能力受损、独立性丧失、生活质量降低、照料者负担增加以及焦虑和抑郁。

一、临床表现

　　姿势障碍常常与肌强直有关，最早先从手臂开始，逐渐向全身发展，表现为前臂内收，肘关节、髋关节和膝关节屈曲，头前倾，胸腰椎脊柱过度弯曲导致躯干俯屈似"驼背"，脊柱侧弯，称为"屈曲体姿"。这种"驼背"姿势在走路时加重，坐位、仰卧位平躺或者倚靠在墙上拉伸躯干均可以得到缓解。有些 PD 患者手部可出现手指内收、掌指关节屈曲、指间关节伸直的特殊姿势，称为"纹状体手"。约 21% 的 PD 患者可出现足部大脚趾背屈，其余脚趾跖屈，称为"纹状体足"。这些出现"纹状体手"和"纹状体足"的 PD 患者发病年龄更轻，临床症状出现得更早。姿势反射消失可引起跌倒，最终使患者不借助外界帮助无法站立。

　　姿势平衡障碍是发生跌倒的一个独立危险因素。反复跌倒在 PD 患者中的发生率相当高，而且跌倒发生的频率也与病情的严重程度有关。最近的一项纳入了 21 个前瞻性研究的系统性研究显示，35%~90% 的 PD 患者在 3 个月至 2 年的随访期间至少发生过一次跌倒。另一项纳入了 6 个前瞻性研究的 meta 分析显示，对没有发生过跌倒的 PD 患者随访 3 个月后，有 21% 的患者出现跌倒事件。但是与其他帕金森叠加综合征，如进行性核上性麻痹（progressive supranuclear palsy, PSP）和多系统萎缩（multiple systems atrophy, MSA）相比，PD 患者跌倒症状出现得相对较迟。有研究显示 PD 患者首次跌倒大概发生在其首发症状出现后的 108 个月，而 PSP 和 MSA 患者首次跌倒大概发生在其首发症状出现后的 16.8 个月和 42 个月。

以往认为姿势平衡障碍常在 PD 病程的中晚期出现，早期出现可能预示帕金森叠加综合征，如 PSP 和 MSA。但是现在越来越多的研究发现轻微的姿势不稳在未经治疗的早期 PD 中非常常见。悉尼的一项多中心长期纵向随访研究显示，自诊断 PD 起，34% 的患者 2 年内出现因姿势反射异常导致的姿势平衡障碍，即 H-Y 3 级；10 年后，71% 的幸存者出现姿势平衡障碍，即 H-Y 3~5 级；15 年后，92% 的幸存者诉有姿势平衡障碍；20 年后，仅 1 例患者仍处于 H-Y 2 级。除了姿势反射异常外，越来越多的研究显示在疾病早期 H-Y 2 级患者转身时存在预先姿势调整异常。新诊断的未服药的 PD 患者可出现站立时的异常摇摆。可见，在 PD 早期，患者可以出现轻度姿势平衡障碍，并且随着病程的进展逐渐加重，甚至发生跌倒，导致骨折和致残。

二、发病机制

人类直立姿势的维持是一个需要最小注意力的自主行为。中枢神经系统主要通过自主姿势反应（automatic postural reaction, ARP）和预先姿势调整（anticipatory postural adjustments, APA）两个机制来协调姿势、平衡和运动，前者通过平衡调控系统整合视觉、本体觉、前庭的感觉信息来维持姿势平衡。后者通常是人体在运动或受到干扰前自行调节姿势平衡。PD 患者的这两种平衡反射均会受损。在疾病早期，患者由坐位起立时动作准备明显延长，随着病程进展，APA 逐渐缩短，这一现象在有姿势平衡障碍的患者更为常见。ARP 受损可表现为早期反应性躯干运动减少，导致跌倒时躯干无法弯曲，笔直得像一根木头一样摔下。患者在改变姿势时其对姿势的反射性调节能力也受损。

从解剖上，基底节通过丘脑-皮质-脊髓环路、脑干脚桥核和网状脊髓系统参与平衡的调节。其中，脚桥核（pedunculopontine nucleus, PPN）被认为是脑干主要的运动调控区域，与姿势平衡有着密切的联系。动物研究发现，药物或电刺激 PPN 可引起运动行为，而毁损 PPN 后会出现以平衡不稳、运动迟缓为主的 PD 样症状。脑深部电刺激（deep brain stimulation, DBS）的研究亦发现刺激双侧 PPN 可以减轻 PD 患者的步态和平衡异常。虽然黑质纹状体多巴胺能神经元丢失是 PD 主要的病理改变，但是在临床实践中，左旋多巴无法缓解或仅能部分缓解 PD 患者的姿势平衡障碍。PET 研究也发现黑质细胞凋亡与运动迟缓关系密切，但与姿势平衡障碍关系不大，故而猜测可能是因为多巴胺仅仅作用于黑质纹状体系统，却无法改善经由 PPN 及其联系纤维所调控的姿势平衡障碍，并且该通路并非多巴胺能介导。

近年来越来越多的研究发现，在 PD 的早期主要的胆碱能投射系统也发生了退行性变。脑干 PPN 发出的胆碱能神经纤维分别投射至丘脑、小脑、脑干其他核团、基底节和脊髓。PD 病理研究显示 PPN 外侧部的胆碱能神经元发生明显的退行性变。双侧 PPN 的胆碱能神经元毁损可导致正常猴子出现姿势平衡障碍，在 PD 患者以及 MPTP 诱导的 PD 猴模型中，其姿势平衡障碍均与 PPN 胆碱能神经元丢失有关。Bohnen 等运用 PET 的方法发现，与未发生跌倒的 PD 患者相比，发生跌倒的 PD 患者丘脑胆碱能神经元分布明显减少，而黑质纹状体多巴胺能神经元则无明显差异。Muller 等同样运用 PET 的方法观察到 PD 患者进行静态姿势平衡任务时，APR 异常与丘脑乙酰胆碱能含量下降有关，而与皮质的乙酰胆碱以及纹状体多巴胺含量无关，推测 PD 患者经由感觉信息整合的平衡反射异常可能与 PPN 上行投射到丘脑的胆碱能通路有关。然而 PPN 作为低级中枢，仅仅在进行静态姿势平衡任务时发出胆碱能神经纤维，将整合的感觉信息投射至丘脑，从而协调姿势平衡；而在进行动态姿势任务时，所涉及的平衡调控系统更加复杂，需要更高级皮质功能如注意力的参与，可能与大脑皮质胆碱能系统有关。同时，还有研究发现，给予胆碱酯酶抑制剂多奈哌齐可以显著减少 PD 患者的跌倒次数。以上均提示 PPN 胆碱能神经元变性可能是 PD 姿势平衡障碍发生的主要病理机制，也可能是药物治疗的可能作用靶点。

除此之外，脑干其他结构、皮质和小脑也参与了姿势的平衡调控。位于脑干蓝斑的去甲肾上腺素能神经与皮质、小脑和脊髓存在广泛的纤维联系，参与自主调节和姿势反射。PD 患者蓝斑去甲肾上腺素能神经元发生退行性变，有学者推测可能与姿势平衡障碍有关。位于脑干中缝核的五羟色胺能神经元可调节运动的节奏和模式。研究发现 PD 患者，尤其是姿势平衡障碍严重的患者，其脑脊液中 5- 羟色胺水平会下降。大脑皮质运动区和小脑也参与运动的调控。功能影像学研究显示步态异常与双侧前额叶眶回和包括辅助运动区在内的额顶叶皮质有关。小脑是运动协调和平衡控制的重要结构，小脑蚓部损伤会导致严重的平衡障碍。功能磁共振发现 PD 患者小脑活性增高，弥散张量磁共振成像提示小脑中间部位和 PPN 之间存在纤维联系，可能通过小脑至中脑被盖的投射纤维，经由 PPN 影响丘脑从而协调人体平衡。然而关于小脑和 PPN 调节平衡的独立或协同作用尚有待进一步研究。

另外，PD 的姿势平衡障碍可能也存在一些自身代偿机制。中轴性肌张力增高可能是 PD 患者防止跌倒的代偿机制。驼背、身体前屈和侧弯也可能是 PD 患者维持姿势平衡的自我代偿。

三、影响姿势平衡障碍的相关因素

近年来关于认知功能和步态之间的联系引起人们越来越多的关注。走路与维持姿势并不是完全的自动化过程，是需要高级认知功能参与的过程。有研究发现以步态 – 平衡障碍症状为主的 PD 患者更易合并认知功能障碍，且二者都随着病程的进展而逐渐加重，且均对左旋多巴治疗不敏感。认知负荷（如执行双重任务）将加重 PD 患者的姿势平衡障碍。PD 患者早期可以出现轻度认知功能障碍（mild congnitive impairment, MCI）。合并 MCI 的 PD 患者比认知功能正常的患者平衡功能更差，步态 – 平衡量表的评分更高。关于不同认知域与姿势平衡障碍的关系研究结果提示，执行功能和注意力与步态及姿势平衡关联密切。Amboni 等的研究还发现，PD 患者的平衡功能异常与视空间功能明显相关。另外，有研究提示早期未服药的 PD 患者其大脑皮质胆碱能水平会降低，且枕叶皮质最为显著。PD 患者的尸检研究也发现楔叶是皮质胆碱能缺失最显著的区域。这些结论可能意味着除了前额叶，后部大脑皮质以及视觉信息传导整合通路也可能参与了姿势平衡的维持。

快速眼动睡眠行为障碍（rapid eye movement sleep behavior disorder, RBD）作为 PD 的危险因素之一受到广泛关注，接近一半的 RBD 患者最终将发展成 PD。动物实验发现与姿势平衡关系密切的 PPN 与 RBD 存在联系，推测 PPN 可能导致了快速眼动期肌张力异常和运动过多。研究发现，PD-RBD 患者多为非震颤为主型，更容易出现跌倒，故而推测 RBD 可能存在平衡障碍。最近的一项研究也显示 RBD 患者存在轻度步态异常，如步速减慢、运动节律改变、步幅和摆臂异常等。然而，RBD 与姿势平衡之间是否存在关联仍有争议。Benninger 等对合并 RBD 和未合并 RBD 的 PD 患者进行研究，并未发现两组间步态及平衡功能有所不同。可见 RBD 与 PD 姿势平衡障碍之间是否存在联系还需要更多的临床和实验研究。

此外，左旋多巴是 PD 治疗的一线用药，对于震颤、肌强直和运动迟缓都有较好的治疗效果，但左旋多巴能否改善 PD 的姿势平衡障碍存在争议。Nova 等通过 Berg 和统一帕金森病评估量表（UPDRS）– Ⅲ评价平衡功能，发现左旋多巴对平衡障碍有所改善。然而 Rocchi 等通过测量足底中心压力的方法，发现左旋多巴反而会加重 PD 患者的平衡摇摆。Revilla 等发现对于晚期没有出现跌倒和异动症的 PD 患者，左旋多巴可以使平衡摇摆的指标下降，改善平衡障碍，但是对于伴有跌倒和异动症的患者，左旋多巴反而会加重平衡不稳。这些矛盾的结论可能是因为 PD 患者的选择以及检测手段不同所致，同时也间接说明了平衡障碍的产生可能涉及多巴胺能以外的神经传导通路。

四、临床检查和评估

临床上，姿势、平衡和步态的检查通常使用量表、问卷或计时等方法，以评价受试者做运动任务时的情况。目前国际帕金森病和运动障碍协会推荐使用的量表有 UPDRS– Ⅲ 量表中的姿势不稳和步态困难评分、伯格平衡量表（Berg balance scale, BBS）、简易平衡评定系统测试（Mini-Balance Evaluation Systems Test, Mini-BESTest）和动态步态指数（dynamic gait index, DGI）；推荐使用的问卷有冻结步态问卷（Freezing Of Gait Questionnaire, FOG-Q）、特异性活动平衡自信量表（Activities-Specific Balance Confidence Scale, ABC）、跌倒效能量表（Falls Efficacy Scale, FES）和跌倒恐惧量表（Fear Of Falling Scale, FOFS）；推荐使用的测试有 6 分钟行走测试（6-Minute Walk Test, 6-Mwt）、10 米行走测试（10-Meter Walk Test, 10Mwt）、起身行走测试（Timed Up-And-Go, Tug）和功能性伸取测试（Functional Reach Test）。量表的评估相对简单、方便，不需要贵重的仪器设备，但是其主观判定往往存在较大的结果偏倚，"天花板效应"使其无法用于检测轻度姿势平衡异常，也无法区分姿势平衡异常的类型，并且对姿势平衡障碍的轻微变化缺乏灵敏性。测试检查由于还受到患者步态以及是否发生冻结等因素的影响，并不适用于单纯平衡功能的研究。因此这些临床常用的测评工具对于研究姿势平衡障碍的病理生理学机制、动态观察疾病进展和疾病早期筛查作用有限。

目前广泛用于研究的客观检测方法是姿势描记（posturography），该方法可以测量受试者站立时的平衡摇摆，分为静态姿势描记和动态姿势描记。静态姿势描记受试者处于相对静止状态，尽量保持站立姿势平衡，通过测力板测量足底压力中心的位移或者通过后腰部或头部佩戴加速度感应器或者角速度传感器来检测平衡摇摆。身体佩戴感应器与测力板比较，更加经济、方便和实用。Whitney 等的研究显示身体佩戴感应器与测力板所检测的指标有明显相关性，有望替代测力板，从而使平衡功能的客观检查更加便捷。Mancini 等研究了身体佩戴感应器的灵敏度和重测信度，显示了其检测指标可以灵敏地发现未经治疗的轻中度 PD 患者的平衡功能异常，并有着良好的重复测量信效度，可以作为平衡功能的客观检测方法应用于早期患者的平衡功能筛查。该研究者后续通过随后的 1 年随访发现身体佩戴感应器所检查的某些指标能够反映疾病进展，这意味着该方法可以用于疾病病程的动态监测。目前，改良的静态姿势描记可以通过闭眼以减少视觉反馈、更换脚踏面质地改变来本体觉反馈，也可以进行双重任务检查。当然，静态姿势描记也存在一些问题，比如身体佩戴感应器所记录的指标中哪一个最灵敏还没有一致的结论。此外，该方法灵敏性较强，但特异性不高，除 PD 外，老年精神病、前庭功能障碍、卒中等都会出现静息态平衡摇摆异常。

动态姿势描记是通过外部平衡干扰，改变受试者的站立平面和 / 或视觉环境等检测其平衡摇摆。与静态姿势描记相比，动态姿势描记能够更好地模拟运动状态下的平衡功能，准确地记录平衡摇摆的各种参数以及运动和感觉系统与平衡调控之间的关系，了解姿势平衡异常的类型，对于平衡障碍病理生理学机制研究有着重要的作用，但因其体积过大、操作复杂和造价高昂无法广泛应用于临床。此外，动态姿势描记对于诸如转弯、由坐位站起等步态和姿势转换无法提供动态的平衡信息。

近年来应用于机器人、航空航天和生物医学领域的可穿戴惯性传感器也被用于姿势平衡功能的检测。可穿戴惯性传感器由直线加速感应器和角速度传感器组成，通过测量被检查者完成临床平衡任务或者日常活动时腿部、手臂和躯干的运动而获得相关的平衡参数。这种可穿戴惯性传感器通过无线数据传输大大降低了成本和占地空间，对于姿势平衡和步态的长时程监测将提供更为准确、稳定、敏感和全面的评估指标，可能成为未来姿势平衡功能检测发展的方向。

五、小结

姿势平衡障碍是 PD 四大主征之一，也是导致患者功能障碍和跌倒最主要的原因，在疾病早期即可以出现，并且随着病程的进展逐渐加重。姿势平衡障碍的评估既可通过量表、问卷或计时的方法，也可通过客观的姿势描记。姿势平衡障碍的病理生理机制十分复杂，目前的研究认为可能与 PPN 的胆碱能通路有关，并受认知功能、快速眼动睡眠行为障碍和多巴胺能药物等影响。此外，皮质和小脑也参与了姿势的平衡调控。

（叶钦勇　曾育琪）

──────── 参考文献 ────────

[1] KIM S D, ALLEN N E, CANNING C G, et al. Postural instability in patients with Parkinson's disease. Epidemiology, pathophysiology and management[J]. CNS Drugs, 2013, 27(2): 97-112.

[2] MANCINI M, HORAK F B, ZAMPIERI C, et al. Trunk accelerometry reveals postural instability in untreated Parkinson's disease[J]. Parkinsonism Relat Disord, 2011, 17(7): 557-562.

[3] CHUNG K A, LOBB B M, NUTT J G, et a1. Effects of a central cholinesterase inhibitor on reducing falls in Parkinson disease[J]. Neurology, 2010, 75(14): 1263-1269.

[4] MÜLLER M L, ALBIN R L, KOTAGAL V, et al. Thalamic cholinergic innervation and postural sensory integration function in Parkinson's disease[J]. Brain, 2013, 136(Pt 11): 3282-3289.

[5] GRABLI D, KARACHI C, WELTER M L, et al. Normal and pathological gait: what we learn from Parkinson's disease[J]. J Neurol Neurosurg Psychiatry, 2012, 83(10): 979-985.

[6] AMBONI M, BARONE P, IUPPARIELLO L, et al. Gait patterns in Parkinsonian patients with or without mild cognitive impairment[J]. Mov Disord, 2012, 27(12): 1536-1543.

[7] MCDADE E M, BOOT B P, CHRISTIANSON T J, et al. Subtle gait changes in patients with REM sleep behavior disorder[J]. Mov Disord, 2013, 28(13): 1847-1853.

第五节　步态障碍

步态障碍是帕金森病（Parkinson disease, PD）运动症状之一，临床表现为拖步、转向困难，严重时可出现冻结步态（freezing of gait, FOG）、慌张步态、跌倒等。步态障碍会导致病情加重甚至致残，影响生活质量，加重照料者负担。步态障碍可偶尔、断续出现，也可以持续存在。

一、冻结步态的发病机制

FOG 在 PD 中较为常见，在 Hoehn-Yahr（H-Y）分级 1 级的 PD 患者中 FOG 发生率约为 10%，而在 H-Y 分级 4 级的 PD 患者中发生率达到了 90%。FOG 也是跌倒的常见原因，且在一定程度上决定了 PD 患者的生活质量，因此我们需要对 FOG 的发病机制有一定的认识。FOG 的病理机制至今仍不明确，可能与以下部位受损相关。FOG 的病理机制至今仍不明确，可能与以下部位受损相关。

1. 额叶皮质受损　PD 患者基底节受累，导致运动的主动性减少，大脑高级功能会更多地参与，以代偿基底节功能，而大脑高级功能受损可引起 FOG。额叶皮质主要负责运动的设计规划、控制步态、协调非自主和自主运动。研究发现 FOG 存在额叶皮质萎缩及血液灌注减少，提示 FOG 可能与执行功能和认知功能受损有关。

2. 基底节 - 脑干环路异常　脚桥核（pedunculopontine nucleus, PPN）是脑干运动区的一部分，与基底节联合控制运动和肌张力，并直接投射到脊髓（负责节律性的步态）。PPN 和基底节之间的相互联系也参与了起步前姿势、步伐调整等运动整合。研究发现 FOG 患者的 PPN 存在体积减小、代谢改变和网络连接减少等现象。此外，PPN 还参与控制行为觉醒、注意和提示等过程，这可以解释外周刺激 PPN 可以改善 FOG。

3. 感觉通路障碍　研究发现 PD 患者在执行运动功能时，视空间信息处理障碍可导致 FOG，而给予节奏性视觉或听觉刺激可减少 FOG 的发生。应用体感诱发电位等神经电生理检查，研究发现部分 PD 患者存在本体感觉障碍。因此，视觉和本体感觉输入输出障碍可能导致 FOG 的发生。

二、PD 步态障碍的临床表现

1. 冻结步态　早在 1879 年，法国 Charcot 医生报道了 FOG 的临床特征。FOG 是一种短暂性运动阻滞，一般持续数秒，最长不超过 30 秒，多见于"关"期；"开"期也可出现。典型表现为迈步困难，起始犹豫，尤其在启动、转身、通过狭窄过道及遇到障碍物躲避时易出现，它常被患者描述为"脚黏在地上"的感觉，除了典型表现外，步态还缺乏节律性、下肢运动不对称及不协调。FOG 一般出现在以下情况：①患者开始走路时出现阻滞；②转身时感觉脚被卡住，大部分患者仅在转 360°～540° 会出现；③在狭小的空间出现，例如通过狭窄通道时；④目标犹豫，当患者即将到达目的地时易出现，如测试的最后 2m 时；⑤在宽广的区域也可出现，但很少见。Schaafsma 等根据表现形式不同再细分为 3 种亚型：①小步伐拖足行进型：非常短的，洗牌样的步伐；②原地震颤型：下肢交替细微震颤（频率 3～8Hz）；③完全运动不能型：没有观察到腿和躯干任何的运动。其中第三种较前两种少见。许多研究发现 FOG 与疾病的病程、严重程度及长期多巴胺能药物治疗相关。环境、情绪及认知功能也可明显影响 FOG。接近门口、双重任务、转向、拥挤空间及时间压力、抑郁焦虑等情况易诱发 FOG；而兴奋、节律性的听觉刺激、视觉刺激、爬楼梯等均可改善 FOG。

引起 FOG 的病因有很多，如晚期 PD、原发性进展性冻结步态（primary progressive freezing gait, PPFG）、帕金森叠加综合征（进行性核上性眼肌麻痹、多系统萎缩、皮质基底节变性等）、脑梗死、Binswanger 病、额叶肿瘤、正常颅压脑积水及低氧损害等。其中 PPFG 以早期出现 FOG（发病 3 年内）为疾病的主要特征，复方左旋多巴（L-dopa）治疗无效，诊断 PPFG 需排除其他可引起 FOG 的病因，最终诊断需要临床长期随访甚至需采用尸检以证实。

2. 跌倒　跌倒是突发的、无意识的或者意想不到的体位改变，倒在地上或者更低的平面上，是导致 PD 患者意外伤害、害怕跌倒、减少活动、低生活质量的原因。研究显示 46% 的 PD 患者三个月内至少跌倒一次，50%～68% 的 PD 患者每年至少跌倒一次，且最常发生在走路时。跌倒史、姿势不稳、冻结步态、认知障碍、下肢肌乏力、视力和听力减退等危险因素与跌倒明显相关。虽然跌倒和 FOG 是两种不同的步态障碍，但跌倒的出现常常提示存在 FOG。当患者的跌倒呈现向前跌倒（走路时双脚突然被卡住出现不可避免的结果），在转身时倒向侧面，甚至有时导致髋骨骨折（侧倒在髋关节股骨粗隆上）时，提示存在 FOG。

3. 慌张步态　是和冻结步态密切相关的现象，指在患者迈步后以极小的步伐越走越快，脚掌不离地，且身体前倾，有一种倒地的趋势。一般常见于 PD 患者。

4. 其他　PD 的步态障碍还包括转向困难、姿势转换障碍、姿势不稳和本体感觉障碍、步长变短等，这与 PD 患者肢体无法保持充分协调性、姿势调节系统异常及对外界的刺激和干扰反应迟钝有关。

三、步态障碍的评价工具

PD 步态障碍主要评价患者的 FOG、姿势不稳、跌倒和平衡等，既包括专业的量表，也包括专业电子仪器设备。

1. 评价量表　统一帕金森病评定量表（UPDRS）中有一些关于 FOG 的问题（第 Ⅱ 部分第 14 项），该问题过多强调 FOG 之后的跌倒，但跌倒与 FOG 的频率和持续时间无关。起立行走实验（timed up-and-go test, TUG）是简便易行的方法，记录起立行走的时间，对测试过程中的步态及跌倒的危险性进行评分。目前 FOG 的针对性评估量表有两个：冻结步态问卷（FOG-Q）和新冻结步态问卷（FOGQ-Ⅱ）。FOG-Q 可帮助临床医生筛选 FOG，且能评估病情严重性。FOGQ-Ⅱ 分为三部分，第一部分明确患者是否存在 FOG；第二部分确定 FOG 的严重程度、持续时间及频率；第三部分探查 FOG 对患者生活的影响，如跌倒。FOGQ-Ⅱ 是通过录像向患者和照顾者展示 FOG 事件，使得 FOG 评估更为准确。但这些调查问卷仅仅评估转弯和启动时的 FOG，却忽视了常见引起 FOG 的情况如通过狭窄的通道或者执行双重任务。另外，这些量表没有记录药物治疗与引起 FOG 的环境效果。此外，鉴于量表中主观成分较多，不利于得出客观的结果判断，因此还需要更客观、可靠、定量评估方法。

2. 专业仪器设备　大多数的专业仪器方法主要是用于研究目的（阐明 FOG 的病理生理机制），但也有一些有临床应用的潜能。角速度传感器是在受试者自由走动时，测量不同平面时的躯体运动，记录转弯时躯体的运动。更直接的方法就是在小腿上放置一量角器和角速度传感器检测 FOG。另一直接方法是动态步态分析系统，在患者行走时通过压力敏感鞋垫连续记录。通过三维步态分析系统检测 PD 患者步态时间 – 距离参数、运动学参数、力学参数和动态肌电参数等，与病程、用药等相结合，通过运动变量和动态变量的变化评价 PD 的步态。此外，如虚拟步态实验，应用 3D 技术模拟场景如狭窄过道、宽阔的走廊、自动门等，来判断患者的步行情况，可更好地反映 FOG 的严重程度。更加详细的方法需要特定步态实验室，具有更详细和全面结果优势，但也有其劣势，如花费高、患者负担重、在实验室环境下降低了观察到 FOG 可能性等。

（张玉虎 甘蓉）

———————————————— 参考文献 ————————————————

[1] MANCINI M, FLING B W, GENDREAU A, et al. Effect of augmenting cholinergic function on gait and balance[J]. BMC Neurol, 2015, 15: 264.

[2] VASTIK M, HOK P, HLUSTIK P, et al. Botulinum toxin treatment of freezing of gait in Parkinson's disease patients as reflected in functional magnetic resonance imaging of leg movement[J]. Neuro Endocrinol Lett, 2016, 37(2): 147-153.

[3] VERCRUYSSE S, VANDENBERGHE W, MÜNKS L, et al. Effects of deep brain stimulation of the subthalamic nucleus on freezing of gait in Parkinson's disease: a prospective controlled study[J]. J Neurol Neurosurg Psychiatry, 2014, 85(8): 871-877.

[4] LEE S Y, KIM M S, CHANG W H, et al. Effects of repetitive transcranial magnetic stimulation on freezing of gait in patients with Parkinsonism[J]. Restor Neurol Neurosci, 2014, 32(6): 743-753.

[5] DELVAL A, MOREAU C, BLEUSE S, et al. Auditory cueing of gait initiation in Parkinson's disease patients with freezing of gait[J]. Clin Neurophysiol, 2014, 125(8): 1675-1681.

第六章
帕金森病的临床特征
——非运动症状

第一节　轻度认知障碍

在 James Parkinson 的描述中，震颤麻痹患者没有感觉和智力的损害，在长期一段时间内人们也将其视为单纯的运动障碍疾病，即使在 1877 年 Charcot 早已指出帕金森病（Parkinson disease, PD）患者存在记忆力的下降，但仍未引起人们的重视，直到 1960 年以后 PD 非运动症状逐渐受到人们的关注，特别是 Braak 病理分级假说的提出，明确了 PD 是一种累及大脑多个系统、具有临床异质性的神经系统疾病。目前认为 PD 是一种慢性进展性的神经系统疾病，运动症状包括运动迟缓、肌强直、静止性震颤、姿势步态异常等，而非运动症状包括认知功能障碍、嗅觉障碍、睡眠障碍、自主神经障碍、焦虑抑郁、精神行为障碍等。这些非运动症状还可能出现在 PD 运动症状的前期，不仅仅累及多巴胺能系统。

PD 认知功能障碍是一种较为常见的非运动症状，包括 PD 轻度认知功能障碍（mild cognitive impairment in Parkinson disease, PD-MCI）和 PD 痴呆（Parkinson disease dementia, PDD），其中 PD-MCI 是 PDD 发生的独立危险因素。PD 轻度认知功能障碍患者存在明显的异质性，起病时期可以是 PD 病程晚期也可以是 PD 诊断之初；累及的认知领域广泛，包括执行功能、记忆力、注意力、视空间能力、语言能力等；内在病理生理改变复杂，可能合并有皮质路易体（Lewy body）形成、阿尔茨海默病（Alzheimer disease, AD）样病理改变和脑微血管病变等病理改变，同时伴有多种神经递质参与和广泛的神经元变性。

一、流行病学

多个流行病学研究显示 PD-MCI 的患病率为 18.9% ~ 38.2%。作为 PDD 的独立危险因素，PD-MCI 每年进展为痴呆的概率为 6% ~ 15%，62% 的 PD-MCI 患者在 4 年内进展为 PDD，而认知正常者仅为 20%。研究显示，86 名 PD 患者中 PD-MCI 占 21%，PDD 占 17%，而在非痴呆 PD 人群中 MCI 患者的比例可高达 55%。由于 PD 认知障碍的发生与多巴胺能神经元的缺失密切相关，因此即使在疾病诊断之初，PD 患者发生轻度认知障碍的概率就是正常老年人的两倍，大约 36% 的 PD 初诊患者已经伴有认知功能的损害。随着病程的进展和疾病严重程度的加重，在多巴胺能及非多巴胺能如胆碱能神经元损害的参与下，20% ~ 57% 的患者在诊断后的 3 ~ 5 年出现了轻度认知功能障碍。但由于认知损害较轻，容易被运动症状所掩盖，PD 轻度认知功能障碍在实际工作和生活中常常被患者本人、家属甚至医务人员忽略。

关于 PD-MCI 的危险因素目前研究较少，有一项研究显示高龄、起病晚、男性、抑郁、严重的运动症状可能与 PD-MCI 发生相关。运动症状中姿势步态障碍的影响可能更大。国内有研究显示受教育程度高是其保护因素，高龄、UPDRS- Ⅲ评分高及血管危险因素——高同型半胱氨酸血症是 PD-MCI 发生的危险因素。这些相关因素与 PDD 的发生也有一定相关性。关于 PD-MCI 的遗传因素目前研究也较少，有研究发现 IL-17A 的 rs8193036 基因位点和 IL-10 的 1082G/A 位点可能与中国 PD 人群认知障碍相关。

二、转归

对于通常所指的轻度认知功能障碍（mild cognitive impairment, MCI）而言，不同类型的 MCI 有不同的转归，记忆型 MCI 更容易发展成 AD，非记忆型的可能发展成血管性痴呆、PDD、路易体痴呆或抑郁。不同类型的 MCI 的进展速度也是不一样的，有的一直保持不变或恶化，有的甚至好转。其中非记忆型容易改善而伴有记忆力损害的类型容易恶化。而且伴有记忆力损害的 MCI 造成的社会和经济负担更重。目前关于 PD-MCI 转归的研究较少，记忆型或非记忆型 PD-MCI 的转归尚不清楚。有两项研究认为视空间能力受损和多个非记忆力受损的 PD-MCI 患者可能更容易进展为 PDD。

三、病理改变

关于 PD-MCI 的病理研究较少。有学者对 8 例 PD-MCI 患者进行了病理分析，发现皮质路易体的形成、阿尔茨海默病（Alzheimer disease, AD）样病理改变和脑微血管病变同时存在，但由于例数太少，尚无法确定其与认知功能损害之间的关系。

PD-MCI 内在神经生化改变因其临床表型的差异而表现出明显的异质性，其中执行功能受损主要与经典的多巴胺能受损相关，也有单胺能和胆碱能的参与，而且多巴胺能在学习和记忆中也有重要的作用。执行功能受损与额叶相关，这种认知损伤也被称为额叶 – 纹状体征（fronto-striatal syndrome），主要累及多巴胺能神经元。当患者执行某项任务的信号来自内部而非外部时，这种认知障碍尤为突出。目前研究显示，额叶执行功能障碍与后皮质的认知障碍在遗传基础和痴呆转归上是分离的。儿茶酚 –O– 甲基转移酶（COMT）的 Val158Met 基因位点与 PD 认知障碍早期出现的执行功能受损相关，而这种执行功能受损与 5 年随访中痴呆的发生无关。相反的是，与微管蛋白 tau 蛋白 H1/H1 基因相关的后皮质认知障碍可能预示着痴呆的发生。然而，认知过程中神经生化的改变是复杂的，伴有多巴胺能和非多巴胺能递质的直接或间接作用。

中脑黑质致密部多巴胺能神经元在大脑中主要有三个投射通路，分别是黑质 – 纹状体投射系统、中脑 – 边缘投射系统和中脑 – 皮质投射系统。其中黑质 – 纹状体通路中多巴胺能神经元的缺失可致行为及思想控制障碍，中脑－边缘投射通路中多巴胺能神经元在行为选择、奖赏行为及冲动控制等方面起重要作用，而中脑－皮质投射系统则与 PD 认知功能密切相关。研究进一步发现多巴胺神经递质的改变与患者执行功能受损关系较为密切。PD-MCI 患者执行功能的完成需要整合相应的组织能力、计划能力、实施启动能力和对目标行为的调节能力，而这些能力的有效整合和顺利实施均有赖于额叶纹状体环路（前额背外侧皮质和与之相连的基底神经节）的完整性。豆状核－前额叶皮质通路中多巴胺的减少则可致工作记忆障碍。此外，多巴胺能替代疗法还可显著提高早期 PD 患者的执行和记忆能力，进一步证明了多巴胺能神经投射系统在 PD 患者执行、记忆中的功能和作用。但对中晚期 PD 患者而言，多巴胺能药物不能有效改善其认知能力。事实上，单一的多巴胺能神经元损伤并不能解释 PD 患者较为广泛的认知损害，PD-MCI 的出现还可能涉及其他原因。

PD-MCI 的发生除了与多巴胺能神经元及其相关环路功能障碍有关外，还与脑内去甲肾上腺素能神经元有关。研究发现蓝斑－前脑通路中蓝斑去甲肾上腺素能神经元和前脑胆碱能神经元的缺失可致 PD-MCI 及 PDD 的发生。PD 早期阶段，纹状体多巴胺能神经元的缺失，可通过影响丘脑功能上调蓝斑部去甲肾上腺素能神经的表达和活性，这样的补偿机制会导致 PD 晚期前脑去甲肾上腺素能神经元显著减少。临床研究提示去甲肾上腺素摄取抑制剂的应用可提高 PD 患者的认知功能。

随着人们对 PD 及 PD-MCI 认识的逐步深入，5－羟色胺能神经元与 PD 认知功能间的关系也逐渐明朗。研究发现 PD 的早期阶段背侧脊核的纹状体部 5－羟色胺能神经元基本不受累，而到了晚期阶段，背部脊核和尾状核内 5－羟色胺能神经元的显著减少参与了 PD 认知障碍的发展，并与 PD 精神行为异常关系密切。

此外，乙酰胆碱在 PD-MCI 及 PDD 中的作用不容忽视。研究发现 PD-MCI 患者大脑新皮质区胆碱乙酰转移酶活性有所下降，而在 PD-MCI 晚期及 PDD 患者可伴有基底核乙酰胆碱能神经元的缺失，进而可致皮质胆碱乙酰转移酶活性显著降低，最终引起 PD 患者广泛的记忆力和认知功能损害。

四、临床表现

PD-MCI 的临床表现有注意力及工作记忆、执行功能、语言、记忆力及视空间能力的受损，根据认知领域损害的不同进行亚组分型。有研究显示，PD-MCI 患者中以单项认知功能受损为主，其中单项额叶／执行功能受损占 39%，单项记忆力受损者占 22%，多个非记忆力功能受损也占了 22%。而另一项多中心的研究显示 PD-MCI 中记忆力损害最常见，占 13.3%，其次视空间能力受损占 11.3%，注意力／执行功能受损占 10.1%，单项非以记忆力受损为主的亚型占 11.3%。

其中记忆力的下降无论是单独受累还是伴发其他认知受损在 PD-MCI 中都很常见。研究认为这种记忆力障碍大多是记忆编码及储存障碍而不是回忆障碍，也有研究者认为这种记忆力的损害也可能与 PD 患者注意力和执行功能障碍有关。最近的一项研究在校正了注意力和执行功能障碍的影响后，发现 PD 患者仍然存在记忆力障碍。随访研究显示，单项以非记忆力受损为主的 MCI 亚型和多项认知域受损的 MCI 亚型更容易发展成痴呆。

其中执行功能受损在 PD-MCI 患者早期最为常见，与额叶 - 纹状体环路的完整性破坏有关，临床主要表现为认知灵活性、计划、概念的形成、工作记忆以及学习能力等方面的受损。由于执行功能障碍会严重影响患者的社会行为，是最为常见的临床主诉，患者较难完成日常及常规任务，在执行较为复杂的任务，需整合多个步骤且有一定次序时，执行功能损害尤为突出。PD-MCI 患者记忆功能的损害主要表现为短时记忆与瞬间记忆受损，长时记忆受损不明显，另外与数字相关的记忆功能（如数字顺序记忆和数字计算能力）保持相对完整。PD-MCI 患者的视空间障碍可表现为视觉运动速度变慢，视觉记忆力下降，以及视觉综合分析能力、运动协调能力和空间抽象能力下降。PD-MCI 患者的语言命名及语义理解能力在疾病早期可保持完整，但其语言的组织能力和流畅性会受到一定程度的损害。

五、诊断

PD-MCI 作为 PD 认知功能正常和 PDD 之间的一种中间状态，为研究和干预 PD 认知功能障碍提供了良好的时间窗口。2012 年 1 月，国际运动障碍协会（Movement Disorder Society, MDS）正式公布了 PD-MCI 的诊断标准（表 6-1），MDS 依据全面的神经心理测验结果，采用两级操作模式，分为 I 级和 II 级诊断标准，均可以以此诊断 PD-MCI，但两者的诊断确信程度及临床特征描述程度均不同。

纳入标准：根据英国脑库标准确诊 PD，患者主诉或被观察者发现在 PD 的基础上出现认知功能的下降，经神经心理学测试证实有认知损害的证据，认知损害尚不足以影响功能独立性。

排除标准：达到了 MDS 的 PDD 诊断标准诊断，存在认知损害的其他原发性病因，存在可影响认知功能测试的 PD 伴发的其他疾病。

该诊断标准包括两级，I 级标准为简略评价，要求适用于 PD 的整体认知功能评价量表存在异常或至少 2 组有限的神经心理学量表存在异常；II 级标准为综合评价，应采用正规全面的神经心理学测验，包含 PD-MCI 相关的 5 个认知领域，且每个领域至少包含两项测验（表 6-2），必须存在两项测验异常（低于正常标准的 1 ~ 2 个标准差），即单一认知领域中的两项异常，或不同认知领域中的两项异常，Ⅱ级标准可均等地评估所有认知域，提高了灵敏度和信度，且可进行 PD-MCI 亚型的分类。

表 6-1　PD-MCI 诊断标准

项目	内容
A 纳入标准	符合英国脑库 PD 诊断标准 诊断为 PD 后，主观感觉到缓慢进展的认知功能下降，并由知情者或临床医师证实 符合神经心理学评定量表或国际认知评定量表的认知功能下降 日常生活基本保持正常，某些复杂精细工作的完成可能有困难
B 排除标准	符合 PDD 的诊断标准 其他引起痴呆的疾病（谵妄、脑卒中、抑郁、代谢性疾病、药物的副作用以及外伤） PD 伴发的其他疾病（运动障碍、焦虑、抑郁、白天嗜睡以及精神病），由临床医师判断其影响了认知功能测试结果
C PD-MCI Ⅰ级及Ⅱ级分级诊断指南	Ⅰ级 简略评价： 适用于 PD 的整体认知功能量表存在异常，推荐的整体认知功能评估量表：蒙特利尔认知评估量表（MoCA）、PD 简易精神状态量表（MMP）、PD 致残量表 – 认知分量表（SCOPA–COG）、PD 神经精神痴呆评估量表（PANDA）、PD 认知评估量表（PD-CRS）； 或进行有限的神经心理学测验时至少应有两项测验存在异常（例如五个认知域中每一域的测验项目少于两项或者评估认知域少于五个） Ⅱ级 全面评价： 五个认知域（注意力及工作记忆力、执行、语言、记忆和视空间能力）中每个认知域有至少两项神经心理评估量表（详见表 6-2） 至少有两项神经心理评估量表存在异常：一个认知域中两项评估量表异常或是两个不同认知域中各有一项评估量表异常（单个量表评估低于相应正常标准 1 ~ 2 个标准差或在连续认知功能量表测试中显著下降或较病前测验水平显著下降）
D PD-MCI 亚型分类：可选五个认知域中任一个，同时需两项量表评估（推荐用于科学研究）	PD-MCI 单个认知域受损：受损的认知域两项测验异常，而其他认知域未受损 PD-MCI 多个认知域受损：两个及两个以上认知域受损，每个认知域中至少有一项测验异常

表 6-2　PD 各认知域评估量表推荐

认知域	推荐量表的名称	测试时间 /min
注意力及工作记忆力	WAIS– Ⅳ或早期版本中的字母数字排序分测验	5
	WAIS– Ⅳ或早期版本中的编码分测验 或其他替换任务（书面或口述）	5
	连线测验	5 ~ 10
	数字广度倒推或数字排序	5
	字色干扰测验	5 ~ 10

续表

认知域	推荐量表的名称	测试时间 /min
执行能力	威斯康星卡片分类测验（CST）	15
	伦敦塔测验 –Drexel 版，或剑桥袋球测试（CANTAB）	10 ~ 15
	语言流畅性测验*，如字母流畅性（COWAT 或类似测验）、类别概况量表（动物、超市或类似的）或交替流畅性任务（使用最优标准化版本）	5
语言	WAIS– Ⅳ 或早期版本中的相似性分测验	10 ~ 15
	对立命名任务，如波士顿命名测验（或适用于 PD 的简版命名测试）或分级命名测验	5 ~ 15
记忆力	有延迟回忆或再认的词汇学习的测验，例如 Rey 听觉词语学习测验，加利福尼亚词语学习测验，霍普金斯词语学习测验，及选择性提醒测验	10 ~ 20
	散文回忆测验加延迟回忆，例如韦氏记忆量表 –Ⅳ 中的逻辑记忆分测验（或早期版本）或 River-mead 行为记忆测验分段回忆分测验	10 ~ 20
视空间能力	简易视空间记忆测验 – 修正版（BVMT–R）	10 ~ 15
	Benton 直线定向判断	5 ~ 10
	Hooper 视觉组织测验	10
	时钟复制测试	5

注：* 因这些测验关系密切，故不应使用一项以上的语言流畅性测验来满足 MCI 标准中两项评估异常的标准；10 分画钟测验。WAIS– Ⅳ，韦氏成人智力量表。

（王丽娟　聂坤）

参考文献

[1] AARSLAND D, BRONNICK K, LARSEN J P, et al. Cognitive impairment in incident, untreated Parkinson disease: the Norwegian ParkWest study[J]. Neurology, 2009, 72(13): 1121-1126.

[2] CAVINESS J N, DRIVER-DUNCKLEY E, CONNOR D J, et al. Defining mild cognitive impairment in Parkinson's disease[J]. Mov Disord, 2007, 22(9): 1272-1277.

[3] AARSLAND D, BRONNICK K, WILLIAMS-GRAY C, et al. Mild cognitive impairment in Parkinson disease: a multicenter pooled analysis[J]. Neurology, 2010, 75(12): 1062-1069.

[4] GOLDMAN J G, WEIS H, STEBBINS G, et al. Clinical differences among mild cognitive impairment subtypes in Parkinson's disease[J]. Mov Disord, 2012, 27(9): 1129-1136.

[5] BANGEN K J, JAK A J, SCHIEHSER D M, et al. Complex activities of daily living vary by mild

cognitive impairment subtype[J]. J Int Neuropsychol Soc, 2010, 16(4): 630-639.

[6]　ADLER C H, CAVINESS J N, SABBAGH M N, et al. Heterogeneous neuropathological findings in Parkinson's disease with mild cognitive impairment[J]. Acta Neuropathol, 2010, 120(6): 827-828.

[7]　BETHUS I, TSE D, MORRIS R G. Dopamine and memory: modulation of the persistence of memory for novel hippocampal NMDA receptor-dependent paired associates[J]. J Neurosci, 2010, 30(5): 1610-1618.

第二节　痴呆

一、流行病学及危险因素

据报道 PD 痴呆（Parkinson disease dementia, PDD）的患病率从 2% 到 81% 不等。Aarsland D 等人在大规模临床调查及文献分析后，发现 PDD 的患病率约为 30%；PDD 患者占所有痴呆患者总数的 3% ~ 4%；有研究显示，在初诊的 PD 患者中，PDD 约占 16%；PD 患者中每年约有 10% 的患者发展为 PDD，这个比例是正常人的 4 ~ 6 倍。前瞻性的研究显示，在随访的 PD 患者中，3 年、5 年和 15 年出现 PDD 的比例分别为 26%、28% 和 48%；高龄的 PD 患者 8 年内进展为 PDD 的概率高达 78%，PD 患者进展为 PDD 的平均时间约为 10 年。以上不同研究结果存在差异原因为：评估方法、痴呆诊断标准、研究病例的选择及收集数据方法的不同。

目前认为，与 PDD 相关的危险因素包括高龄、PD 运动症状的严重程度（特别是以姿势步态异常和强直为主的 PD 亚型）、视幻觉、抑郁和轻度认知功能障碍等，另外男性、受教育水平低、痴呆家族史等因素也可能与发病有关。经统计校正后，在 PD 起病初一般不把年龄作为其危险因素。有研究发现 PDD 与载脂蛋白 *ApoE2*、*ApoE4* 等基因的多态性相关，还有研究发现 PDD 与家族性 PD 致病基因 *PARK1* 和 *PARK8* 有关，但与 *PARK2*、*PARK6* 和 *PARK7* 关联较弱；PDD 患者的直系亲属是否会增加 PDD 的发病率结论尚不明确。

二、PDD 的临床特征

PDD 的临床表现主要包括认知功能障碍和精神行为异常。认知功能障碍主要表现在注意力、执行能力、视空间、记忆及语言等方面；精神行为异常主要表现为抑郁、淡漠、焦虑、幻觉、睡眠障碍（如快速眼动睡眠行为障碍、白天过度睡眠及睡眠攻击）等。

（一）认知功能

1．注意力　表现为不能集中于相关的信息及加工过程，例如在数字广度顺背及倒背、完成两个连续的指令等测验中 PDD 患者均存在注意力的减退。一系列测试显示，PDD 组和路易体痴呆（dementia with Lewy body, DLB）组较阿尔茨海默病（Alzheimer disease, AD）组注意力更慢、更差，且有明显的波动性。虽然注意力的波动性被认为是 DLB 的特征表现，但约有 29% 的 PDD 患者也出现类似表现。

2．执行功能　指计划、组织、调整定向行为的能力，其损害构成了 PDD 的核心特征。一些精细运动障碍，如概念形成、寻找规律、解决问题、制定计划等受损。其中概念形成相比于正常对照或非痴呆 PD 患者，PDD 患者有明显的损害。具有正常执行能力的人应该能够从众多的信息中选择必要的信息，形成推理，实施计划行为并解决问题，但执行功能受损的患者不能按照要求完成一个较复杂的任务（如伦敦塔测验）。PDD 患者在词语流畅性、连线测验、伦敦塔测验、Wisconsin 卡片分类等执行功能测验中均表现出执行功能的启动、维持、转换能力及解决问题能力的下降。非痴呆 PD 患者也会出现一定程度的执行功能异常，但两者在程度上存在一定的差别。

3．视空间能力　表现为在视觉分辨力、物体形状辨别及积木设计等方面减退明显。研究者通过 Raven 推理测验证实了 PDD 患者比 AD 患者的视空间能力损害更为严重，但 PDD 患者与 DLB 患者无明显差异。

4．记忆力　在 PDD 患者中主诉有记忆力下降的患者约占 67%，而在 DLB 患者中占 94%，在 AD 患者中占 100%。以往的研究认为 PDD 患者的记忆障碍主要表现为编码及储存障碍而不是回忆障碍；但目前很多研究证实非痴呆 PD 患者给予提示后有完整的再认能力，部分 PDD 患者存在回忆障碍；语言记忆、视觉空间记忆障碍在 PDD 中更为常见。

5．语言　失语在 PDD 患者中少见，PDD 患者发生各种严重语言能力下降的概率明显低于 AD 患者。临床研究表明，自发性语言减少、语音降低及音调减少可以将 96% 的 PDD 患者与 AD 患者鉴别出来；一般而言，语言的流畅性、命名及重复等方面 AD 与 PDD 患者无明显差异，但也有报道 PDD 在语言流畅性方面损害较 AD 明显。

（二）神经精神症状

1．幻觉与错觉　主要为视幻觉，见于 45%~65% 的 PDD 患者，明显高于整个 PD 人群中的发生率（25%~40%），也高于 AD 患者（4%~10%），但低于 DLB 患者（60%~80%）。大部分幻觉表现为复发的、生动的、色彩鲜明的动物或人物形象，PD 患者出现幻觉被认为是有潜在发展为 PDD。PPD 患者的错觉发生率较幻觉低，为 25% ~ 30%。

2. 情绪障碍　研究显示约 13% 的 PDD 患者有严重的抑郁，而非痴呆 PD 患者中只有 9%。PDD 患者抑郁状态的发生率与 AD 患者没有明显差别（40% ~ 58%），PDD 患者中焦虑的发生率与抑郁相近（30% ~ 49%）。易激惹及躁狂在 PDD 患者中较罕见。

3. 淡漠及睡眠障碍　一项研究显示 25% 的 PDD 患者会出现淡漠，也有其他报道此比例更高，约 54%。淡漠被认为是所有类型痴呆的共同特点。另外，快速眼动睡眠行为障碍在 PDD、DLB 中更常见。

三、神经生化改变

多巴胺能神经元的代谢异常是 PD 的主要神经生化改变。以往有研究者推测痴呆与 PD 运动异常是由于相同的皮质下病灶引起的，即黑质纹状体的多巴胺能系统异常所致。但目前有研究认为，PDD 主要的神经生化学改变为：边缘叶和额叶等大脑皮质多巴胺和胆碱能神经元的减少，其中额叶多巴胺的丢失可能与患者执行功能和语言流畅性下降相关，停用多巴胺能药物后患者执行功能相对于记忆力下降更明显可以证实这一点。另外，有研究发现 PDD 患者蓝斑核明显受损，大脑皮质和海马中的去甲肾上腺素浓度降低可能与注意力缺陷相关。脊核神经元的减少，以及皮质、皮质下 5- 羟色胺浓度的降低可能会导致抑郁的发生。

PET 显像研究已证实，PDD 患者大脑皮质乙酰胆碱水平会下降，而且可能与执行能力、注意力的下降有关。皮质乙酰胆碱减少的程度与 PDD 病程的进展呈正相关。

四、临床病理学分类

目前依据 PDD 的主要病理改变，可以将 PDD 为三个类型：

1. 皮质下型　中脑黑质是 PD 患者病变的主要受累部位，而 Jellinger 等发现在 PDD 患者中黑质、蓝斑的色素细胞丢失同样很显著。此外，还可以见到基底节、杏仁核、丘脑、Meynert 基底神经核等皮质下结构不同程度的变性。

2. 路易体型　近年来的研究开始认识到皮质路易体形成在 PDD 痴呆发病机制中可能起主要作用，PD 患者的颞叶、扣带回、杏仁核和中央前回等处的皮质路易体形成与患者的认知损害程度明显相关。Apaydin 等发现，PDD 患者分布在新皮质和边缘系统的路易体数量是非痴呆 PD 患者的 10 倍。对 45 例 PD 患者进行 α- 突触核蛋白抗体（路易体的主要成分）检测，得到了同样的结论，即 α- 突触核蛋白阳性的皮质（特别是额叶）路易体数量与认知损害程度相关。

3．阿尔茨海默病型　在部分 PDD 患者大脑皮质中可以见到神经原纤维缠结、老年斑，以及 β- 淀粉样蛋白的沉积，类似 AD 患者的神经病理学改变。Jellinger 等对 200 例 PD 患者进行尸检病理研究，结果发现与不伴痴呆的 PD 患者比较，PDD 患者中的 AD 样改变明显增多，33% 生前合并中至重度痴呆的 PD 患者存在显著的 AD 样病理改变，因此推测 PDD 患者 AD 样病理改变可能与 PDD 病情的严重性相关。

PDD 的病理研究已经发现顶枕叶和颞叶皮质路易体的形成、AD 样病理改变和脑微血管的变化是其主要的病理表现。早期也可能有胆碱能的参与，晚期胆碱能参与视空间和记忆力障碍的发生。胆碱能的改变对 PDD 的发生起到了关键作用。

五、诊断

随着功能影像学和神经电生理检查技术的进步，目前已经可以将 PDD 与非痴呆 PD 患者区别开来，但这些检查缺乏特异性，给诊断造成一定困难。为解决这一问题，国际运动障碍协会（Movement Disorder Society, MDS）于 2007 年提出了 PDD 的诊断标准和诊断程序（表 6-3），这一标准已经被美国神经病学会采纳并写入指南。我国也于 2011 年发布了 PDD 的诊断标准，提出了临床医师评估 PDD 的简明方案（表 6-4）。

表 6-3　国际运动障碍协会金森病痴呆的诊断标准

项目	内容
标准	
核心特征	1. 明确的 PD 诊断（符合英国脑库 PD 诊断标准） 2. 在诊断为 PD 的基础上，认知功能的损害隐匿起病，缓慢进展，临床检查及神经心理学测试有以下表现：1 个认知域以上的认知功能下降；较病前认知功能有明显下降；认知功能的下降已影响日常工作生活能力（社会生活、工作、甚至生活自理能力），但须排除运动障碍所致
相关临床特征	1. 认知功能 （1）注意力：自发的注意力下降，注意力测试表现差，且具有明显的波动性 （2）执行功能：表现为启动、制订计划、概念形成、寻找规律、调节定向行为等受损；精神活动缓慢（智力下降） （3）视空间：包括视觉定向、视觉感知及视觉构建等受累 （4）记忆力：短期记忆和学习新知识的能力下降；提示有助于提高记忆力；再认好于回忆 （5）语言：大部分功能保存；找词困难和复杂语句的理解障碍 2. 神经精神症状 （1）淡漠：兴趣自发下降，对周围事物失去兴趣，做事缺乏动力及努力 （2）情绪障碍：人格改变及焦虑抑郁等情绪障碍 （3）幻觉：主要为视幻觉障碍，复发性的、生动的、色彩鲜明的动物或人物形象 （4）妄想：多为偏执妄想，如怀疑伴侣对自己不忠、被害妄想，被窃妄想（感觉陌生人住在自己房间里）等 （5）睡眠障碍：白天过度睡眠
待排除 PDD 的临床特征	1. 同时存在可能引起认知功能下降的病变，但不能断定其是引起痴呆的唯一原因，如影像学提示脑血管病变 2. 运动症状和认知障碍发生的时间间隔不详

项目	内容
可排除 PDD 的临床特征，存在引起神经精神症状的其他疾病	病程中认知改变和精神症状独立出现，如： 1. 由系统性或代谢性疾病导致的，或药物的副作用导致急性精神错乱 2. 符合 DSM- Ⅳ [《美国精神疾病诊断和统计手册（第 4 版）》] 诊断标准的重度抑郁症 3. 符合 NINDS-AIREN（国立神经病及卒中研究所即国际神经科学研究和教育学会）诊断标准的血管性痴呆（神经系统体格检查发现明显的偏瘫、偏身感觉障碍及神经影像学证实的脑血管疾病与认知功能障碍伴发；或痴呆与脑血管疾病有明确的关系：确诊卒中后 3 个月后出现认知功能障碍，且认知功能障碍突发，缓慢进展伴波动性）
诊断	
很可能的帕金森病痴呆	1. 核心特征：两项均满足 2. 相关临床特征 （1）符合典型认知功能下降的至少 2～4 项特征（波动性注意力下降，执行功能损害，视空间障碍，通过提示可改善的记忆力下降） （2）至少符合一项精神行为障碍（淡漠、抑郁、焦虑、幻觉、妄想及白天过度睡眠）支持可能 PDD 诊断，但没有精神行为障碍，不能排除该诊断 3. 无第三组临床特征 4. 无第四组临床特征
可能的帕金森病痴呆	1. 核心特征：两项均满足 2. 相关临床特征： （1）符合一项以上非典型认知功能下降如流利性失语或单纯学习新知识的能力下降（提示无法改善的记忆力下降或再认），注意力保留 （2）伴或不伴精神行为障碍 3. 有至少一项第三组临床特征 4. 无第四组临床特征

表 6-4　我国临床医师诊断 PDD 的简明评估方案

诊断标准	具体方案
1. 确诊原发性帕金森病	英国脑库标准
2. 痴呆在帕金森病发病 1 年后出现	患者 / 家属提供病史或既往就医记录
3. 全面智能减退并影响日常生活	MoCA < 26，询问经济支配、社会交往、决断力、是否准确服药
4. 认知功能评估	蒙特利尔认知评价量表（MoCA）*
注意力	连续减 7（两个或以上错误）
执行力	词语流畅性（一分钟内少于 11 个）画钟表（不能完成）
视空间能力	描摹立方体（不能完成）
记忆力	即刻回忆（至少错一个）、延迟回忆
5. 精神行为评估	神经精神问卷（中文版）

　注：*MDS 推荐简易智力状态检查量表（MMSE）作为 PDD 患者认知功能的筛选量表，但其对认知功能评估缺乏全面性和特异性。MoCA 评价的认知域包括注意力（数字广度顺背及倒背、警觉性、连续减 7）、记忆力（即刻回忆、延迟回忆）、视空间能力（描摹立方体）及执行能力（连线测验、画钟表、词语流畅性）等方面，与 MMSE 比较，它可能更加具有可行性和有用性。因而中华医学会神经病学分会帕金森病及运动障碍学组推荐应用 MoCA 量表。

六、鉴别诊断

1. 路易体痴呆　波动性认知障碍、反复发作的视幻觉和锥体外系症状是 DLB 临床表现的三主征。伴有锥体外系症状的 DLB 难以与 PDD 鉴别。目前仍采用"1 年原则"作为两者的鉴别标准。临床上，如果痴呆在锥体外系症状出现后 1 年以上才发生，则倾向于诊断为 PDD；如果痴呆先于锥体外系症状出现，或者痴呆在锥体外系症状出现后 1 年以内即发生，则倾向于诊断为 DLB。

2. 阿尔茨海默病　通常认为 AD 属于"皮质痴呆"，主要临床特征为以记忆损害（信息贮存障碍）为主的全面高级皮质功能障碍，包括失语、失用、失读、失认等，可以有淡漠、易激惹、缺乏主动性活动等表现，晚期可出现帕金森样症状。与 PDD、DLB 比较，AD 记忆损害与语言功能障碍更加突出，注意力和执行功能损害较轻。而 PDD 属于"皮质下痴呆"，主要表现为注意力减退、记忆力障碍、视空间能力及执行能力下降，以视空间能力及执行力下降更突出。PDD 的记忆障碍为回忆困难，而非信息存贮困难，经过提示往往可以准确回答。

3. 血管性痴呆　血管性痴呆是指由脑血管因素致脑组织损伤而引起认知障碍的一组临床综合征。其临床特征应包括以记忆力减退、认知功能下降等为核心表现的痴呆症状和有神经系统症状、体征和影像学证据的脑血管病，且两者存在明确的相关性。一般情况下，血管性痴呆多发生于卒中后 3 个月内，认知功能障碍急剧恶化或呈阶梯样进展是其特点。诊断 PDD 时应首先排除血管性痴呆的可能。

（王丽娟　聂坤）

参考文献

[1] AARSLAND D, KURZ M W. The epidemiology of dementia associated with Parkinson disease[J]. J Neurol Sci, 2009, 289(1-2): 18-22.

[2] GOETZ C G, EMRE M, DUBOIS B. Parkinson's disease dementia: definitions, guidelines, and research perspectives in diagnosis[J]. Ann Neurol, 2008, 64(Suppl 2): S81-S92.

[3] AARSLAND D, ANDERSEN K, LARSEN J P, et al. Prevalence and characteristics of dementia in Parkinson disease: an 8-year prospective study[J]. Arch Neurol, 2003, 60(3): 387-392.

[4] BOHNEN N I, KAUFER D I, HENDRICKSON R, et al. Cognitive correlates of cortical cholinergic denervation in Parkinson's disease and parkinsonian dementia[J]. J Neurol, 2006, 253(2): 242-247.

[5]　DUBOIS B, BURN D, GOETZ C, et al. Diagnostic procedures for Parkinson's disease dementia: recommendations from the movement disorder society task force[J]. Mov Disord, 2007, 22(16): 2314-2324.

第三节　抑郁

一、概述

抑郁是慢性病非常常见的一种症状，在神经退行性疾病中也不例外。由于大脑影响着人的思维、情感和行为，因此在中枢神经系统疾病，特别是神经退行性疾病中，情感障碍症状非常常见，其中以抑郁为多见。

帕金森病（Parkinson disease, PD）是最常见的神经退行性疾病之一。除了静止性震颤、肌强直、运动迟缓、姿势步态异常这四大运动症状构成的主要临床特征以外，许多非运动症状，比如抑郁，也是疾病的重要表现，并且会对患者的生活质量产生重大影响。有文献报道，抑郁在 PD 患者中发生率为 30% ~ 40%。目前越来越多的研究显示，早在 PD 运动症状出现以前，抑郁已存在，它既是 PD 早期的非运动症状之一，也是 PD 的前驱症状之一。

二、病因和发病机制

目前，关于 PD 抑郁的原因有不同的说法。心理学的观点认为，抑郁是机体积极应对慢性疾病和渐进性致残性疾病所作出的应激反应。而生物医学的观点则认为，在 PD 神经退行性病理改变过程中，抑郁的出现与多巴胺能、去甲肾上腺素能和 / 或 5- 羟色胺能系统的神经元丢失有关，这是引起抑郁最重要的神经化学因素。下面，我们主要从生物医学的角度阐释 PD 抑郁的机制。

（一）抑郁与多巴胺

靠近黑质的中脑腹侧神经元及其分别投射至边缘系统和大脑皮质的中脑 – 边缘多巴胺能通路和中脑 – 皮质多巴胺能通路，是调节认知、情感和犒赏行为的神经结构基础，这种神经结构改变与 PD 伴发情感淡漠、兴趣缺失和抑郁都有关系。因此，与没有罹患 PD 的人群相比，PD 患者的脑腹侧多巴胺能神经元丢失越严重，越容易发生抑郁。多巴胺受体，特别是 D3 受体在边缘系统的数量和分布的改变也可能是 PD 抑郁的另一原因。

（二）抑郁与多巴胺以外的其他神经递质

抑郁与去甲肾上腺素和 5- 羟色胺的活性降低也有关系。在 PD 患者的大脑中，蓝斑区去甲肾上腺能神经元的数量减少和活性降低会导致去甲肾上腺素的活性降低。这种改变在抑郁症患者中更加明显。蓝斑区是脑内输出去甲肾上腺素的主要系统，与中脑边缘和中脑皮质区域都有联系，包括前扣带回、杏仁核、海马，以及包含伏隔核的腹侧纹状体。PD 患者不仅去甲肾上腺素能神经元的数量和活性会减少，中缝背核 5- 羟色胺神经元的数量和活性也会减少。中缝背核含有放射至黑质的神经纤维，它是 5- 羟色胺非常重要的传出系统之一。中缝背核 5- 羟色胺神经元的数量减少和活性减低也许是 PD 伴发抑郁、焦虑、惊恐障碍的原因之一。

（三）抑郁的解剖学基础

有报道表明，在丘脑底核及其相连区域的脑深部电刺激实验中，实验动物会出现抑郁、焦虑、脱抑制、欣快感、偏执妄想、惊恐和快速循环障碍等症状。这表明，运动和情绪可能各自与这些相连区域和靠近丘脑底核的中脑区域有部分关联。实际上，中脑 – 边缘多巴胺能系统和中脑 – 皮质多巴胺能系统都起源于靠近丘脑底核的腹侧中脑，其他儿茶酚胺和 5- 羟色胺系统都与之"相邻""旁通"或"相通"。抑郁症状可以通过刺激丘脑底核内部或附近结构而得到改善或恶化。由于丘脑底核是皮质下 – 皮质环路的关键环节，因此，丘脑底核的脑深部电刺激会对运动和情绪产生影响。丘脑底核是一个只有长约 8mm，宽 10mm，深 6mm 的包含约 540 000 个神经元的细胞群。通过调整脑深部电刺激的常用参数，刺激可以很容易地扩展到距离丘脑底核 3mm 甚至更远的距离，从而影响其附近的结构。对丘脑底核、伏隔核以及相连区域脑深部电刺激的研究可以阐释抑郁发生的解剖学基础，而这种解剖学基础有助于研究 PD 的病理生理学。

（四）抑郁的基因易感性

抑郁与多巴胺的水平及多巴胺 –β– 羟化酶的活性有一定关系。多巴胺 –β– 羟化酶是一种将多巴胺转化为去甲肾上腺素的转化酶。研究报道，在未经治疗的 PD 患者中，多巴胺 –β– 羟化酶的活性会降低 50%，其原因可能是去甲肾上腺素输出系统大量神经元的丢失。随着病情进展，去甲肾上腺素神经元的丢失增加，某些遗传倾向开始显现出来，从而导致部分患者更容易罹患抑郁。"抑郁症易感位点"已经在第 12 号染色体上得到确认，这是第一个被确认的抑郁相关位点。如果该位点的相关基因被发现，将会极大地改变人们对抑郁症的认识。最近有研究报道，在 PD 大鼠模型中，*LRRK2* 基因 G2019S 突变会削弱大鼠海马的突触可塑性，从而产生包括抑郁在内的非运动症状。

三、诊断

抑郁可以出现在 PD 的任何时期，甚至在运动症状出现以前就可能已经长期存在。PD 抑郁在某些症状表现上不同于一般的抑郁症。一方面，愧疚、自卑和自杀倾向比较少见；另一方面，只有小部分患者（2% ~ 7%）存在重度抑郁，大部分患者只有轻度或轻中度的抑郁症状。抑郁会加重 PD 患者的病情，使其运动能力更差，动作迟缓和姿势异常更严重，精细动作障碍和认知功能障碍更加明显。另外，与不伴抑郁的 PD 患者相比，PD 抑郁的患者更容易产生视空间和执行能力障碍，而单纯抑郁症患者更容易出现工作记忆和语言技能方面的障碍。

然而，尽管 PD 抑郁有着高发病率和重要影响，目前并没有可确诊 PD 抑郁的实验室和影像学方法。在临床上，除了根据症状，经常会运用精神心理量表评估患者的精神心理状态。可用于评估 PD 抑郁的量表包括贝克抑郁量表（BDI）、汉密尔顿抑郁量表（HAMD）、综合医院焦虑抑郁量表（HADS）、宗氏自评量表（ZSDS）、老年抑郁量表（GDS）、蒙哥马利和阿斯伯格抑郁量表（MADRS）、统一帕金森病评定量表的第一部分（UPDRS-I）、康奈尔痴呆抑郁评估量表（CSDD），以及流行病学研究中心抑郁量表（CES-D）等。在实际应用中，可根据临床或科研目的选用合适的量表。如果只是用于 PD 抑郁的初筛，那么 HAMD、BDI、HADS、MADRS 和 GDS 都适用。如果要评估抑郁程度的严重性，可选择 HAMD、MADRS、BDI 和 ZSDS。而 HAMD 在其灵敏度、特异度、阳性和阴性预测价值方面都得到《美国精神疾病诊断与统计手册（第 4 版）》（DSM-Ⅳ）的推荐。另外，根据 DSM-Ⅳ中抑郁的诊断标准，BDI 由于其具有更好的效度和信度而被认为更优于 HAMD。

影像学方面关于 PD 抑郁的诊断也有了一定的进展。最近的一项研究对纳入的 59 名 PD 患者进行了静息态脑功能磁共振扫描，结果显示运动症状的严重程度与两侧丘脑在 0.10 ~ 0.25Hz 频带的能量呈负相关，与两侧中央后回 0.01 ~ 0.027Hz 频带的能量呈正相关；而抑郁的严重程度与两侧膝下回在 0.10 ~ 0.25Hz 频带的能量呈正相关，与该部位 0.01 ~ 0.027Hz 频带的能量呈负相关。值得注意的是，运动症状和抑郁之间的联系与黑质、海马、眼窝前额皮质下方、左颞顶交界区 0.10 ~ 0.25Hz 频带的能量呈负相关，但和这些区域 0.02 ~ 0.05Hz 频带的能量呈正相关。这些发现表明，运动和抑郁症状在功能磁共振上的频带信号与 PD 患者大脑的特定区域存在独特联系，凸显了这两种 PD 相关症状的共性和特性，从而为诊断提供了新的证据支持。

目前 PD 抑郁的诊断标准仍然建立在 DSM-Ⅳ对于抑郁障碍的诊断标准基础上。中华医学会神经病学分会神经心理学与行为神经病学组和中华医学会神经病学分会帕金森病及运动障碍学组于 2013 年提出了我国《帕金森病抑郁、焦虑及精神病性障碍的诊断标准及治疗指南》。指南中明确说明，PD 患者出现抑郁症状，符合 DSM-Ⅳ抑郁障碍诊断标准，可诊断为 PD 抑郁。PD 抑郁诊断标准如下：

1. 符合英国脑库 PD 诊断标准或中国 PD 诊断标准确诊的原发性 PD。

2. 符合 DSM-Ⅳ抑郁发作诊断标准：

（1）在连续两周内有 5（或更多）项下述症状，并且是原发性功能的改变，其中至少有 1 项是 A 或 B，不包括显然由于躯体情况所致的症状，或与心境不协调的妄想或幻觉：

  A. 几乎每天大部分时间心境抑郁，主观体验（感到悲伤或空虚）或他人观察到（流泪）。儿童和少年可以是易激惹。

  B. 几乎每天大部分时间对所有的或几乎所有的活动的兴趣或愉快感明显减低（主观体验或他人观察到）。

  C. 没有节食时体重明显下降，或体重明显增加（1 个月内体重变化超过 5%），或几乎每天都有食欲减退或增加。儿童要考虑体重没有得到预期的增加。

  D. 几乎每天都有失眠或睡眠过多。

  E. 几乎每天都有精神运动性激越或迟滞（不仅主观感到坐立不安或迟滞，而且他人能观察到）。

  F. 几乎每天都感到疲倦或缺乏精力。

  G. 几乎每天都感到自己无用，或有不恰当的或过分的内疚（可达到罪恶妄想的程度；不仅是为患病而自责或内疚）。

  H. 几乎每天都有思维能力或注意集中能力减退，或者犹豫不决（主观体验或他人观察到）。

  I. 反复出现死的想法（不只是怕死），反复出现自杀意念但无特定的计划，或有自杀未遂，或有特定的自杀计划。

（2）症状不符合双相情感障碍发作标准。

（3）症状引起具有临床意义的苦恼或者社交、职业或其他重要功能的损害。

（4）症状不是由于物质（如成瘾药物、处方药物）或躯体情况（例如甲状腺功能减退）的直接生理效应所致。

（5）症状不能用丧恸反应（即失去亲人的反应）来解释，症状持续 2 个月以上，或症状的特征为明显的功能损害、病态地沉浸于自己无用感、自杀意念、精神病性症状或精神运动性迟滞。

符合条件1和2即可诊断 PD 抑郁。

（潘小平　韩海燕）

─────────────────── 参考文献 ───────────────────

[1] LEENTJENS A F. Parkinson's disease: Depression-risk factor or early symptom in Parkinspn disease?[J]. Nat Rev Neurol, 2015, 11(8): 432-433.

[2] SHEN C C, TSAI S J, PERNG C L, et al. Risk of Parkinson disease after depression: a nationwide populationbased study[J]. Neurology, 2013, 81(17): 1538-1544.

[3] JACOB E L, GATTO N M, THOMPSON A, et al. Occurrence of depression and anxiety prior to Parkinson's disease[J]. Parkinsonism Relat Disord, 2010, 16(9): 576-581.

[4] SCHRAG A, TADDEI R N. Depression and Anxiety in Parkinson's Disease[J]. Int Rev Neurobiol, 2017, 133: 623-655.

[5] KOPELL B H, GREENBERG B, REZAI A R. Deep brain stimulation for psychiatric disorders[J]. J Clin Neurophysiol, 2004, 21(1): 51-67.

[6] PAPAPETROPOULOS S, ELLUL J, ARGYRIOU A A, et al. The effect of depression on motor function and disease severity of Parkinson's disease[J]. Clin Neurol Neurosurg, 2006, 108(5): 465-469.

[7] SCHRAG A, BARONE P, BROWN R G, et al. Depression rating scales in Parkinson's disease critique and recommendations[J]. Mov Disord, 2007, 22(8): 1077-1092.

[8] SONG X, HU X, ZHOU S et al. Association of specific frequency bands of functional MRI signal oscillations with motor symptoms and depression in Parkinson's disease[J]. Sci Rep, 2015, 5: 16376.

[9] STARKSTEIN S, DRAGOVIC M, JORGE R, et al. Diagnostic criteria for depression in Parkinson's disease: a study of symptom patterns using latent classanalysis[J]. Mov Disord, 2011, 26(12): 2239-2245.

第四节　焦虑

一、概述

　　帕金森病（Parkinson disease, PD）焦虑包括惊恐障碍、广泛性焦虑障碍、社交恐惧症、恐怖症、广场恐惧症、强迫症和非特异性焦虑障碍。和 PD 抑郁相比较，PD 焦虑相关研究较少。和正常人相比，焦虑障碍，包括短暂性和广泛性焦虑障碍在 PD 患者中非常常见。有前瞻性队列研究发现，焦虑可能是 PD 的致病因素。但是，目前有相当多的证据指出，引起散发性 PD 的神经退行性过程早在运动症状出现以前就已经存在。根据 PD 的病理假说——Braak 分期，神经系统按照自下而上的顺序受累，包括嗅觉系统（前嗅核和嗅球）、迷走神经背核、中缝核、蓝斑核、自主神经系统、黑质、海马和大脑皮质。其他的一些神经递质系统也参与了 PD 的形成，如胆碱能、去甲肾上腺素能和 5- 羟色胺能神经元也有缺失，这与包括焦虑在内的非运动症状的发生有关。Braak 分期的病变顺序可以很好地解释 PD 运动症状和非运动症状的演变。到黑质受累时则出现运动症状，而焦虑是出现在运动障碍以前的非运动症状，对应中缝核各神经递质系统受累。

　　不同研究显示，焦虑在 PD 中的发生率也不一致，从 5% 到 69%。大约 30% 有 PD 抑郁的患者也罹患惊恐障碍，另外有 11% 的该类患者罹患广泛性焦虑症，而在普通人群中焦虑障碍的患病率只有 5.5%。

二、发病机制

　　关于 PD 焦虑的机制有几种解释，但总的来看，目前已知的研究结果非常有限。PD 焦虑是医学、神经化学和社会心理学综合作用的结果。在小部分患者中，焦虑障碍被认为是对确诊为 PD 这一事实所产生的继发性"被动反应"。但是，与其他慢性病患者或残疾患者相比，PD 患者的焦虑症状更加严重。从 Braak 分期可以看到，焦虑和 PD 存在一些共同的生物学机制，导致它们共存于疾病的任何阶段，包括运动前期阶段。

　　多巴胺能转运障碍和临床 PD 焦虑症状的关系非常复杂，人们对此也知之甚少。但是，有证据提示多巴胺能转运障碍与 PD 焦虑有关。例如，在 PD 患者中常见的社交恐惧症与多巴胺转运和多巴胺受体活动的持续抑制有关。左腹侧纹状体中多巴胺转运体结合力下降与抑郁和焦虑症状之间的关系在一些研究中也有报道。功能磁共振的研究提示，PD 合并情感表达异常的患者其杏仁核存在多巴胺的输入干扰。在动物实验中，多巴胺耗竭的啮齿动物显示出了焦虑样行为的增加。尤为重要的是，临床研究和动物实验均表明，焦虑症状的产生要先于运动障碍的发生，原因在于黑质中多巴胺能神经元的丢失达到 70% 时运动症状才会出现。因此，焦虑症状对多巴胺的缺失可能更加敏感。

此外，近期的研究提出，去甲肾上腺素能和 5- 羟色胺能系统在 PD 相关焦虑障碍中所起的作用远较之前想象得重要。根据 Braak 病理分期，中缝核团中 5- 羟色胺能神经元丢失要明显早于黑质多巴胺能变性。起源于中缝核的 5- 羟色胺能神经元大量传入参与控制焦虑症状的皮质边缘结构，因此许多研究证实了焦虑障碍可能与 5- 羟色胺的活动异常有关。值得注意的是，Menza 等人发现，携带 5- 羟色胺转运体等位基因的 PD 患者在焦虑量表中的得分显著高于非携带者。这提示了遗传因素可能参与了 PD 焦虑的发病。

去甲肾上腺素功能障碍的发生也有可能早于多巴胺能神经元的明显退化。蓝斑区去甲肾上腺素能的传入会大大刺激海马、杏仁核、中脑导水管周围黑质、皮质、下丘脑和几乎所有皮质边缘系统等参与整合焦虑应答的结构。PD 患者由于蓝斑区去甲肾上腺素能神经元的缺失，去甲肾上腺素受体及其转运体表达的显著改变可能会促进焦虑的进展或恶化。研究显示，接受左旋多巴治疗的 PD 患者其脑脊液中多巴胺 -β- 羟化酶的浓度降低，去甲肾上腺素生成减少，提示了左旋多巴治疗可以影响去甲肾上腺素的浓度。

其他神经递质系统包括 γ- 氨基丁酸（GABA）和谷氨酸系统也被认为参与了焦虑的发病，而 PD 患者中也存在着这些神经递质系统的功能异常。不仅如此，临床前期研究和临床药物研究都表明了调节 GABA 和谷氨酸神经递质系统活性的药物有治疗 PD 焦虑的潜力。但是，GABA 和谷氨酸参与 PD 焦虑的机制仍不明确，这是未来研究的一个有趣的领域。

三、诊断与评估

和 PD 抑郁一样，目前尚无可确诊 PD 焦虑的实验室和影像学检查方法。根据中华医学会神经病学分会神经心理学与行为神经病学组和中华医学会神经病学分会帕金森病及运动障碍学组 2013 年提出的《帕金森病抑郁、焦虑及精神病性障碍的诊断标准及治疗指南》，PD 患者伴随焦虑症状，符合《中国精神病性障碍分类与诊断标准》（第 3 版）（CCMD-3）焦虑症的诊断标准，即可诊断为 PD 焦虑。该诊断标准具体要求如下：

1. 符合英国脑库 PD 诊断标准或中国 PD 诊断标准确诊的原发性 PD。

2. 符合 CCMD-3 中广泛性焦虑、惊恐障碍、社交恐惧症或强迫症诊断标准（四者具备其一即可）。

从指南来看，详细询问病史对于诊断 PD 焦虑是非常重要的。尤其当患者或家属提供的病史提示了焦虑与日常活动或药物疗效有关时，如"开 - 关"现象非常明显的情况下，更应该详细追问病史。当焦虑表现为不必要的恐惧等情况时，诊断 PD 焦虑就会变得非常困难。由于焦虑的几种表现常常与 PD 的精神和躯体症状重叠，误诊时有出现，这些焦虑症状包括焦虑性抑郁、精神焦虑或混合性抑郁焦虑状态。除此以外，在临床上许多患者有着非常明显的焦虑症状，但这些症状与《精神疾病诊断与统计手册》（第 4 版）（DSM-Ⅳ）的诊断标准并不直接对应。而且，有些躯体症状本身也是 PD 的症状表现，如震颤、注意力不集中、眩晕、肌肉酸痛、肢体麻木或刺痛等，它们容易不被认为是焦虑的表现。

考虑到焦虑在 PD 的病程中非常常见，定期评估可以显著提高诊断率。Shulman 等人报道，使用贝克焦虑量表筛查后，焦虑在 PD 患者中的检出率增加了一倍多（19% ~ 39%）。贝克焦虑量表、汉密尔顿焦虑量表和综合医院焦虑抑郁量表 – 焦虑分量表都可以作为 PD 焦虑的评估量表，但应注意，作为 PD 焦虑的筛选工具，它们对 PD 患者特定的焦虑表现形式针对性不够强，如没有考虑到"开 – 关"现象对焦虑的影响。

正因为如此，研究者们正在努力编制既适用于 PD 焦虑的筛查，又适用于评估焦虑的严重程度的新量表。最近已有很多研究广泛地研究了这些焦虑评估量表的效度和信度，同时还编制了针对 PD 焦虑的新量表。下面将对研究认为可以用于评估 PD 焦虑症状的两个量表进行阐释。

1. 老年焦虑量表（geriatric anxiety inventory, GAI） 是一种包括 20 个条目的自评量表。该量表并不能作为焦虑症的诊断工具，但是可以对可能有焦虑症的患者的焦虑严重程度提供参考。由于这个量表是专为老年人设计的，为了便于使用和管理，它的答案设置只分为简单的"是或不是"。由于 GAI 限制了评估躯体焦虑的项目，且这些症状可能会与 PD 症状相重叠，因此提示 GAI 可以用于 PD 患者的焦虑症状评估。在非 PD 的人群中，GAI 相较于其他焦虑量表有较高的内在一致性，良好的重测信度，以及适中的效度。

2. 帕金森病焦虑量表（Parkinson anxiety scale, PAS） 是一种新开发的用于 PD 焦虑评估的量表。它包括 12 个条目，可以用于自评或他评。这 12 个条目又分为持续焦虑、情景焦虑和回避行为这三个分量表。每一项都按 Likert 五点量表评分，即从 0 分（没有或从不）到 4 分（严重或几乎总是）。PAS 的验证研究显示了其良好的可接受性，良好的重测信度和评定者之间的可信度。它对于 DSM-Ⅳ诊断的焦虑障碍（包括广泛性焦虑、惊恐障碍、广场恐怖症和社交恐惧症）的区分度很高。不管是自评还是他评，最佳区分是否患有 DSM-Ⅳ定义的焦虑障碍的界值分是 13/14（即如果分数 ≥ 14，根据 DSM-Ⅳ的诊断标准可以认为有焦虑障碍，如果分数 ≤ 13，则认为没有焦虑障碍）。不过，这些量表都未经过盲法测试，这是这些验证研究的局限性。PAS 的他评对于合并痴呆的 PD 焦虑患者的评估可能有用，但其有效性需要进一步研究。

（潘小平）

———————————— 参考文献 ————————————

[1] DISSANAYAKA N N, WHITE E, O'SULLIVAN J D, et al. The clinical spectrum of anxiety in Parkinson's disease[J]. Mov Disord, 2014, 29(8): 967-975.

[2] DISSANAYAKA N N, SELLBACH A, MATHESON S, et al. Anxiety disorders in Parkinson's disease: prevalence and risk factors[J]. Mov Disord, 2010, 25(7): 838-845.

[3] LEENTJENS A F, DUJARDIN K, MARSH L, et al. Symptomatology and markers of anxiety disorders in Parkinson's disease: a cross-sectional study[J]. Mov Disord, 2011, 26(3): 484-492.

[4] ESKOW JAUNARAJS K L, DUPRE K B, OSTOCK C Y, et al. Behavioral and neurochemical effects of chronic L-DOPA treatment on nonmotor sequelae in the hemiparkinsonian rat[J]. Behav Pharmacol, 2010, 21(7): 627-637.

[5] ESKOW JAUNARAJS K L, ANGOA-PEREZ M, KUHN D M, et al. Potential mechanisms underlying anxiety and depression in Parkinson's disease: consequences of l-DOPA treatment[J]. Neurosci Biobehav Rev, 2011, 35(3): 556-564.

[6] JOLING M, VAN DEN HEUVEL O A, BERENDSE H W. Serotonin transporter binding and anxiety symptoms in Parkinson's disease[J]. J Neurol Neurosurg Psychiatry, 2018, 89(1): 89-94.

[7] GARDONI F, GHIGLIERI V, LUCA M, et al. Assemblies of glutamate receptor subunits with post-synaptic density proteins and their alterations in Parkinson's disease[J]. Prog Brain Res, 2010, 183: 169-182.

[8] LEENTJENS A, DUJARDIN K, MARSH L, et al. Anxiety rating scales in Parkinson's disease: a validation study of the Hamilton anxiety rating scale, the Beck anxietyinventory, and the hospital anxiety and depression scale[J]. Mov Disord, 2011, 26(3): 407-415.

[9] LEENTJENS A, DUJARDIN K, PONTONE G, et al. The Parkinson anxiety scale (PAS): development and validation of a new anxiety scale[J]. Movement Disord, 2014, 29(8): 1035-1043.

第五节 淡漠

一、流行病学

帕金森病（Parkinson disease, PD）患者情感淡漠的患病率在 16.5% ~ 70.0%。由于情感淡漠与痴呆、抑郁的临床症状存在交叉重叠，本篇所指淡漠是非痴呆、非抑郁的淡漠，即单纯淡漠，而单纯淡漠的患病率则有所下降，为 3.0% ~ 47.9%，其如此大的差异原因可能与不同研究纳入病例的标准、对照者的来源以及采用的评估工具各异有关。

二、概念及临床表现

淡漠是一种情感反应降低的精神状态。尽管不同的学者对淡漠所下的定义各有不同，但核心点却都相同的，即认为淡漠的核心是动力的缺乏，即对目标指向的行为、认知及情绪的减退。这种动力缺乏不是因为意识水平的降低，也不是认知功能障碍或情绪障碍所致。淡漠的主要特点是与周围环境失去情感联系，对客观事物和自身情况漠不关心、缺乏相应的内心体验。表现为对外界刺激缺乏相应的内心反应，对周围的事物视若无睹、漠不关心，面部表情冷淡呆板，甚至对切身利益相关的事物也无动于衷，内心体验极为贫乏或缺如。严重时遇意外而不惊，受捉弄而不怒。目前，大多数学者认为淡漠是 PD 进展中出现的一个症状，而不是患者对机体功能下降、丧失所产生的心理反应。

淡漠分为三个亚型，即行为型、认知型和情感型。行为型即行为缺乏创造性和进取心，依赖他人活动；情感型即对客观或负面事件缺乏反应，情感平淡；认知型即对新鲜事物缺乏兴趣，对他人的提问漠不关心。

由于淡漠和抑郁的临床表现存在部分交叉重叠，最易与抑郁混淆，因此在临床工作中应进行仔细的鉴别。与抑郁相比，淡漠患者为中性心境，而抑郁患者为负性心境，是负性情绪的增强，表现为流泪、悲伤、焦虑、激惹、失眠、厌食、无用感、无助感以及自杀观念等。淡漠的患者唯独缺乏动力和主动性，而无快感缺乏、绝望或情绪低落的表现，且大多数抗抑郁药治疗无效。

三、影响因素

患者的年龄、受教育程度、左旋多巴和抗精神病药物的使用剂量、抑郁、认知功能障碍及运动症状的严重程度均与情感淡漠的发生有关。

（一）运动症状

与无情感淡漠的 PD 患者相比，伴情感淡漠的 PD 患者其统一帕金森病评定量表（UPDRS）的运动评分较低，随访发现其 UPDRS 评分下降十分显著。因此认为 PD 单纯淡漠和运动症状的严重程度有关。该现象表明 PD 淡漠的发生可能与黑质－纹状体通路功能障碍有关。

（二）抑郁

抑郁是 PD 常见的非运动症状，过去人们曾认为淡漠是 PD 抑郁的一种表现，且与抑郁伴发。近年来，学者们从不同的角度、采用不同的评估方法、设置不同的对照组对 PD 患者伴发淡漠与抑郁的关系进行了研究，结果表明淡漠是 PD 的核心非运动症状之一，独立于抑郁而存在。有研究者采用淡漠评定量表（apathy evaluation scale, AES）和贝克抑郁量表（beck depression inventory, BDI）对 80 例 PD 患者和 20 例肌张力障碍患者进行评价，结果发现单纯淡漠不伴抑郁症状者只出现在 PD 组，提示单纯淡漠是 PD 的核心非运动症状之一，并不等同于抑郁，可独立于抑郁而单独出现。虽然淡漠与抑郁是 PD 不同的非运动症状，但多个研究表明两者之间存在密切的联系。研究表明 PD 患者的情感淡漠与抑郁程度有关，如蒙哥马利和阿斯伯格抑郁评定量表（montgomery-asbery depression rating scale, MADRS）或 BDI 评分越高，PD 患者发生情感淡漠的概率越高。

（三）认知功能

与 PD 淡漠关系较明确的前额叶 – 基底节功能环路包括基底前脑核，有证据表明 PD 患者基底前脑核中存在胆碱能神经元丢失，而胆碱能神经元的丢失被认为是痴呆患者认知功能下降及精神行为症状的神经生化基础。因此，基底前脑核的胆碱能神经元被认为是 PD 患者认知功能下降与淡漠发生之间存在关联的基础，基底前脑核被认为既与认知功能下降有关，又与淡漠的发生有关，这就不难理解伴有情感淡漠的 PD 患者常伴有认知功能障碍。与此同时，淡漠与认知功能障碍也都被认为是额叶功能障碍的表现，因此，目前推测二者之间可能存在联系。研究者根据 AES 评分，以 38 分为界值将 PD 患者的淡漠分为高情感淡漠和低情感淡漠，对两组患者的认知功能进行比较发现，与低情感淡漠的 PD 患者相比，高情感淡漠的 PD 患者的语词流畅性、心理活动转变或定势转换能力、限时作业操作和抑制力的得分明显降低。更有研究表明，伴有情感淡漠的 PD 患者比非情感淡漠的 PD 患者认知功能下降及痴呆的发生率更高、程度更重。上述结果均提示 PD 伴发的情感淡漠和某些认知领域的功能障碍存在相关性。

四、发病机制

（一）神经解剖机制

淡漠是一种与额叶和 / 或皮质下结构损害有关的综合征，其与脑的其他结构存在广泛的神经联系。该环路中任何一个区域的病变都可引起相似的功能缺损。要完成目标指向行为，有几个关键环节，如对影响指向行为的外部、内部因素的加工，行动的计划、启动及执行，以及行动应答的反馈控制等，其中任何一个环节的损害均可引发情感淡漠。因此，情感淡漠的病理生理不是单一的，而是多种机制导致的，决定于在完成目标指向行为期间特定过程或宏观功能的损害。研究表明，淡漠是前额叶或基底节损害最常见的行为改变，其发生与前额叶 – 基底节功能环路障碍有关。

淡漠各亚型发生机制各不相同，情感型与额叶眶面损害有关。由于额叶眶面内侧与边缘系统和内脏运动中枢相连，其最外侧区域与感觉皮质中枢相互连接，上述联系均与情感功能有关，因此，额叶眶面损害可引起情感型淡漠。认知型与额叶前部后侧损害有关，额叶前部后侧可与背侧尾状核构成回路，从而与认知型淡漠相关。行为型与基底节损伤有关，由于额叶前部 – 基底节回路损伤，从而与行为型淡漠有关。

（二）神经生化机制

1. 多巴胺能系统　有研究报道应用左旋多巴及多巴胺受体激动剂可以改善某些 PD 患者的淡漠症状，因此，多巴胺能缺损被认为与 PD 单纯淡漠有关。PD 合并单纯淡漠可能与腹侧被盖区的多巴胺能神经元丢失及继发的额叶眶部多巴胺能失神经支配有关。研究者采用一种同时标记多巴胺及去甲肾上腺素转运体的生物学标志物 ^{11}CRTI-32 研究 PD 患者淡漠与单胺类神经递质的关系，结果发现 PD 患者的淡漠评分与纹状体多巴胺的水平呈负相关，表明淡漠与多巴胺能系统有关。但是，临床研究表明并不是所有单纯淡漠的 PD 患者用左旋多巴后都会好转，其中一种解释是多巴胺在黑质 – 纹状体系统的耗竭明显重于在边缘系统的耗竭，服药补充的多巴胺可以恢复耗竭严重部位（如背侧纹状体）的多巴胺水平，然而，对多巴胺耗竭相对较轻的部位（如腹侧纹状体中）的多巴胺水平则无明显改善；另一种解释是 PD 的淡漠并不是完全多巴胺依赖性的，PD 患者的淡漠机制是复杂的，疾病的不同阶段及严重程度可能涉及到多种不同的病理生理学机制。

2. 胆碱能系统　淡漠也是阿尔茨海默病患者常见的神经精神症状，但阿尔茨海默主要的病理改变为胆碱能神经元的丢失，而多巴胺能系统相对保存，因此，有学者提出阿尔茨海默的淡漠及其神经精神症状发生的病理学基础是内侧额叶和边缘系统胆碱能神经元的减少。目前，引起 PD 淡漠较明确的解剖基础为前额叶 – 基底节功能环路的障碍，此环路包括基底前脑核，而基底前脑核为投射到大脑皮质的胆碱能神经元的主要来源。在 PD 的病理变化中，有证据表明基底前脑核存在胆碱能神经元丢失，因此，此部位胆碱能神经元丢失可能参与了 PD 淡漠的发生。有研究显示，胆碱酯酶抑制剂可使 PD 患者的淡漠症状有一定程度的改善，进一步证实了胆碱能系统可能参与了 PD 情感淡漠的发生。但是，仍需进一步研究来证实 PD 伴情感淡漠时脑内胆碱能神经元出现明显的丢失。

3. 5- 羟色胺及去甲肾上腺素能系统　有研究发现，选择性 5- 羟色胺再摄取抑制可加重 PD 患者的淡漠症状，提示 5- 羟色胺可能参与了淡漠的发生。研究发现 PD 患者的淡漠评分与去甲肾上腺素转运体的水平呈负相关，表明淡漠也与去甲肾上腺素能系统有关。

（三）神经病理机制

近年研究发现 PD 的病理学改变并非始于中脑，根据路易体在脑内出现的顺序提出了 PD 病理学分期（Braak 分期）： Ⅰ 期累及嗅球、嗅核前部及迷走神经背核，表现为嗅觉障碍及便秘等； Ⅱ 期累及下位脑干，如脊核和蓝斑核团等，表现为抑郁、快速眼动睡眠行为障碍及自主神经功能紊乱等； Ⅲ 、 Ⅳ 期累及中脑黑质、端脑和其他深部核团，如中脑中缝核及豆状核等，表现为运动症状； Ⅴ 、 Ⅵ 期累及新皮质及边缘系统，如前脑皮质、扣带回及海马旁回等，表现为认知障碍及精神症状。在路易体出现的脑区，中脑中缝核、豆状核、前脑皮质、扣带回及海马旁回等与 PD 情感淡漠的发生相关。并且近期研究发现，PD 单纯淡漠患者脑脊液 α- 突触核蛋白寡聚体的水平明显高于非淡漠的 PD 患者。

五、诊断标准及评估方式

（一）诊断标准

目前淡漠公认的诊断标准如下：

1. 与患者既往的功能活动水平或与其年龄、文化水平不相应的动力缺乏。

2. 下列 3 个领域中每个领域至少存在一个症状：①目标指向的行为活动减少（缺乏努力、启动行为活动依赖别人）；②目标指向的认知活动减少（学习新知识的兴趣减低、对个人问题关注缺乏）；③目标指向行为活动的伴随反应减低，即情绪减低（情感无变化、对正性或负性时间缺乏情感反应）。

3. 上述症状引起临床上显著的社会功能的下降。

4. 不存在意识水平的下降或物质使用导致的生理反应，如毒品或药物。临床上应详细询问患者的病史，采用情感淡漠量表进行评价，根据以上标准对 PD 情感淡漠进行诊断。

（二）评估方式

可用于 PD 淡漠评定的量表有 AES、情感淡漠量表（apathy scale, AS）、情感淡漠调查表（apathy inventory, AI）和 Lille 情感淡漠评定量表（Lille apathy rating scale, LARS）。另外，UPDRS 的项目 4（动力或始动力）及神经精神问卷（neuropsychiatric inventory, NPI）的第 7 部分（情感淡漠）也可用于情感淡漠的评定。

AES 在应用中被推荐用于 PD 的情感淡漠评定，对评价情感淡漠的严重度及治疗后的反应方面有一定价值。AS 是 AES 的简化和修订版本，具有良好的效度、一致性及可重复性，与 UPDRS 的项目 4 相比，特异度高但灵敏度低。LARS 是种新型的 PD 淡漠评定量表。其灵敏度和特异度分别是 89% 和 92%，且分数越高提示情感淡漠越严重。研究者对 LARS 进行了系统研究，认为其不仅可以对 PD 情感淡漠进行全面的评分，而且可以对情感淡漠的不同方面进行亚组评分。UPDRS 的项目 4 提供的信息比较有限，因此只能用来粗略地评估 PD 的情感淡漠状况。NPI 常用来评价痴呆患者的 10 种行为障碍，其中第 7 部分可用于 PD 情感淡漠的评价，已有研究证实，此评估方法有较好的可重复性，但至于其可靠性，以及对于 PD 患者的临床应用价值目前尚没有明确的定论。

（宁玉萍）

———————————————— 参考文献 ————————————————

[1] SANTANGELO G, TROJANO L, BARONE P, et al. Apathy in Parkinson's disease: diagnosis, neuropsychological correlates, pathophysiology and treatment[J]. Behav Neurol, 2013, 27(4): 501-513.

[2] STARKSTEIN S E. Apathy in Parkinson's disease: diagnostic and etiological dilemmas[J]. Mov Disord, 2012, 27(2): 174-178.

[3] THOBOIS S, LHOMMEE E, KLINGER H, et al. Parkinsonian apathy responds to dopaminergic stimulation of D2/D3 receptors with piribedil[J]. Brain, 2013, 136(Pt 5): 1568-1577.

[4] ZHOU Y, NING Q, YU D N, et al. Improved oral bioavailability of breviscapine via a Pluronic P85-modified liposomal delivery system[J]. J Pharm Pharmacol, 2014, 66(7): 903-911.

[5] SEGURA-AGUILAR J, KOSTRZEWA R M. Neurotoxin mechanisms and processes relevant to Parkinson's disease: an update[J]. Neurotox Res, 2015, 27(3): 328-354.

第六节　精神病性症状与谵妄

一、精神病性症状

（一）流行病学

典型的帕金森病（Parkinson disease, PD）精神病性症状常发生于晚期 PD 患者，一般为诊断 PD10 年以上的患者。根据诊断标准的不同，精神病性症状在 PD 患者中的发病率也不同，基于社区研究的报道发病率为 15% ~ 20%。

（二）概念及临床表现

1. 幻觉和错觉　PD 患者出现的错觉是经常误把某样物品、植物等当成一个人，或错误地感觉某个人或者某个动物离自己非常近。错觉内容常常偏执夸张，也偶出现躯体的、迫害性的或者宗教性的错觉。但由于错觉对 PD 患者的生活影响不大，常常并不引起患者和家属的重视。

幻觉是不存在某种刺激的情况下出现的感知觉异常，可以包括任何感觉模式，单独或混合出现。其中还包括"存在性幻觉"和"知觉错误"。"存在性幻觉"可以表现为无人的时候患者认为有人存在，这并非严格的幻觉，但它常常被归类到幻觉而非错觉。"知觉错误"是对真实刺激的感知错误，常表现为视觉障碍，错误地把某个东西当成人。"存在性幻觉""通过性幻觉（周边视野中出现漂浮、模糊的影像）"及视觉性"知觉错误"常被称为"小幻觉"。研究表明约 40% 的 PD 患者会出现"小幻觉"，因为它常不破坏精神思维，因此患者较少会主动报告。

幻觉包括视幻觉、听幻觉、嗅幻觉、触幻觉等，其中视幻觉是 PD 精神病性障碍中最常见的类型，通常在 PD 的进展期出现。其他幻觉类型的发生率较低且常与视幻觉相伴随。视幻觉定义为缺乏相应的外部刺激作用于感觉器官而感知到的眼前虚幻形象。国外文献报道 8% ~ 40% 的 PD 患者会在病程中出现视幻觉，主要表现为两种类型：①单纯性幻觉或错觉，包括（非视觉）感觉有人的存在，短暂的动物或人从一边经过，闪光、会移动的几何图形以及视错觉。②复杂性视幻觉，能清楚地确定内容，有特定的形态，如奇怪的动物、物体或人等。大部分患者的错觉、错误的存在性感觉和幻觉的内容以人为主，其次是动物，也可为物体、线条、墙上的图案等没有生命的物体。

幻觉的出现与低感官刺激环境的相关程度要高于其与药物剂量的相关程度，推测可能是活动的环境抑制了幻觉的出现。即这些影像一般发生在低刺激的环境状态下，如在光线昏暗的环境、夜间或独处时。类似地，除非 PD 患者非常疲惫，很少发现 PD 患者会在办公环境中出现视幻觉。视幻觉的内容表现较为固定，幻觉常呈间断性，每次持续时间为数秒到数分钟不等，发生频率为每周至少一次。由于在短期内同样的幻觉常反复出现，故大部分患者能熟悉幻觉的内容，知道所见场景并不真实，通常没有自伤或伤人行为，不伴有感情体验和自知力的丧失。大部分患者由于自知力是完整的，因此不会给患者的思维、行动带来显著的影响，也不会在幻觉的支配下做出违背本性、不合常理的举动。就 PD 患者视幻觉症状的持续时间而言，前瞻性研究的结果显示，视幻觉一旦发生，一般会慢性持续稳定存在且逐渐进展。随着病情的进展及认知障碍的加重，患者会与幻觉产生互动，坚信幻觉内容继而导致妄想，最终导致自知力的丧失。不过，目前并无研究证据提示视幻觉的出现预示着这些 PD 患者的预后较无视幻觉的 PD 患者更差。

PD 患者第二常见的幻觉类型为听幻觉。大约有 10% 的 PD 患者合并听幻觉。听幻觉可以在视幻觉存在的背景下出现也可单独出现。听幻觉与视幻觉相伴出现概率为8%～13%，单独出现者少。常表现为听到言语交谈，内容一般为非命令性，且罕见有令患者感到不快的内容。也有报道听幻觉内容丰富多变，或为朦胧耳语，或为华美乐章，或为威胁的声音，其听幻觉的模式是不同于精神分裂症的。PD患者的触幻觉、嗅幻觉和味幻觉较少见，若有出现则常与视幻觉并存。触幻觉表现为皮肤或皮肤下感觉到有接触，患者通常感到有虫爬、虫咬的体验，一般会持续存在。嗅幻觉也可能在PD晚期在视幻觉之后出现。使用抗精神病药物一定程度可控制PD精神症状，但容易复发，但长期疗效均不佳。

2. 妄想 妄想是患者坚持错误的、混淆的、与事实相违背的信念。妄想在PD患者中较少见，患病率为1%～10%，且往往发生在幻觉的基础上。研究发现妄想症状内容多样，有关系妄想、被害妄想、被窃妄想、嫉妒妄想和夸大妄想等。最常见的妄想内容为被窃妄想，或者妄想房子不是他们自己的，怀疑配偶的不忠、自己被抛弃，或者妄想入侵者与他们共处一室，妄想护理人员企图对他们进行谋害等。与视幻觉相似的是妄想亦非孤立出现，其中有的患者以妄想为突出症状，伴有轻度的视或嗅幻觉，有的患者则妄想与视幻觉均比较严重，社会功能严重丧失，给家庭带来了极重的护理负担。在精神分裂症中常见的思维被播散、思维联想松弛和一些阴性症状在PD患者中并不常见。通过对PD患者的观察，研究者发现妄想在PD患者中是一种独立的症状，不随警觉性、视幻觉或痴呆而发生改变。一般来说，PD患者一旦出现妄想及其他精神病性症状，如果不加以治疗，将不会自行缓解。

（三）影响因素

PD精神病性症状的出现曾被认为与多巴胺能药物使用有关，尤其是多巴受体激动剂的使用。但是随着研究的深入，发现一些PD患者在没有使用上述药物的情况下也出现了精神病性症状。目前认为，老龄、病程长、病情严重、认知功能障碍、睡眠障碍是PD患者出现精神病性症状的危险因素。

（四）发病机制

PD精神病性症状可能是多种因素共同作用的结果，即由内因和外因共同作用的结果。外源性因素多为药物引起，内源性因素是PD本身发展所致。主要集中在以下两个方面进行阐述。

1. 内源性因素

（1）视觉传导通路异常：PD视幻觉患者的视敏度偏低，对颜色及对比度的辨别能力下降。与不伴视幻觉的PD患者相比，伴视幻觉的PD患者有更多的眼部疾病，如白内障、视网膜病变、青光眼。脑功能性磁共振研究发现，有视幻觉的PD患者在视觉刺激的传导过程中前额叶、尾状核激活较多，而枕叶皮质激活较少。由此可以推断，有视幻觉的 PD 患者，由视网膜到纹状体再到枕叶皮质的正常视觉通路信号传导减弱，而正常的信号传导起到抑制内源性图像生成的作用，当这种抑制作用减弱时，幻觉性视觉信号占据了本应由外部刺激产生的视觉信息。

（2）脑组织异常：目前认为路易体的沉积不仅与 PD 痴呆相关，也与 PD 精神病性症状的发生有关。有研究表明，在出现幻觉的 PD 患者中，颞叶尤其是杏仁核海马旁回有较多的路易体沉积。一项纳入 700 多例 PD 患者的尸检研究发现，在有幻觉症状的 PD 患者中 92.9% 存在路易体的沉积。由此可见幻觉的发生与脑组织形态结构异常改变有关。

（3）神经递质紊乱：多巴胺、5- 羟色胺、乙酰胆碱及其之间的相互作用与 PD 精神病性症状的发生有一定的关系。中枢胆碱能系统由于与睡眠和认知功能关系密切，进而推测其可能与 PD 的幻觉、错觉也密切相关。研究发现 PD 患者 Meynert 核基底部及脑桥角的胆碱能神经元出现退化。此外，应用抗胆碱能药物，如莨菪碱、苯海索也可导致 PD 患者的意识模糊。近年有关 PD 痴呆、阿尔茨海默病、路易体痴呆的临床试验，已经证实胆碱酯酶抑制剂在治疗幻觉及其他精神病性症状有确切的效果。5- 羟色胺系统与 PD 患者的精神症状和情绪异常（焦虑、抑郁）有关。PD 患者存在 5- 羟色胺能神经元的大量丢失，额叶、颞叶、壳核的 5- 羟色胺释放也减少。

（4）遗传因素：有痴呆家族史的 PD 患者比没有痴呆家族史的 PD 患者更容易出现精神病性症状。有关遗传因素（基因多态性）与 PD 精神病性症状的关联研究正在进行中。尸检研究发现，PD 的视幻觉与 tau 蛋白 HINI 的基因型有密切关系。而载脂蛋白 E 基因的 ε4 等位基因是否是药物源性 PD 视幻觉的危险因素目前尚有争议。

2. 外源性因素　传统观点认为 PD 视幻觉是中脑边缘系统多巴胺 D3、D4 受体因药物治疗受到过度刺激造成的。几乎所有抗 PD 药物的使用或者加量均可引起幻觉，而药物减量后幻觉会有所改善。在多巴胺能药物中，多巴胺受体激动剂比左旋多巴更容易引起这些精神病性症状。不同的多巴胺能药物诱发精神病性症状的风险各不相同。培高利特具有较高的风险，普拉克索相比罗匹尼罗致幻觉的风险也较高。在其他抗 PD 药物中，司来吉兰、金刚烷胺、抗胆碱能药物、儿茶酚胺 -O- 转甲基酶抑制剂均可加重精神病性症状，甚至可加快其进展。

（五）诊断标准及评估方式

2007 年，美国国立神经病及卒中研究所、国立精神卫生研究所（NINDS/NIMH）制定了 PD 精神病性障碍的诊断标准。

1. 特征性症状　错觉、错误的存在性感觉、幻觉、妄想的症状中至少存在一项。

2. 初步诊断　符合英国脑库 PD 诊断标准。

3．精神症状的初发时间 标准 1 中所述的症状在 PD 发病之后才开始出现。

4．病程 标准 1 中的精神症状反复发生或者持续至少 1 个月。

5．排除其他原因 标准 1 中的症状不能以其他的病因解释，比如路易体痴呆、精神分裂症、情感分裂性的精神障碍、妄想症、伴有精神症状的心境障碍及其他常见的医学状态（如谵妄）。

6．伴随症状 伴或不伴自知力障碍；伴或不伴痴呆；是否经历过抗 PD 的治疗（规定的药物、手术及其他治疗），如果有伴随症状应详细描述。

在上述标准中，"错觉"和"错误的存在性感觉"不再是下属于幻觉的"小幻觉"，而是与幻觉并列的、独立的精神症状。同时，该标准认为 PD 精神病性障碍是继发于运动障碍之后，且一旦发生就会进行性加重的疾病，因此对症状的初发时间和持续时间作出了规定。从而为 PD 精神病性障碍的发病机制和临床治疗的研究划出了一条"起跑线"。但 NINDS/NIMH 的诊断标准并未提出评估患者精神病性障碍严重程度的方法。有研究者基于该标准，对现有的 12 个精神疾病量表进行评估后，推荐将简明精神病评定量表（brief psychiatric rating scale, BPRS）、NPI、阳性症状量表（schedule for assessment of positive symptoms, SAPS）、阳性和阴性精神症状评定量表（positive and negative syndrome scale, PANSS）作为首次评估的量表，将临床总体印象量表（clinical global impression scale, CGIS）作为评估 PD 精神病性障碍治疗效果的量表。BPRS 和 NPI 是经典的精神科用评定量表，虽然这两个量表并不包含对错觉和错误的存在性感觉症状的评定，对某些阴性症状的评价也可能会受到 PD 运动症状严重程度的影响，但国际运动障碍协会工作小组还是推荐将其用于 PD 精神病性障碍的初次评价。但没有任何一个现有量表可以囊括 PD 精神病性障碍的所有症状，量表中关于阴性症状的评定又会受 PD 运动障碍严重程度的影响。

二、谵妄

谵妄是一种以兴奋性增高为主的高级神经中枢急性活动失调状态，临床主要表现为意识模糊、定向力丧失、感觉错乱、躁动不安、语言杂乱。谵妄常伴随着幻觉的出现，尤以视幻觉为多，形象生动鲜明，也可有听幻觉、视物变形、幻想性错觉，也可有短暂片断的妄想，症状昼轻夜重，睡眠节律紊乱，事后不能回忆。有研究指出，PD 患者发生谵妄的可能性是正常人的 2.1 ~ 8.1 倍，而在接受左旋多巴治疗的 PD 患者中，谵妄的发生率为 5% ~ 25%。有研究证实，谵妄本身就是痴呆和运动障碍的危险因素。也见有 PD 精神病性症状反复发生意识模糊状态的个案报道。

（宁玉萍）

────────────── 参考文献 ──────────────

[1] DIEDERICH N J, FENELON G, STEBBINS G, et al. Hallucinations in Parkinson disease[J]. Nat Rev Neurol, 2009, 5(6): 331-342.

[2] ZAHODNE L B, FERNANDEZ H H. Pathophysiology and treatment of psychosis in Parkinson's disease: a review[J]. Drugs Aging, 2008, 25(8): 665-682.

[3] TRUONG D D, BHIDAYASIRI R, WOLTERS E. Management of non-motor symptoms in advanced Parkinson disease[J]. J Neurol Sci, 2008, 266(1-2): 216-228.

[4] GOLDMAN J G. New thoughts on thought disorders in Parkinson's disease: review of current research strategies and challenges[J]. Parkinson's Dis，2011，2011: 675630.

[5] FERNANDEZ H H, AARSLAND D, FENELON G, et al. Scales to assess psychosis in Parkinson's disease: Critique and recommendations[J]. Mov Disord, 2008, 23(4): 484-500.

第七节　睡眠障碍

1817 年，James Parkinson 在一篇关于"震颤麻痹"的文章中对帕金森病（Parkinson disease, PD）患者临床症状的描述中就写道："睡眠被严重干扰"，在疾病的晚期则伴随"持续睡眠，轻度的精神病性症状和极度疲惫的其他表现"。那时，人们普遍认为 PD 是一种运动障碍性疾病，PD 所伴随的睡眠问题却很少受到重视。随着近十年来研究进展及多导睡眠图（polysomnography, PSG）的应用，越来越多的 PD 患者因为睡眠问题就诊。睡眠障碍导致 PD 患者及家属的生活质量下降。目前，大部分研究认为 PD 睡眠障碍可能是 PD 潜在的临床早期生物学标志，睡眠障碍也可以作为神经变性疾病研究的方向之一。

一、流行病学

睡眠障碍与 PD 密切相关，由于入选标准及睡眠障碍种类的差异，PD 患者的睡眠障碍患病率存在一些差异。目前认为高达 84% 的 PD 患者存在睡眠障碍。但大多数研究采用患者主观评估，并没有利用多导睡眠图资料进行流行病学调查。

二、病理生理学

PD 患者的睡眠障碍由多种不同的因素引起，其中一些与疾病本身相关，而另一些则与治疗有关。PD 患者中存在显著的中脑边缘系统的多巴胺能系统以及中脑纹状体系统异常，这可导致睡眠 – 觉醒障碍。除了多巴胺能系统可以维持睡眠稳态以外，源于中缝背核的 5– 羟色胺能、源于蓝斑的去甲肾上腺素能、参与控制快速眼动睡眠期的脚桥核的胆碱能神经元均参与了睡眠的控制和调节，这些系统异常也可能导致 PD 患者的睡眠障碍。

三、主要的临床特征

（一）快速眼动睡眠行为障碍

快速眼动睡眠行为障碍（rapid eye movement sleep behavior disorder, RBD）是指患者在快速眼动睡眠（rapid eye movement sleep, REM）期躯体肌张力弛缓缺失，导致梦境中思想活动以动作的形式表现出来，并往往导致暴力或伤害的结果。RBD 潜在的病因仍然不清，可能是脑干环路和脑桥背盖背外侧的功能失调，在动物实验中刺激这些区域可诱发动物 REM 期产生肌张力增高。流行病学研究显示 RBD 与 PD、路易体痴呆等 α– 突触核蛋白病密切相关。RBD 发展为神经变性疾病的风险率尚无确切的数据，目前认为 5 年的风险为 20% ~ 45%，且随着随访时间增加而增加，12 年风险可高达 52.4%。原发性 RBD 患者 REM 期紧张性下颌肌电增高提示发展为 PD 的可能性高。26.2% ~ 58.3% 的 PD 患者合并 RBD。合并 RBD 的 PD 患者较不合并 RBD 的 PD 者病程更长、H-Y 分级更高，摔跤、症状波动、精神病性症状发生率更高、左旋多巴等效剂量更高。临床医生应该常规询问患者及家属 PD 疾病过程中 RBD 的出现及进展情况。目前国内已经有研究对快速眼动睡眠行为障碍筛查问卷（REM sleep behavior disorder screening questionnaire, RBDSQ）和筛查问卷香港版（REM sleep behavior disorder questionnaire-Hong Kong, RDQ-HK）进行了信效度检验，证实其对 RBD 筛查有较高的灵敏度。有条件医院可以进一步开展 PSG 监测。

（二）日间嗜睡和睡眠发作

在 PD 患者中，非睡眠呼吸异常引起的日间嗜睡是很常见的。29% ~ 50% 的 PD 患者出现频繁发生的睡眠周期，7% ~ 42% 的患者表现出类似于发作性睡病的睡眠发作。日间嗜睡的原因是多方面的：睡眠调节中枢紊乱，PD 特征性运动症状（夜间运动不能、震颤、强直、阵发性肌阵挛）、频繁夜间觉醒（夜尿、幻觉、RBD 导致）、多巴胺能类药物治疗、心肺功能异常和情绪（焦虑、抑郁）在一定程度上影响患者夜间睡眠状况。值得注意的是，多巴胺受体激动剂对早期新发 PD 患者的日间嗜睡影响较大。Epworth 嗜睡量表

（Epworth sleepiness scale, ESS）、斯坦福嗜睡量表（Stanford sleepiness scale, SSS）评分可评估 PD 患者日间睡眠情况。有条件的医院可以开展多次小睡实验和维持觉醒实验客观定量检测日间睡眠情况。

（三）失眠

失眠见于 60%～98% 的 PD 患者，而且较严重。失眠分为入睡困难、睡眠维持困难及早醒，晚期 PD 患者主要是睡眠维持困难，临床表现为频繁觉醒、睡眠破碎。睡眠中断的原因包括：慢波睡眠减少、在床上翻身困难、疼痛、药物的影响、肌张力障碍、昼夜节律紊乱及其他睡眠障碍疾病如睡眠呼吸暂停综合征、RBD、不宁腿综合征、周期性肢体运动。

（四）夜间周期性肢体运动和不宁腿综合征

不宁腿综合征（restless legs syndrome, RLS）是一种以强烈渴求肢体活动为特征的神经系统综合征，它通常伴有感觉异常，在安静时发生或加重，活动后减轻。RLS 常用的实验室诊断标准是周期性肢体运动，即不自主地出现节律性大踇趾伸展和踝关节背屈，偶尔膝关节和髋关节屈曲。PSG 中周期性肢体运动指数增高支持 RLS 的诊断。两者确切机制尚不清楚，可能与脑内多巴胺能、阿片及铁调节系统有关。PD 中脑边缘通路涉及睡眠 – 觉醒周期的某些方面，当双侧中脑、脊髓多巴胺能神经元功能异常时，导致感觉和运动症状。临床上可开展制动试验诊断、量化 RLS 觉醒中的感觉和运动表现，有较高的灵敏度和特异度。

（五）夜间呼吸障碍

夜间呼吸障碍在 PD 患者中很常见。约 71.8% 的 PD 患者表现为打鼾，约 20% 为睡眠呼吸暂停。疾病的发生在一定程度上与上气道肌肉的异常、呼吸肌力量下降所致的呼吸肌运动失调有关。虽然这些缺陷可能与肌强直和震颤的程度有关，但大剂量的左旋多巴也不能改善这些症状。声带功能异常所致的喘鸣和喉狭窄或闭塞也可能是夜间呼吸异常的原因，异常节律的呼吸模式一定程度模拟了睡眠呼吸暂停。与非 PD 患者比较，在相同的呼吸指数情况下，PD 患者的夜间氧饱和度下降较小。但 PD 疾病本身并不增加夜间呼吸障碍的风险。

（六）其他

约 40% 的 PD 患者会出现幻觉，尤其是住院患者。其危险因素包括：认知损害、痴呆、年龄大、病程长、疾病严重、抑郁及其他睡眠合并症。几乎所有的 PD 治疗药物都可能诱发或加重精神病性症状。若 PD 患者合并 RBD，其幻觉发生率可增加 3 倍。此外，夜尿作为另一种主要的非运动症状，出现在约 62% 的 PD 患者中。其发生机制是患者夜间尿量增加，膀胱容量减少，最终导致患者夜间睡眠破碎。

总体而言，睡眠障碍的发生随疾病进展而增加。各种睡眠疾病导致患者夜间睡眠结构紊乱，睡眠总时间和效率减少，日间困倦。PD 患者睡眠状况评估是 PD 整体评估的重要部分。最近，国际运动障碍协会提出利用 PD 睡眠量表（PD sleep scale, PDSS）和匹兹堡睡眠质量指数量表（Pittsburgh sleep quality index, PSQI）筛选诊断 PD 患者总体睡眠问题及评估其严重程度，在基本的睡眠量表基础上，加强睡眠监测的应用。

（沈赟　刘春风）

──────────── 参考文献 ────────────

[1] POSTUMA R B, GAGNON J F, ROMPRE S, et al. Severity of REM atonia loss in idiopathic REM sleep behavior disorder predicts Parkinson disease[J]. Neurology, 2010, 74(3): 239-244.

[2] SIXEL-DORING F, TRAUTMANN E, MOLLENHAUER B, et al. Associated factors for REM sleep behavior disorder in Parkinson disease[J]. Neurology, 2011, 77(11): 1048-1054.

[3] THOLFSEN L K, LARSEN J P, SCHULZ J, et al. Development of excessive daytime sleepiness in early Parkinson disease[J]. Neurology. 2015, 85(2): 162-128.

[4] RIJSMAN R M, SCHOOLDERMAN L F, RUNDERVOORT R S, et al. Restless legs syndrome in Parkinson's disease[J]. Parkinsonism Relat Disord, 2014, 20 (Suppl 1): S5-S9.

[5] DA SILVA-JUNIOR F P, DO PRADO G F, BARBOSA E R, et al. Sleep disordered breathing in Parkinson's disease: a critical appraisal[J]. Sleep Med Rev, 2014, 18(2): 173-178.

[6] HOGL B, ARNULF I, COMELLA C, et al. Scales to assess sleep impairment in Parkinson's disease: critique and recommendations[J]. Mov Disord, 2010, 25(16): 2704-2716.

第八节　自主神经功能障碍

帕金森病（Parkinson disease, PD）通常被认为是一种运动障碍性疾病，随着对其研究的深入，学者们发现，PD 患者除了典型的运动症状外，还表现出多种非运动症状（nonmotor symptoms, NMS），其中自主神经功能障碍（autonomic dysfunction）因其高发生率和高危害性，引起广泛关注。1817 年，James Parkinson 首次报道了 PD 患者的自主神经功能障碍症状。由于研究方法及样本人群的差异，其发生率为 14%～80%。PD 引起自主神经功能障碍的发病机制尚不明确，目前多数研究认为是由于神经元的广泛变性及路易体在下丘脑、迷走神经背核、交感及副交感神经节、自主神经丛等部位的异常沉积引起。

PD 的自主神经功能障碍严重影响患者的生活和生存质量、疗效和预后。本节也将从病因与发病机制、主要症状与临床表现、诊断等方面对 PD 的自主神经功能障碍各个症状分别进行细致的阐述，为 PD 诊治的临床工作提供帮助。

一、血压异常

PD 自主神经功能障碍所致血压异常较为常见。PD 患者的血压异常包括直立性低血压、血压节律改变（非杓型血压）、餐后低血压、血压变异性大等。

（一）流行病学

直立性低血压是 PD 患者自主神经功能障碍最常见的表现。已知的文献资料报道，PD 患者直立性低血压的发生率为 9.6%～58%，差异较大。目前大部分研究认为直立性低血压是 PD 的一个晚期并发症，但也有少数研究提示直立性低血压可出现于运动症状之前。关于 PD 患者血压节律改变及餐后低血压的发生率目前报道较少，有文献报道约 48% 的 PD 患者伴有非杓型血压，老年 PD 患者餐后低血压的发生率甚至较直立性低血压更高。伴有直立性低血压的 PD 患者更容易发生非杓型血压、餐后低血压、血压变异性大。

（二）发病机制

1. 肾上腺素能神经元变性　PD 除累及黑质、蓝斑外，其他部位如下丘脑背部、迷走神经背核、交感神经节、肾上腺髓质也受累。PD 患者直立性低血压的出现是由于心脏和心脏以外的去甲肾上腺素能神经元变性及动脉血管神经压力反射异常共同引起的。而这三个因素这也被认为是 PD 患者存在餐后低血压、血压变异性大、非杓型血压的原因。

2. PD 治疗药物因素　如左旋多巴可抑制肾素 - 血管紧张素 - 醛固酮系统，阻碍直立位时血管紧张素的释放；多巴胺受体激动剂抑制交感神经系统引起动静脉扩张、血压下降。但药物因素对 PD 血压异常的作用争议较大。

3. 餐后低血压发生机制　PD 患者存在交感神经功能失代偿，导致血管的舒张和收缩功能异常，餐后心率加快和血管收缩不明显，导致餐后低血压的发生。

4. 血压节律改变（非杓型血压）　目前认为，PD 患者中存在异常血压节律亦与自主神经功能障碍有关，但具体机制仍需进一步研究。有文献报道，PD 患者在夜间睡眠时因睡眠障碍导致肢体活动增多，可引起 PD 患者夜间交感神经兴奋，从而导致血压升高。

（三）临床表现

大约 20% 的直立性低血压患者会出现明显的临床症状。有症状者多在站立后几分钟内出现全身乏力、疲倦、发抖、焦虑等症状，严重时晕厥，卧位休息后症状逐渐缓解。有文献报道餐后低血压症状 65% 发生于早餐后，午餐和晚餐后也可发生。通常情况下，餐后 30 分钟~1 小时的血压下降最明显，但部分患者餐后血压最低点出现在餐后 2 小时。非杓型血压通常无明显临床症状。

1．大脑血流灌注不足症状　当血压下降值超过了脑血流自动调节范围时，患者会出现大脑血流灌注不足的症状。通常认为在平均动脉压低于 70mmHg，或收缩压/舒张压低于 90/60mmHg 时易发生。严重程度通常为早上最重，可能与夜间血管液体容量减少有关。常见的脑部症状主要有眩晕、视力障碍，包括视力模糊、黑矇、管状视野、盲点、短暂性黑矇及色觉障碍，有时可伴有意识障碍及认知障碍，甚至晕厥。这类患者的晕厥前很少有出汗、恶心等自主神经症状，恢复快，恢复后可能对发作过程并无记忆。

2．其他系统灌注不足的症状　肌肉灌注不足表现为枕骨下、颈肩部、臂部肌肉疼痛，腰背部或臀部肌肉痛；心肌灌注不足时部分患者会出现心绞痛；肾脏灌注不足表现为少尿等症状。

（四）相关检查及诊断

PD 患者中应用 24 小时动态血压监测可以明确 PD 患者是否存在病理性血压节律及异常的血压变化特点，方便易行。动态血压监测可监测 24 小时血压变化及用药、活动、用餐对血压的影响。

1．直立性低血压诊断标准　目前多采用 2015 年国际帕金森病和运动障碍协会提出的 PD 临床标准，直立位 3 分钟内，收缩压下降 ≥ 30mmHg 或舒张压下降 ≥ 15mmHg，为直立性低血压；而对伴有非杓型血压的患者来说，收缩压 ≥ 30mmHg 可能是一个更为准确的标准。

2．餐后低血压诊断标准　间隔 15~30 分钟测定餐前和餐后 2 小时内的血压（每 15~30 分钟测定 1 次，以最低血压值作为餐后血压），而 24 小时动态血压监测可能为一个更好的选择。诊断要符合下列 3 条标准之一：①餐后卧位或立位血压收缩压下降＞ 20mmHg；②餐前卧位或立位血压收缩压＞ 100mmHg，餐后收缩压＜ 90mmHg；③餐后卧位或立位血压下降未达到上述标准，但出现头晕、晕厥等大脑血流灌注不足的症状。

3．非杓型血压　人体正常血压在 24 小时内具有"双峰一谷"的昼夜节律，早晨

6～10时和午后3～7时处于较高水平，而夜间睡眠时，血压下降10%～20%。非杓型血压为夜间血压下降幅度与白天相比不足10%。而反杓型血压为夜间血压无下降甚至超过白天的血压。

4. 血压变异性　血压变异性为动态血压的标准差除以动态血压平均值所得的变异系数。患者需持续使用动态血压监测23小时以上，且有效数据＞80%。血压变异性增加可增加对血管壁的剪切力从而破坏血管，导致动脉粥样硬化发生发展。其与冠心病和脑卒中事件的关系密切，是独立于血压值外的血管危险因素。

二、心血管系统障碍

（一）流行病学

心血管自主神经功能障碍是PD的常见表现，增加了PD患者的死亡风险，但其在PD患者的发生率目前尚无大规模的流行病学研究报道。

（二）发病机制

PD患者在疾病早期即已出现自主神经系统（autonomic nervous system, ANS）功能障碍，交感神经系统（sympathetic nervous system, SNS）和副交感神经系统（parasympathetic nervous system, PNS）二者失衡，影响心脏功能的调节。PD伴有的心血管自主神经功能障碍至少存在三种机制，包括：①心脏交感去甲肾上腺素能神经元丢失；②心脏外去甲肾上腺素能失神经支配；③动脉压力感受性反射（arterial baroreflex, ABR）功能衰竭。

PD患者广泛的神经元丢失和路易体形成是ANS功能障碍的主要原因，并发生于临床症状出现之前。蓝斑、下丘脑背部、迷走神经背核等脑区损害，导致SNS和PNS同时受累。此外，PD患者可见椎旁交感神经节神经元丢失、SNS外周部分路易体形成、心外膜区组织酪氨酸羟化酶染色减少等病理改变。

另外，线粒体融合蛋白2，即心脏线粒体自噬的关键供能者与PTEN-诱导的肌酶1（PINK1）蛋白和Parkin蛋白之间存在相关性；PINK1-Parkin线粒体质量控制途径与PD和心脏功能均有关联。PD患者合并其他疾病（如糖尿病）和药物治疗（如司来吉兰、金刚烷胺、多巴胺受体激动剂、抗精神病药物）是继发性ANS功能障碍的常见原因。

（三）PD心血管ANS功能紊乱的临床表现

1. 一般临床表现　PD患者发生ANS功能衰竭最常出现直立性低血压，患者可出现与脑灌注不足有关的临床表现，包括眩晕、视力模糊、短暂性黑矇等，严重者出现意识障碍及认知障碍，甚至发生晕厥。部分患者出现少尿、乏力、运动不耐受等。

2．心脏电生理表现

（1）按心率校正的 QT 间期（corrected QT interval, QTc）延长：QTc 间期延长表示心脏复极延迟，通常与心律失常敏感性增高密切相关，严重时可诱发室性心律失常甚至猝死。PD 患者 QTc 延长并非器质性改变，而是由自主神经紊乱所致，与病情严重程度、直立性低血压及心脏变异率相关。

（2）心率变异性（heart rate variability, HRV）减低：HRV 是指连续出现的正常心脏搏动间期之间的微小变异，反映心脏 SNS 和 PNS 活性及其平衡协调关系的指标。正常心脏的迷走神经作用占优势，HRV 较大；而心脏 ANS 功能受损时，以迷走神经受损明显，表现为 HRV 降低。HRV 可以作为一个独立的心源性猝死危险性的预测指标。最近研究表明，HRV 降低与 PD 发病风险密切相关。而抗 PD 药物治疗、H-Y 分级以及体位改变不影响患者的 HRV。

（四）心脏自主神经功能检测方法

1．标准心血管自主神经功能试验（standard cardiovascular autonomic function test, SCFT）

（1）副交感神经功能试验：① Valsava 动作反应指数；②深呼吸时心率的变化（呼吸差）；③由卧位到立位心率的即刻反应。

（2）交感神经功能试验：握力试验的血压反应。

SCFT 检查不需复杂的设备，但一般认为灵敏度和特异度较差，且难以反映交感和副交感神经间的平衡情况。

2．直立倾斜试验（upright tilt test, UTT） UTT 能够引起交感 – 迷走神经张力及均衡性的变化，可以诱发晕厥，是诊断和评价血管迷走性晕厥和其他不明原因晕厥的"金指标"。目前临床应用的 UTT 主要有两种方案：基础倾斜试验和药物激发 – 倾斜试验（异丙肾上腺素多级递增直立倾斜试验）。

3．心率变异性（heart rate variability, HRV）分析 HRV 分析是一种敏感性高、无创性的心脏自主神经功能的定量检测方法，对多种恶性心律失常的预后判断和药物治疗效果分析有指导作用。目前临床常用的 HRV 分析方法有两种：时域分析法和频域分析法。

（1）时域分析法：是对一系列有关 RR 间期的数理统计指标。时域分析常用指标：① NN 间期标准差（standard deviation of normal-to-normal intervals, SDNN）：即全部窦性心搏 RR 间期（简称 NN 间期）的标准差，是衡量整体 HRV 大小的最直观指标。②每 5 分钟 NN 间期标准差（standard deviation of mean values for normal-to-normal intervals over 5 min, SDANN）。SDNN 与 SDANN 降低反映 HRV 中慢变化成分即交感神经活性增加。③ HRV 三角形指数（HRV triangular index）：NN 间期的总个数除以 NN 间期直方图的高度，用于评估心率总体变化的大小。④相邻 NN 间期差值的均方根（the square root of the mean square differences of successive NN, RMSSD）：RMSSD 降低反映 HRV 中快变化成分即迷走神经活性降低。

（2）频域分析法（频谱分析法）：是将心率变化信号经过计算机处理后得到功率谱图进行分析，可观察和分析交感神经和副交感神经各自的活动和平衡状态。频域分析常用指标：①低频功率（LF）：反映交感和迷走神经的双重活性，并与血管的压力感受反射作用相关；②高频功率（HF）：只反映迷走神经活性，主要受呼吸活动影响；③ LF/HF 比值：反映交感与副交感神经支配的平衡。PD 患者的 HF 和 LF 均比正常人增高，而以 LF 增高更为明显；而在多系统萎缩（multiple system atrophy, MSA）患者中 HF 和 LF 改变不明显，可用于 PD 和 MSA 的鉴别诊断。

4. 心脏交感神经影像　^{123}I– 间碘苄胍（^{123}I-metaiodobenzylguanidine, ^{123}I-MIBG）是一种假性神经递质，即去甲肾上腺素的类似物，可作为心肌肾上腺素能受体显像的示踪剂。利用 ^{123}I-MIBG 进行心脏闪烁成像或 SPECT 检查，研究发现，在心血管症状出现之前，PD 患者心脏的 MIBG 摄取减少，提示交感神经节后纤维损害，而多系统萎缩（multiple system atrophy, MSA）的患者中无明显交感神经节后病变。因此，^{123}I-MIBG 可用于早期检测 PD 患者的心脏功能及鉴别 PD 与 MSA。

三、排尿障碍

在 PD 患者的自主神经功能障碍中，排尿障碍是较为常见的一种表现，并对患者的生活质量有很大的影响。因此，及时对患者作出正确的诊断，并提供相对有效的治疗方法缓解临床症状，对改善病情和提高生活质量具有重要意义。

（一）流行病学

目前尚缺乏对 PD 排尿障碍流行病学的系统分析和报道。普遍的共识是 PD 排尿障碍的发生率与性别、年龄、病程及病情严重程度无相关性。

（二）发病机制

1. 排尿的生理过程　排尿是一个复杂的生理过程，正常的排尿过程依赖于排尿器官的结构和功能的完整。脊髓是初级排尿中枢，控制逼尿肌和尿道括约肌功能活动，也是联系膀胱、尿道和高级排尿中枢的中间桥梁。大脑皮质是排尿的高级中枢所在，可随意控制排尿过程。因此，所有损害皮质、皮质脊髓束和锥体外系的神经系统疾病如 PD、痴呆、多系统萎缩及脑干病变都能导致排尿障碍。

2. PD 患者排尿障碍机制　在脑干和大脑皮质有排尿的易化和控制中枢。PD 的病理改变主要是基底节及脑干等含色素的神经元变性、丢失，尤以黑质致密部多巴胺能神经元丢失最为显著。因此，PD 会引起排尿障碍。黑质致密部存在影响排尿的神经元，刺激该部位膀胱收缩受影响，这就合理地解释了 PD 排尿障碍中的刺激性症状。同时，实验证实多巴胺 D2 受体促进排尿反射，而 D2 受体抑制排尿反射。PD 的排尿障碍与 D1 受体功能低下有关。PD 引起梗阻症状的机制尚不十分明确，可能与排尿外括约肌协调不全，尿道括约肌活动不灵活或自主的骨盆肌肉功能紊乱有关。

（三）临床表现

1．刺激症状　主要表现为尿频、尿急及急迫性尿失禁，还有部分患者表现为夜尿症。尿频、尿急往往是患者最早出现的主要症状，50%～80% 的患者在诊断为 PD 的同时就存在这些症状。

2．梗阻症状　主要表现为尿不尽、尿线细、尿间断及排尿费力。而且有些患者常常合并有器质性膀胱出口梗阻，如前列腺增生等可导致排尿困难及尿潴留，也有一些患者进入病程中晚期，随着逼尿肌失代偿而出现排尿延迟、排尿费力及尿潴留等。

3．其他症状　一些患者有尿路感染。

上述症状中，通常以刺激症状为主，梗阻症状或梗阻与刺激症状并存少见。

（四）相关检查及诊断

PD 排尿功能障碍起病隐匿，多呈慢性进展过程，往往易被人们忽视。早期以膀胱刺激征为主要表现，但其常常被患者忽视或与其他老年疾病的症状相混。PD 排尿障碍的典型症状为尿频、尿急及急迫性尿失禁，此外还可伴有排尿困难、性功能障碍、排便状况不佳等症状。

1．尿动力学检查　对于评价患者的膀胱功能有重要作用。尿动力学的典型的表现是逼尿肌反射亢进。但是该表现常常被合并的相关疾病所掩盖。

2．残余尿测定　对于诊断 PD 排尿障碍有一定的意义。但目前没有统一的量化标准。

3．前列腺症状得分（international prostate symptom score, IPSS）评定　IPSS 最初用于测定前列腺肥大男性排尿障碍症状的严重性，后来逐渐应用于各种疾病引起的排尿障碍，也可测定和区分梗阻和刺激症状。

4．排尿日记评估　简便易行，在诊断中有意义，但需要患者大力配合。嘱患者在治疗前后详细记录排尿情况，以判定尿失禁程度及对治疗的反应等。

5．尿液检查　主要用于鉴别诊断。对急迫性尿失禁的病因学诊断有重要参考价值，还应根据情况进行尿常规、尿液分析、尿培养、细胞学检查及脱落细胞检查，排除泌尿或生殖系统炎症及尿路上皮肿瘤等疾病。

四、出汗异常和皮脂溢

（一）流行病学

　　早在 1888 年，Gower 首先描述了 PD 患者汗腺分泌异常的现象。1920 年，Cohen 报道了脑炎后帕金森综合征患者皮脂溢的病例。出汗异常在 PD 患者中的发生率可达 30%~50%。

（二）发病机制

　　发汗是一种反射性活动，其中枢位于下丘脑，在体温调节中枢附近。人体的汗腺主要接受交感神经胆碱能纤维支配，手掌、前额等处的汗腺也有一些受肾上腺能纤维支配的。PD 出汗异常和皮脂溢的发病机制目前尚未十分明确，目前主流观点认为可能与自主神经功能障碍及激素分泌异常相关。

　　1. 自主神经功能障碍　PD 病理改变路易体形成可能累及交感神经节和内脏神经丛及自主神经的节前纤维和节后纤维，造成交感神经通路的中枢部分损害，引起去神经支配的高敏状态，引起身体发汗功能异常。此外，PD 常合并神经精神方面的紊乱，如情绪障碍，可能造成交感神经活动紊乱，造成皮脂溢。

　　2. 内分泌功能失调　PD 患者多汗也可能与其内分泌失调相关，如昼夜生物节律的紊乱、激素水平的紊乱等等。另外，皮脂量受多种激素水平影响，包括雌激素、雄激素、催乳素、促黑素等。中脑多巴胺水平降低可导致 PD 患者促黑素抑制因子释放减少，从而导致促黑素水平上升，进而引起皮脂溢。

（三）临床表现

　　1. 出汗异常　PD 患者出汗异常的临床表现主要分为多汗症和少汗症。以躯干部和下肢的发汗功能低下为特征。而在上半身，尤其是颜面部和颈部，可能出现代偿性的发汗功能亢进。PD 患者出汗的特点为双侧不对称，且在疾病早期即可出现出汗异常的症状，可以成为 PD 早期诊断的线索之一。

　　2. 皮脂溢　皮脂溢的特点为患处皮脂分泌特多，使毛发油光，拭去后又复溢出。由于附着的尘埃与皮脂混杂，皮脂腺口常扩张或为脂肪栓所充塞，如用手指挤压，易挤出白色线性软脂。PD 患者皮脂溢程度与发生部位有关，严重程度从重到轻依次为前额、前胸、前臂，与皮脂腺的生理分布密度一致。

（四）辅助检查

　　1. 出汗异常的检测

　　（1）问卷法：通过问卷调查等方法对患者症状与体征进行评价，例如，可采用帕金森病自主神经症状量表（SCOPA-AUT）、帕金森病非运动症状评价量表（NMSS）等量表中出汗相关的题项对 PD 患者出汗情况进行评价。如患者在一天当中由于出汗而更换衣物≥ 1 次，则可判断该患者存在多汗症状。

（2）pH 检测法：可选用 pH 试纸，人类汗液的 pH 在 4 ~ 7.5 之间，此法较为简便。

（3）交感皮肤反应（sympathetic skin response, SSR）：SSR 或促汗皮肤反应常被作为较客观的评价 PD 患者自主神经功能的电生理检查方法。

（4）皮肤组织活检：PD 患者皮肤活检病理可见毛细血管、汗腺和竖毛肌周围的神经纤维的显著减少。

2. 皮脂溢的检测　皮脂测量仪法：受试者于试验前 6 小时内不得清洗皮肤及使用化妆品；然后恒温、恒湿条件下测量前额、双侧前臂及前胸皮脂量，每一部位测量 3 次，取平均值。若 PD 患者皮脂量＞ 220μg/cm^2，即存在皮脂溢。

五、性功能障碍

目前，PD 性功能障碍的研究主要是针对男性患者，对女性患者的研究较少。

（一）流行病学

性功能障碍是 PD 患者常见的症状。PD 患者性功能障碍的发生率较高，据报道，男性 PD 患者性功能障碍发生率约为 60%。Moore 等报道，PD 男性患者中存在勃起障碍的比例为 60.4%，明显高于同龄正常对照组 37.5% 的比例。另有报道，84% 的 PD 患者存在性欲下降，79% 的 PD 患者存在勃起功能障碍，87% 的 PD 患者得不到性高潮，55% 的 PD 患者出现性交次数减少。

（二）发病机制

PD 患者性功能障碍的病因和发病机制相当复杂，尚未得到充分认识，可能与以下几个方面有关：

1. 与自主神经系统功能失调密切相关　性兴奋的完成需要完整、自主的躯体神经系统调节。勃起反应中枢调控的整合部位在下丘脑内侧视前区。它接受来自蓝斑的感觉传入冲动、来自脑前区杏仁核近内侧的 α-2 肾上腺素能的抑制信号以及来自多巴胺能通路的刺激，并引起副交感神经兴奋，从而引起阴茎海绵体平滑肌、海绵体动脉松弛，使阴茎出现勃起反应。PD 的主要病理改变为黑质、下丘脑、迷走神经背侧核以及交感神经节等区域出现多巴胺能神经元大量丢失，同时伴有路易体形成。研究发现，多巴胺是控制性唤起、性交反射的中枢神经系统重要的神经递质，起着调节性活动过程的重要作用。PD 患者这些部位的病理改变，会影响多巴胺能神经元的正常功能，造成多巴胺分泌不足，破坏躯体神经系统调节性行为的正常神经介导，导致阴茎勃起正常调节受损，还会明显使性欲下降，出现性功能障碍。

2．与抑郁程度密切相关　抑郁是 PD 常见的非运动症状。抑郁可使 PD 患者的下丘脑 - 垂体 - 肾上腺轴的正常调节活动受到影响，从而导致机体促肾上腺皮质激素释放因子等激素水平变化，并可影响内啡肽和儿茶酚胺的分泌量，进一步引起神经系统功能紊乱，导致性功能障碍。同时，性功能障碍又会加重 PD 患者的精神压力和心理负担，进一步加重抑郁程度，形成恶性循环，导致病情加重，严重影响生活质量。

3．与运动症状密切相关　PD 患者的运动症状，如肌肉强直、运动迟缓、翻身困难等可能影响性生活的完成。

4．需考虑多方面的影响因素　人类性活动不仅有其生物学基础，还包括心理的、血管的、激素的和神经源性的因素等，还与生活方式、夫妻关系、情感状态、文化差异、认知水平、周围环境等因素密切相关。另外，部分抗抑郁药、单胺氧化酶抑制剂和降压药物均可能损害性功能。

（三）临床表现

男性 PD 患者性功能障碍的临床表现包括：性欲亢进、性欲减退、勃起功能障碍等。性功能正常男性的性交过程包括性欲的唤起、阴茎勃起、插入阴道、阴茎持续勃起和射精。此过程中的任何一个环节出现问题，均称为性功能障碍。性功能障碍的诊断，根据世界卫生组织发布的《国际疾病分类》第 10 版：①无法参与本人希望的性生活；②性功能障碍反复出现，但有时却没有发生；③性功能障碍持续时间＞6 个月；④排除其他影响性功能障碍的生理疾病、药物作用等。符合 1 项者即可确诊。

女性患者性功能障碍的表现多为阴道干燥及达到性高潮困难。

（四）辅助检查

1．体格检查　应进行第二性征检查，如说话的声调、肌肉发达程度、毛发的分布等。望、触诊可查出男性乳房女性化的患者。神经系统检查包括直肠括约肌张力的检查和肛周感觉功能检查。球海绵体肌反射可反映阴部神经和骶骨弧的完整性。

2．实验室检查　包括总睾酮和游离睾酮的测定，泌乳素检查，以及血清前列腺特异性抗原（PSA）检查等。有助于明确病因及鉴别诊断。

（罗晓光）

———————————— **参考文献** ————————————

[1]　LOW P A. Prevalence of orthostatic hypotension[J]. Clin Auton Res, 2008, 18(suppl 1): 8-13.

[2]　STUEBNER E, VICHAYANRAT E, LOW D A, et al. Twenty-four hour non-invasive ambulatory blood pressure and heart rate monitoring in Parkinson's Disease[J]. Front Neurol, 2013, 4: 49.

[3]　FREEMAN R, WIELING W, AXELROD F B, et al. Consensus statement on the definition of orthostatic hypotension, neurally mediated syncope and the postural tachycardia syndrome[J]. Auton Neurosci, 2011, 161(1-2): 46-48.

[4]　ALONSO A, HUANG X, MOSLEY T H, et al. Heart rate variability and the risk of Parkinson disease: The Atherosclerosis Risk in Communities study[J]. Ann Neurol, 2015, 77(5): 877-883.

[5]　PEREZ-LLORET S, REY M V, CRISPO J, et al. Risk of heart failure following treatment with dopamine agonists in Parkinson's disease patients[J]. Expert Opin Drug Saf, 2014, 13(3): 351-360.

[6]　HIRAYAMA M. Sweating dysfunctions in Parkinson's disease[J]. Neurol, 2006, 253(7): Ⅶ42- Ⅶ47.

[7]　SAKAKIBARA R, KISHI M, OGAWA E, et al. Bladder, bowel, and sexual dysfunction in Parkinson's disease[J]. Parkinson Dis, 2011, 2011: 924605.

[8]　KLEITZ-NELSON H K, DOMINGUEZ J M, BALL G F. Dopamine release in the medial preoptic area is related to hormonal action and sexual motivation[J]. Behav Neurosci, 2010, 124(6): 773-779.

第九节　感觉障碍

在帕金森病（Parkinson disease, PD）非运动症状中，感觉障碍为常见症状之一，甚至成为部分患者的主诉。PD 感觉障碍主要包括疼痛、嗅觉障碍、视觉异常等。

一、PD 痛觉障碍

在众多非运动症状中，疼痛及感觉异常可出现于病程的各个阶段，甚至发生在运动症状出现之前数年。流行病学数据显示，PD 疼痛患病率达 40%～83%，明显高于同年龄对照组疼痛的患病率（8%～62.8%）。PD 患者的疼痛症状一直未受到足够的重视，治疗率较低，严重影响了患者的生活质量。

（一）发生机制

至今 PD 相关疼痛的机制还未明确。Braak H 等在内侧疼痛系统组成部分的蓝斑 – 蓝斑复合区域和丘脑内侧的一些核团观察到了路易体。Herrero MT 等指出黑质纹状体神经元的损害增强了丘脑底核、苍白球内侧部、黑质网状部的神经活动，这些区域的过度活动导致外侧丘脑区活性的过度抑制，从而导致中枢性疼痛的发生；此外，外侧丘脑功能的抑制会降低 PD 患者对疼痛的定位功能。

一项应用经皮感觉神经检测仪评估 PD 患者各个传入纤维亚组疼痛和感觉阈值的研究发现，PD 患者正中神经感觉受损，痛觉耐受阈值显著下降，且伴发疼痛的 PD 患者其双手痛觉耐受阈值下降更为明显。

以上研究结果提示 PD 患者疼痛的发生机制复杂，中枢和周围神经系统都参与了发病过程，除多巴胺能以外，5- 羟色胺等其他神经递质也参与其中。

（二）疼痛部位分布、危险因素、临床分类及评估

PD 患者的疼痛部位主要分布在四肢、肩背部、腰部及头颈。有研究报道下肢痛最常见，其次是上肢痛，再次是颈肩痛，背痛的发病率最低。一些研究报道，PD 患者伴发疼痛的危险因素有女性、疾病严重程度、抑郁、异动症，但不同的文献得到的结论存在差异，原因与研究的样本量较小、患者选择偏倚、自评数据收集有关。

PD 疼痛的分类方法比较多，Ford B 根据疼痛性质及可能的病因，提出了 PD 疼痛的五分类法，目前应用较广泛，即：骨骼肌疼痛、运动障碍性疼痛、中枢性疼痛、根性疼痛、静坐不能或坐卧不安导致的疼痛，但是仍有一些疼痛很难归类在其中。

临床上医生通过患者自己对疼痛的描述及各种评分量表来评估 PD 疼痛，主要集中于对疼痛强度、发生频率及持续时间的评价，常用视觉模拟评分法（visual analogue scale, VAS）、疼痛简明记录表（brief pain inventory, BPI）、疼痛绘图、健康调查量表 36（short-form 36）等。

目前，对于识别并评估多种性质及类型的 PD 相关疼痛，并没有专门的有效量表。针对这一现状，Chaudhuri 等设计了首份专门的 PD 疼痛量表——King's 帕金森病疼痛量表（King's Parkinson's disease pain scale, KPPS），并通过开放的多中心横断面调查验证了其有效性和可靠性。在此量表中，PD 疼痛被分为七大类，每大类中有 1 ~ 3 种疼痛类型，包括"关期"肌张力障碍疼痛、与肌张力障碍无关的其他"关期"疼痛、肌肉骨骼痛、神经根性疼痛、中枢性疼痛、药物治疗引起的肢体肿胀痛、下腹部不适、不宁腿引起的疼痛，也囊括了看似与 PD 无关的关节痛。

二、PD 嗅觉障碍

嗅觉功能障碍是 PD 主要的非运动症状之一，且在运动症状出现前多年即可存在，其对于疾病早期诊断甚至临床前诊断有一定意义，近年来已引起人们的广泛关注。研究发现，嗅觉功能障碍的发生率远高于静止性震颤的发生率，且超过其他主要运动症状的发生率。

（一）嗅觉障碍与 PD 的关系及其特点

1975 年，Ansari 等首次报道了 PD 患者存在嗅觉功能损害，此后越来越多的研究表明 PD 患者存在嗅觉障碍。研究显示，有 90% 的 PD 患者表现有不同程度嗅觉功能减退，而且绝大多数患者的嗅觉障碍可在运动障碍发生前 5 年内、甚至更早的时间出现。对于确诊为 PD 的患者，它可作为一个敏感的标志物。一项对 361 例 PD 患者的一级亲属的研究显示，嗅觉受损者比不存在任何嗅觉障碍的人更有可能发展为 PD。另一项小型研究发现，有部分特发性嗅觉减退患者在 4 年后发展为 PD。这一现象可以用 Braak 分期所解释。因此，在运动症状出现前，非运动症状（如嗅觉障碍）有助于 PD 的早期诊断和早期识别临床前期 PD 患者，对治疗及预后有重要意义。

PD 嗅觉障碍主要表现为气味察觉、气味识别、气味辨别及气味记忆与再认能力的全面受损，但这几个部分的损伤并不完全一致，且幻嗅及嗅觉倒错发生率较低。有研究发现，75% 的 PD 患者出现嗅觉察觉阈值的改变，有 90% 的患者出现嗅觉识别阈值改变，嗅觉识别阈值升高较察觉阈值更为明显。PD 的运动症状多以单侧起病，但其嗅觉障碍通常是双侧的，程度较重，且存在性别差异，通常男性较女性更为严重。

另外，PD 嗅觉障碍还受遗传、年龄、认知、吸烟、病毒感染及外伤等多种因素的影响。有调查研究表明，吸烟不仅可以降低 PD 的发病率，而且与不吸烟的 PD 患者相比，有长期吸烟史的 PD 患者的嗅觉功能更好，提示吸烟可能对 PD 患者的嗅觉系统有保护作用。日本学者研究发现嗅觉减退与脑代谢下降有关。

（二）PD 嗅觉障碍的发病机制

目前，关于 PD 嗅觉障碍的发生机制仍不是很清楚，可能与遗传易感性、性别、年龄老化、α- 突触核蛋白异常聚集、tau 蛋白相关的神经原纤维缠结、神经递质异常、炎症反应及环境等多种因素有关。有研究认为，PD 疾病本身使嗅觉系统更易受到病毒、纳米粒子、金属阳离子、农药等因素的侵害，这些致病因子经嗅丝进入脑内，通过改变神经胶质细胞或其他细胞继发性地破坏嗅觉通路，并引起中脑黑质及多巴胺能神经元的变性坏死，进而导致 PD 相关运动症状。

另有假说认为，嗅觉障碍是神经系统变性过程的一部分，由于中枢神经系统变性逆行性进展，鼻腔上皮和嗅球等部位的细胞变性首先发生，逐渐进展累及中脑黑质。解剖学研究发现，PD 患者的嗅球及杏仁核、嗅皮质等相关核团，都存在 α– 突触核蛋白包涵体和神经纤维的聚集，但在嗅上皮尚未发现 α– 突触核蛋白的相关病理变化，表明 PD 患者的嗅觉障碍主要与中枢嗅觉通路有关。

（三）嗅觉功能的检测方法

大部分的嗅觉障碍可以通过详细的病史、体检及硬质鼻内镜检查诊断，而嗅觉测试可以提供客观的嗅觉障碍严重程度的信息。但目前嗅觉功能的检测方法及评定标准国内外尚无统一的标准，现在大体可分为主观嗅觉检测和客观嗅觉检测两大类。

1. 主观嗅觉检测　即嗅觉心理物理学测试，是临床上最常使用的嗅觉功能评估方法，是对嗅觉感受功能的定量的主观测试。临床上应用最多的是嗅觉察觉阈值测试和识别阈值测试，目前主要的嗅觉心理物理学测试方法有以下几种：

（1）宾夕法尼亚大学嗅觉识别试验（university of Pennsylvania smell identification test, UPSIT）：通过该测试可以将个体的嗅觉功能分为嗅觉正常、嗅觉轻度下降、嗅觉中度下降、嗅觉重度下降、嗅觉丧失或伪失嗅 6 类。

（2）跨文化嗅功能测试（cross cultural smell identification test, CC-SIT）：由 Doty 等人在 UPSIT 基础上改良，筛选出包含中国在内的各国文化都比较熟悉的只含 12 种气味的简易嗅觉识别测试，有效地缩短了检测时间，又称 B-SIT（brief smell identification test）。

（3）T & T 嗅觉计测试（T & T alfactometer test）：日本第一个标准化的嗅觉仪，以 Toyota 和 Takagi 命名，故为 T & T 嗅觉仪，它是以嗅素稀释倍数作为定量分析依据的比较典型的嗅觉检查方法。根据测试得到的识别阈均值结果进行嗅觉减退的程度分级，可划分为正常、轻度嗅觉减退、中度嗅觉减退、重度嗅觉减退、嗅觉丧失 5 个级别。

（4）Sniffin Sticks 测试：由德国的 Kobal 和 Hummel 研制，嗅棒气味识别能力测试由 3 套可重复使用的、不同浓度的正丁醇水笔组成，分别反映嗅觉阈值、气味辨别值及气味识别值，具有携带方便、稳定性好、耗费低，可多次使用等优点。

（5）五味试嗅液测试：为中国半导体研究所 1992 年研制的方法，选用醋酸、醋酸戊酯、薄荷醇、丁香酚、3– 甲基吲哚作为基准测嗅液，以溶剂按照 10 倍重量浓度稀释，配制 5 个不同浓度数量级，可以从嗅觉察觉阈值和识别阈值两方面进行检测。

（6）康乃狄克化学感觉临床研究中心（connecticut chemosensory clinical research center, CCCRC）嗅功能检查法：包括阈值测试和识别测试，阈值测试以正丁醇为嗅素，连续稀释 11 次后进行检测。识别测试选用婴儿粉、巧克力、肉桂、咖啡、樟脑丸、花生酱、象牙肥皂 7 种嗅物测试嗅神经功能，另用烈性吸入剂（vicks vaposteam）测试三叉神经功能。缺点是测试时间长，受试者容易产生嗅觉疲劳，影响实验的准确性，并且测试费用较高。

2. 客观嗅觉测试　是指受试者接受气味刺激后被记录到的相关电生理变化。目前最具代表性的客观嗅觉检测研究是嗅觉事件相关电位（olfactory event-related potentials, OERP），由气味剂刺激嗅黏膜，应用计算机叠加技术，在头皮特定部位记录到的特异性脑电位，为一项客观、敏感的电生理指标。但因其操作设备的复杂性、对技术的高要求，目前主要用于实验研究，临床上并未普及，故而迄今为止较为系统地描述 PD 患者 OERP 变化规律的报道较为少见。有研究显示，PD 患者的 OERP 潜伏期延长甚至检测不到，从电生理角度支持了 PD 患者存在嗅觉障碍。

近几年嗅觉的影像学检查也开始受到重视，主要包括嗅觉系统结构影像学和嗅觉功能影像学。有功能磁共振成像（fMRI）的研究发现具有嗅觉障碍的 PD 患者存在海马和杏仁核区神经兴奋性的下降。另外，还有研究发现 PD 患者小脑的扩散指标异常与气味识别阈值之间存在显著相关性。利用 ^{99} 锝标记多巴胺转运体（^{99}Tcm TRODAT-1）进行单光子发射计算机断层成像（SPECT）检查发现纹状体与壳核多巴胺转运体摄取及 UPSIT 得分相关，证明多巴胺转运体影像学异常可反映 PD 早期嗅觉功能。

（四）PD 嗅觉检测的意义

目前 PD 的诊断仍为临床诊断，主要基于患者临床症状和体征，但是当临床上运动症状出现时，患者黑质多巴胺能神经元已减少 50% 以上，纹状体多巴胺水平已降低 70%~80%。而且单纯依靠运动症状很难作出准确的早期 PD 诊断，虽然，SPECT、正电子发射断层成像（PET）和磁共振成像等技术的出现，为 PD 的早期诊断提供了客观依据，但其临床应用受限。而嗅觉检测是一项简单、省时、无创、耗费低的检测方法，且研究发现，嗅觉测试在区分 PD 患者与对照人群时的效能等同，甚至优于多巴胺转运蛋白的 SPECT 检查。因此，在运动症状出现前进行嗅觉检测可以有助于 PD 的早期诊断，对于及早开展 PD 的神经保护治疗及预后有重要意义。

常规 PD 检测手段与嗅觉功能检查结合，可以明显提高 PD 诊断的灵敏度和特异度。将嗅觉测试与经颅脑超声多普勒结合对 PD 患者进行评估，其诊断的灵敏度、特异度和阳性率均得到提高，提示两者结合不仅有利于提高 PD 早期诊断的准确性，而且可与特发性震颤等相似疾病进行鉴别。

现已有大量研究表明 PD 患者嗅觉障碍和认知功能存在相关性，定期进行嗅觉测试对于出现轻度认知功能改变时的处理具有潜在的重要临床价值。

对 PD 患者进行嗅觉障碍的评估还有助于 PD 的鉴别诊断。PD 的早期诊断困难，容易与多系统萎缩（multiple system atrophy, MSA）、进行性核上性麻痹（progressive supranuclear paralysis, PSP）、皮质基底节变性（corticobasal degeneration, CBD）、特发性震颤（essential tremor, ET）、血管性帕金森综合征（vascular parkinsonism, VP）和阿尔茨海默病（Alzheimer disease, AD）等疾病相混淆。目前的研究结果在一定程度上已经达成共识，即 90% 的 PD 患者有嗅觉功能异常，且受损程度比较重，而在 MSA、CBD、PSP、PDS 患者中一般无或仅有轻度嗅觉功能异常，ET、VP 患者通常无嗅觉障碍。大量研究表明 AD 和 PD 在嗅觉察觉阈、辨别能力和识别能力方面具有相似的改变，说明二者的嗅觉结构有相似的病理变化。嗅觉减退还存在于亨廷顿病、Pick 病、肌萎缩性侧索硬化等神经系统变性疾病中，但其受损程度较之 PD 通常比较轻。综上所述，嗅觉检测不仅有助于 PD 早期诊断，而且在 PD 的鉴别诊断中亦占有重要作用。

三、PD 视觉障碍

视觉功能障碍作为 PD 患者认知障碍的一种，被认为可以先于全面认知功能减退而较早地出现在 PD 患者中。PD 患者在日常生活中出现反复跌倒，不能很好地操作轮椅和穿衣失用等情况，除了与运动症状有关外，视觉障碍亦参与其中，它会影响患者更新和判断不断变化的物体或自身与外界空间之间关系的能力。

视觉相关症状是 PD 患者一类常见的非运动症状，具有多种表现形式。尚未接受治疗的早期 PD 患者，即已存在泪液分泌异常、眼睑炎、眨眼频率及幅度减小导致的眼球表面易激惹症状。Sartueei 等运用图形视网膜电图对 PD 患者进行测定，结果发现图形视网膜电图波幅降低；Bodis-wollner 等证实 PD 患者视网膜多巴胺能通路的变化可致视觉诱发电位（visual evoked potential, VEP）延迟，左旋多巴可改善 VEP，多巴胺受体阻滞剂则可致视功能下降；尸检证实患者视网膜内多巴胺及高香草酸浓度均降低。另外，研究发现，PD 患者视觉事件相关电位 P300 波及大脑枕叶代谢异常。

（一）视幻觉

PD 患者视幻觉中呈现的影像内容是多变的，可为人、动物、建筑物或其他影像。视幻觉的发生率为 25%～37%，其在非痴呆的患者中并不常见。PD 患者发生视幻觉的危险因素有年龄较大、病程较长，认知功能损害、自主神经功能损害和睡眠障碍。

对视幻觉发病机制研究的代表性观点认为：视幻觉与视功能受损、药物副作用、认知障碍、抑郁、睡眠障碍和病程相关。PD 患者视力下降是引起患者发生视幻觉的危险因素。其机制可能是由于低视力引起视觉传导通路上出现异常刺激信号，进而导致视幻觉的发生。还有研究认为，受损的视觉通路影响视幻觉患者图像认知功能。最近对大脑皮质静息态 fMRI 研究为视幻觉的发生机制提供了更多证据。PD 患者注意功能的网络激活异常，导致皮质视觉信息处理的改变。PD 患者外周的视觉信息传导亦存在受损。

（二）视空间功能障碍

视空间功能障碍是指对于空间信息的分析和整合能力受损而引起的空间知觉障碍和空间行为障碍。PD 患者常见的视空间功能障碍表现为线方向判断障碍、偏侧忽视、面容识别障碍、视觉整体及局部认知障碍、视空间记忆障碍。视空间障碍可能与视觉感知障碍有关，后者可引起患者对空间的判断出现异常。但也有人认为视空间障碍可能与视空间的工作记忆子系统受损有关，后者可使患者不能利用储存在子系统的信息而难以执行复杂的视空间任务。

另有学者则认为视空间障碍可能与基底节 – 丘脑 – 皮质环路（包括背外侧额前皮质及后顶叶）异常有关。最近的研究表明，轻中度的 PD 由于存在着视网膜、皮质下及皮质水平的多神经元系统的变性，导致视功能的下降，从而影响基本感觉功能、视感觉及认知。临床、电生理及功能影像学的研究表明，在 PD 的视网膜上多巴胺能细胞出现异常，PD 的后脑皮质区（枕叶、顶叶及部分的颞叶）出现代谢活动减弱。

（三）神经电生理学检测

VEP 可用于检测视觉传导异常。中枢神经系统存在多种神经递质。多巴胺递质主要分布于脑内的黑质和纹状体，也可见于视网膜的丛间细胞，其功能是参与视觉传导，患者由于产生和释放多巴胺递质减少，引起视网膜的视神经细胞功能障碍，视觉传导受到影响，从而使 VEP 发生改变，表现为 P100 延长。

VEP 是大脑皮质枕叶区对视刺激发生的电反应，是代表视网膜接受刺激，经视路传导至枕叶皮质而引起的电位变化，能提示视觉径路的传导阻滞。VEP 可以反映从视网膜至枕叶皮质整个视觉通路的功能情况，视觉通路任何位置的影响都可以在 VEP 中表现出来，VEP 主要有 N75、P100 和 N135 三个主要波。P100 波因其波形稳定、可重复性高，其潜伏期及波幅的改变已经成为临床上诊断视路疾病及评价治疗效果的重要客观指标。

（四）光学相干断层成像检测

光学相干断层成像（optical coherence tomography, OCT）可用于检测视网膜神经纤维层厚度的异常。研究发现 DA 能神经元不仅存在于中脑黑质中，也存在于视网膜网间细胞、无长突细胞及神经节细胞内，它们不仅参与光信号的传播，将光信号传递给视网膜神经细胞，进行整合后传入视觉中枢，而且还可以为视网膜神经节细胞提供营养，促进视网膜神经节细胞的生长和发育，为视觉传导提供帮助。随着视网膜细胞中的 DA 能神经元的减少，视网膜神经节细胞逐渐凋亡，最终导致视网膜神经纤维层（retinal nerve fiber layer, RNFL）厚度的减少，应用 OCT 可以记录 RNFL 厚度的变薄。

2004 年，有研究者报道了 OCT 在 PD 领域的相关结果。该研究分析了 10 例 PD 患者，最终发现 PD 患者 RNFL 下象限的厚度较健康正常人显著变薄。他们同时对 5 名患者进行视野检测，发现视敏度显著下降，与观察到的 RNFL 丢失相一致。然而并没有发现 RNFL 厚度与病程相关。Altintas 等报道，分析患者的 OCT、VEP 及 UPDRS 评分后，发现平均视网膜神经纤维厚度及平均黄斑体积在 PD 人中均显著下降，还发现视网膜神经厚度与 PD 患者 UPDRS 评分相关，即与 PD 的严重程度相关。

四、总结

感觉障碍在 PD 患者中的发生率比较高，也是重要的非运动症状之一，其在疾病早期即可出现，因缺乏有效的治疗，严重影响患者的生活质量。目前，PD 相关疼痛、嗅觉障碍、视觉障碍的病理、生理机制有待进一步研究；今后需要更多有关 PD 感觉障碍的大样本随机对照临床试验，以探索 PD 患者感觉障碍的机制、指导临床 PD 感觉障碍患者的治疗，提高 PD 患者的生活质量。

（罗蔚锋　毛成洁）

参考文献

[1] BROEN M P, BRAAKSMA M M, PATIJN J, et al. Prevalence of pain in Parkinson's disease: a systematic review using the modified QUADAS tool[J]. Mov Disord, 2012, 27(4): 480-484.

[2] CURY R G, GALHARDONI R, FONOFF E T, et al. Effects of deep brain stimulation on pain and other nonmotor symptoms in Parkinson disease[J]. Neurology, 2014, 83(16): 1403-1409.

[3] DEFAZIO G, TINAZZI M, BERARDELLI A. How pain arises in Parkinson's disease?[J]. Eur J Neurol, 2013, 20(12): 1517-1523.

[4] CHEN Y, MAO C J, LI S J, et al. Quantitative and fiber-selective evaluation of pain and sensory dysfunction in patients with Parkinson's disease[J]. Parkinsonism Relat Disord, 2015, 21(4): 361-365.

[5] KASS-ILIYYA L, KOBYLECKI C, MCDONALD K R, et al. Pain in multiple system atrophy and progressive supranuclear palsy compared to Parkinson's disease[J]. Brain Behav, 2015, 5(5): e00320.

[6] PONT-SUNYER C, HOTTER A, GAIG C, et al. The onset of nonmotor symptoms in Parkinson's

disease (the ONSET PD study) [J]. Mov Disord, 2015, 30(2): 229-237.

[7]　SHARER J D, LEON-SARMIENTO F E, MORLEY J F, et al. Olfactory dysfunction in Parkinson's disease: Positive effect of cigarette smoking[J]. Mov Disord, 2015, 30(6): 859-862.

[8]　LUCASSEN E B, STERLING N W, LEE E Y, et al. History of smoking and olfaction in Parkinson's disease[J]. Mov Disord, 2014, 29(8): 1069-1074.

[9]　TAKEDA A, BABA T, KIKUCHI A, et al. Olfactory Dusfunction and Dementia in Parkindon's Disease[J]. J Parkinsons Dis, 2014, 4(2): 181-187.

[10]　ONOFRJ M, TAYLOR J P, MONACO D, et al. Visual hallucinations in PD and Lewy body dementias: Old and new hypotheses[J]. Behav Neurol, 2013, 27(4): 479-493.

第十节　疲劳

疲劳（fatigue）是较为常见的帕金森病（Parkinson disease, PD）非运动症状，对患者的生活质量影响很大，但患者和医生对这一症状认识都存在不足，在 20 世纪 90 年代之前 PD 患者的疲劳症状鲜见报道，广泛使用的统一帕金森病评定量表（UPDRS）就没有将疲劳症状列入其中。目前对 PD 疲劳的研究还处在初级阶段，例如 PD 疲劳还缺乏公认的定义，也无统一评价工具，有关疲劳的发生机制尚不明确，也缺乏有效的干预治疗措施。本节就 PD 疲劳研究现状及存在的问题作一介绍。

一、PD 疲劳症状的概念

由于疲劳依赖于主观感受，不同个体对疲劳现象的表述各式各样，包括劳累感、衰弱感、筋疲力竭感、精力不济等，因此难以准确定义。疲劳评估成套量表（fatigue assessment inventory, FAI）中将疲劳定义为"一种劳累、精力不足或全身心精疲力竭感"。PD 相关的疲劳现象描述存在多种术语，如主观性疲劳、中枢性疲劳、精神疲劳、躯体疲劳、周围性疲劳、慢性疲劳等，由此导致有关 PD 疲劳研究结果难以评价比较，严重制约了对该症状的深入认识。

依据分类标准的不同，目前疲劳症状的分类有多种方法，如根据症状持续时间分急性疲劳（数小时~数天）和慢性疲劳（6 个月以上）。根据病因分为生理性疲劳和病理性疲劳。生理性疲劳指持续性运动过程中最大肌力生成能力随时间逐渐降低，通常表现为最大随意运动收缩力下降，不一定伴有主观疲劳感。病理性疲劳依据特点不同分为中枢性疲劳和周围性疲劳两大类。中枢性疲劳（central fatigue）又称主观疲劳（subjective fatigue），是一种需要中枢神经系统参与才能感受的疲劳，其特点是在无明显认知功能障碍及运动障碍的情况下，患者难以启动及维持需要主观能动性参与的精神活动或躯体活动任务。中枢性疲劳不仅见于中枢神经系统疾病，也可见于周围神经系统疾病及自主神经系统疾病。中枢疲劳可进一步分为精神疲劳（mental fatigue）和躯体疲劳（physical fatigue）。精神疲劳被认为是在启动或维持执行精神活动任务时注意力难以集中、感到费力。躯体疲劳指执行随意运动任务时躯体疲乏不振、肢体乏力，但这种乏力并非真正肌无力，如果患者强迫自己努力仍能完成期望的运动任务。PD 患者的精神疲劳与躯体疲劳并不平行，提示两者涉及的机制不尽相同。周围性疲劳（peripheral fatigue）指肌肉长时间反复收缩后力量下降，属于客观疲劳，有人用肌肉疲劳（muscle fatigue）、躯体易疲劳性（physical fatigability）等类似术语描述这一疲劳现象。周围性疲劳常见于重症肌无力、类重症肌无力综合征、肌病等，PD 也可见到周围性疲劳现象。让患者执行重复对指动作或实验室耐力测试可以客观评价肌肉易疲劳性。

二、PD 疲劳的流行病学

文献报道的 PD 患者疲劳发生率为 33% ~ 58%，显著高于正常对照人群，且疲劳程度更严重。由于不同研究对疲劳的定义存在差异，采用的量表工具及调查侧重点不一致，加之调查对象差异，不同研究结果存在差异。在 ELLDOPA 临床试验中，未接受药物治疗且无痴呆、无抑郁的 PD 患者有 1/3 具有疲劳症状。美国的一项研究结果显示，1/3 的 PD 疲劳患者认为疲劳是所有症状中致残性最大的症状，58% 的患者认为疲劳是致残性最大的三项症状之一，67% 的患者报告患 PD 后疲劳症状的严重程度超过发病前所经历的疲劳症状。

关于疲劳与人口学特征及其他 PD 症状的相关性，多数研究认为疲劳与性别、年龄无相关性，与抑郁、睡眠障碍有一定相关性，疲劳与生活质量降低相关。疲劳与运动症状之间的关系存在争议，有研究认为疲劳与运动症状无相关性，但有些研究认为 PD 运动症状较重的患者疲劳发生率及严重程度更高，Hagell 等认为 PD 疲劳与步态、平衡障碍有关而与肢体症状无关。疲劳症状同样见于无抑郁、痴呆、嗜睡的 PD 患者。

关于疲劳与 PD 病程的关系报道较少。疲劳症状可在疾病早期出现，Hagell 等报道，38% 的 PD 患者在运动症状出现之前已有疲劳症状。挪威一项研究对一组 PD 患者的疲劳症状进行了 8 年随访，35.7% 的 PD 患者在研究开始时有疲劳症状，4 年和 8 年后疲劳发生率分别达到 42.9% 和 55.7%，具有疲劳症状的患者中 56% 的疲劳症状几乎持续存在，其余为间歇性疲劳。一项小样本长期随访研究显示，初始有疲劳症状的 PD 患者 9 年后多数仍然有疲劳症状，且疲劳随着病情进展而加重，初始无疲劳症状的患者后来也较少发生疲劳症状。

总之，PD 患者大约 1/3 ~ 1/2 有疲劳症状，对生活质量有显著负面影响。疲劳与性别、年龄、教育程度等人口学指标无相关性，但可能与抑郁、嗜睡相关。疲劳与运动症状严重程度之间关系还无定论，需要进一步研究。目前研究也未发现疲劳与抗 PD 药物之间存在相关性。疲劳在病程早期即可发生，甚至在运动症状出现之前就有疲劳症状，疲劳可能会随着病情进展而加重。

三、疲劳测量量表

由于主观疲劳只是一种症状，只能通过自评问卷进行测量。目前有多种疲劳量表可用于 PD 疲劳症状研究，大部分量表不是专门针对 PD 疲劳设计的。虽然这些量表在 PD 疲劳评价研究中显示具有较高的信度和效度，但这些评价研究所选择的 PD 人群代表性不足，如患者年龄偏大（平均 67 岁）、男性患者偏多、病情相对代表性不足（H-Y 分级平均为 2 ~ 3 级）、没有将合并抑郁、认知障碍及其他精神病性症状的患者纳入评价。疲劳测量量表设计困难的一个重要原因是疲劳缺乏明确定义，造成不同研究者设计的量表选择的指标不一，难以全面反映 PD 患者的疲劳症状特点。目前还没有公认的能准确评价 PD 疲劳症状的量表。现就应用较多的疲劳量表作一简介。

（一）帕金森病疲劳量表

帕金森病疲劳量表（Parkinson fatigue scale, PFS）是目前唯一针对 PD 疲劳症状而设计的疲劳量表。该量表含 16 个自评项目，主要用于测量 PD 患者躯体疲劳及其对日常功能的影响。内部一致性信度高，与疲劳严重程度量表及 Rhoten 疲劳量表（Rhoten fatigue scale, RFS）比较显示有较好的结构效度。PFS 是单维度疲劳量表，只反映躯体疲劳情况，没有纳入精神疲劳项目。

（二）疲劳严重程度量表

疲劳严重程度量表（fatigue severity scale, FSS）最初用于评价多发性硬化和系统性红斑狼疮患者疲劳症状，后来被用于评价 PD 患者的疲劳症状。该量表含 9 个自评项目，每个项目分 1 ~ 7 个主观评分等级，主要评价躯体疲劳严重程度及对功能的影响，总分为各项评分累加值，一般将 > 4 分作为疲劳判定界值。FSS 也是一种单维度量表，被广泛用于评价神经系统疾病和其他疾病疲劳，在 PD 疲劳研究中也应用较多，内部一致性信度高。与 PFS 和慢性疾病治疗功能评价 – 疲劳分量表有较高的相关性，提示有较高的结构效度。

（三）慢性疾病治疗功能评价 – 疲劳分量表

慢性疾病治疗功能评价 – 疲劳分量表（functional assessment of chronic illness therapy-fatigue, FACIT-F）是慢性疾病治疗功能评价的一个分量表，含 13 个自评项，原用于肿瘤患者的疲劳症状及其影响评价，后来有学者将其用于评价 PD 患者的疲劳症状，发现其有较好的信度和效度。

（四）日常使用的疲劳影响量表

日常使用的疲劳影响量表（fatigue impact scale for daily use, D-FIS）改编自疲劳影响量表，最早用于测试流感样疾病患者的疲劳评估，后用于评价疲劳对慢性病患者日常生活的影响。该量表由认知、躯体和心理 3 个分量表组成，含 8 个自评项目，主要评价日常生活中疲劳的严重程度。有研究报道该量表用于评价 PD 疲劳症状也具有较好的信度和效度。

（五）修订的疲劳影响量表

修订的疲劳影响量表（modified fatigue impact scale）原用于评价多发性硬化患者疲劳症状，2013 年有学者将其用于评价疲劳对 PD 患者的影响，该量表包括三个分量表，分别评价疲劳对躯体、认知和心理功能的影响。小样本研究显示其有较好的内部一致性信度，与正负性情感量表疲劳分量表之间有较好的相关性。

（六）多维度疲劳量表

多维度疲劳量表（multidimensional fatigue inventory, MFI）包含 20 个自评项目，分为总体疲劳、躯体疲劳、动机减退、活动减少、精神疲劳五个分项，原用于测量接受放疗的癌症患者和患有慢性疲劳综合征的疲劳情况，后被用于评价 PD 患者的疲劳情况，研究显示有较好信度和效度。该量表评价指标较为全面，能反映躯体疲劳和精神疲劳。

国际运动障碍协会专家组根据已发表的研究对应用于 PD 研究的临床疲劳量表进行了评价分析，将 PD 有关的疲劳量表分为 3 个推荐强度，即推荐（recommended）、建议（suggestion）、列入（listed）3 个等级。目前被应用于 PD 疲劳研究的量表中，FSS 在应用于疲劳症状筛查和严重程度评价上均为"推荐"级，疲劳评价问卷（fatigue assessment inventory）是 FSS 的扩展版，可用于疲劳症状筛查和严重程度评价，均为"建议"级；FACIT-F 应用于疲劳症状筛查为"推荐"级，应用于严重程度评价为"建议"级；PFS 应用于疲劳症状筛查为"推荐"级，应用于严重程度评价为"建议"级；疲劳严重程度问卷（fatigue severity inventory）在疲劳症状筛查和严重程度评价上均为"列入"级；D-FIS在疲劳症状筛查上被列为"列入"级，在严重程度评价上被列为"建议"级；视觉模拟和总体印象量表（visual analogue and global impression scales）在疲劳症状筛查和严重程度评价上均为"列入"级。MDS 专家组认为目前的疲劳评价量表已能满足 PD 临床研究需求，但其灵敏度和特异度仍需要进一步研究。

四、疲劳与其他 PD 非运动症状的关系

由于患者难以界定和准确描述疲劳症状，且疲劳常与抑郁、焦虑、睡眠障碍、自主神经症状等 PD 非运动症状共存，患者有可能将其他 PD 症状当作疲劳，而且抑郁、焦虑、白天思睡以及伴发的其他疾病可以加重患者的疲劳感受，使对疲劳的识别、严重程度评估、影响因素及干预效果评价存在很大困难。了解疲劳与其他 PD 非运动症状的关系，正确区分疲劳与其他 PD 症状对 PD 疲劳研究非常重要。

（一）疲劳与睡眠障碍

PD 患者疲劳常与睡眠障碍同时存在，白天过度嗜睡在 PD 患者中较为常见，疲劳也常伴有白天嗜睡，两者与运动症状控制情况关系不大。由于劳累后的短暂继发疲劳现象常常在睡眠后得到缓解，有些患者甚至将"累了"和"困了"这样词语混用，并不会考虑其性质的不同。关于疲劳与睡眠障碍的关系报道不一，有研究认为疲劳与白天嗜睡相关，但也有几项研究显示疲劳独立于睡眠障碍，疲劳严重程度与白天嗜睡及夜间睡眠障碍无相关性。实际上，如果仔细询问病史，疲劳与困倦不难区分，困倦常在睡眠甚至小睡后即可得到缓解，患者感到神清气爽，精力充沛，而 PD 患者的慢性疲劳在补充睡眠后仍然存在，患者感到精力、体力不济，动力缺乏。此外，疲劳也不像睡眠那样具有昼夜节律性，对中枢兴奋药物莫达非尼的反应也与嗜睡不同，提示疲劳与白天嗜睡是不同的 PD 症状。

（二）疲劳与抑郁

抑郁在 PD 患者中也较常见，一些流行病学研究提示 PD 患者的疲劳与抑郁相关。实际上 DSM-Ⅳ抑郁诊断标准中有一条就是疲劳症状，汉密尔顿抑郁量表也包括疲劳项目，因此抑郁与疲劳有一定重叠，两者之间的关系很难界定。不过，有抑郁障碍的患者也不一定都有疲劳症状，疲劳可发生在无抑郁症状的患者，无抑郁障碍的 PD 患者其疲劳发生率远高于一般人群，有些抑郁障碍患者在接受抗抑郁药物治疗后，其他抑郁症状得到缓解而疲劳症状仍然存在，提示疲劳可独立于抑郁。实际工作中，要判断疲劳是 PD 抑郁引起的

还是其他因素引起的存在一定困难，因此，在诊断和治疗疲劳症状同时评估抑郁障碍不失为一种可行的操作方案。

（三）认知障碍与疲劳

认知功能障碍在 PD 患者中非常普遍，甚至在早期即可出现某些认知领域损害，如注意力、记忆力、视空间障碍，晚期患者可出现全面性认知功能损害，发展为痴呆。多发性硬化研究显示认知功能障碍与疲劳相关，但 PD 患者的认知障碍与疲劳的关系还缺乏专门研究。由于疲劳评价依赖于自评，以往大部分针对 PD 患者疲劳的研究均将痴呆排除在外，目前尚不清楚 PD 患者疲劳是否加重认知损害，或认知损害是否引起或加重疲劳。有少数几项小样本横断面研究提示 PD 疲劳与认知损害有一定关联。挪威一项疲劳纵向随访研究发现，PD 患者简易智力状态检查量表（MMSE）评分恶化伴随着疲劳加重。在帕金森行走训练时，如果增加认知任务，会使患者步速变慢，更容易发生躯体疲劳现象，而无认知任务时即使行走速度较快也不易发生躯体疲劳，提示认知负荷而非体力活动诱发疲劳。精神疲劳是疲劳的一种亚型，主要表现为注意力下降、动力不足，其诱发因素多为注意警觉性过高或过低、长时间用脑、情绪紧张等。这些线索均提示 PD 认知损害或认知负荷增大可引起疲劳，治疗认知功能障碍有可能带来疲劳改善的次级效应。

五、PD 疲劳的病理生理机制

PD 疲劳发生机制报道较少，目前认为 PD 疲劳可能是疾病本身和其他伴发因素共同作用的结果。PD 患者肌肉活动并无明显异常，疲劳主要是中枢机制，包括躯体疲劳和精神疲劳。PD 疲劳经常被视作一种非运动症状，PD 患者常有多种非运动症状共存，疲劳与抑郁、睡眠障碍、认知功能损害、自主神经损害症状等非运动症状有一定关联，提示存在共同的机制或类似的触发因素，干预疲劳相关的非运动症状如抑郁、睡眠障碍、认知功能损害可能有助于减轻疲劳症状。尽管这些症状之间的具体关联机制不清楚，但目前证据提示，精神疲劳的发生机制与多巴胺能通路有关。PD 患者的疲劳在一定程度可被多巴胺能药物改善，还有学者报道发生症状波动的患者疲劳发生率上升，并且"关期"疲劳加重，提示疲劳也是一种运动症状，其发生机制与多巴胺能有关。神经生理学研究发现 PD 患者在执行重复性运动任务时（如手指重复敲击键盘）肌肉易发生疲劳，且能被左旋多巴治疗改善，说明存在躯体疲劳。不过临床疲劳量表评分与运动症状评分及神经生理研究结果之间并不一致，其可能的原因是临床疲劳量表评分包括精神疲劳和躯体疲劳，而运动症状严重程度和神经生理学疲劳测量只与躯体疲劳有关，此外，临床疲劳量表通常是调查过去 2 周疲劳总体情况，而运动症状评分及神经生理研究对疲劳的测量只是检测当时的情况，这些因素可能会造成临床疲劳量表评分与运动症状评分及神经生理学研究结果之间不一致。

关于 PD 疲劳的中枢机制的研究目前不多，但多发性硬化疲劳是研究较多的神经系统疾病相关的疲劳，有关研究结果对了解 PD 疲劳发生机制有一定借鉴价值。多发性硬化疲劳与神经病变部位、数量及临床症状之间相关性不同作者报告不一，总体来说未发现恒定的关联，提示难以用单一中枢结构功能障碍解释疲劳发生。对于 PD 患者来说，疲劳症状也不太可能是单一脑区功能失调的结果。接受双侧苍白球腹侧后部损毁手术的 PD 患者术后常有严重疲劳、失眠、行为改变，尽管运动功能改善，但主动性降低。有研究报道 PD 患者接受丘脑底核脑深部刺激术治疗后有严重疲劳症状。这些线索提示基底节功能紊乱与 PD 疲劳有一定联系。除基底节外，额叶皮质、边缘系统、运动皮质功能异常也可能与 PD 疲劳有关。有学者利用 ^{18}F- 多巴和 ^{11}C-DASB 脑功能显像（分别反映多巴胺储存和 5- 羟色胺转运体功能）研究了 PD 疲劳与脑内多巴胺及 5- 羟色胺递质系统的关系，发现有疲劳症状患者的尾状核、壳核、腹侧纹状体及丘脑 5- 羟色胺再摄取能力显著低于无疲劳症状的患者，而疲劳组 ^{18}F- 多巴摄取除尾状核较低外，上述其余核团与非疲劳组无显著差异。除基底节，有疲劳症状的 PD 患者边缘系统（如扣带回、杏仁核）^{11}C-DASB 摄取降低，^{18}F- 多巴岛叶摄取也减少。这一研究提示 PD 疲劳与多个脑区功能异常有关，涉及多巴胺能及非多巴胺能机制。有学者观察到桡侧腕伸肌疲劳性运动前后大脑皮质兴奋性的变化，发现 PD 患者运动后主要运动区运动诱发电位幅度和运动后易化现象较对照组显著增加，这种差异可被左旋多巴纠正，提示 PD 躯体疲劳与大脑皮质兴奋性改变有关，与肌肉疲劳无关。功能影像研究及电生理研究确实发现 PD 患者前运动区和辅助运动区兴奋性和代谢活动降低，主要运动区代兴奋活动及代谢增强。可以设想随着 PD 进展，运动皮质代偿性兴奋可能会衰退，从而引起躯体疲劳。概括而言，PD 疲劳可能是与动员自我启动的运动任务或认知任务的环路紊乱有关，这一环路包括前额叶、边缘系统、基底节、运动皮质等神经结构，由于前额叶、基底节和运动皮质功能紊乱，对持续性精神活动或躯体活动任务的动员能力不足引起疲劳。

（陈先文）

参考文献

[1]　BEISKE A G, LOGE J H, HJERMSTAD M J, et al. Fatigue in Parkinson's disease: Prevalence and associated factors[J]. Mov Disord, 2010, 25(14): 2456-2460.

[2]　FALUP-PECURARIU C. Fatigue assessment of Parkinson's disease patient in clinic: Specific versus

holistic[J]. J Neural Transm (Vienna), 2013, 120(4): 577-581.

[3]　FRIEDMAN J H, ALVES G, HAGELL P, et al. Fatigue rating scales critique and recommendations by the Movement Disorders Society task force on rating scales for Parkinson's disease[J]. Mov Disord, 2010, 25(7): 805-822.

[4]　LOU J S. Physical and mental fatigue in Parkinson's disease: Epidemiology, pathophysiology, and treatment[J]. Drugs Aging, 2009, 26(3): 195-208.

[5]　FABBRINI G, LATORRE A, SUPPA A, et al. Fatigue in Parkinson's disease: Motor or non-motor symptom?[J]. Parkinsonism Relat Disord, 2013, 19(2): 148-152.

第十一节　冲动控制障碍与多巴胺功能失调综合征

一、冲动控制障碍

帕金森病（Parkinson disease, PD）除了运动功能障碍外，还存在自主神经异常、痴呆、精神病性症状、抑郁和一系列的冲动控制障碍（impulse control disorder, ICD）症状有关。其中 ICD 已逐渐成为 PD 患者临床治疗方面的一个重要挑战。ICD 是指在某种强烈欲望的驱使下进行的一类重复的、过度的、以获得某种快感的活动，患者往往难以自控，甚至对他人和自身造成伤害。它是一组以精神、行为障碍为特征的综合征，包括病理性赌博、性欲亢进、暴饮暴食、强迫性购物、刻板行为等。ICD 在 PD 患者中也相对比较常见，一项来自北美的多中心横断面流行病学调查资料显示，ICD 在 PD 患者中的检出率约为 13.61%，其中病理性赌博为 5%、性欲亢进为 3.52%、强迫性购物为 5.71%、暴食症为 4.32%，其中单一症状检出率高于复合症状。值得注意的是，PD 患者接受左旋多巴及多巴胺受体激动剂治疗后，ICD 检出率更高。

（一）病因及发病机制

ICD 的病因及发病机制仍不很清楚。有研究表明，冲动控制障碍与性别、年龄、婚姻状况、生活方式、性格、左旋多巴与多巴胺受体激动剂的使用及剂量等因素有关。研究显示，男性 PD 患者冲动控制障碍主要表现为性欲亢进及病理性赌博，而女性患者则以强迫性购物及暴食症为特征。ICD 的发病机制目前主要有以下两种假说。

1. 奖励成瘾机制　有研究表明纹状体腹侧及其环路与调节奖励之间存在相关性。在

PD 的治疗过程中多巴胺能药物的反复应用加强了大脑奖赏系统作用及其影响。由多巴胺能药物引起的刻板行为提示纹状体腹侧和相关神经环路与奖励机制之间存在可塑性。伴病理性赌博的 PD 患者，其参与奖励成瘾的多巴胺能神经通路受损。该通路的连接机制十分复杂，取决于多巴胺 D1、D2 和 / 或 D3 受体之间的平衡。针对动物的 PET 研究结果显示，伏隔核多巴胺 D2 和 D3 受体表达水平显著降低，而可卡因刺激伏隔核多巴胺受体可使其表达水平升高，进一步支持奖励成瘾过程中神经行为易感性的理论。

2. 多巴胺能受体参与机制 多巴胺 D3 受体主要分布于纹状体腹侧，与情感激动和认知功能关系密切。多巴胺受体激动剂（如普拉克索与罗匹尼罗）与 D3 受体有密切的关系，这两种药物对 D3 受体的作用要比对 D1 与 D2 受体作用强 100 倍，这也解释了为什么多巴胺受体激动剂比左旋多巴制剂（如左旋多巴、卡比多巴）更容易导致 ICD。

总之，PD 伴冲动控制障碍的病理生理学机制可能是在遗传易感性基础上，与相关神经解剖学机制、多巴胺受体和多巴胺能药物之间的相互作用和奖励成瘾机制的参与有关。

（二）临床表现及诊断标准

依据《中国精神障碍分类与诊断标准》（第 3 版），ICD 属于精神障碍的一种。而 PD 患者的 ICD 主要表现为病理性赌博、性欲亢进、暴饮暴食、强迫性购物、刻板行为等。另有报道称 PD 的 ICD 还可表现为难以控制的吸烟、偷窃癖等，但仅见于个案。ICD 包括很多临床亚型，但归纳起来都符合以下 6 条临床特征：①患者知道自己的行为是不好的、不符合常规的，总是极力加以控制，但总是归于失败，即难以控制；②患者行为本身没有明显的外在的目的，如偷窃和纵火，既不是为了经济价值，也不是为了报复和发泄私愤，也没有政治目的；③行为实施前，患者心情紧张或不快感愈来愈强烈；④行为过程中患者体会到如释重负的快感或者行为本身会带给患者极大的心理满足感；⑤反复发生，在发作间期患者没有明显的精神障碍；⑥不包括偏离正常的性欲和性行为。其主要的临床表现：

1. 病理性赌博（pathological gambling, PG） 它是指患者有难以控制的赌博行为和对赌博的浓厚兴趣，并存在赌博前的紧张感和赌博后的轻松感，赌博的目的不在于获得经济利益。病理性赌博的患者生活中占据主要地位的是反复发作的赌博行为，该行为往往会置工作于不顾，债台高筑，为得到金钱而撒谎、违法，或躲避偿还债务。这不但影响了患者本身的社会功能，还对家庭及社会都造成严重的损害。

诊断标准：①患者自己诉说其具有难以控制的强烈赌博欲望，虽然努力自控，但不能停止赌博；②专注于思考或想象赌博行为或有关情境；③这些赌博发作没有给个人带来收益，或尽管对自己的社会、职业、家庭的价值观和义务均有不利的影响，仍然赌博；④在 1 年中，至少有过 3 次赌博发作。

2. 性欲亢进 性欲亢进在 ICD 中最早被认识。此类患者对性有着强烈的需求，甚至需要频繁地求助于色情电话、色情网络及性工作者，极少数患者伴有性偏好障碍，另有个案报道称此类患者还可出现性侵犯行为。

诊断标准：①性冲动及性行为过度，至少有下列情况之一：迷恋性行为；对配偶或性伴侣有过分的性要求；习惯性滥交；强迫性手淫；通过电话、网络进行色情活动。②至少持续1个月。③至少引起以下一项症状：导致显著的焦虑或痛苦；影响其他工作的完成；显著干扰社会功能。

3．强迫性购物　主要表现为经常购买一些负担不起或并不需要的物品，或未来很长时间才需要的物品。强迫性购物可造成患者明显的精神痛苦，而且耗费较多时间、金钱，显著干扰正常的家庭生活并影响工作，导致财务困难。

诊断标准：①异于常人的关注购物或亲自购物，并对自身产生严重不良影响，至少有下列情况之一：经常购买一些负担不起的、不需要的物品，或未来很长时间才需要的物品；②导致患者显著的精神痛苦，导致严重的财务问题（例如债务或破产）。

4．暴饮暴食　以食物摄入量突然显著增加为主要临床特点，主要指对碳水化合物或高盐食物的食欲及摄入量剧增。新发病的暴食症患者，呈强迫性饮食或更频繁地吃零食，以及夜间强迫性饮食，最终导致体重明显增加。

诊断标准如下：

（1）反复多次疯狂进食，有以下两个特点：①在一定时间内（例如2小时内）吃了肯定比大多数人在相似时间内或在相似场合能吃掉的食物数量；②发作时对于进食缺乏控制的感觉（例如，感到不论吃什么或如何吃，都不能停止或控制自己进食）。

（2）为能预防体重增加而反复出现不合适的补偿行为，例如自己设法呕吐；滥用泻药、利尿药、灌肠、或其他药物；绝食；或过量运动或体操。

（3）狂进食及不合适补偿行为，在3个月内平均至少每周有2次。

（4）对自己的体型及体重作不正确的评价。

（5）此障碍不包括在神经性厌食发作中出现者。

以上暴饮暴食的诊断标准参考《美国精神疾病诊断与统计手册（第4版）》（DSM-Ⅳ）修订版。

5．刻板行为（punding）　刻板行为是在强烈意愿的驱使下，进行复杂的、有固定模式且通常没有目的的持续重复动作。例如不断地计数、拆解物品、清洁整理、囤积物品等。目前对于PD刻板行为的认识尚不充分，DSM-Ⅳ里尚没有关于刻板行为的明确定义，对刻板行为的描述仅有在苯丙胺中毒时描述的刻板及重复行为。

临床上医患对冲动控制障碍的认识均不足。患者对此类行为感到尴尬和羞愧，不愿启齿；或不认为出现冲动行为与PD或PD的药物治疗有关。作为临床医生，受到接诊时间、环境等实际因素的限制，更重要的是对ICD的发生没有足够的认识，从而在与患者交流的过程中忽略了相关行为障碍的问诊。临床医师应充分重视那些有 ICD 高危危险因素的 PD 患者。帕金森病冲动控制障碍调查问卷（questionnaire for impulsive-compulsive disorders in Parkinson's disease, QUIP）对 ICD 的筛查具有重要意义。其诊断灵敏度和特异度均超过 80%，患者一般可于 5 分钟内完成测验。

（三）鉴别诊断

由于 ICD 患者有冲动、发作时难以控制、发作后情绪低落等特点，使其与一些心理障碍有很多相似之处，如强迫障碍、躁狂症、抑郁症、人格障碍等。因而对这些病症进行鉴别诊断是必要的。

1．ICD 与强迫症 ICD 患者的不可控制的行为特点与强迫症患者过多的、不必要的仪式行为有相似之处。有研究者认为 ICD 是强迫症患者的一种极端表现，二者也确实有较高的共病率。但是二者也有明显的差异。与强迫症患者不同，ICD 患者在行动之前有强烈对冲动行为的渴望并且在从事冲动行为时感到快乐，而根据定义，强迫性本身不是最终结果，它是一种手段，用来减轻不从事这种行为所产生的压力，尽管"上瘾的赌徒"和"强迫性购物者"会因为这些过度行为的后果而痛苦，但是不管怎么说，他们所追求的是吃和赌博本身。此外，ICD 患者与强迫症患者在人格上也存在明显的差异。ICD 患者更多可能地寻求新异刺激，而更少有预想的焦虑情绪、对不确定事物的恐惧和对损害的回避行为。

2．ICD 与双相障碍 双相障碍与 ICD 之间也有相似之处，他们都发病于青少年期或者是成年早期，并且与其他心理障碍有较高的共病率。双相障碍患者在躁狂发作阶段的表现看起来很像 ICD，他们自我控制能力下降，做出一些不计后果的冲动行为。正是由于两种障碍的一些相似性，给两种障碍的区分造成了困难。对有冲动行为的患者应该先排除患有双相障碍的可能。双相障碍的诊断应严格。可以在对照诊断标准的前提下，应用一些标准化的检查程序，例如应用心境障碍问卷（mood disorder questionnaire, MDQ）进行评估。MDQ 是一个专门为双相障碍设计的问卷，它的效度很好，兼有鉴别或诊断功能，以便使症状不会遗漏。同时还应该详细询问病史。如果不治疗，躁狂的阶段只是持续几周，而冲动控制障碍患者的行为却会持续几个月甚至几年的时间。

3．ICD 与边缘性人格障碍 边缘性人格障碍患者的一些行为看起来也与 ICD 患者很相像，他们也会偷东西、纵火、不计后果的赌博。但是，边缘性人格障碍是以不稳定的心境、人际关系及明显的冲动行为特征的。而 ICD 患者通常有稳定的人际关系，他们通常都结了婚并有子女。这些关系只有在他们的冲动行为变得很严重时才会受到影响。

除了区分 ICD 与其他精神病障碍之外，还应区分其与一般的犯罪行为，以便在司法案件中做出合理的判决。例如，偷窃癖患者的行为与精神状态和一般偷窃行为就有明显的差异。前者是在 ICD 下出现的偷窃行为，其偷窃的目的不是为了偷窃物的经济或使用价值；偷窃前无计划，有机会就会去偷，且基本上都是单独作案，没有同伙。而在鉴别纵火癖时，也应该注意询问作案者纵火的动机，排除因获得经济利益、报复或政治目的等实施的纵火行为。

二、多巴胺失调综合征

多巴胺失调综合征（dopamine dysregulation syndrome, DDS）多见于长期使用多巴胺替代药物治疗（dopamine replacement therapy, DRT）的 PD 患者中。DRT 可以改善 PD 患者的运动症状，使其处于良好的情绪及运动状态，并有一种欣快感。而 PD 患者为了摆脱"关期"情绪低落及焦躁、苦恼状态，不适当地过多服用多巴胺能药物从而对其产生渴望、成瘾及依赖。该病由 Giovannoni 等在 2000 年首次描述为"享乐主义体内平衡失调综合征"，是一种与药物滥用或成瘾有关的神经精神障碍疾病。主要表现为患者会自行增加多巴胺能药物的使用或向他们的医生索要大剂量的该类药物，或是没有得到医生的同意而自行增加药物剂量，从而导致心理障碍，类似于长期滥用精神兴奋剂导致的精神、行为障碍，最终影响社会职业功能。

多巴胺失调综合征的发生率目前仍不清楚。国外报道一般在 PD 人群中的发生率约为4%。国外对 PD 患者的药物成瘾问题非常关注，而国内却很少有相关报道。其原因可能为：① DDS 的出现与左旋多巴等同剂量有关，相对于国外人群，国人对多巴胺能药物的耐受性差、敏感性高，平均服药剂量远远低于西方 PD 患者；②国内临床医生对 DDS 认识还不足，可能忽视了患者存在的相关症状。

（一）危险因素与发病机制

经研究显示，具有如下临床特征的 PD 患者较易发生 DDS：①年轻或早期发病的PD：PD 发病年龄 < 45 岁，早期暴露于多巴胺能药物治疗，较易发生 DDS。②喜欢寻求刺激与冲动型性格：寻求刺激与冲动感觉的人格特质被认为易发生物质依赖，这种性格特征是 DDS 有意义的预测因素。③既往有个人或家族性嗜酒史或者是非法的药物滥用史。④精神疾病史：研究显示有抑郁症状的患者更易发生 DDS。⑤大量使用起效迅速的多巴胺替代药物，如进入人体以后快速释放的左旋多巴制剂，或者注射阿扑吗啡。另外还可能与病程、H-Y 分级、UPDRS 评分、男性及遗传因素等有关。其中，PD 的发病年龄及喜欢寻求刺激与冲动性格是 PD 患者中最有预测意义的危险因素。

目前 DDS 发病机制尚不明确，有如下几种学说：

1. 可能与破坏人类奖赏系统以及学习记忆机制有关　人类的奖赏分为自然奖赏和非

自然奖赏。自然奖赏指人先天性对某些东西的渴望与依赖（如食物、性等）；非自然奖赏又称药物奖赏，指人接触或长期服用某种药物后形成的精神和躯体依赖（如酒精、尼古丁及其他药物等）。人类奖赏系统涉及的神经解剖基础主要是中脑腹侧被盖区（ventral tegmental area, VTA）投射到伏隔核等边缘系统多巴胺能通路。一种假设理论认为 PD 患者比普通人更容易对某种物质产生依赖，一些行为障碍如找药行为，可能与"奖赏缺乏综合征"有关，即边缘系统的多巴胺缺乏导致某些患者缺乏愉悦感。左旋多巴能药物可能比自然奖赏刺激更多的多巴胺释放，成为一种期望奖赏，并被中脑边缘系统多巴胺能神经元加工强化，再经过伏隔核投射到海马与杏仁核的学习记忆过程，使服药行为成为习惯性刺激。正常大脑的学习记忆过程遭受到病理性破坏，使习惯为基础的学习记忆得到提高与强化，即药物相关刺激的动机效应得到提高，并进而引起强迫性药物使用。

2. 可能与多巴胺受体的激活有关 多巴胺受体不仅分布于控制运动行为的区域，而且存在于涉及奖赏、情感及冲动控制相关的皮质与边缘系统。D3 受体在边缘系统高度表达，且与多巴胺结合的亲和性较高。一般情况下，导致成瘾性的物质会使多巴胺大量释放以及多巴胺受体处于持续过度激活状态。因而在 PD 患者中，左旋多巴及大剂量多巴胺受体激动剂的成瘾性运用，特别是有潜在 D3 受体竞争特性的药物，被认为是 DDS 的原因之一，因为边缘系统高浓度的 D3 受体被刺激后，可能影响到冲动情感行为。

（二）临床特征与诊断标准

DDS 通常表现为自行增加药量，尽管造成了严重的异动症，甚至造成 PD 运动症状恶化但仍不停止对药物的使用，进而形成恶性循环摄入更大剂量的多巴胺能类药物。另有研究表明，DDS 与多巴胺受体激动剂撤药综合征（dopamine agonist withdral syndrome, DAWS）具有相关性。

DDS 被归类为物质依赖障碍或物质成瘾。但现在的诊断标准对诊断物质依赖，特别是当患者长期服用该种药物去治疗慢性神经系统变性疾病时，很难做出准确的诊断。物质依赖，是指长期滥用某种物质后，产生一种心理上与躯体上的强烈而不能克制寻觅该种物质的状态，从而体验重复使用该物质的心理快感，同时避免戒断的躯体不适。前者称为心理依赖，后者称为躯体依赖。过去物质依赖有一个同义语，叫作"药物成瘾"。药物依赖具有以下特点：①为了能继续使用这些药物而不择手段去获取它；②用量不断增加（产生耐药性）；③可产生精神性的和躯体性的依赖（戒断症状），对个人、社会产生恶劣影响。PD 患者需要服用多巴胺能药物去控制运动障碍，甚至在某种程度上可以表述为"自适应依赖"（adaptive dependence）。根据国际疾病分类与《精神疾病的诊断和统计手册》（diagnostic and statistical manual of mental disorders, DSM-Ⅳ）很难把多巴胺失调综合征的多巴胺能物质依赖与传统意义上的"物质依赖"区分开来。这同样见于在慢性疼痛患者长期服用阿片类物质来镇痛的情况中，确定该患者是否对该物质有传统意义上的"成瘾"也存在困难。

在 PD 患者"关期"出现的烦躁不安、焦虑，往往是潜在 DDS 患者中首先出现的临床表现。DDS 的患者服用更多的药物是为了缓解"关期"非运动症状，但很多研究都表明服用这些药品已经对他们的健康产生了负面效应。为了区分生理学上的"自适应依赖"与"病理学的依赖"，Bearn 等制定了结构化精神病学访谈，他们认为不适当的应用多巴胺能药物也应该诊断为 DDS。这就弥补了 DSM–Ⅳ–TR 对物质依赖诊断的不足。宾夕法尼亚大学医学院 Weintraub 等学者设计的 QUIP 多巴胺控制失调部分，也可用于 DDS 的初筛。

目前国内外公认、简化的 DDS 诊断标准是 Giovannoni 等在 2000 年制定的，该诊断标准为：①对左旋多巴治疗效果较好的 PD 患者。②需要过量的左旋多巴剂量。③病理性药物使用：尽管"开期"伴随异动症，仍需增加 DRT 药物剂量；不愿意减少药物剂量；没有出现痛苦的肌张力障碍。④社会职业功能损害：打斗、暴力行为、失去朋友、丢失工作、与家人关系变差。⑤与 DRT 相关的躁狂、双相情感障碍等。⑥相关行为障碍持续至少 6 个月。

（刘卫国）

参考文献

[1] 谢安木，栗永生，韩珣，等. 帕金森病冲动控制障碍 [J]. 中国现代神经疾病杂志，2013，13（8）：683–686.

[2] 钟玲，彭国光. 帕金森病刻板行为的研究进展 [J]. 中华老年医学杂志，2014，33（6）：685–687.

[3] WEINTRAUB D, HOOPS S, SHEA J A, et al. Validation of the questionnaire for impulsive-compulsive disorders in Parkinson's disease (QUIP) [J]. Mov Disord, 2009, 24(10): 1461-1467.

[4] WEINTRAUB D, DAVID A S, EVANS A H, et al. Clinical spectrum of impulse control disorders in Parkinson's disease[J]. Mov Disord, 2015, 30(2): 121-127.

[5] ZHANG G X, ZHANG Z T, LIU L, et al. Impulsive and compulsive behaviors in Parkinson's disease[J]. Frontiers in Aging Neuroscience, 2014, 6: 318.

[6] SAMUEL M, RODRIGUEZ-OROZ M, ANTONINI A, et al. Management of impulse control disorders in Parkinson's disease: controversies and future approaches[J]. Mov Disord, 2015, 30(2): 150-159.

第十二节　语言功能障碍

语言功能障碍是帕金森病（Parkinson disease, PD）常见症状之一。早在 1978 年，Logemann 发现约有 89% 的 PD 患者可存在不同程度的语音障碍。吞咽功能障碍、流涎等症状可干扰患者的发音，男性、视幻觉、疾病严重程度等则是相关危险因素。随后的研究发现，PD 患者语义、语法系统也受到影响，但由于症状隐匿，往往易被忽略。语言障碍症状可影响 PD 患者社会交往功能，造成社交回避，给患者带来许多负面影响。

语言的初级结构包括语音、语义及语法，这三个元素经过人脑认知加工，最终以听理解、口语表达、阅读、书写等四种高级功能表征。本文将从语言初级结构及高级功能表征，介绍 PD 语言功能障碍的相关表现。

一、初级语言结构

（一）语音

语音是语言符号系统的载体，其物理基础包括音高、音强、音长和音色。构音障碍是 PD 语音障碍的最常见表现，它往往被称为运动减少性构音障碍（hypokinetic dysarthria），可表现为鼻音加重、发声强度减弱、发声与呼气同步性降低，以及重音异常、单一音高、语音含糊及嘶哑等。语音流利性下降及语音异常停顿是另两种常见表现。究其原因，它们可能与 PD 患者喉部肌肉活动控制障碍有关，它影响了患者发音的音准、音强及音长，并造成语速改变、停顿异常。而咽喉部本体感觉减弱则可能与 PD 患者的语音启动、语音强度、呼吸动力学压力改变有关。有研究发现构音障碍可发生于 PD 任何时期，并在疾病后期不断加重，而语音流利性下降在疾病进展期多见。

（二）语义

语义是指自然语言中词语的意义。词语流畅性下降是 PD 患者语义生成障碍的常见表现。有研究发现，PD 患者不仅存在语义提取能力下降和语义选择抑制障碍，还存在语义选择启动困难。

动词语义处理障碍在 PD 患者中尤为突出。早期患者即可存在动词命名障碍、动作 – 动词生成障碍、动作 – 动词辨别障碍，以及动作 – 动词理解和动作信息整合障碍，甚至无认知功能损害的早期患者动词命名就比名词命名更差。进行性核上性麻痹及皮质基底节变性等存在额叶功能障碍的神经变性疾病患者亦有类似情况，这与阿尔茨海默病患者名词命名更差有所不同。因此，有学者推测 PD 患者动作 – 动词语义处理障碍是由于潜在抑制控制障碍造成，但近期的研究发现，动词语义损害和动作信息整合能力可能与执行功能障碍、总体认知功能损害无关，无执行功能障碍的 PD 患者仍可出现动词命名困难。有学者提出新观点，由于高级认知功能可源于初级感觉运动系统，动词语义的处理也涉及皮质下感觉运动环路中相关脑区激活，而 PD 常见脑功能损害即基底节区功能障碍，这也许才是导致 PD 患者动作语义处理障碍的主要原因。

（三）语法

语法包含了词的构词、构形规则及组词成句的规则。PD 患者语法障碍的突出表现之一是动词词法转换困难，如非痴呆型的 PD 患者动词现在时的运用差于过去时，不及物动词的运用差于及物动词的运用，而相同动作 / 动词的不同用法和表达上也可出现分化。在句法方面，随着句法复杂性及句子长度的增加，PD 患者（尤其是中到重度患者）处理能力不断下降。有观点认为 PD 患者的执行功能障碍、认知转换障碍、注意力分配缺陷等是造成其句法处理障碍的主要原因。然而，也有学者质疑，若是执行功能障碍导致 PD 患者语法处理障碍，相对名词语法任务，为何动词语法处理障碍更为明显？无执行功能障碍的 PD 患者为何也存在语法信息处理异常？这些疑问均值得进一步探索。

二、高级语言表征

（一）听理解

听理解是个复杂的解码过程，包含语音感知、词汇识别、句式构造、意图推导等多个环节。有研究提示，PD 患者听觉语音辨别及词语获得并无困难，但对词语重读音辨认及句子表达语气识别不足。此外，PD 患者还存在听觉感知反馈异常，即对于自己发声音量大小缺乏足够判断。在听觉反馈任务中，他们对于声音幅度和音高差异的反馈调节幅度大于健康对照，同时，对于声音幅度上调或下调的反应时间也有所不同。在延长了音高转换刺激持续时间后，PD 患者在 100 毫秒持续刺激下，出现了更长的反馈峰时间。种种证据提示，PD 患者的音高、音强的转换处理方式和健康人有所不同，然而，其具体机制尚需进一步探索。

（二）口语表达

PD 患者自发言语的特征性改变有语音改变、语言流畅性下降、句法表达简单化、信息量减少、语法混杂。语言流畅性下降主要表现为句子内或句子间的长间歇停顿，以及异常停顿增多，这可能与 PD 语言形成的早期准备（即概念准备和形成）及发音动作程序设计障碍有关。此外，有研究发现，相对于以左侧症状为主的 PD 患者，以右侧症状为主的

PD 患者音节韵律流畅性下降更明显，这提示右侧基底节区在韵律保持上起关键作用。在数字命名、动词命名、复述等行为学测试方面，PD 患者的表现均差于健康同龄人。

（三）阅读理解

　　PD 患者存在不同程度的阅读理解障碍，这可能与其执行功能障碍、工作记忆损害有关，还可能涉及其他更复杂的语言认知过程。例如，在限制了短语结构复杂性、句子长度等语言材料后，PD 患者对句子的理解仍然更差，尤其是对被动语句及语序颠倒句子。此外，PD 患者在直接表达、隐喻表达、惯用表达语境下对相同动作 / 运动语义句子的理解反应时间更长、准确性更低，他们对隐喻表达判断的准确性下降程度明显差于反应时间的延长。

（四）书写功能

　　广义上来说，书写障碍不仅包括脑高级语言功能障碍所致的失写症，还包括初级运动功能受损导致的机械性书写障碍。PD 书写障碍普遍表现为"小写征"，即书写的字体在宽度、高度上均偏小，它往往与认知功能水平相关。汉语对空间结构要求较高，以汉语为母语的 PD 患者书写障碍还有其独特特点：语言性书写障碍方面可表现为构字障碍（发生率为 88%）、字词错写（发生率为 75%）、语法障碍（发生率为 45%），非语言性书写障碍表现为惰性失写（发生率为 18%）、视空间失写（发生率为 8%）、运动障碍性失写（发生率为 10%）、重复性书写（发生率为 57.5%）。此外，部分 PD 患者还存在"镜像书写"的情况。

　　综上所述，PD 患者的语言功能多方面受损，除了语音障碍出现发音改变以外，语义、语法成分的损害亦有存在。因语言障碍对 PD 患者影响不及运动障碍明显，因此常常被人们所忽略。积极开展 PD 语言障碍评估，寻找 PD 语言障碍特征性表现，为早期筛查相关症状、探讨相关脑病理生理学机制，及时进行相关干预治疗，将有利于提高 PD 患者生存质量，并改善疾病预后。

（王丽娟　王荔）

──────────────── 参考文献 ────────────────

[1]　PEREZ-LLORET S, NÈGRE-PAGÈS L, OJERO-SENARD A, et al. Oro-buccal symptoms (dysphagia, dysarthria, and sialorrhea) in patients with Parkinson's disease: preliminary analysis from the French

COPARK cohort[J]. Eur J Neurol, 2012, 19(1): 28-37.

[2]   IBANEZ A, CARDONA J F, DOS SANTOS Y V, et al. Motor-language coupling: direct evidence from early Parkinson's disease and intracranial cortical recordings[J]. Cortex, 2013, 49(4): 968-984.

[3]   BOCANEGRA Y, GARCIA A M, PINEDA D, et al. Syntax, action verbs, action semantics, and object semantics in Parkinson's disease: Dissociability, progression, and executive influences[J]. Cortex, 2015, 69: 237-254.

[4]   FERNANDINO L, CONANT L L, BINDER J R, et al. Where is the action? Action sentence processing in Parkinson's disease[J]. Neuropsychologia, 2013, 51(8): 1510-1517.

第七章
帕金森病的神经影像学

第一节　帕金森病的结构影像学

帕金森病（Parkinson disease, PD）的主要病理改变是黑质多巴胺能神经元丢失，当黑质致密部的神经元丢失达 60% ~ 80% 时，患者就会出现 PD 的症状。虽然 PD 的诊断主要依据临床特征而非影像学生物标志物，但影像学的快速发展，逐渐为 PD 诊断提供越来越多的诊断信息。PD 常用的影像学技术包括正电子发射断层成像术（positron emission tomography, PET）、单光子发射计算机断层成像术（single-photon emission computed tomography, SPECT）等，但传统磁共振成像（magnetic resonance imaging, MRI）在形态结构的显示方面比 PET 等有着无可比拟的优势，随着结构和功能性影像技术的进步，MRI 也可检测到 PD 的改变，能够鉴别 PD 和其他帕金森综合征。近年来 MRI 的一些新技术的临床应用，包括磁化传递成像（magnetization transfer imaging）、基于体素的形态测量学（voxel-based morphometry, VBM）和神经黑色素成像（neuromelanin imaging），为观察 PD 患者深部核团结构如黑质提供了更为准确及可视化的影像学方法。此外，弥散张量成像（diffusion tensor imaging, DTI）通过显示基底节、黑质的相关连接区白质各向异质的降低，反映出其功能连接降低，为 PD 患者黑质病变提供间接的影像学证据。

一、基底节的影像解剖基础

基底节从形态学角度而言包括尾状核、壳核、苍白球、屏状核和杏仁核（亦有研究者认为还包括伏隔核）。但从功能角度而言又通常将与运动功能联系较少的屏状核、杏仁核和伏隔核排除，而将与运动功能密切联系的丘脑底核（subthalamic nucleus）以及黑质（致密部和网状部）纳入。

尾状核主要位于内囊的内侧，其头部位于侧脑室前角的外侧。壳核位于内囊的外侧、外囊的内侧。尾状核和壳核有着共同的胚胎起源和相同的组织结构，两者通过大量条纹状细胞桥互相连接，所以合称为纹状体。在纹状体的前下侧，尾状核头与壳核腹侧相连接处又称为伏隔核。伏隔核亦称伏核，位于基底核与边缘系统交界处，隔区的外下方，尾壳核的内下方，前方与嗅前核相连，后续终纹床核，腹侧为腹侧苍白球和嗅结节。作为基底前脑的一个较大的核团，伏隔核被认为是大脑的快乐中枢，对诸如食物、性、毒品等刺激有反应。伏隔核与相邻的豆状核、尾状核头和嗅结节组成了腹侧纹状体，也构成了基底核的一部分。这些结构均与边缘系统有关，又合称为边缘性纹状体。

黑质（substantia nigra, SN）依据其功能和解剖分成两个截然不同的区域（图 7-1），偏背侧的致密部（SN pars compacta, SNc）和偏腹侧的网状部（SN pars reticulata, SNr）。黑质致密部与苍白球内侧部相延续，二者功能也相近。

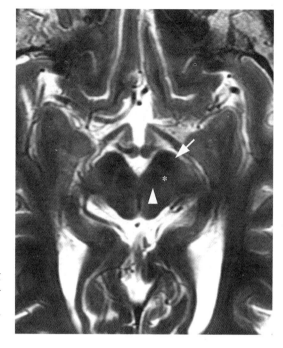

图 7-1　黑质的结构

注：横轴面 T$_2$WI 通过中脑层面显示低信号的红核（短箭头）、黑质网状部（长箭头）以及二者之间信号较高的带状黑质致密部（*），但 T$_2$WI 显示的黑质与实际的解剖结构有较大的差异。

二、常规 MRI 对帕金森病的病理结构显示价值

PD 患者常规 MRI 检查影像学表现主要包括：①中度或重度脑皮质萎缩，脑萎缩程度较同龄人明显（图 7-2），但这种脑萎缩改变缺乏特异性，亦可见于正常老年人及其他多种退行性疾病；② T$_2$WI 序列上苍白球点状高信号，与苍白球胶质增生有关（图 7-3），仅见于部分 PD 患者，而且容易与血管周围间隙混淆；③黑质致密部异常改变，是目前研究最多的，表现为在 T$_2$WI 序列上，黑质网状部为相对低信号，黑质致密度为相对高信号（图 7-1）。有研究发现，PD 患者黑质致密部变窄，可能是 PD 患者黑质致密部神经元脱失导致的局部萎缩所致，但更大的可能是致密部神经元蜕变后，局部铁沉积增加所致（图 7-4）。梯度回波（gradient-echo）序列对局部磁场不均匀性比常规自旋回波序列和快速自旋回波序列更敏感，所以 T$_2$ 加权像能更清晰地显示黑质的结构，能更准确地反映 PD 患者黑质致密部的缩窄。磁敏感加权像（susceptibility weighted imaging, SWI）更优于 T$_2$ 加权像，而且可以定量分析黑质局部铁沉积，是显示 PD 患者黑质形态结构变化的最好方法。也有文献报道 PD 患者黑质致密部可出现 T$_2$WI 小片状高信号，但是此征象容易与脑干的血管间隙混淆。而 Oikawa 等对 22 名 PD 患者和 22 名健康对照组进行黑质面积定量研究发现，T$_2$WI 显示的黑质与真正解剖结构有较大差距，黑质的致密部与网状部在 T$_2$WI 图像上无明确边界，黑质致密部的解剖位置不能在 T$_2$WI 中准确定位，黑质致密部的宽度和信号在 PD 患者组和健康对照组的差异是无统计学意义的。所以，虽然 PD 患者头颅影

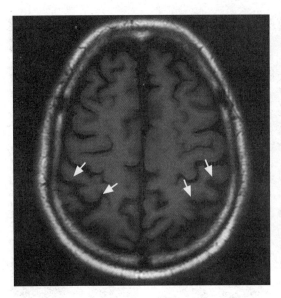

图 7-2　PD 患者脑皮质萎缩

注：横轴面 T_1WI，男，63 岁，PD 患者，行动缓慢 3 年。双侧顶叶皮质萎缩（箭头）。

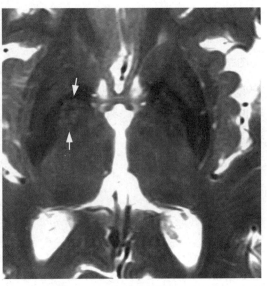

图 7-3　PD 患者苍白球点片状高信号

注：横轴面 T_2WI 通过豆状核层面，PD 患者，女，70 岁，左侧肢体震颤 10 年。右侧苍白球可见点片状稍高信号（箭头）。

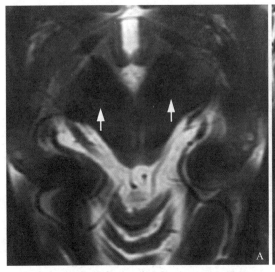
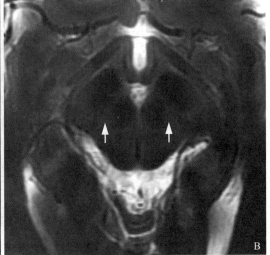

图 7-4　PD 患者黑质变窄

注：横轴面 T_2WI 通过中脑层面。A.PD 患者黑质变窄（箭头）；B.正常老年人的黑质致密部（箭头）。

像学改变的主要特征性表现是黑质致密部变窄，但测量黑质的宽度要求薄层扫描、无伪影影响，而且要清楚显示红核与黑质的边界，但常规 MRI 检查很难满足上述要求，图像显示的低信号并不完全是黑质网状部。用常规 MRI 观察黑质致密部变窄，只能识别部分晚期患者。尽管 PD 在常规 MRI 检查中无明显特异性征象，但常规 MRI 检查对排除帕金森叠加综合征和继发性帕金森综合征等有很重要的价值。

三、特殊 MRI 序列对帕金森病的病理结构显示价值

MRI 技术的发展能让 PD 黑质的改变显示出来，包括形态的改变、铁负荷、扩散特征的改变以及解剖和功能连接异常。高磁场 7.0T MRI 不仅提高了分辨率，而且高磁场对铁沉积更为敏感，可同时提高对比度，因此能更好地显示基底节的轮廓和形态。7.0T 的 T_2 加权扫描下，基底节的形态和信号改变能用于 PD 患者和正常对照的鉴别。PD 患者黑质的铁沉积和神经元丢失主要在其外侧，有研究还提出这种铁沉积和神经元丢失与 PD 运动评分量表相关。PD 患者与正常对照组的鉴别，综合多种技术测量黑质铁沉积的改变比分开各种技术测量准确性更高，总体准确率达 95%。利用纤维素追踪及静息态功能磁共振成像显示 PD 患者黑质与纹状体和丘脑连接降低。

（一）磁化传递（magnetization transfer, MT）

运动受限制的质子如髓磷脂的能量较大，而自由运动的游离水的能量相对较低，这种高能量传递到低能量的过程就是磁化传递技术。由于这种能量的传递，MT 脉冲的情况下，灰质和白质的对比度就会增高。磁化传递是与髓鞘形成和轴索密度相关，可用于测量髓磷脂的量。因此，通过技术磁化传递率（magnetization transfer ratio, MTR）可以测量髓磷脂的量。利用 MT 的各种参数，可提高脑部深部核团结构切割分离的准确度。利用 MT 方法的研究显示，PD 患者的黑质体积与正常人对比缩小约 15%。PD 患者黑质以及其他基底节核团（如苍白球、丘脑、尾状核）的 MTR 值同样也小于正常人。此外，切割核团分析中，也可利用邻近灰质比白质的比例区分 PD 患者和正常对照组。黑质的病理学改变主要是外侧萎缩较中部明显，而总体是整个结构变薄。

（二）基于体素的形态学测量 (voxel-based morphometry, VBM)

基于体素的形态学测量主要用于测量人群中脑内结构差异。VBM 方法主要是通过测量不同组织结构（如灰质、白质、脑脊液）局部信号中体素与体素之间得到差异。而这种测量需要校正不同地域的人群以及其他大规模的大体解剖学的体积差异。VBM 第一次校正地域差异及脑组织总体积差异是用于空间标准化。而这种空间标准化平滑后，可用于比较得出局部灰质或白质密度改变。VBM 成为一种研究不同人群间颅脑解剖差异常用的工具。而这种全脑统计分析的方法，由计算机软件自动化完成，不依靠评估者的能力。然而，VBM 不能提供个体颅脑结构的体积测量。因此，VBM 不能测量 PD 患者黑质体积的改变。

皮质厚度可根据拓扑分析并利用专门的软件获得。而这种拓扑分析根据不同地方人类大脑皮质的特点进行测量的，这种大脑皮质厚度被认为是体积切割数据的开始点。根据皮质分割方法可获得大脑的皮质带，皮质的轮廓测量可测量其厚度、表面范围及曲率。这些测量具有地域特征性，并与皮质切割系统整合，再把大脑皮质分成再进行细分。这种方法已经成功地运用到个人及群组差异的分析上。

（三）神经黑色素成像（neuromelanin imaging）

黑质致密部与蓝斑神经元含有神经黑色素。而这种神经黑色素含有金属离子如铁和铜时，在 T_1WI 为顺磁性物质，缩短 T_1 时间。换句话说，在 3.0T 或更高的高磁场情况下，黑质致密部与蓝斑在 T_1WI 呈高信号。利用这种神经黑色素敏感的 MR 序列进行的研究发现，与正常对照组比较，PD 患者的黑质致密部明显减少，这说明神经黑色素神经元消耗。同样，在蓝斑亦发现类似的神经元减少。

（四）磁共振波谱技术（magnetic resonance spectroscopy, MRS）

以前有关 PD 的 MRS 研究主要是关注基底节与皮质乙酰天冬氨酸（NAA）、肌酸（Cr）、胆碱（Cho）之间的比例。有些文章报道 PD 患者 NAA/Cho 或 NAA/Cr 比率降低。由于黑质的范围较小，大部分 MRS 研究在针对 PD 患者的黑质进行研究时使用的是相对较大的感兴趣区，这会引起部分容积效应。高磁场提高信噪比和分辨率，使得高磁场 MRS 实现更高的空间分辨率。最近在 4.0T 磁场下的 MRS 能用于研究 PD 黑质中神经内的代谢物质，包括 γ- 氨基丁酸（GABA）、葡萄糖、谷胱甘肽（GSH），发现 PD 患者黑质的葡萄糖、NAA、GSH 下降，而 Cho 升高。

四、帕金森叠加综合征的结构影像学

帕金森叠加综合征（Parkinson plus syndrome），又称不典型帕金森综合征（atypical Parkinsonian disorders），是一类慢性进行性神经变性疾病，以迅速进展的帕金森样症状和其他 PD 以外的神经功能障碍为特征。常见的不典型帕金森综合征分为进行性核上性麻痹（progressive supranuclear palsy, PSP）、多系统萎缩（multiple system atrophy, MSA）及皮质基底节变性（corticobasal degeneration, CBD）等。帕金森叠加综合征可累及锥体外系的黑质纹状体系统，而帕金森综合征的表现是该组疾病的组成部分，不同疾病还有其各自的特征。由于临床症状多变、临床症状部分重叠，临床上鉴别特发性 PD 和不典型帕金森综合征仍有一定难度。帕金森叠加综合征患者对左旋多巴反应性差，运动障碍的疗效比 PD 差，病程进展迅速，预后较 PD 患者差，并且帕金森叠加综合征患者不能通过手术方式治疗，因此临床上鉴别 PD 和帕金森叠加综合征有着重要的临床意义。常规磁共振检查能显示部分帕金森叠加综合征患者在颅内的特征征象，能在诊断上能起到一定的提示作用。

（一）多系统萎缩

多系统萎缩（multiple system atrophy, MSA）是一种散发、快速进展的少见的神经系统退行性疾病，主要发生在成人，病理上主要以存在于黑质、纹状体、脑干、小脑核、脊髓中间外侧束的胶质细胞和神经元内嗜银 α- 突触核蛋白阳性包涵体为特征。根据其临床表现，主要分为小脑性共济失调型（cerebellar dominant MSA, MSA-C）和帕金森综合征型（parkinsonism dominant MSA, MSA-P）。

MSA-P 主要表现为帕金森综合征，包括运动减少、强直、姿势不稳、震颤等，对多巴胺能药物治疗反应不佳。主要病理改变为豆状核的壳核神经元缺失及胶质纤维增生、豆状核萎缩、豆状核铁沉积增加（铁沉积可是正常人的 5 倍）。影像学表现：①壳核萎缩。MRI 表现为壳核变小、厚度变薄，壳核萎缩判断带有一定主观性，而且在病程早期敏感性不高，限制了其在临床上的应用。壳核弧度消失、变直是一个相对准确的征象，正常壳核外缘呈向外侧的弧线，有壳核萎缩时，其外缘弧线弧度减少、变直，最早出现弧度改变的壳核的后外侧部（图 7-5）。②壳核"裂隙征"。指壳核外侧边缘 T_2WI 高信号线，在 1.5T

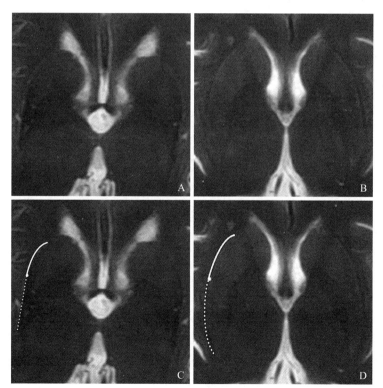

图 7-5　MSA 患者壳核萎缩
注：横轴面 T_2WI；A、C. MSA-P 患者，双侧壳核萎缩，壳核外侧缘的弧度消失，甚至变成一直线，双侧豆状核背外侧部信号降低；B、D. 健康志愿者，壳核无萎缩，外侧缘弧线完整，豆状核背外侧部较苍白球信号高。

MRI 上是 MSA-P 的一个特征性征象（图 7-6）。壳核"裂隙征"的病理基础还不是很确定，曾有文献报道是由于壳核外侧神经元缺失以及胶质增生，壳核萎缩引起组织间空隙增大产生的。但是值得注意的是这个高信号线的出现与 MRI 设备的场强相关，在 3.0T MRI 检查中，壳核"裂隙征"亦可见于 PD 患者以及正常人，壳核"裂隙征"对 MSA-P 的诊断价值不如在 1.5T MRI 上高。③壳核 T_2 低信号征。指壳核背外侧可见低于苍白球信号的异常信号（图 7-7），称"信号反转"（正常人是苍白球 T_2 信号比壳核低），病理证实是由

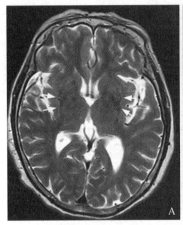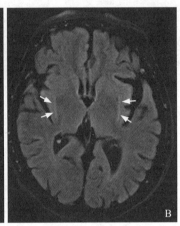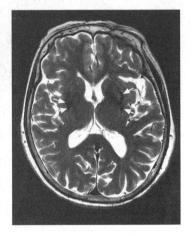

图 7-6 MSA-P 患者裂隙征

注：A. 横轴面 T_2WI，1.5T MRI，MSA-P 患者，双侧壳核外侧边缘所见高信号线（箭头），称为裂隙征；B. 同一患者，FLAIR 图像也可显示高信号的裂隙征（箭头）。

图 7-7 壳核 T_2 低信号征

注：MSA-P 患者，女，67 岁，行路不稳 2 年。3.0T MRI 的横轴面 T_2WI，图中显示双侧壳核低信号及壳核萎缩（箭头）。

于铁蛋白丢失、铁沉积引起。有研究者用梯度回波 T_2WI（即 T_2^*WI），比自旋回波和快速自旋回波能更敏感地显示壳核的低信号变化，能更敏感地检出 MSA-P。虽然在 1.5T MRI 检查中，壳核 T_2 低信号是诊断 MSA-P 最有特异性的征象。但是壳核异常信号会随着磁场强度的改变而发生改变，研究显示，15 例 MSA 患者分别做 0.35T MRI，1.5T MRI 和 3.0T MRI 检查，发现随着场强的增加，出现壳核 T_2 低信号的频率也会升高，MSA-P 壳核的信号变化在不同场强的磁共振机器是不一样的，在 0.35T MRI 上表现为略高信号或等信号，而在 1.5T MRI 和 3.0T MRI 上为低信号。3.0T MRI 的信噪比和分辨率高，更容易发现由铁沉积引起的 T_2WI 低信号，而正常老年人由于老化退变而引起铁沉积，壳核 T_2WI 也可呈低信号。所以，在 1.5T 上，壳核"裂隙征"和壳核 T_2 低信号对于诊断 MSA-P 有较好的灵敏度和特异度，但在 3.0T 上，这些征象的诊断价值受到一定的限制（图 7-8）。④壳核 T_1WI 高信号征。在 1.5T MRI 可发现壳核 T_1WI 高信号在诊断 MSA-P 上也有一定的诊断价值（图 7-9），表现为壳核后外侧部 T_1WI 高信号增高，但这个征象出现概率不高，故诊断

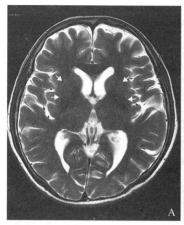
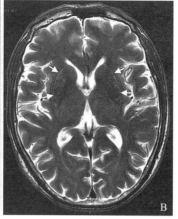
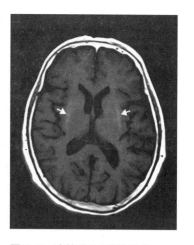

图 7-8　裂隙征－横轴面 T$_2$WI 3.0T MRI
注：A. 健康志愿者，70 岁；B. PD 患者，73 岁，动作迟缓伴走路不稳 5 年，二者双侧壳核外侧均可见明显的高信号弧线（箭头），即"裂隙征"，双侧壳核背外侧部呈低信号，未见明显壳核萎缩。

图 7-9　壳核 T$_1$WI 高信号征
注：横轴面 T$_1$WI，1.5T MRI，MSA-P 患者，女，65 岁，步态缓慢 2 年余，加重 2 个月余，图中所示双侧壳核外侧部高信号（箭头）。

的灵敏度不高。虽然 MSA-P 在 MRI 检查中有较明显的异常征象，但通常是见于中晚期患者，有研究分析经活检证实的 MSA-P 患者，其 MRI 检出率仅 50% 左右。

MSA-C 以小脑性共济失调为突出临床表现，表现为肢体共济失调、步态共济失调、构音障碍和眼球运动障碍等。不同于西方国家，在东方国家的患者中 MSA-C 型比 MSA-P 型更多见。有研究表明，MSA-C 中 76% 的患者同时伴有帕金森综合征。MSA-C 的 MRI 影像学表现：①脑萎缩，脑萎缩部位主要包括橄榄、脑桥、小脑中脚和小脑（图 7-10）。

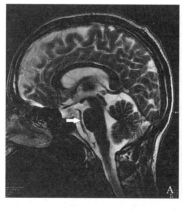
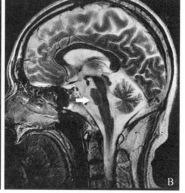

图 7-10　MSA-C 患者小脑萎缩
注：A. 正中矢状位 T$_2$WI，正常成人颅脑；B. 正中矢状位 T$_2$WI，MSA-C 患者颅脑，MSA-C 患者脑桥小脑萎缩（箭头）。

②"十字征",横断面上脑桥 T_2WI 上的交叉样高信号,即所谓的"十字征",是诊断 MSA-C 的较特征性的表现(图 7-11)。"十字征"的病理学基础为脑桥核及其发出的通过小脑中脚到达小脑的纤维(桥横纤维)变性和神经胶质增生,T_2WI 信号增高,而锥体束和由齿状核发出的小脑上脚的纤维无变性,未出现异常信号。"十字征"形成过程中,一般是先出现纵线,然后再出现横线,"十字征"与脑桥小脑萎缩程度之间存在相关性,当"十字征"等级越高时,对应其脑桥面积越小。但是,"十字征"亦可出现在其他类型脊髓小脑共济失调以及继发于某种血管炎的帕金森综合征合并小脑、脑干功能障碍患者中。③脑桥面积测量,横断面脑桥最大面积测量,MSA-C 组均小于 PD 组和正常对照组,当脑桥面积阈值为 $448mm^2$ 时,诊

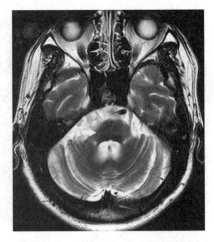

图 7-11　MSA-C 患者"十字征"
注:横轴面 T_2WI,示 MSA-C 患者脑桥 T_2 加权像上的交叉样高信号,即"十字征"(箭头)。

断 MSA-C 的灵敏度为 95%,特异度为 100%,因此,脑桥面积大小在诊断 MSA-C 和评估 MSA-C 的脑桥萎缩程度中具有重要的临床意义。

(二)进行性核上性麻痹

进行性核上性麻痹(progressive supranuclear palsy, PSP)又称 Steele-Richardson-Olszewski 综合征,是一种少见的中枢神经系统变性疾病,属于帕金森叠加综合征的一种类型。临床上以核上性眼球运动障碍、假性延髓麻痹、构音障碍、颈部肌张力障碍、痴呆等为主要表现。PSP 患者常见的脑形态学变化有中脑萎缩、小脑上脚萎缩和顶叶皮质萎缩,其中中脑萎缩最常见,约占 PSP 患者的 86.4%。主要影像学征象有:①"蜂鸟征",中脑前端萎缩变尖,在正中矢状位 T_2WI 呈鸟嘴样,称"蜂鸟征"(图 7-12)。②"大企鹅"征,正中矢状位亦似站立的大企鹅。③"牵牛花征",PSP 患者的中脑前后径变小,导水管扩张,四叠体池增大,横断面表现类似"牵牛花",故称"牵牛花征"(图 7-13)。Massey 等曾报道过"牵牛花征"具有很高的特异度(100%)但只有 50% 的灵敏度。④中脑上缘变直或内凹。正常人中脑上缘多为呈往外凸的弧线,而 PSP 患者中脑上缘变直甚至向内凹陷。异常的中脑上缘形态对于鉴别 PSP 与 PD 患者有较高的灵敏度和特异度。⑤中脑萎缩的测量,横断面中脑前后径 17mm 是判断中脑是否萎缩的阈值,但特异度高、灵敏度差。中脑面积比值测量更准确,在正中矢状位测量中脑和脑桥的断面面积以及计算中脑与脑桥的面积比,PSP 患者中脑/脑桥面积比值低于 PD 患者和正常人,阈值为 0.18,小于该值提示 PSP,是鉴别 PSP 与其他帕金森综合征的另一重要方法。⑥其

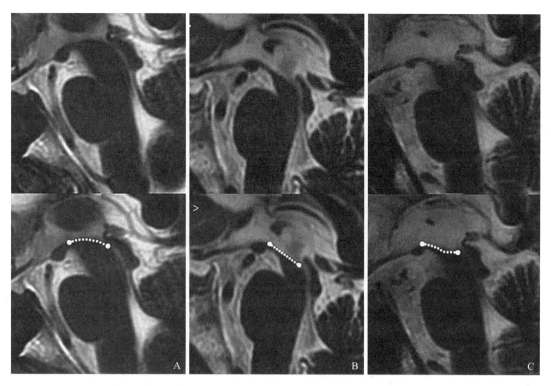

图 7-12 PSP "蜂鸟征"

注：正中矢状位 T_2WI 显示 PSP 患者中脑上缘形态的改变。A. 健康志愿者，男性 70 岁，中脑无萎缩，中脑后上缘呈往外凸的弧线；B、C.PSP 患者，分别是男性 73 岁和女性 68 岁，图中可见中脑上缘形态变直或呈内凹型，提示中脑萎缩，中脑上缘内凹，呈鸟嘴状，称 "蜂鸟征"。

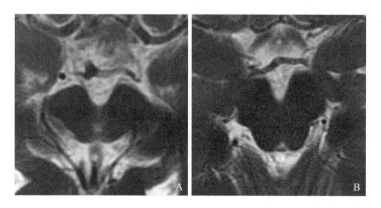

图 7-13 PSP "牵牛花征"

注：横轴面 T_2WI。A. PSP 患者，男性 69 岁，构音障碍及行路不稳 8 年，图示中脑前后径变小，导水管扩张，四叠体池增大，呈 "牵牛花" 样；B. 健康志愿者，男性 69 岁，中脑无萎缩。

他征象，PSP 患者还可见第三脑室扩张、红核萎缩、额颞叶萎缩等，这些征象往往缺乏特异性。

（三）皮质基底节变性

皮质基底节变性（corticobasal ganglionic degeneration, CBD）是一种罕见的慢性进展性变性疾病，临床上以不对称性肢体运动症状发病，病程中伴有不同程度的认知功能障碍或痴呆。CBD 的影像学表现有：①脑皮质萎缩，CBD 病变主要累及额顶叶皮质，常规头颅 MRI 表现是单侧额叶或额顶叶萎缩（图 7-14），萎缩在中央沟周围最明显，但是部分 CBD 患者也会出现全脑对称性的皮质萎缩；②豆状核铁沉积，表现为在 T_2WI 图像上，壳核和苍白球信号下降；③运动皮质、皮质下白质出现高信号，这种改变缺乏特征性。上述改变并非诊断 CBD 的特征性 MRI 表现。曾有研究对 7 例病理证实的 CBD 患者以及 10 例表现出不同程度的不对称性帕金森综合征和皮质功能障碍的患者进行尸检，并将病理结果与 17 例患者的常规头颅 MRI 检查进行对比，发现尽管 17 例患者颅内病理改变不全相同，但是它们有着相

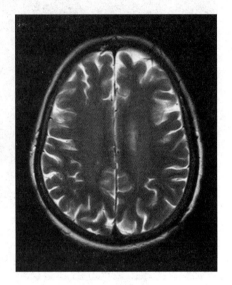

图 7-14　CBD 脑皮质萎缩
注：横轴面 T_2WI；CBD 患者，女性 67 岁，右上肢震颤 1 年。图中可见左侧额叶不对称性萎缩，左侧额叶脑沟增宽，而右侧额叶无萎缩。

似的 MRI 表现，局灶性皮质和胼胝体萎缩以及脑室旁白质信号改变并不是 CBD 的特异征象。总之，CBD 的影像学检查需要仔细观察，而且诊断时必须结合临床症状。

（冯结映　黄飚）

参考文献

---

[1]　冯结映，黄飚，钟小玲等. 帕金森病和帕金森叠加综合征的影像诊断 [J]. 放射学实践，2013，28（11）：1105-1108.

[2]　DE CELIS ALONSO B, HIDALGO-TOBON S S, MENENDEZ-GONZALEZ M, et al. Magnetic Resonance Techniques Applied to the Diagnosis and Treatment of Parkinson's Disease[J]. Front Neurol, 2015, 6: 146.

[3]　FENG J Y, HUANG B, YANG W Q, et al. The putaminal abnormalities on 3. 0T magnetic resonance imaging: can they separate parkinsonism-predominant multiple system atrophy from Parkinson's disease?[J]. Acta Radiol, 2015, 56(3): 322-328.

[4]　PYATIGORSKAYA N, GALLEA C, GARCIA-LORENZO D , et al. A review of the use of magnetic resonance imaging in Parkinson's disease[J]. Ther Adv Neurol Disord, 2014, 7(4): 206-220.

[5]　SCHWARZ S T, BAJAJ N, GOWLAND P A, et al. MR imaging of the substantia nigra for the diagnosis of Parkinson disease[J]. Radiology, 2014, 273(2): 627-628.

[6]　STOESSL A J, LEHERICY S, STRAFELLA A P. Imaging insights into basal ganglia function, Parkinson's disease, and dystonia[J]. Lancet, 2014, 384(9942): 532-544.

第二节　帕金森病的功能影像学

帕金森病（Parkinson disease, PD）是一种由于黑质和黑质 – 纹状体通路病变所致的神经系统变性疾病，其临床主要特征为静止性震颤、肌强直、运动迟缓和姿势步态异常。除了运动症状以外，PD 患者还常伴发各种非运动症状，如精神神经症状、自主神经功能障碍、睡眠障碍、嗅觉减退、认知障碍等。近年来，神经功能影像广泛应用于 PD 的临床和实验研究，在 PD 运动症状和非运动症状评估、病理生理学机制研究中得到了广泛推广，有望为其早期诊断和鉴别诊断提供重要帮助。

一、常用的功能影像学研究方法

（一）多巴胺递质、多巴胺转运体和受体显像

多巴胺的合成是在多巴胺能神经元末梢完成的，首先是左旋多巴（L-dopa）在芳香氨基酸脱羧酶（aromatic amino acid decarboxylase, AADC）的作用下生成多巴胺，然后胞质中的多巴胺（dopamine, DA）经 Ⅱ 型囊泡单胺转运体（vesicular monoamine transporter-2, VMAT2）转运至突触囊泡内。伴随动作电位的产生和突触前膜的去极化，囊泡中的递质被释放到突触间隙中，释放到突触间隙的多巴胺与突触后膜的多巴胺受体结合发挥作用后，一部分被降解，一部分被突触前膜上的多巴胺转运体再摄取回收。

突触前黑质纹状体多巴胺能神经元显像包括 ^{18}F– 多巴（^{18}F-fluorodopa）显像、多巴胺转运体（dopamine transporter, DAT）显像和 Ⅱ 型囊泡单胺转运体显像。

（1）^{18}F– 多巴显像：^{18}F– 多巴显像可用于评估纹状体对左旋多巴的摄取能力、多巴胺能神经元末梢 AADC 的活性及突触前膜囊泡的存储功能。由于多巴胺能神经元病变时存在 AADC 活性的代偿性上调，因此 ^{18}F– 多巴显像可能会低估病变的严重程度。

（2）多巴胺转运体显像：多巴胺转运体的作用是负责清除释放到突触间隙的多巴胺递质。多巴胺转运体主要分布于纹状体神经末梢的突触前膜，因此可用于评估多巴胺能神经元末梢的功能。PD 病变时多巴胺转运体密度出现代偿性下调，因此多巴胺转运体显像可能会高估病变的严重程度。同时多巴胺转运体结合率与年龄相关，临床应用时应参考年龄进行校正。

（3）VMAT2 显像：VMAT2 浓度不会因为使用药物而代偿调节变化，因此 VMAT2 显像或许是反映多巴胺能神经元末梢功能最可靠的影像学生物标志物。但 VMAT2 并不特异性地表达于多巴胺能神经元中，还存在于胰岛 β 细胞及其他单胺能神经元和交感神经中，可能会对研究结果造成一定的干扰。

突触后膜的多巴胺受体家族包括 5 个亚型，即 D1 ~ D5 受体。D2 受体的显像剂包括 ^{11}C– 雷氯必利（^{11}C-raclopride，^{11}C-RAC）、^{11}C-FLB457 等，其中 ^{11}C-FLB457 与 D2 受体的亲和力较高，可用于纹状体外脑区 D2 受体的显像。而 ^{11}C-RAC 与 D2 受体的亲和力较弱，在纹状体内与内源性多巴胺呈竞争性抑制作用，可用于评估内源性多巴胺的释放量。

（二）脑葡萄糖代谢显像

^{18}F– 脱氧葡萄糖（^{18}F-fluorodeoxyglucose，^{18}F-FDG）是使用放射性元素"氟"标记的葡萄糖显像剂，具有与葡萄糖相同的细胞转运及磷酸化过程。葡萄糖几乎是脑内唯一的能源物质，可以反映脑代谢水平和突触的活动状态，常用于 PD 的临床研究。

（三）脑血流灌注显像

脑血流灌注显像是将放射性药物注入体内，通过单光子发射计算机断层成像（single-photon emission computed tomography，SPECT）检测体外探测放射性药物在脑组织内的分布以反映脑血流灌注水平。正常与病变组织可出现明显的显像剂浓度差异，因此能够帮助识别功能异常脑区。

（四）功能性磁共振成像

功能性磁共振成像（functional MRI，fMRI）是基于血氧水平依赖信号的变化来探究全脑神经活动水平的技术，该技术不仅可反映全脑静息背景下的神经电活动状态，也可在任务刺激下观察全脑血氧水平的变化。功能连接性是指某一特定脑区与其他相关脑区时间序列的协同性，反映脑功能活动的协同化改变，可用于探究脑区功能环路的异常变化。

二、功能显像在帕金森病运动症状评估中的临床应用

多巴胺能系统显像是评估多巴胺能神经元功能的有效工具，在高危人群筛查、疾病诊断方面得到了良好的应用。而 ^{18}F-FDG 正电子发射计算机断层显像（positron emission computed tomography, PET）是一种可以反映突触功能、葡萄糖代谢的影像技术，在 PD 与帕金森综合征的鉴别诊断、病情监测、疗效评价等方面具有广阔的应用前景。

（一）高危人群筛查

两类人群罹患 PD 的风险较高，其一是快速眼动睡眠行为障碍（rapid eye movement sleep behaviour disorder, RBD）患者，其二是 PD 致病基因的携带者。以 PET 和 SPECT 为代表的功能显像能够帮助我们对 PD 高危人群进行早期筛查，以便及早确诊并开展神经保护研究。

RBD 可能是诸多神经系统退行性变的前期表现，尤其是 α- 突触核蛋白病的前驱表现。原发性 RBD 患者后壳核 VMAT2 的分布较正常对照轻度降低，但尚不满足 PD 的诊断标准，这可能验证了 RBD 为 PD 前驱表现的假说。血流灌注显像和 ^{18}F-FDG 显像均提示 RBD 患者存在部分脑区的功能异常。血流灌注研究显示灌注升高区域主要集中于脑桥、纹状体、海马等脑区，灌注减低区主要包括部分额叶及颞 – 顶叶皮质。^{18}F-FDG PET 也显示 RBD 患者出现特定的葡萄糖代谢模式，主要表现为海马和海马旁回、扣带回、辅助运动区、脑桥等脑区的代谢增高和枕叶及舌回的代谢减低。对 21 例原发性 RBD 患者的 ^{18}F-FDG 代谢模式进行分析后，有学者总结了 RBD 相关脑代谢网络模式（RBD-related pattern, RBDRP），这一模式主要表现为脑桥、丘脑、额叶内侧、海马、缘上回、颞下回、小脑后部等脑区的代谢增高及颞上回、枕叶等脑区的代谢减低，RBDRP 与 PD 相关脑葡萄糖代谢模式（Parkinson disease-related pattern, PDRP）有少许重叠，且相关度良好。该模式可用于早期诊断 RBD 患者并预测患者的转归，有望成为 PD 等疾病临床前期诊断的有效影像学生物标志物。

多数 PD 患者以散发起病，少部分 PD 患者存在致病基因的突变。对于症状期的基因突变患者，他们的多巴胺能显像特点同散发性 PD 患者相比无明显差异。对于无症状的基因突变携带者，功能影像有助于早期确立诊断。在 PINK1 和 Parkin 基因突变的无症状携带者中，都观察到了 ^{18}F- 多巴摄取能力的轻度下降。同样在 LRRK2 基因突变的无症状携带者中也观察到了多巴胺转运体分布的轻度异常，但无 ^{18}F- 多巴摄取能力的下降。综上所述，多巴胺能系统显像可作为无症状基因突变携带者早期诊断的有效工具之一。

（二）疾病诊断和鉴别诊断

多巴胺能系统显像和 ^{18}F-FDG PET 脑显像在 PD 诊断中具有较高的应用价值，可帮助

临床医师验证诊断并提高诊断的准确性。通过对 ^{18}F-FDG PET 脑显像进行特殊处理可获得疾病相关脑代谢模式，该模式可在个体水平上实现对 PD 的诊断及鉴别诊断。

在 PD 患者出现临床症状时，通常纹状体多巴胺的丢失高达 80%，黑质多巴胺能神经元的丢失多达 50%。因此，利用多巴胺能系统显像评价突触末梢功能时，PD 患者的突触末梢多巴胺能储备都显著地低于同龄健康人群（见文末彩图 7-15）。对不同 H-Y 分级的 PD 患者进行 DAT-PET 显像显示：早期 PD 患者纹状体对显像剂的摄取呈不对称性减低，其中以起病肢体对侧的后壳核摄取能力下降为主。但同侧（即无症状肢体侧）后壳核摄取能力亦出现轻度减低；病程中晚期，双侧壳核对显像剂的摄取均明显减低。然而在使用功能显像评估神经保护疗法疗效的试验中，出现了个别临床怀疑是 PD 早期，但影像学未发现突触末梢多巴胺能神经元丢失证据（scans without evidence of dopaminergic deficit, SWEDDs）的患者。对这些患者的临床随访发现，他们的病情大多无症状持续进展，多巴胺能药物的疗效不确切，^{18}F-FDG 显像也未见明显异常。近期有研究认为他们中的部分患者可能是被误诊为 PD 的肌张力障碍性震颤。

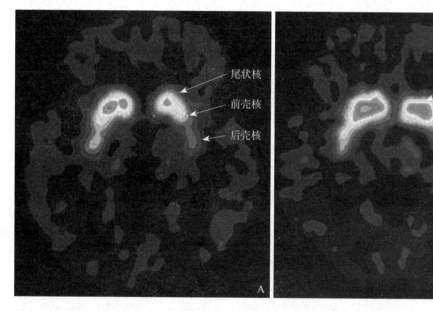

图 7-15　PD 患者的 DAT-PET 图像（彩图见文末）

特发性震颤患者的突触功能显像通常与正常对照无显著差异。因此，功能影像能比较有效地鉴别 PD 和特发性震颤患者。此外，多项研究显示，^{18}F-FDG PET 代谢显像和双半胱乙酯（ethyl cysteinate dimer, ECD）灌注显像在 PD 与非典型帕金森综合征的鉴别诊断方面有着较高的应用价值。特发性 PD 患者表现出特异性的脑葡萄糖代谢模式（见文末彩图 7-16），即 PDRP 模式，表现为苍白球、丘脑、脑桥和小脑等脑区的代谢增高和前运动皮质、后顶叶皮质的代谢减低。PD 患者的 PDRP 表达值较健康对照显著升高。且 PDRP 表达值与患者统一帕金森病评定量表（unified Parkinson disease rating scale, UPDRS）评分呈显著正相关。多系统萎缩（multiple system atrophy, MSA）相关脑代谢模式的特点是：双侧壳核和小脑代谢减低；进行性核上性麻痹（progressive superanuclear palsy, PSP）相关脑代谢模式的特点是双侧前额叶内侧部、前额叶腹外侧部、眶额回、尾状核、内侧丘脑和中脑的代谢减低。Tang 等应用 ^{18}F-FDG PET 显像，分别建立了 PD、MSA、PSP 的疾病相关脑葡萄糖代谢模式，采用基于影像的自动化分析程序对 167 例帕金森综合征症候群患者进行疾病的鉴别诊断，结果发现该方法对于 PD 患者正确诊断的灵敏度为 84%，特异度为 97%，阳性预测值为 98%，阴性预测值为 82%。同样对 MSA（灵敏度为 85%，特异度为 96%，阳性预测值为 97%，阴性预测值为 83%）和 PSP（灵敏度为 88%，特异度为 94%，阳性预测值为 91%，阴性预测值为 92%）诊断的正确率也很高，该方法无需专业医师对图像进行辨识，有着较高的临床和实用价值。不同神经系统退行性变的脑葡萄糖代谢显像的典型表现总结于表 7-1。

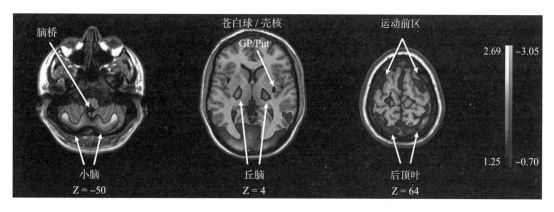

图 7-16 PD 患者的葡萄糖代谢模式特点（彩图见文末）

表 7-1 不同神经系统退行性变的脑葡萄糖代谢显像的典型表现

PET/SPECT	特发性帕金森病	多系统萎缩	进行性核上性麻痹	皮质基底节变性
评价突触前膜功能的示踪剂	通常是不对称的降低，壳核受累大于尾状核	对称性降低，壳核受累无异于尾状核	对称性降低，壳核受累无异于尾状核	不对称性降低，壳核受累无异于尾状核
评价突触后膜功能的示踪剂	未服药的初发患者壳核 D2 受体结合率升高，治疗后趋向正常	壳核 D2 受体结合率降低	壳核结合率降低	壳核 D2 受体结合率正常或降低
^{18}F-FDG PET 或 SPECT 灌注显像	丘脑和壳核代谢增高，额叶外侧、顶叶下部、顶枕叶皮质代谢减低	壳核、小脑、脑桥代谢减低	中脑、近中线的额叶皮质、纹状体代谢减低	病变受累对侧的偏侧性纹状体和皮质的代谢减低

注：PET，正电子发射断层成像术；SPECT，单光子发射计算机断层成像术。

（三）病情监测

多巴胺能系统显像用于监测病情进展的价值备受争议，尽管有研究认为纹状体多巴胺能神经元的末梢功能与病程呈负相关，但更多的临床试验则显示 DAT 再摄取水平在运动症状改善的同时，却仍在迅速下降。因此，我们迫切希望寻找新的影像学标志物来评估病情进展。脑葡萄糖代谢显像或许可用于 PD 患者病情进展的监测。对 15 例早期 PD 患者在基线水平、24 个月和 48 个月的 ^{18}F-FDG PET 研究显示，随着病情的进展，丘脑底核、苍白球内侧部、背侧脑桥和初级运动皮质区域的葡萄糖代谢增加，而前额叶和顶叶下部皮质的葡萄糖代谢减少，PDRP 表达值与病程的进展呈显著线性相关，并与 UPDRS 评分呈显著相关。同时，该研究还发现，PD 患者认知相关脑代谢网络模式评分在认知功能良好、轻度认知功能障碍和 PD 痴呆患者中呈梯度升高，提示 PD 认知功能相关代谢模式（Parkinson disease related cognitive pattern, PDCP）可用于患者认知功能进展的监测与评估。Mure 等则分析了一组患者的 PD 震颤相关脑代谢网络模式（Parkinson disease tremor-related metabolic network, PDTP）表达值随病程进展的变化情况，发现 PDTP 表达值随病情进展而逐渐增高，并与患者震颤临床评分的相关度良好。由此可见，PDRP、PDCP、PDTP 可以相对客观地监测患者运动症状、认知功能及震颤症状的进展。

多种不同的影像学生物标志物在 PD 的诊断、鉴别诊断及疾病进展监测中的应用价值总结于表 7-2。

表 7-2　不同影像学生物标志物在帕金森病临床应用中的价值

功能影像学方法	前驱期诊断	起病时辅助临床诊断	鉴别诊断	病情进展监测
^{18}F- 多巴显像	很可能有效	有效	有效可能性不大	可能有效
DAT 显像	有效	有效	有效可能性不大	可能有效
VMAT2 显像	很可能有效	有效	尚待研究	尚待研究
^{18}F-FDG 显像	很可能有效	很可能有效	很可能有效	可能有效
多巴胺受体显像	无效	单用无效	单用无效	无效
心脏自主神经显像	尚待研究	无效	鉴别多系统萎缩有效	尚待研究

（四）疗效评价

功能显像还可用于评估治疗疗效。脑深部电刺激（deep brain stimulation, DBS）用于缓解 PD 临床症状疗效确切，广受认可。葡萄糖代谢显像提示丘脑底核（subthalamic nucleus, STN）和苍白球内侧部（internal globus pallidus, GPi）脑深部电刺激治疗都能使患者的 PDRP 表达值较治疗前显著降低。将 STN DBS 和左旋多巴的治疗疗效进行对比后可以发现：两组患者功能显像的改善脑区分布大体一致。DBS 开机和关机的对比测试也显示患者血流灌注的改善与电刺激显著相关。

多巴胺能药物用于缓解 PD 患者的运动症状疗效确切。同时多巴胺能药物也可以纠正 PD 患者功能影像学的异常表现。功能网络连接性的研究显示 PD 患者存在皮质下区域和广泛皮质的连接受损，而左旋多巴治疗能够部分纠正这些异常。然而脑内不同脑区的多巴胺能神经元末梢的退行性变程度并不一致，多巴胺能替代疗法可能会对受累较轻的通路造成不利影响。例如反转学习（reversal learning）能力与伏隔核相关，患者在未行多巴胺替代治疗时反而测试反馈更优，提示多巴胺能药物过量会对某些认知领域造成不利影响。另外也有既往研究提示，过量的多巴胺受体激动剂使用是导致冲动控制障碍的原因之一。

干细胞来源的多巴胺能神经元移植治疗经历了 20 余年的临床研究，但目前疗效仍不确切。几项规模较小的临床试验提示受体移植物能够顺利成活并发挥临床疗效，表现在患者 UPDRS 评分的改善、药量的减少及患者 ^{18}F- 多巴摄取率的升高上，突触后膜 ^{11}C-RAC 的显像也提示移植物植入后内源性多巴胺的释放增加。然而随后进行的双盲对照临床试验却无法重复之前得出的结论。研究显示，尽管患者在 ^{18}F- 多巴功能显像上出现了影像学的改善，但临床症状的改善几乎可以忽略不计。未来的研究侧重应当着眼受试者的筛选上，相对年轻的受试者获益的可能更大。此外，移植物还会带来剂末异动的不良反应，目前机制仍不明，因此关于干细胞移植的安全性和可行性还需要进一步的研究进行验证。

三、功能显像在帕金森病非运动症状评估中的应用

PD 患者常伴发各种非运动症状，往往会对患者的生活质量造成较大影响。近年来，越来越多的功能影像学研究开始关注 PD 患者的非运动症状，并发现了认知功能障碍、自主神经障碍、冲动控制障碍、抑郁、疼痛等症状的异常受累脑区。

（一）帕金森病认知功能障碍

PD 认知功能障碍是 PD 患者重要的非运动症状之一，可以表现为 PD 轻度认知功能障碍（Parkinson disease with mild cognitive impairment, PD-MCI）或帕金森病痴呆（Parkinson disease with dementia, PDD），PD 患者中 PDD 的发生率约为 30%，为正常人群的 4~6 倍。75% 病程超过 10 年的 PD 患者最终会发展成 PDD，因此我们需要更可靠的影像学标志物对认知障碍进行早期识别，以研究其发病机制并探索针对性的治疗方案。

多种神经递质的受损参与了 PD 认知障碍的发病，其中多巴胺能通路是最受关注的系统之一。对健康受试者的多巴胺能系统显像显示，纹状体的多巴胺水平与受试者的执行功能显著相关。对 PD 患者的进一步研究也显示，纹状体多巴胺递质的缺乏与早期执行功能

的受损显著相关。这些研究结果均表明黑质纹状体多巴胺能系统参与 PD 患者认知障碍的发病。此外，有研究发现在执行功能的测试中，纹状体外区域如扣带回前部、额叶、颞叶皮质的多巴胺释放增加，提示广泛皮质区域的受累也可能与认知水平的下降相关。

PD 认知障碍患者乙酰胆碱递质系统的受损也十分常见，^{11}C-4- 丙酰氧基 -N- 甲基哌啶（^{11}C-PMP）和 ^{11}C-4- 乙酰氧基 -N- 甲基哌啶（^{11}C-MP4A）显像剂可以反映脑内乙酰胆碱酯酶（acetyl cholinesterase, AChE）的水平。AChE 显像和乙酰胆碱囊泡转运体（vesicular acetylcholine transporter, VAChT）显像均显示 PDD 患者出现了广泛皮质胆碱能系统的失神经支配。PD 患者乙酰胆碱神经分布的减少与诸多认知亚域的退行性变相关，诸如注意力、视空间能力及执行功能等。不合并认知障碍的 PD 患者也会出现轻度的 AChE 分布减少，但皮质受累范围局限。

随着 PD 患者认知功能障碍的进展，在 ^{18}F-FDG PET 显像上可观察到患者代谢异常脑区的逐步扩大。不合并认知障碍的 PD 患者的代谢减低区主要集中于枕叶，PD-MCI 患者的代谢减低区域逐渐进展到前额叶及顶叶，代谢增高的区域为脑干和小脑等脑区，多个认知域受损的 PD 患者代谢减低的脑区会扩展到额叶外侧部，扣带回和顶颞枕交界处，而 PDD 患者则会出现广泛额叶、顶叶、枕叶和扣带回的代谢减低。除此之外，PDD 患者的代谢减低脑区还累及丘脑和尾状核。一项针对 PD 患者的随访研究还发现枕叶和后扣带回的代谢减低程度能够预测认知障碍的发病风险。PD 认知障碍患者有着特定葡萄糖代谢网络模式，即 PDCP，该模式的典型表现是双侧前辅助运动区、楔前叶、顶下小叶、背侧运动前区及左侧前额叶代谢减低，小脑蚓部和齿状核代谢增高，该模式的表达值与患者的认知水平呈显著相关，且表达值不受药物干预和脑深部电刺激治疗的影响。

异常蛋白的沉积在 PD 认知功能障碍发病中的作用仍不明确，β- 淀粉样蛋白（amyloid-beta, Aβ）的异常沉积是阿尔茨海默病患者最显著的神经病理学改变之一，应用 ^{11}C- 匹兹堡化合物 B（^{11}C -pittsburgh compound B，^{11}C -PIB）显像可在活体内显示 Aβ 的异常沉积。伴认知障碍或不伴认知障碍的 PD 患者并不都显示出了 Aβ 的异常沉积，且 Aβ 在正常老年人群中也存在一定比例的沉积，因此还需要更进一步的研究来探讨 Aβ 与 PD 认知障碍之间的相关性。

（二）帕金森病抑郁

抑郁是 PD 患者中最常见的精神神经症状，同时抑郁也是 PD 的前驱症状。大多数脑血流灌注和葡萄糖代谢功能显像都观察到 PD 抑郁患者责任脑区的低代谢或低血流灌注，这些责任脑区包括前额叶、扣带回、顶叶等，并且这些脑区的代谢异常会在正规的抗抑郁治疗后恢复正常。多种神经递质可能参与抑郁的发病。PD 抑郁患者脑脊液中 5- 羟色胺（5-hydroxytryptamine, 5-HT）代谢产物的水平显著下降，提示 5-HT 可能参与 PD 抑郁的发生。此外，边缘系统中多巴胺能和去甲肾上腺素能的失神经支配也在 PD 抑郁的患者中出现。其他研究则发现 PD 抑郁患者特定脑区的乙酰胆碱受体分布下降，提示乙酰胆碱水平异常与 PD 抑郁的发病相关。由此可见，PD 抑郁的发病可能同脑干多巴胺能、5- 羟色胺能、去甲肾上腺素能、胆碱能神经元的退行性变相关。

（三）帕金森病冲动控制障碍

冲动控制障碍（impulse control disorder, ICD）是指难以抑制的、会对自己或他人造成危害的冲动行为。冲动强迫行为包括病理性赌博、强迫性性行为、强迫性购物、暴饮暴食、过量使用多巴胺能治疗药物和刻板行为等。对于 ICD 的功能影像学研究发现：多巴胺能药物的持续作用，损害了奖赏通路的抑制性负反馈机制，导致了患者在出现外源性刺激时，不适当地分泌过多的内源性多巴胺，介导了冲动性行为的产生。额叶 – 扣带回 – 基底节环路在冲动控制中起着至关重要的作用。对 ICD 患者进行脑血流灌注的显像，结果显示 ICD 患者的眶额回、后扣带回、杏仁核、外侧苍白球的血流灌注较对照明显减低。另一项采用 ^{11}C-FLB-457 显像剂的研究也发现前扣带回显像剂的结合率升高。扣带回起冲动控制的作用，扣带回内源性多巴胺的减少显示 ICD 患者出现了冲动控制调控中枢功能的受损。

（四）自主神经症状

部分 PD 患者还会出现直立性低血压等自主神经功能变化，^{18}F– 多巴和 ^{11}C– 间羟基麻黄素（[N-methyl ^{11}C]meta-hydroxyephe-drine, ^{11}C-HED）及 ^{123}I– 间碘苄胍（^{123}I-metaiodobenzyl, ^{123}I-MIBG）显像均可用于评估 PD 患者的交感神经节节后神经元的功能障碍。使用 ^{11}C-HED 对 PD 患者的心肌交感神经支配进行 PET 扫描后发现，PD 患者的心肌交感神经支配明显减少。该研究同其他同类研究结论一致，均支持直立性低血压等自主神经功能障碍是由于交感神经节后神经元的功能失调所致。

（五）帕金森病疼痛

疼痛是 PD 患者的常见躯体不适之一。有研究对 PD 患者服药前后的冷痛觉阈值与健康对照进行对比，结果发现 PD 患者在未服用药物时的痛觉阈值明显降低，灌注显像出现右岛叶、前额叶以及左侧扣带回等脑区的灌注升高，并且这种异常灌注会随着药物的使用而趋向正常，提示这些脑区可能参与 PD 患者疼痛的产生。

四、功能显像用于帕金森病病理生理机制的研究

功能显像可在活体内的分子水平上评价脑葡萄糖代谢、脑血流灌注、转运体及受体分

布、神经递质活动、异常蛋白沉积及炎症反应等重要功能，为更深入地探究 PD 的病理生理机制提供了有益的帮助。

（一）不同帕金森病亚型（早发、晚发型）的多巴胺转运体显像特征

根据起病年龄的不同，PD 可进一步分为早发型 PD 和晚发型 PD，二者在临床表现、对药物的反应性和疾病预后上都有显著差异。^{11}C– 甲基 –N–2β– 甲基酯 –3β–（4–F– 苯基）托烷（^{11}C–CFT）PET 显像显示早发型 PD 患者尾状核功能保存较好，壳核多巴胺能受损较重。晚发型 PD 患者纹状体多巴胺能受损程度则较一致。上述差异提示早发、晚发 PD 亚型多巴胺能受损模式存在不同，壳核多巴胺能受损程度 PD 运动症状严重度相关，尾状核受损程度与年龄及认知功能保留相关。

（二）异动机制的研究

^{11}C-RAC 是突触后膜 D2 受体的显像剂，该显像剂可用于评估内源性多巴胺的释放量。患者少动症状的改善与 ^{11}C-RAC 所反映的纹状体多巴胺的释放量增加密切相关，而晚期 PD 患者突触间隙的多巴胺递质水平波动异常显著，提示神经末梢储存多巴胺的能力下降，表现为剂峰多巴胺浓聚和剂末多巴胺释放量的骤然减少，这可能是造成晚期 PD 患者症状波动的原因之一。同时研究还发现，患者剂峰异动的严重程度与纹状体多巴胺递质水平呈显著正相关。在服用左旋多巴 1 小时后，异动患者 ^{11}C-RAC 的结合率显著下降，说明内源性多巴胺在突触间隙骤然增加，与 ^{11}C-RAC 形成竞争性抑制的作用，突触间隙多巴胺的过量浓聚可能是造成剂峰异动的原因之一。其他非多巴胺能通路也可能参与异动的发病，^{11}C– 二丙诺啡（^{11}C-diprenorphine）可与阿片类受体非特异性结合。PD 异动患者 ^{11}C– 二丙诺啡的结合率在纹状体、丘脑和前扣带回明显降低，反映内源性的类阿片活性肽增加，而阿片类活性肽参与多巴胺的释放和调控，可能在异动的发展中起到一定的作用。腺苷 A2A 受体的 PET 显像研究则发现，PD 异动患者纹状体 A2A 受体的分布较非异动患者和正常对照显著增加，提示腺苷 A2A 受体也可能在异动的发病中起到一定的作用。

（三）震颤机制的研究

PD 震颤以静止性震颤为主。有研究认为，尾状核可能与震颤的发生相关，不过目前仅存在一些间接证据表明尾状核在震颤发病中所起的作用，如大鼠尾状核头的电刺激可诱发震颤。也有观点认为震颤的发生与小脑 – 丘脑 – 皮质环路的功能异常有关，如在丘脑腹中间核 DBS 患者开机和关机的对比研究中可发现初级运动皮质和前小脑局部神经活性的降低和震颤的改善协同出现。此外，Mure 等提出的 PDTP 模式即是以小脑 / 齿状核和初级运动皮质的代谢增高，尾状核 / 壳核的代谢相对轻度增高为特征的代谢网络。这一网

络模式的发现也显示震颤与初级运动皮质和小脑的关系相较纹状体更为密切。

（四）步态障碍机制研究

步态障碍是 PD 患者所面临的巨大挑战之一。但迄今为止，步态障碍的发病机制仍不明确。多个相关脑区可能参与发病，皮质区域尤其是负责执行功能的前额叶，调控步态启动并将启动信号向脑干和基底节传递。丘脑及脑干的部分核团如脑桥脚被盖核（pedunculopontine tegmental nucleus, PPN）同样接受来自基底节的调控，并在步态启动和运动调整方面发挥重要作用，小脑对步态的控制主要体现在速度和节律的控制上。进行平板试验的 PD 患者其血流灌注显像显示，患者出现了左额叶内侧部、右侧楔叶及左侧小脑半球的灌注减低，同时在右侧岛叶及左侧颞叶和扣带回的灌注增高。经过正规的康复训练后，小脑和颞顶叶的异常信号会随着临床症状的改善一并恢复正常。在冻结步态的研究中，脑内的功能网络连接性可能受损，有研究指出额顶叶的注意执行功能联合颞枕叶视觉通路的网络连接受损，最终导致了 PD 患者冻结步态的发生。脑桥脚被盖核同样在运动和姿势的维持上起着重要作用，PPN-DBS 术后的患者在临床症状改善的同时，出现了丘脑、皮质和皮质下等步态相关脑区的血流灌注的增加，有可能是因为 PPN 核的胆碱能失神经支配造成的。由此可见，大脑皮质、丘脑、脑干、基底节、小脑组成的步态环路相互联系、缺一不可，任何相关脑区的异常都可能导致异常步态的发生。

（五）小胶质细胞显像和炎症病理研究

神经系统受到损伤后所引发的炎性病理反应，参与 PD 病理过程的启动、进展及结局。在神经系统发生炎症或损伤时，小胶质细胞激活，释放多种炎症因子，这些炎症因子能导致多巴胺能神经元退行性变甚至死亡。转位蛋白（translocator protein, TSPO）可作为小胶质细胞激活的标志物。对早期 PD 患者进行 ^{11}C-PK11195 PET 显像发现，中脑该显像剂的结合率与健康对照相比显著增加，并与患者临床症状的严重程度呈显著正相关。影像学炎性损伤范围与尸检研究的小胶质细胞的分布大体一致。研究也证实激活的小胶质细胞在 PD 症状前期就大量存在，提示炎性损伤发生在 PD 的早期阶段。

以 PET/SPECT 为代表的功能影像学技术能够在分子水平上探究活体内小分子的分布和代谢水平。不仅能帮助我们发现多巴胺能系统的异常，还能对帕金森综合征症候群患者进行更加精确地鉴别诊断，并进行早期诊断和疾病进展的监测。合理地选用显像剂亦能帮助我们探究运动和非运动症状背后的病理生理机制，为药物靶点和新型干预措施的研发提供参考。因此，我们应当善用功能显像，助力临床科研。

（王坚　刘振洋）

———————————— 参考文献 ————————————

[1]　EIDELBERG D. Imaging in Parkinson's Disease[M]. New York: Oxford University Press, 2012: 3-31.

[2]　WU P, YU H, PENG S, et al. Consistent abnormalities in metabolic network activity in idiopathic rapid eye movement sleep behaviour disorder[J]. Brain, 2014, 137(Pt 12): 3122-3128.

[3]　WU P, WANG J, PENG S, et al. Metabolic brain network in the Chinese patients with Parkinson's disease based on ^{18}F-FDG PET imaging[J]. Parkinsonism Relat Disord, 2013, 19(6): 622-627.

[4]　STOESSL A J, LEHERICY S, STRAFELLA A P. Imaging insights into basal ganglia function, Parkinson's disease, and dystonia[J]. Lancet, 2014, 384(9942): 532-544.

[5]　LIU S Y, WU J J, ZHAO J, et al. Onset-related subtypes of Parkinson's disease differ in the patterns of striatal dopaminergic dysfunction: a positron emission tomography study[J]. Parkinsonism Relat Disord, 2015, 21(12): 1448-1453.

[6]　WANG J, HOEKSTRA J G, ZUO C, et al. Biomarkers of Parkinson's disease: current status and future perspectives[J]. Drug Discov Today, 2013, 18(3-4): 155-162.

[7]　GE J, WU P, PENG S, et al. Assessing cerebral glucose metabolism in patients with idiopathic rapid eye movement sleep behavior disorder[J]. J Cereb Blood Flow Metab, 2015, 35(12): 2062-2069.

[8]　STOESSL A J. Developments in neuroimaging: positron emission tomography[J]. Parkinsonism Relat Disord, 2014, 20(Suppl 1): S180-S183.

[9]　BOHNEN N I, JAHN K. Imaging: What can it tell us about parkinsonian gait[J]? Mov Disord, 2013, 28(11): 1492-1500.

第三节　帕金森病的经颅超声检查

经颅超声（transcranial sonography, TCS）作为一种神经系统影像学检查方法，可以追溯到 20 世纪 70—80 年代。最初 TCS 主要通过扫描脑桥至额顶叶区域，为该区域的血肿、脑积水、肿瘤等疾病提供相关影像学信息。随着超声技术的发展，TCS 能够通过颞窗获取中脑、丘脑等深部组织结构的高分辨率图像。自从 1995 年 Becker 等人首次应用 TCS 发现帕金森病（Parkinson disease, PD）患者中脑黑质（substantia nigra, SN）特异性强回声以来，这一技术已经成为神经变性疾病的重要检查手段，主要检查内容包括中脑及丘脑水平组织结构。

一、检查方法

（一）设备要求

使用 2.0MHz ~ 3.5MHz 的相控阵探头，穿透深度：14cm ~ 16cm，动态范围：45dB ~ 55dB，图像亮度、时间增益补偿视检查医师个人经验而定。

（二）检查医师

2 年以上主治医师，超声专业或神经内科专业，对脑部解剖结构有一定了解。

（三）检查体位

患者取侧卧位，探头依次置于患者左、右颞窗部位，紧贴皮肤并平行于耳眶线（即眼外眦与外耳中点的连线）进行扇形扫描。

（四）扫查切面

1. 中脑标准切面　中脑呈相对均质的蝴蝶样低回声，中央可见细线样的脑干中缝核（brainstem raphe, BR）回声，四周环绕着强回声的脚间池。经颞窗对同侧 SN、红核（red nucleus, RN）及 BR 回声进行评估。

（1）SN 的回声评估：国外各实验室的标准各有不一，主要有如下三种方法：

1）半定量分级：根据 SN 回声强度分为 Ⅰ ~ Ⅴ级（图 7-17）：

Ⅰ级：SN 呈均匀分布的低回声（图 7-17A）。

Ⅱ级：SN 呈散在点状、细线状稍强回声（图 7-17B）。

Ⅲ级：SN 回声呈斑片状增强，低于脚间池回声（图 7-17C）。

Ⅳ级：SN 回声呈斑片状增强，等于脚间池回声（图 7-17D）。

Ⅴ级：SN 回声呈斑片状增强，高于脚间池回声（图 7-17E）。

Ⅰ级为 SN 回声减低，Ⅱ级为正常 SN，≥Ⅲ级为 SN 回声增强。

2）定量分级：①SN 强回声面积：以轨迹线描计包络后电脑自动计算强回声面积，目前大部分研究多以 $0.20cm^2$ 为界值，单侧 SN 强回声面积 ≥ $0.20cm^2$ 视为异常。②黑质强回声面积/中脑面积比值（substantia nigra/midbrain, S/M 值）：由于半定量分级具有较强的主观性，常常将半定量分级与定量分级进行联合应用。当 SN 回声强度≥Ⅲ级时，测量强面积并计算 S/M，计算方法如下：当单侧 SN ≥Ⅲ级时，S/M = 单侧 SN 强回声面积/中脑总面积；当双侧 SN ≥Ⅲ级时，S/M =（左侧 SN 强回声面积 + 右侧 SN 强回声面积）/中脑面积平均值（左右侧中脑总面积的平均值）。目前研究认为 S/M ≥ 7% 可视为异常。

国外文献报道的黑质回声异常具体标准因各实验室的仪器设备、受试人群等因素不同

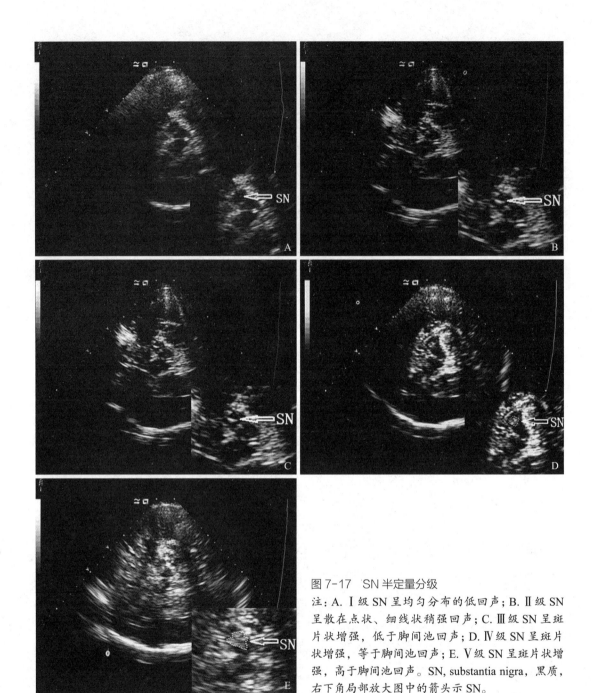

图 7-17　SN 半定量分级

注：A. Ⅰ级 SN 呈均匀分布的低回声；B. Ⅱ级 SN
呈散在点状、细线状稍强回声；C. Ⅲ级 SN 呈斑
片状增强，低于脚间池回声；D. Ⅳ级 SN 呈斑片
状增强，等于脚间池回声；E. Ⅴ级 SN 呈斑片状增
强，高于脚间池回声。SN, substantia nigra，黑质，
右下角局部放大图中的箭头示 SN。

而略有差异。国外研究证实，当由具有一定检查经验的医师进行 TCS 研究时，检查者之
间以及检查者内部的一致性得以肯定。

（2）脑干中缝核（BR）的回声评估：正常 BR 位于蝴蝶形中脑中央，呈连续的细线
状，回声强度与 RN 一致。由于 BR 显示较易受到患者颞窗透声的影响，因此若在患者一

侧颞窗探查到完整、连续的 BR 回声，即可判定为正常，在患者二侧颞窗均探查到 BR 回声减低、中断或消失，方可判定为异常。根据其回声强度对 BR 进行半定量评估。主要有三种分级方法：

　　1）两分法：1 级：回声减低、中断或消失；2 级：回声正常，强度等同于 RN。

　　2）三分法：1 级：回声消失；2 级：回声减低或中断；3 级：回声正常，强度等同于 RN。

　　3）四分法：1 级：回声消失；2 级：回声中断；3 级：回声减低；4 级：回声正常，等同于 RN。

　　图 7-18 为 BR 的四级不同超声表现，目前国际上多以二分法为主。

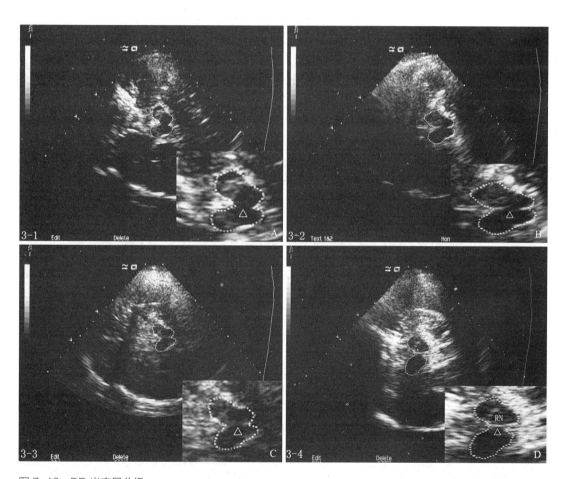

图 7-18　BR 半定量分级

注：A. BR 回声消失；B. BR 回声中断；C. BR 回声减低；D. BR 回声正常，与红核回声一致。BR, brainstem raphe，脑干中缝核；RN, red nucleus，红核。右下角局部放大图中的 △ 示 BR。

　　（3）大脑中动脉的测量：在中脑平面上还可以对大脑中动脉血流进行测量。虽然经颅多普勒超声技术对大脑中动脉的血流测量研究已经十分成熟，但相对于其盲探而言，TCS

可以通过直接显示大脑中动脉走行，提高对测量部位及角度的准确度，具有独特的优势。

2. 丘脑标准切面 于中脑水平切面基础上，探头向患者头侧偏转 10°~20°，即可见丘脑平面的定位标志——松果体，后者因钙化而表现为颅内组织的最强回声；其前方两条平行细线样高回声即第三脑室；丘脑位于第三脑室两侧，呈相对均质低回声；豆状核（lentiform nucleus, LN）位于丘脑前外侧，呈外宽内窄的扇形低回声；LN 前方偏内侧为侧脑室前角；LN 与侧脑室之间为尾状核（caudate nucleus, CN）头部。

（1）豆状核的回声评估：正常 LN、CN 回声与周围脑实质一致，后者回声略微高于 LN，以相对低回声的周围脑实质为对照标准，LN、CN 均可以分为 Ⅰ~Ⅲ 级：

Ⅰ级：呈均匀分布的低回声（等同于周围脑实质回声）（图 7-19A）。

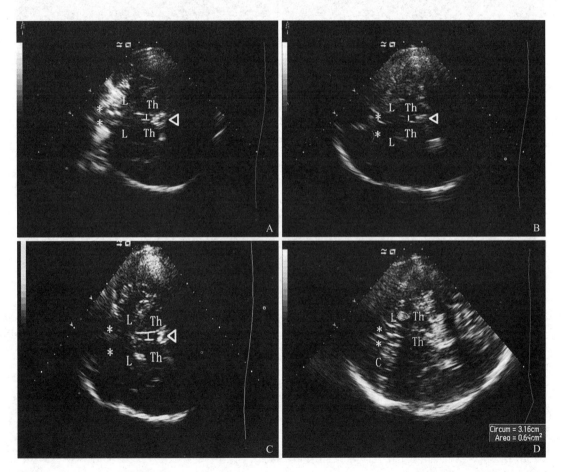

图 7-19 LN、CN 半定量分级

注：A. Ⅰ级 LN 呈均匀分布的低回声，等同于周围脑实质回声；B. Ⅱ级 LN 呈散在点片状稍强回声；C. Ⅲ级 LN 呈斑片状强回声，明显高于周围脑实质回声；D. Ⅲ级 LN 与Ⅲ级 CN，均呈斑片状强回声。L, lentiform nucleus，豆状核；C, caudate nucleus，尾状核；Th, thalamus，丘脑；"△"示松果体；"*"示侧脑室前角；"I"示第三脑室。

Ⅱ级：呈散在点片状稍强回声（图 7-19B）。

Ⅲ级：呈斑片状强回声，明显高于周围脑实质回声（图 7-19C、图 7-19D）。

Ⅰ级为正常回声，≥Ⅱ级视为回声异常增强，此时可以测量强回声面积，但目前国内外尚未见相关定量判定标准。

（2）第三脑室宽度的测量：通常测量一侧内缘至对侧内缘的垂直距离。研究表明第三脑室宽度与年龄呈正相关，即随着年龄的增长而有所增加，有报道称正常人群中，60 岁以下者第三脑室应该小于 7mm，60 岁以上者应该小于 10mm。而考虑到种族差异，适合亚洲人群的具体判断标准仍需大样本量的研究。

二、TCS 的临床应用

1. 帕金森病 68%～99% 的 PD 患者 TCS 检查显示伴随 SN 强回声，比例明显高于其他运动障碍性疾病，文献报道 SN 异常的界值自 0.20～0.25cm^2 不等，对早期 PD 的阳性预测值达 85%～92.9%，这些不同的结果可能归结于各实验设备及受试人群不同。而 PD 患者的其他检查指标如 RN、BR、LN、CN、第三脑室及侧脑室前角的 TCS 表现多为正常。国内报道 PD 患者 SN 回声异常的比例相对稍低，范围在 70%～85%。

随访研究显示 SN 强回声具有一定的稳定性，是判断 PD 的敏感性标记，可以作为多巴胺能系统受损的亚临床表现标志。大部分研究表明回声强度与疾病严重程度或病程之间无明显相关性，但尚未得到共识。

2. 非典型性帕金森病综合征（atypical Parkinsonian syndromes, APS） APS 与 PD 的临床表现十分相像，早期鉴别诊断存在一定困难。2003 年，Walter U 等学者首次报道了 SN 回声增强对 PD 诊断的阳性预测值为 92%；而 LN 高回声对 APS 诊断的阳性预测值为 77%，由此认为联合 SN 与 LN 回声特点对临床鉴别 APS 与 PD 有一定意义。随后的大量研究验证了该观点。目前大部分研究认为：SN 正常但 LN 增强，提示多系统萎缩或进行性核上性麻痹的可能性较大；SN 正常但是脑室增宽，提示脑积水可能性大；一些接受抗多巴胺能药物治疗而诱发帕金森综合征表现的患者 TCS 检查通常正常，然而如果出现 SN 增强则可能意味着发展为 PD 的风险性增高。皮质基底节变性患者可能伴随 SN 增强，通过 TCS 辅助鉴别其与 PD 较为困难。

3. 特发性震颤（essential tremor, ET） TCS 检查发现 PD 患者 SN 回声增强比例明显高于 ET 和正常对照者，由此可以对 PD 和 ET 进行辅助鉴别诊断，其灵敏度达 75%～86%，并得到 PET 检查的验证。而 ET 患者的 SN 强回声比例等于或略高于正常组，二者之间的差异有无统计学意义尚存在争议。对于伴随 SN 强回声的 ET 患者，有研究认为可能预示着其未来发展为 PD 的风险将提高 3～4 倍。

4. 不宁腿综合征（restless legs syndrome, RLS） 约 90% 以上的原发性 RLS 和 60% 以上的有症状 RLS 均探及 SN 回声减低，其诊断灵敏度达 82%，特异度达 83%，阳性预测值 94%。目前认为 SN 回声减低可能与黑质区域铁元素的缺乏有关，但仍需进一步的验证。这些患者中的 BR 高回声的比例较高于正常人群。综合 SN 与 BR 阳性及临床表现对判断 RLS 的阳性预测值达 97%。

5. 特发性肌张力障碍（idiopathic dystonia, ID） 1996 年起先后有学者通过 TCS 发现 67%～75% 的 ID 患者存在 LN 高回声，而正常人群中仅为 14%，表明 TCS 有助于 ID 的辅助诊断，该征象可能与特定区域的铜元素沉积有关。然而最近的研究表明约 50% 的颈部肌张力障碍患者及 52% 的正常对照人群均出现 LN 高回声，由此认为 LN 高回声是否可以作为 ID 患者的特异性表现有待进一步探索。

6. 肝豆状核变性（Wilson disease, WD） 95% 的 WD 患者存在 LN 高回声，且疾病严重程度与 LN 高回声面积、第三脑室宽度、侧脑室宽度正相关。即便是患者尚未出现临床症状、CT 及 MR 检查均阴性时，TCS 仍然可能有阳性征象，表明 TCS 对辅助诊断 WD 以及监测病情有所帮助。

7. 亨廷顿病（Huntington disease） 亨廷顿病患者中，TCS 检查出现 SN 阳性比例约 41%，LN 阳性比例约 33.3%，CN 阳性比例约 20.6%，而相应对照组中的比例分别为 17.5%、12.8%、5%，该疾病患者多合并第三脑室增宽（经与 CT、MRI 结果一致），可能与丘脑萎缩有关，且脑室宽度与患者的认知功能严重度评分相关。

8. 精神疾病方面 50%～70% 的单相抑郁患者 TCS 检查存在 BR 回声异常（回声中断或消失），有学者结合临床试验提出 BR 回声异常可能是 5- 羟色胺传输系统受损的标记。研究发现，86% 的抑郁合并自杀倾向患者表现为 BR 回声异常，而单相抑郁中仅有 47% 的患者表现为 BR 回声异常，低于前述报道。因此，BR 回声异常是否能够作为单相抑郁患者的特异性表现还有待未来进一步研究。抑郁患者中 SN 阳性的比例低于 PD 组，但高于正常人群，可能意味着其罹患 PD 的风险增高。

9. 正常人群的 TCS 表现 8%～15% 的健康成年人伴发 SN 回声增强，这在一定程度上影响了 TCS 的诊断特异性。研究表明这部分特殊的"健康人群"发展为 PD 的概率是 SN 正常者的 20 倍，同时 PET 检查结果提示其多巴胺摄取率减低，表明 TCS 对健康人群罹患 PD 的风险性评估可能具有一定作用。

三、TCS 表现与病理

目前 TCS 的各种图像变化的原因尚未完全明确。从超声成像角度而言，发生回声变化的基本模式是受试组织表面发生了声阻抗的变化所致。PD 患者中，该模式可能是由于铁等金属物质的沉积及小胶质细胞的增生所致，解剖与神经化学研究已经证明了 SN 强回声与组织铁含量的相关性，动物实验显示注入一定数量的铁会导致大鼠 SN 回声增强。而 RLS 患者 SN 低回声与脑干组织铁含量减低也从相反方向证明了上述观点。

四、TCS 的优点及局限性

TCS 的主要局限性在于对患者的颞窗透声性要求较高，约 10% 的人群，尤其是 60 岁以上的老年女性无法获得理想图像。技术依赖性较强，对操作医师需要一定的培训，在检查医师经验不够丰富的前提下，检查结果的主观性影响较大，这是导致该技术临床运用受到限制的主要原因。针对这些问题，三维容积超声、多切面自动测量等新技术正在逐步开展中以减少测量误差。

TCS 的主要优点在于操作方便快捷、费用低廉、重复性好、无创伤或辐射，该探头同样可以进行心脏超声等检查，不会增加额外设备投入。适合在国内大、中型医院开展，能够为神经退行性病变的早期诊断及鉴别诊断提供一定的影像学信息，值得进一步推广和应用。而 TCS 对于脑深部电刺激电极的可视性已逐渐成为神经内科医师关注的新焦点。由于国外各实验室的仪器及判定标准略有不同，尽早获得符合我国患者的相应 TCS 标准迫在眉睫，需要进行多中心、大样本的研究。

（张迎春　刘春风）

―――――――――――――― 参考文献 ――――――――――――――

[1] WALTER U, ŠKOLOUDÍK D. Transcranial sonography (TCS) of brain parenchyma in movement disorders: quality standards, diagnostic applications and novel technologies[J]. Ultraschall Med, 2014, 35(1): 322-331.

[2] WALTER U. How to measure substantia nigrahyperechogenicity in Parkinson disease: detailed guide with video[J]. J Ultrasound Med, 2013, 32(10): 1837-1843.

[3] SASTRE-BATALLER I, VÁZQUEZ J F, MARTÍNEZ-TORRES I, et al. Mesencephalic area measured by transcranial sonography in the differential diagnosis of parkinsonism[J]. Parkinsonism Relat Disord, 2013, 19(8): 732-736.

[4] FERNANDES R C, BERG D. Parenchymal imaging in movement disorders[J]. Front Neurol Neurosci, 2015, 36: 71-82.

[5]   LUO W F, ZHANG Y C, SHENG Y J, et al. Transcranial sonography on Parkinson's disease and essential tremor in a Chinese population[J]. Neurol Sci, 2012, 33(5): 1005-1009.

[6]   MIJAJLOVIC M D, TSIVGOULIS G, STERNIC N. Transcranial Brain Parenchymal Sonography in Neurodegenerative and Psychiatric Diseases[J]. J Ultrasound Med, 2014, 33(12): 2061-2068.

[7]   MAHLKNECHT P, SEPPI K, STOCKNER H, et al. Substantia nigrahyperechogenicity as a marker for Parkinson's disease: a population-based study[J]. Neurodegener Dis, 2013, 12(4): 212-218.

[8]   CHITSAZ A, MEHRBOD N, SAADATNIA M, et al. Transcranial sonography on Parkinson's disease and essential tremor[J]. J Res Med Sci, 2013, 18(suppl 1): S28-S31.

[9]   WALTER U, BLITZER A, BENECKE R, et al. Sonographic detection of basal ganglia abnormalities in spasmodic dysphonia[J]. Eur J Neurol, 2014, 21(2): 349-352.

[10]   ZHANG Y C, HU H, SHENG Y J, et al. Alteration of brainstem raphe measured by transcranial sonography in depression patients with or without Parkinson's disease[J]. Neurol Sci, 2015, 37(1): 45-50.

第八章
帕金森病的诊断

第一节　帕金森病的临床诊断

帕金森病（Parkinson disease, PD）是仅次于阿尔茨海默病的第二大常见的神经退行性疾病，其正确诊断是进行有效诊治的先决条件。尽管近年来用于诊断 PD 的影像和遗传学研究有着长足的进展，PD 的诊断仍主要依赖于病史、临床症状及体征等临床综合判断。选择性应用基因检测、嗅觉、电生理、影像等检查手段对于疾病诊断和鉴别有辅助意义，其中一些检查技术的更新和应用可能在不久的将来用于确定处于症状前阶段的 PD 患者。

一、诊断

（一）临床评估

包括病史采集和体格检查，应收集患者年龄、性别、教育背景、职业等基本信息。

1. 病史采集　注意收集患者运动障碍的发病时间、起病形式、症状表现形式和特点、疾病进展和诊治经过与转归，如对左旋多巴治疗的反应等；过去史要了解有无脑血管病危险因素及其干预情况，是否有卒中病史，以及卒中与帕金森综合征出现的先后关系，是否有颅脑外伤、频繁脑震荡病史；个人史要了解有无反复的农药、杀虫剂等接触史、长期饮用井水史，以及神经阻滞药物和抑制多巴胺能药物的使用史。

2. 体格检查　应进行详细的神经系统体格检查，寻找支持 PD 的局灶体征，如有无静止性震颤、有无"铅管样肌强直""齿轮样肌强直""路标现象"等肌张力增高表现，有无"写字过小征""面具脸"等运动迟缓表现，有无"屈曲体态""慌张步态"等姿势步态异常，还要注意自主神经功能检查，如卧立位血压、二便功能、皮脂腺和汗腺分泌等。另外，高级神经活动如智力、精神状态、有无幻觉等需进行评估。还需注意寻找有无以下体征有助于排除诊断：小脑体征：包括小脑性步态、肢体共济失调；动眼障碍（持续性眼球震颤、眼球颤动、过度眼球跳动、核上性下视凝视障碍）；锥体束征等。

（二）神经心理学评估

非运动症状是 PD 临床表现的重要组成部分，神经心理评测可筛查和评估患者是否有认知功能障碍、焦虑、抑郁情绪、睡眠障碍等非运动症状。此外，对于怀疑存在帕金森样症状的患者进行神经心理评测可辅助排除其他帕金森综合征，如路易体痴呆可见帕金森样症状和痴呆同时出现，而皮质下的认知损害多见于进行性核上性麻痹。

目前已经有多种量表应用于临床：① Mattis 痴呆评定量表（Mattis dementia rating scale-2，DRS-2）：推荐应用于 PD 痴呆（PDD）患者，它是经过验证的评价最高的量表，但由于耗时比较多而限制了其在临床实际中的应用；② ACE-R（Addenbrooke cognitive examination-revised）和 MoCA 量表：可用于 PD 认知功能的分级，是评估 PD-MCI 的常用工具量表；③国际运动障碍协会修订的统一帕金森病评定量表（movement disorder society-united Parkinson disease rating scale, MDS-UPDRS）：包含了对幻觉和其他精神病性症状以及抑郁情绪的问题的评估，适合用于临床筛查；④汉密尔顿焦虑抑郁量表：可用于评估 PD 的非运动症状及辅助鉴别严重抑郁患者。

（三）神经影像学检查

影像学检查在 PD 诊断和鉴别诊断中起着重要作用。首诊的患者应进行头颅影像学检查，可鉴别具有帕金森样症状的不同病理机制的疾病。首选头颅 MRI 检查，包括 T_1WI、T_2WI、FLAIR 等序列。

1. PD 的常规 CT、MRI 检查无特征性表现。

2. 排除其他原因导致的帕金森综合征。如多系统萎缩 C 型（multiple system atrophy-cerebellar type, MSA-C）患者的头颅 CT 或 MRI 显示脑干和小脑萎缩、第四脑室扩大、桥（前）池增宽、小脑中脚的异常高信号和"十字征"。多系统萎缩 P 型（multiple system atrophy– Parkinsonism type, MSA-P）患者的头颅 MRI 显示 T_2WI 单侧或双侧壳核裂缝样低信号。而进行性核上性麻痹（progressive supranuclear palsy, PSP）患者的头颅 MRI 显示中脑萎缩和"蜂鸟征"，以及小脑上脚的异常信号。虽然这些特征性改变在鉴别 PD 和帕金森综合征上具有较高的特异性，但是在疾病早期并不十分敏感。而且常规 MRI 并不能很好地区别 MSA 和 PSP，需结合其临床特征协助诊断。

3. 排除其他原因导致的运动障碍，如炎症、肿瘤、交通性脑积水等。

（四）经颅超声检测

近年来黑质经颅超声的研发应用为 PD 诊断和鉴别提供了有力武器。目前已确立了黑质超声的评估指南。黑质超声的规范应用中需涉及 2 个标准化的扫描平面：中脑平面（包括黑质、红核和中缝结构）和第三脑室平面（包括脑室结构和黑质结构）。通过黑质回声与正常脑室结构及基底节区的回声相对比是诊断和鉴别帕金森综合征的关键。根据健康人群的黑质区域回声，可知回声增强为异常。黑质区域回声增强分为明显的高回声（即高于90% 的正常人）和中度回声增强（即高于 70%～90% 的正常人）。黑质回声增强最多见的是重金属沉积症和一些颅内感染的患者，常见于 PD 患者，而在其他变性病中则较少见。需注意 10% 的正常人群也存在此征象。

黑质超声可用于 PD 的早期诊断，与继发性及非典型帕金森综合征的鉴别，以及预测患者的 PD 患病风险。在临床应用中评估黑质回声的准确性有赖于超声的准确定位、可透过的颞窗，以及医师的技术和经验。在 PD 患者中黑质回声异常的特异度是 80%，因此还需其他辅助检查综合诊断。而且对于黑质回声在疾病的不同发展阶段是否一致的问题尚不明确。故黑质超声技术应用仍具有一定的局限性。

（五）基因诊断

基因检测可用于 PD 的诊断，但由于只有不到 5% 的 PD 患者是由单基因突变引起的，所以基因检测需根据症状、家族史及发病年龄等个体化因素进行有针对性的检测。基因检测的目的在于协助疾病风险预测、分子分型和个体化干预。

1．SNCA　SNCA 基因点突变和异常复制的检测适用于有阳性家族史，并且家族成员中不同代的早发或晚发的显性遗传 PD 患者。

2．LRRK2　LRRK2 基因检测适用于有阳性家族史的典型 PD 患者。

3．GBA　GBA 基因的检测推荐用于不典型 PD 患者，具有或不具有家族史。

4．Parkin（PARK2）、PINK1（PARK6）和 DJ-1（PARK7）　这些基因检测适用于有阳性家族史的典型症状的 PD 患者，特别是发病年龄 < 50 岁的人群。而对于散发病例常用于早发型患者，特别是起病年龄 < 40 岁的人群。

5．ATP13A2、PLA2G6 和 FBXO7　对于 parkin（PARK2）、PINK1（PARK6）和 DJ-1（PARK7）基因检测无发现的早发型患者，常检测 ATP13A2、PLA2G6 和 FBXO7 基因。

（六）单光子发射计算机断层成像术（SPECT）

近 30 年，脑结构和功能影像学得到了迅速发展。用正电子发射断层成像技术（PET）和 SPECT 行放射性核素检测，是检测和监测多巴胺缺乏的最佳方法。通过质子或 γ 射线标记多种底物或配体，检测和量化放射性活动，可显示 PD 运动和行为并发症以及评估疗效。但与 PET 相比，SPECT 的优势在于更为常见，其示踪剂 [123]I 和 Tc-99m 的半衰期更长，利于长途运输，而 PET 的回旋加速器只能放置在近处。

1．多巴胺转运体 SPECT 检查　选择纹状体多巴胺神经末梢突触前膜的多巴胺转运体（DAT）为靶点，使放射性物质选择性聚集在 DAT 上，从而衡量纹状体多巴胺能系统功能，因此 DAT 可作为黑质纹状体通路上的疾病诊断生物标记。[123]I-β-CIT 示踪剂是第一个成功使 DAT 显像的标志物，证实壳核的 DAT 异常与 PD 的临床症状相关。[123]I-fluoro-propyl-CIT（[123]I-FP-CIT）被批准可商业化使用，用于对帕金森综合征的早期诊断及与特发性震颤的鉴别，但不能用于 PD 与帕金森叠加综合征（如 MSA 或 PSP）的鉴别。因为在 PD 患者中，从尾侧至吻侧的示踪剂摄取呈现为逐渐的不对称性下降，以纹状体后部受累最严重，但这一表现并非 PD 所特有，其他帕金森综合征（尤其是 MSA）也可出现。

2．多巴胺受体的 SPECT 成像　目前多采用与多巴胺 D2 或 D3 受体结合的配体作为示踪剂，如 ^{123}I-IBZM、^{11}C–雷氯必利（raclopride）、^{123}I-epidepride 和 ^{18}F-fallypride。当配体与多巴胺受体结合的亲和性弱于内源性多巴胺时，增加的内源性突触多巴胺可竞争性地导致外源性配体与 D2 受体结合下降，故采用对 D2 受体弱亲和力的外源性配体，可评估多巴胺的释放；采用高亲和力外源性配体（如 ^{123}I-epidepride）则可评估纹状体 D2 受体的结合情况。在 PD 患者中，未接受治疗的患者壳核 D2 受体与配体的结合增加，接受治疗后初期表现为正常，随着治疗时间的延长，尾状核 D2 受体与配体结合轻度下降。在 PSP 和 MSA 患者中，D2 受体与配体的结合均表现为下降。故多巴胺受体的功能成像可用于鉴别 PD 和帕金森综合征，但并不能鉴别帕金森综合征中的不同类型。

3．心肌 ^{123}I–间位碘代苄胍（iodine–123 metaiodobenzylguanidine, ^{123}I-MIBG）SPECT 显像 可以用于 PD 和帕金森综合征的鉴别诊断。非典型性帕金森综合征和血管性帕金森综合征患者心肌的 ^{123}I-MIBG 摄入为正常或轻度减低，而 PD 患者的心肌 ^{123}I-MIBG 摄入往往是明显降低甚至是缺失的。^{123}I-MIBG SPECT 显像的主要缺陷是特异度较低（37.4%），尽管其灵敏度相对较高（87.7%）。

（七）正电子发射断层成像技术 (PET)

PET 可评估纹状体内突触前多巴胺能神经末梢的密度而反映黑质致密部神经元变性的严重程度。故 PET 可用于鉴别 PD 与其他突触前多巴胺能神经元无缺陷的疾病，如特发性震颤、肌张力障碍性震颤、药物继发性帕金森综合征等；但在鉴别 PD 与 PSP、MSA 等其他黑质致密带变性疾病的应用价值欠佳。

1．^{18}F–多巴 ^{18}F–多巴示踪剂可在多巴胺能神经末梢评估芳香族氨基酸脱羧酶的活性；

2．^{18}F-FP-CIT、^{11}C-RTI–32、^{18}F-FP-CIT 这三种示踪剂均可以作突触前多巴胺能转运体（DAT）的标志物；

3．^{11}C-dihydrotetrabenazine（DTBZ）或 ^{18}F-fluoropropyl-DTBZ 这两种示踪剂可标记囊泡单胺转运蛋白 2 型（vesicular monoamine transporter type 2，VMAT2）的数量。VMAT2 在所有单胺能神经元上均有表达，因此并非特异性针对多巴胺（但最多的结合显示在纹状体多巴胺神经末梢）；与其他示踪剂相比，理论上不易受代偿和调节性改变，因此可较好地评估神经末梢的密度，从而检测出疾病的进展。

一些患 PD 的高危人群，如 *LRRK2* 基因携带者、有 PD 家族史的非症状亲属及同卵双胞胎，出现运动症状之前可存在分子影像标志物的异常。应用 ^{18}F-FDG PET 观察大脑在安静状态下的葡萄糖代谢（rCMRGlc），结果发现 PD 患者中豆状核的代谢是相对增高的，而前额、运动前区和后顶叶皮质的代谢是相对减低的，此现象便是 PD 相关的代谢异常（PDRP）。研究发现 PDRP 与运动障碍有关联，患者服用多巴胺能药物时，不出现

PDRP；当患者暂时停药时，可出现 PDRP。而帕金森叠加综合征的脑干、皮质、小脑的葡萄糖代谢具有特异性改变，如 MSA 表现为纹状体和小脑的葡萄糖代谢减低，而 PSP 的脑干和内侧颞叶葡萄糖代谢下降，因此可以和典型的 PD 相鉴别。2013 年欧洲神经病学联盟（European Federation of Neurological Societies, EFNS）指南认为所有对于 PET 的回顾性研究，仅有一项达到分析标准，所以没有正式推荐常规应用 PET 来协助诊断 PD。

（八）急性多巴胺能药物负荷试验

关于急性多巴胺能负荷试验是否可用于 PD 诊断一直存在争议，目前还没有充分的证据支持其作为 PD 的诊断依据，这可能与该试验没有统一的操作方法、评价体系、临界值等因素有关。自 20 世纪 80 年代起，国内外已出现多种不同药物的急性负荷试验，结果表明对多巴胺能药物长期有效是 PD 的支持诊断标准，但是无效并不能作为 PD 的排除标准。

虽然美国神经病学学会（American Academy of Neurology, AAN）的循证医学综述根据两项试验的结果认为，左旋多巴和阿扑吗啡急性药物试验对于区分 PD 和其他具有帕金森样症状的疾病是有益的，但是这两项研究缺乏病理学的确定诊断，所以暂不推荐应用急性左旋多巴负荷试验作为 PD 诊断的依据。

（九）嗅觉检测

嗅觉损害现被认为是 PD 的非运动症状之一，可出现在运动症状之前。故嗅觉检测可用于 PD 的鉴别和筛查：①区分 PD 与非典型帕金森综合征、继发性帕金森综合征。73%～90%PD 患者中存在嗅觉减退，而血管性和药物引起的帕金森综合征患者大多数无嗅觉减退。②对于隐匿起病的 PD 患者，嗅觉检测可以作为诊断的筛查手段，但不能预测疾病的进展；对于运动症状出现前的 PD 患者，嗅觉检测是敏感的筛查工具，但并不是特异性的。基于人群的前瞻性研究，发现在预测患 PD 风险上嗅觉减退的灵敏度大于 80%，但其特异度比较低，因为 1/3 的老年人可能存在嗅觉的减退。所以应谨慎分析嗅觉减退在诊断 PD 方面的应用。

（十）自主神经功能检测

自主神经功能检测在 PD 诊断和鉴别诊断中十分必要。PD 的非运动症状中包含了直立性低血压、排尿异常、便秘等自主神经症状，它们甚至可早于运动症状的出现。通过自主神经功能检查可以发现存在自主神经障碍的 PD 患者。虽然 MSA 和 PD 在自主神经障碍方面有重叠而不能单纯通过自主神经功能检测而鉴别两者，但 MSA 患者常常在尿动力学检查中发现逼尿肌协同障碍及过多的残余尿量，而在特发性 PD 患者中少见。PD 和

MSA 患者均可以出现肛门括约肌的功能障碍，但 MSA 患者出现得更早并且进展更快。虽然一些检查如卧立位血压检测、残余尿量检测对治疗有重要意义，但是还没有足够的证据推荐适用于 PD 患者检查的项目。

（十一）神经生理检查

由于目前循证证据较少，尚无电生理检查项目被推荐用于 PD 的诊断和鉴别诊断，但某些检查项目仍具有一定的参考意义，包括：①睡眠监测：多导睡眠图可以用来研究快速眼动睡眠行为障碍和其他睡眠障碍，以及白天过度睡眠。快速眼动睡眠行为障碍常见于 PD 和 MSA，但在其他退行性帕金森综合征中则较少见。②震颤分析可以检测震颤类型、频率、波幅、主动肌和拮抗肌的放电模式等，帮助区分 PD 震颤和其他原因引起的震颤。③常规肌电图：PD 患者的检查结果一般是正常的。④肛门括约肌肌电图：该项检查可检出程度不同的神经源性损害，如平均时限延长、自发电位、纤颤电位、正锐波、波幅增高等。目前认为骶髓前角细胞中的 Onuf 核弥漫性脱失导致括约肌的横纹肌失神经支配引起了这些参数的改变。目前该检查可能有助于 PD 和 MSA 的鉴别诊断，但对其诊断价值仍有较大争议。

二、帕金森病的诊断标准

（一）英国脑库标准

迄今已经有多个国际诊断标准被用于 PD 的诊断和临床研究，其中应用最为广泛的是英国脑库标准。符合帕金森综合征诊断标准的患者，若不具备 PD 排除标准中的任何一条，同时满足支持性阳性标准中三条及以上者即可临床确诊为 PD。

1. 诊断帕金森综合征　①行动迟缓。②至少下列之一：肌强直；静止性震颤（4～6Hz）；姿势异常（非视觉、前庭、小脑、本体感觉丧失引起的）。

2. PD 的排除标准

（1）反复卒中伴 PD 特点的阶梯样进展病史。

（2）反复头外伤史。

（3）确切的脑炎史。

（4）眼动危象。

（5）症状初起时应用精神抑制药物。

（6）症状的持续缓解。

（7）一个以上的亲属受累（需要进一步随访）。

（8）严格的单侧体征持续 3 年。

（9）核上性凝视麻痹。

（10）小脑体征。

（11）早期严重的自主神经系统受累。

（12）早期严重的痴呆伴有记忆、语言和行为的失常。

（13）锥体束征阳性（Babinski 征阳性）。

（14）CT 扫描示颅内肿瘤或交通性脑积水。

（15）对大剂量左旋多巴为阴性反应（排除吸收障碍）。

（16）MPTP 接触史。

3．PD 支持性阳性标准（需三项及以上方诊断确切的 PD） ①单侧发病；②静止性震颤；③呈进展性；④持续的非对称性受累（先发病侧重）；⑤对左旋多巴的反应好（70%～100%）；⑥严重的左旋多巴诱发的异动症；⑦左旋多巴的治疗效果持续 5 年及以上（需进一步随访）；⑧临床病程在 10 年及以上（需要进一步随访）。

（二）中国帕金森病的诊断标准（2016 版）

随着近二十年来研究的不断发展以及新技术的广泛应用，人们对 PD 的认识不断加深。为了进一步适应临床和研究的需要，我国在英国脑库 PD 临床诊断标准的基础上，参考了国际帕金森和运动障碍协会（International Parkinson and Movement Disorder Society, IPMDS）2015 年推出的 PD 临床诊断新标准，结合我国的实际，对我国 2006 年发表的 PD 诊断标准进行了更新。在 2016 版诊断标准中，存在运动症状是临床诊断的必要条件。但是，常见非运动症状可见于大多数的 PD 患者，可影响临床的表现形式，因此与英国脑库标准相比，2016 版诊断标准增加了非运动症状在诊断中的作用，并且对诊断的确定性进行了分类，即确诊 PD 和很可能 PD。2016 版诊断标准的主要内容如下：

1．帕金森综合征（Parkinsonism）的诊断标准　诊断的首要核心标准是明确帕金森综合征，其定义为：出现运动迟缓，并且至少存在静止性震颤或强直这两项主征的一项。对所有核心主征的检查必须按照 MDS-UPDRS-Ⅲ（即运动症状检查部分）中所描述的方法进行。

2．帕金森综合征的核心运动症状

（1）运动迟缓：运动迟缓是指运动的减慢，以及在动作持续过程中幅度及速度（运动过程中的犹豫和停顿）的下降。MDS-UPDRS 评分系统中的手指拍打试验、手运动、轮替动作、脚趾和足部拍打试验可以用于运动迟缓的评估。尽管运动迟缓也可累及声音，面部肌肉，轴向及步态运动等方面，只有肢体的运动迟缓症状可进行明确记录并作为帕金森综合征的诊断标准。

（2）强直：正如在 MDS-UPDRS 评分中阐述的一样，强直的评定需要患者处于放松姿态下以大关节、下肢及颈部的被动活动情况来判断。强直指的是铅管样抵抗，即在关节被动运动时肌张力保持均匀一致的增高，而并非单纯的无法放松的状态（即有别于痉挛或伸展过度）。尽管齿轮样强直（在评估肌张力时可感受到震颤）较为常见，单纯的齿轮样强直（不伴有铅管样强直）无法达到诊断强直的要求。

（3）静止性震颤：静止性震颤指的是在完全静息状态的肢体上出现的震颤，在运动启动过程中可被抑制。在整个访视和检查过程中均可对静止性震颤进行评估。仅有运动性震颤或姿势性震颤并不能构成帕金森综合征的诊断。

3．PD 的诊断　根据诊断结果的确定性，可将 PD 的最终诊断分为两类：临床确诊的 PD（最大限度提高特异度但灵敏度有所下降）和临床可能 PD（同时考虑特异度和灵敏度水平）。PD 的诊断分为两步：首先，明确诊断患有帕金森综合征（Parkinsonism）；第二，在此基础上，诊断该患者的帕金森综合征表现是否由 PD 引起的。当明确诊断为帕金森综合征后，需明确有无 PD 支持标准、绝对排除标准（absolute exclusion criteria）或警示征（red flags）。

4．PD 的支持标准、绝对排除标准和警示征象

诊断标准分为三个类目：绝对排除标准（可用于排除 PD）；警示征（不支持 PD 的诊断，若要诊断 PD 则需要用支持标准抵消）；支持标准（支持 PD 的诊断）。

（1）支持性标准：

1）对多巴胺能药物治疗具有明确且显著的有效应答。在初始治疗期间，患者的功能恢复正常或接近正常水平。在没有明确记录的情况下，初始治疗显著应答可分为以下两种情况：①药物剂量增加时症状显著改善，减少时症状显著加重；不包括轻微的改变。以上改变通过客观评分（治疗后 MDS-UPDRS-Ⅲ 评分改善超过 30%）或主观（可靠的患者或看护者提供明确证实存在显著改变）记录。②明确且显著的"开/关"期波动；必须在某种程度上包括可预测的剂末现象。

2）出现左旋多巴诱导的异动症。

3）临床体格检查记录的单个肢体静止性震颤（既往或本次检查）。

4）以下辅助检测阳性有助于鉴别 PD 与非典型性帕金森综合征：存在嗅觉减退或丧失，或头颅超声显示黑质异常高回声（> 20mm^2），或心脏间碘苄胍闪烁显像法显示心脏去交感神经支配。

（2）绝对排除标准：出现下列任何一项即可排除 PD 诊断：①明确的小脑异常，比如小脑性步态、肢体共济失调、或者小脑性眼动异常（持续凝视诱发的眼震、巨大的方波急跳、超节律扫视）；②向下的垂直性核上性凝视麻痹，或者选择性向下的垂直性扫视减慢；③在发病的前 5 年内，诊断为很可能的行为变异型额颞叶痴呆或原发性进行性失语；④发病超过 3 年仍局限在下肢的帕金森综合征的表现；⑤采用多巴胺受体阻滞剂或多巴胺耗竭剂治疗，且剂量和时间过程与药物诱导的帕金森综合征一致；⑥尽管病情为中等严重程度（即根据 MDS-UPDRS，评定肌强直或运动迟缓的计分大于 2 分），但患者对高剂量（不少于 600mg/d）左旋多巴治疗缺乏显著的治疗应答；⑦明确的皮质性的感觉丧失（如在主要感觉器官完整的情况下出现皮肤书写觉和实体辨别觉损害），明确的肢体观念运动性失用或者进行性失语；⑧分子神经影像学检查突触前多巴胺能系统功能正常；⑨明确记录的可导致帕金森综合征或疑似与患者症状相关的其他疾病，或者基于整体诊断学评估，专业评估医生感觉可能为其他综合征，而不是 PD。

（3）警示征象：①在发病 5 年内出现快速进展的步态障碍，且需要规律使用轮椅。②发病 5 年或 5 年以上，运动症状或体征完全没有进展，除非这种稳定是与治疗相关的。③早期出现的球部功能障碍：发病 5 年内出现的严重的发音困难、构音障碍（大部分时候言语难以理解）或严重的吞咽困难（需要进食较软的食物，或鼻胃管、胃造瘘进食）。④吸气性呼吸功能障碍：出现白天或夜间吸气性喘鸣或者频繁的吸气性叹息。⑤在发病 5 年内出现严重的自主神经功能障碍，包括：a. 直立性低血压：在站起后 3 分钟内，收缩压下降至少 30mmHg 或舒张压下降至少 15mmHg，且患者不存在脱水、其他药物治疗或可能解释自主神经功能障碍的疾病；b. 在发病 5 年内出现严重的尿潴留或尿失禁（不包括女性长期或小量压力性尿失禁），且并不是简单的功能性尿失禁。对于男性患者，尿潴留不是由于前列腺疾病引起的，且必须与勃起障碍相关。⑥在发病 3 年内由于平衡损害导致的反复（＞1 次/年）跌倒。⑦发病 10 年内出现不成比例的颈部前倾（肌张力障碍）或手足挛缩。⑧即使是病程到了 5 年也不出现任何一种常见的非运动症状，包括睡眠障碍（保持睡眠障碍性失眠、日间过度嗜睡、快速眼动睡眠行为障碍），自主神经功能障碍（便秘、日间尿急、症状性直立性低血压）、嗅觉减退、精神病性障碍（抑郁、焦虑、或幻觉）。⑨其他原因不能解释的锥体束征，定义为锥体束性肢体无力或明确的病理性反射活跃（包括轻度的反射不对称及孤立性的跖趾反应）。⑩双侧对称性的帕金森综合征。患者或看护者报告为双侧起病，没有任何侧别优势，且客观体格检查也没有观察到明显的侧别性。

5．按照以下标准诊断 PD

（1）临床确诊 PD 需要具备：①不符合绝对排除标准；②符合至少两条支持性标准；③没有警示征象。

（2）诊断为很可能 PD 需要具备：①不符合绝对排除标准。②如果出现警示征象（red flags）需要通过支持性标准来抵消：如果出现 1 条警示征象，必须需要至少 1 条支持性标准；如果出现 2 条警示征象，必须需要至少 2 条支持性标准（注：该分类下不允许出现超过 2 条警示征象）

6．临床诊断标准的应用流程

（1）根据该标准，该患者可诊断为帕金森综合征吗？如果答案为否，则既不能诊断为很可能 PD 也不能诊断为临床确诊的 PD；如果答案为是，进入下一步评测。

（2）存在任何绝对的排除标准吗？如果答案为是，则既不能诊断为很可能 PD 也不能诊断为临床确诊的 PD；如果答案为否，进入下一步评测。

（3）对出现警示征象和支持性标准进行评测，方法如下：①记录出现警示征象的数量；②记录支持性标准的数量；③至少有 2 条支持性标准且没有警示征象吗？如果答案为是，则患者符合临床确诊 PD 的标准；如果答案为否，进入下一步评测。

（4）多于 2 条警示征象吗？如果答案为是，不能诊断为很可能 PD；如果答案为否，进入下一步评测。

（5）警示征象的数量等于或少于支持性标准的数量吗？如果答案为是，则患者符合很可能 PD 的诊断标准。

综上所述，虽然病理检查是公认的 PD 确诊的金标准，但在临床实际上绝大多数患者无法进行脑组织的活检，且死后也没有尸解进行病理诊断，故目前 PD 诊断仍然依靠医生的经验，即临床专家的意见是金标准。但临床诊断是无法达到 100% 准确性的。所以，在实际工作中必须平衡诊断的灵敏度和特异度，即假阳性（误诊）与假阴性（漏诊）的可能性。MDS 帕金森病临床诊断新标准（2015 版）和中国帕金森病的诊断标准（2016 版），根据诊断结果的确定性，可将 PD 的最终诊断分为两类：临床确诊的 PD（特异度达到 90% 以上）和临床可疑 PD（特异度和灵敏度都达到 80% 以上）。同时通过增加辅助标准调节灵敏度（支持标准）和特异度（排除标准），以及通过权重指标进一步调节所需特异度：绝对排除指标和警示指标。而且时间和病程因素需要考虑。因为在疾病的早期阶段，患者症状的进展快慢及对治疗的反应均无法评估，其他某些神经退行性疾病的特征性表现尚未显现，某些非典型的特征可能更多见于进展中的 PD 患者而非早期的 PD 患者，所以诊断的准确性一般随时间而增加。

（梁嫣然　陶恩祥）

参考文献

[1] GOETZ C G, TILLEY B C, SHAFTMAN S R, et al. Movement Disorder Society-sponsored revision of the Unified Parkinson's Disease Rating Scale (MDS-UPDRS): scale presentation and clinimetric testing results[J]. Mov Disord, 2008, 23(15): 2129-2170.

[2] NOYCE A J, DICKSON J, REES R N, et al. Dopamine reuptake transporter-single-photon emission computed tomography and transcranial sonography as imaging markers of prediagnostic Parkinson's

disease[J]. Mov Disord, 2018, 33(3): 478-482.

[3] ANTONINI A. Imaging for early differential diagnosis of parkinsonism[J]. Lancet Neurol, 2010, 9(2): 130-131.

[4] MASSA J, CHAHINE L M. Revision of diagnosis in early parkinsonism with abnormal dopamine transporter imaging[J]. J Parkinsons Dis, 2019, 9(2): 327-334.

[5] BERARDELLI A, WENNING G K, ANTONINI A, et al. EFNS/MDS-ES/ENS [corrected] recommendations for the diagnosis of Parkinson's disease[J]. Eur J Neurol, 2013, 20(1): 16-34.

[6] LEONHARDT B, TAHMASEBI R, JAGSCH R, et al. Awareness of olfactory dysfunction in Parkinson's disease[J]. Neuropsychology, 2019, 33(5): 633-641.

[7] WINGE K, JENNUM P, LOKKEGAARD A, et al. Anal sphincter EMG in the diagnosis of parkinsonian syndromes[J]. Acta Neurol Scand, 2010, 121(3): 198-203.

[8] POSTUMA R B, BERG D, STERN M, et al. MDS clinical diagnostic criteria for Parkinson's disease[J]. Mov Disord, 2015, 30(12): 1591-1601.

[9] 中华医学会神经病学分会帕金森病及运动障碍学组，中国医师协会神经内科医师分会帕金森病及运动障碍专业委员会. 中国帕金森病的诊断标准（2016 版）[J]. 中华神经科杂志，2016，49（4）：268–271.

第二节　帕金森病的前驱期诊断新进展
——基于贝叶斯分类算法的 MDS 前驱期诊断标准

帕金森病（Parkinson disease, PD）的经典运动症状起病隐匿、缓慢，逐渐进展，不同患者有不同的起病速度；症状常自一侧上肢开始，逐渐扩展至同侧下肢、对侧上肢和对侧下肢，呈"N"字形发展，症状和体征的两侧不一致持续存在，先出现症状的一侧持续重于后出现的一侧。随着更多分子或影像学诊断技术的研究进展，PD 还可进一步被分为临床前期（通过分子或影像学标志物来确定）、运动症状前期（出现非运动症状）以及运动症状期。

目前，PD 的经典病理改变被认为是中脑黑质多巴胺（dopamine, DA）能神经元的变性死亡，由此而引起纹状体 DA 含量显著性减少而致病。然而 2003 年，Braak 提出了新的 PD 病理假说，他认为 PD 的病理变化并非始于黑质致密部，在出现临床四主征之前就已有三个运动症状前期，并具有对应的病理变化。运动前期 1 期累及延髓的运动神经背核、前嗅核、嗅球，表现为嗅觉异常；运动前期 2 期累及延髓和脑桥背盖、尾状核、中缝核、巨细胞核、基底前核和中间皮质，表现为睡眠障碍和情感异常；运动前期 3 期累及中脑黑质致密部，表现为体温调节异常、认知障碍和抑郁等；4 期病变累及包括黑质、前脑皮质、颞叶中间皮质在内的大部分脑区，出现运动四主征，5 期、6 期累及新皮质，出现运动波动、疲劳、视幻觉、痴呆等精神病性症状。Braak 的病理分期假说既阐释了 PD 症状的发展特征，同时为 PD 的非运动症状提供了病理生理基础。目前越来越多的研究者和临床医师倾向于认为 PD 不仅仅是一种由锥体外系变性导致的复杂性运动障碍疾病，而应该作为一种进行性多系统疾病，或者更准确地说，应该是多器官疾病来看待，其伴有各种复杂的神经系统和其他系统症状。

目前 PD 的诊断仍以临床运动症状诊断为主。然而，总体而言，临床医师明确诊断前应考虑患者是否具有 PD 的高危因素，以帮助形成 PD 的诊断倾向，减少漏诊和误诊；临床接诊时，需要注意近年来越来越受研究者重视的 PD 非运动症状，因为即使是作为首发症状，非运动症状也很常见；确诊时需要仔细分析患者各项症状体征的具体特点，遵循相关指南或诊断标准，如英国脑库标准，或最新国际帕金森病和运动障碍协会（Iinternational Parkinson and Movement Disorder Society, IPMDS）发表的 PD 临床诊断标准，或中国帕金森病的诊断标准（2016 版），其中临床诊断的金标准是长期随访观察，实验室诊断的金标准是病理解剖发现黑质纹状体变性；由于尚有多种神经退行性疾病和其他疾病可同时表现帕金森综合征，因此确诊 PD 的过程中，需要注意与这些疾病进行鉴别。

PD 在不同地域的发病率存在差异。与非洲 [（10 ~ 43）/10 万人年]、亚洲 [（15 ~ 119）/10 万人年] 相比，欧洲 [（66 ~ 1500）/10 万人年]、北美 [（111 ~ 329）/10 万人年] 和南美 [（31 ~ 470）/10 万人年] 的 PD 发病率较高。总体来说发病率约（10 ~ 18）/10 万人年。在美国，不同民族的 PD 发病危险也不相同，其中西班牙裔最高，之后依次是非西班牙裔白种人、亚裔、黑种人。男性较女性的发病风险高，男女发病风险比率为 3：2。年龄是最大的危险因素，患病率和发病率几乎随年龄呈指数增长。

近来研究显示，PD 具有多种高危因素。除地域、人种、性别、年龄外，与 PD 发病呈正相关的危险因素包括：既往头部外伤史、乡村生活史、饮用井水史、农业工作史、杀虫剂暴露史、接触有机溶剂（尤其是三氯乙烯）史、尼古丁低反应性（戒烟容易）、使用 β 受体阻滞剂、使用抗精神病药（尤其是老年人使用吩噻嗪类、苯甲酰胺、氟哌啶醇、利培酮）等。

与 PD 发病风险呈负相关的因素包括吸烟、饮酒、饮用咖啡、使用非甾体抗炎药、使用钙通道阻滞剂、高尿酸血症（男性较女性更明显）等，但这些因素是否是 PD 的保护因素，以及其可能的机制，目前尚在进一步研究中。

越来越多的研究显示，PD 患者在发生运动症状以前，通常都会有一些其他症状、体征或检查异常。其中，PD 的非运动症状非常常见，在 James Parkinson 首次报道 PD 时已有记载。传统上的运动症状被人们发现只是"露出海面的冰山一角"，而非运动症状近年来越来越受到人们的重视。研究显示每个 PD 患者都伴随至少一项非运动症状，有症状波动的患者全部都有非运动症状。非运动症状在 PD 早期即可出现，在 PD 运动症状期间也可伴随出现，与 PD 患者生活质量的下降有明显关联。然而，患者却经常因为这些非运动症状而就诊于其他疾病专科，延迟了 PD 的诊断。例如，疼痛可能被诊断为骨骼性的或风湿性的疼痛，从而导致了单纯的消炎镇痛药甚至激素治疗。

与运动症状可能经历症状波动类似，PD 患者的非运动症状也会经历波动。非运动症状波动通常会与运动症状波动同时出现。有一些非运动症状会在"关"期加重，而有些则只会在"关"期出现。

在各类非运动症状中，嗅觉功能障碍（具有早期提示诊断价值）、睡眠异常（快速眼动睡眠行为障碍、日间过度嗜睡）、排尿异常（尿频、尿急、夜尿、尿失禁）、便秘、心境障碍（抑郁）、认知功能障碍（执行功能、视空间功能）、体重减轻、疼痛等可在 PD 运动症状前出现，其中焦虑是早期较常见的症状。疼痛、疲劳等症状可在疾病整个时期都存在。痴呆、抑郁、淡漠（缺乏始动性、拒绝治疗）、自主神经功能障碍和精神病性症状（妄想、视幻觉、听幻觉）等更多在疾病晚期出现，最严重的可表现为易人综合征（Capgras 综合征）。

然而，具备一些高危因素，或者发现一些症状体征的异常，但又未达到 PD 的诊断标准时，我们应该如何看待他们？显然，临床医师希望利用这些因素对患者未来罹患 PD 的风险进行预估，以期在将来具有预防或缓解手段时抓住早期干预时机。

近年来，研究者发现，联合使用多个非运动症状指标，可以提高检出 PD 的灵敏度和特异度。例如，有研究发现联合嗅觉缺失、便秘和睡眠紊乱可将诊断特异度提高至97.2%，还有研究显示联合使用失眠、经颅黑质超声成像示黑质高回声增大、不对称运动症状可有效从血管性帕金森综合征、帕金森综合征、特发性震颤以及运动迟缓的抑郁症中筛选出 PD（阳性预测值为 97%）。研究者们仍然在进一步寻求更多临床表现组合在 PD 诊断和鉴别诊断中的重要价值。

PD 的临床诊断正进入一个不断纳入更多分子与影像学标志的发展阶段。IPMDS 推荐 PD 的诊断金标准是临床运动症状加黑质退行性变及突触核蛋白沉积的病理学证据；同时，IPMDS 也不断强调基因变异在 PD 中的重要性。因而，不断开发神经退行性变和突触核蛋白沉积等病理学变化相关生物标志物和影像学检测方法，将为 PD 的临床诊断提供更多参考信息。

在上述基础上，2015 年 IPMDS 发布了前驱期 PD 的科研诊断标准。这份标准因其采用了丰富概率学理论，具有非常强的可操作性，是近年来 PD 诊断领域中的重要进展。在这份标准中，IPMDS 使用了很多非运动性标志（包括症状、体征、生物标记等）来进行前驱期 PD 诊断的预测。

由于目前尚无 100% 准确的金标准判别依据，目前的前驱期诊断是基于朴素贝叶斯分类器算法的，结果以概率大小表示的。计算过程涉及先验概率和似然比。先验概率是校正年龄后的基线前驱期 PD 概率，基于 PD 的发病率、患病率、终生累计发病风险进行估计得出。似然比（likelihood ratio, LR）是某个诊断发现对先验概率的调整，如果某个结果增加了前驱期 PD 诊断的概率，则似然比大于 1（记为 LR+），如果减小诊断的概率，则似然比小于 1（记为 LR-）。似然比可通过诊断试验的灵敏度和特异度计算得出。

IPMDS 筛选后包含的危险因素是获得广泛认同的危险因素，至少两个前瞻性队列分析研究或 meta 分析支持，并且具有相对足够的强度以支持概率诊断。依据相关的临床研究数据，进行四格表计算后获得相应的似然比，见表 8-1 和表 8-2。

表 8-1　PD 诊断的风险 / 前驱期标志及相应的似然比

危险因素 / 前驱期标志物	LR+	LR-
性别	1.2（男）	0.80（女）
定期接触杀虫剂	1.5	N/A
职业性溶剂暴露	1.5	N/A
不摄入咖啡因	1.35	0.88
目前吸烟	N/A	0.45
从不吸烟	1.25	N/A
既往吸烟	N/A	0.80
有同胞在 50 岁以内患病	7.5	N/A
其他一级亲属患帕金森病	2.5	N/A
已知基因突变	单独另列，见表 8-2	N/A
黑质超声高回声	4.7	0.45
多导睡眠图证实的 RBD	130	0.62
特异度＞80% 的 RBD 睡眠量表呈阳性	2.3	0.76
多巴胺能 PET/SPECT 扫描异常	40	0.65
帕金森病症状但未达诊断标准（UPDRS＞3，除外运动性震颤）	10	0.70
量化运动检查异常	3.5	0.60

续表

危险因素 / 前驱期标志物	LR+	LR-
嗅觉缺失	4.0	0.43
便秘	2.2	0.80
日间过度嗜睡	2.2	0.88
症状性低血压	2.1	0.87
严重勃起功能障碍	2.0	0.90
排尿障碍	1.9	0.90
抑郁（伴或不伴焦虑）	1.8	0.85

注：LR，似然比；RBD，快速眼动睡眠行为障碍；PET，正电子发射断层成像术；SPECT，单光子发射计算机断层成像术；UPDRS，统一帕金森病评定量表。NA，不适用。

表 8-2　PD 致病基因突变的似然比

基因	遗传方式	突变位点	LR+
SNCA	AD	错义突变：A53T，A30P，E46K G50D	400
SNCA	AD	两倍重复突变	33
SNCA	AD	三倍重复突变	400
Parkin	AR	纯合或复合杂合突变	400
Parkin	AR	杂合突变	NA
PINK1	AR	纯合或复合杂合突变	400
PINK1	AR	杂合突变	NA
DJ-1	AR	纯合或复合杂合突变	400
LRRK2	AD	G2019S	25
LRRK2	AD	R1441CGH，Y1699C，I2020T	10
GBA	AD/ 风险基因	低风险（N370S，S2716）	2
GBA	AD/ 风险基因	高风险	10

注：AD，常染色体显性；AR，常染色体阴性；NA，不适用。

除去表中所列的项目，MDS 标准还提及，一些因素没有被纳入的主要原因是前瞻性队列研究的数据有限，或是危险程度并不够强，抑或是可能并非独立性因素（如杀虫剂和从事农业生产就可能并不独立）。这样的危险因素包括从事农业生产、郊区居住、饮用井水、酒精使用、非甾体抗炎药物使用、尿酸、头部外伤、钙通道抑制剂使用。

MDS 前驱期诊断标准使用方便。当相关信息采集完毕后，所有的似然比（LR）可以直接相乘，可获得总 LR，总 LR 乘以年龄调整的基础危险度可获得最终概率。确认结果有两种方法，一是将总 LR 与年龄对应的阈值（表 8-3）进行比较，超过阈值的总 LR 意味着具有 80% 以上的后验诊断概率。二是直接将总 LR 与年龄调整的基础危险度相乘获得最终诊断概率。

表 8-3　不同年龄组前驱期帕金森病诊断的总 LR 阈值

年龄 / 岁	前驱期帕金森病的 LR
50 ~ 54	1000
55 ~ 59	515
60 ~ 64	300
65 ~ 69	180
70 ~ 74	155
75 ~ 79	110
80 ~	95

注：LR，似然比。

MDS 前驱期诊断标准使用便利，仅需要向患者采集大约 20 个主要问题，即能进行概率判断。然而，这种便利隐含着一些伦理问题需要注意。例如，在尚未确诊 PD 之前，指出患者可能存在前驱期 PD 是十分重要的，它既可满足患者的知情需求，也可以在条件允许时方便及早对可能确诊的 PD 进行干预。但是，目前尚未找到可靠的神经保护治疗方法，过早地揭露患者可能患上 PD 有可能对患者造成无意义的压力，给患者带来社会歧视，影响患者的工作、保险等，尤其是对于完全没有求治打算的患者，他们原本可能只是进行了常规的体检或医疗咨询。因而，MDS 前驱期诊断标准郑重指出，该标准的使用以及相应信息的揭露，需要在特定的条件下进行仔细的考虑后决定。

不仅如此，IPMDS 也进一步指出了此诊断标准的一些技术性不足。首先，标准中的数据来源于原始临床观察，患者选择偏倚、数据随机变异、观察时间的长短、各项检查的异常阈值都可能影响原始数据。第二，在诊断标准中，IPMDS 使用了点估计进行似然比估计，但许多数据存在较宽的置信区间，因而最终的估计结果也具有置信区间。关于估计的置信区间，目前还需要进一步研究。再有，合并计算所有的风险因素需要各个风险因素之间相互独立作为前提，人群内相互关联的风险因素将会使得最终高估潜在患者的风险。因而后续研究中的一个重要任务，就是继续确认所有因素之间的独立性，或者明确这些非独立性所带来的影响大小。

此外，IPMDS 还注意到了不同风险指标作出预测的时间效力。一般来说，运动症状在短期内可能支持 PD 的诊断，但是长期（如 > 10 年）只存在的运动症状而无非运动症状反而不支持 PD，而研究显示快速眼动睡眠行为障碍可能预测长达 20 年内 PD 的诊断。IPMDS 强调，PD 发病时间和发病后的疾病进展情况有很大的个体差异，因而在诊断标准中仅使用了各项标志"出现与否"的信息，而没有使用"何时出现"的信息，可能存在一定问题。继而主观指定预测年限为 10 年可能也存在一定的问题。因而，那些可能明确有其他解释的指标，或者那些指标的发生模式明显与前驱期 PD 不符的指标可能需要在最终计算的时候删去，而一些随时间长短可能产生预测效力改变的因素可能需要人为的调整。

无论如何，MDS 前驱期诊断标准大胆而开创性地在 PD 诊断标准中推广基于概率运算的方法，成功地建立了可囊括不同危险因素、症状体征、检验检查、标志物的框架，未来通过不断地修正和健全，优势将会越来越明显。同时，其精辟地概括了近年来研究者在 PD 高危因素、非运动症状、临床诊断和分期中的重要进展，并且不仅在前驱期 PD 诊断中可以采用，在 PD 有关的各类诊断或判别中都极具启发意义，可谓是近年来 PD 诊断领域中最为重要的新进展。

（张宝荣　雷小光）

参考文献

[1] MUANGPAISAN W, HORI H, AND BRAYNE C. Systematic review of the prevalence and incidence of Parkinson's disease in Asia[J]. J Epidemiol, 2009, 19(6): 281-293.

[2] BAUSO D J, TARTARI J P, STEFANI C V, et al. Incidence and prevalence of Parkinson's disease in Buenos Aires City, Argentina[J]. Eur J Neurol, 2012, 19(8): 1108-1113.

[3] DRIVER J A, LOGROSCINO G, GAZIANO J M, et al. Incidence and remaining lifetime risk of Parkinson disease in advanced age[J]. Neurology, 2009, 72(5): 432-438.

[4] VAN DER HEEDEN, J F, MARINUS J, MARTINEZ-MARTIN P, et al. Importance of nondopaminergic features in evaluating disease severity of Parkinson disease[J]. Neurology, 2014,

82(5): 412-418.

[5]　PONT - SUNYER C, HOTTER A, GAIG C, et al. The onset of nonmotor symptoms in Parkinson's disease (the ONSET PD study) [J]. Mov Disord, 2015, 30(2): 229-237.

[6]　BERG D, POSTUMA R B, ADLER C H, et al. , MDS research criteria for prodromal Parkinson's disease[J]. Mov Disord, 2015, 30(12): 1600-1611.

[7]　MAHLKNECHT P, GASPERI A, DJAMSHIDIAN A, et al. Performance of the Movement Disorders Society criteria for prodromal Parkinson's disease: A population-based 10-year study[J]. Mov Disord, 2018, 33(3): 405-413.

第九章
帕金森病的鉴别诊断

第一节　继发性帕金森综合征

继发性帕金森综合征（secondary parkinsonian syndrome, SPS）是指由明确原因引起的临床表现类似特发性帕金森病（Parkinson disease, PD）的运动障碍性疾病，最早由 Brissand 于 1884 年提出。常见病因包括药物、中毒、血管损伤、感染、外伤等，而肿瘤及代谢性疾病较为少见。临床特征包括运动迟缓、肌强直、姿势步态异常及面具脸等，而静止性震颤不太突出。

一、药源性帕金森综合征

药源性帕金森综合征（drug-induced parkinsonism, DIP）在西方国家是仅次于特发性 PD 引起震颤或强直的常见原因，患病率随着人口老龄化及用药率上升而逐年增加。DIP 的发现已有半个世纪之久，最早在治疗精神病患者时使用神经安定剂而发现，是抗精神病药物的常见副作用之一，在第一代抗精神病药物中发生率为 4%～40%，后来越来越多的可诱发 DIP 的药物也陆续被报道，目前已知的药物有抗眩晕药、抗抑郁药、钙通道拮抗剂、抗心律失常药、抗癫痫药、拟胆碱药等。普遍认为 DIP 是可逆的，但仍有 20%～25% 的患者在停药后症状持续或进展。最好的治疗方法是预防，应尽量避免开具相关药物，尤其是老年人或须长期、同时服用多种药物的患者，如必须使用时应密切监测患者是否出现类 PD 症状并及时停药。

（一）病因

最近研究表明，DIP 是由于致病药物（如抗多巴胺能药物）耗竭了突触前膜的多巴胺（dopamine, DA）或直接损伤黑质纹状体多巴胺能神经元所致，而携带 PD 易感基因，如 *PARK-2/Parkin* 基因的人群更容易患上 DIP。

（二）流行病学

在美国，SPS 在 55～99 岁人群中的年平均发病率为 114.7/10 万，DIP 的年平均发病率为 22.94/10 万。我国尚未有相关数据的报道。

近年来，尽管由传统抗精神病药物和非典型钙离子通道拮抗剂引起的 DIP 有所下降，但全球 DIP 的发病率却逐年上升。最近一项在巴西的流行病学研究数据表明，在 ≥60 岁的老年人口中，7.2% 发生 SPS，其中 DIP 所致的占 37%，血管性帕金森综合征占 15%。

（三）临床特点

DIP 发病形式多样，但都具有少动 – 强直综合征的特征，严重程度及是否合并其他症状取决于药物类型、患者年龄、药物使用时间和剂量。常对称性发病，首发症状可为步行时手臂摆动减少。与血管性帕金森综合征不同，DIP 下肢受累程度较轻，较多出现表情僵硬。撤药后大部分症状可消失，少部分持续进展，90% 使用桂利嗪引起的 DIP 撤药后症状仍可维持 10 年以上。抑郁是 DIP 的常见伴随症状，须与老年相关抑郁相鉴别。PD 与 DIP 鉴别要点见表 9-1。

表 9-1 特发性帕金森病与药源性帕金森综合征的鉴别要点

鉴别点	特发性帕金森病	药源性帕金森综合征
发病年龄 / 性别	平均年龄在 60 岁，男性常见	在老年人中较常见，女性较多
对称性 / 病程	非对称 / 慢性	常为对称 / 急性或亚急性
上 / 下肢运动不能	都存在	上肢较严重；表情僵硬多于步态障碍
震颤	多变	多变
抑郁	常见	常见
痴呆	发病时少见，病情进展后增多	可早于运动症状出现，少因责任药物引起
静坐不能	无	有
对左旋多巴 / 受体拮抗剂反应	好	差
对抗胆碱药反应	一般或不明显	好
撤药反应	症状加重	症状缓解
脑脊液高香草酸（HVA）水平	低或正常	高
PET/SPECT	突触前标志物再摄取能力下降 多巴胺受体功能正常	突触前标志物再摄取能力正常 多巴胺受体功能下降

注：PET，正电子发射断层成像术；SPECT，单光子发射计算机断层成像术。

（四）药物

DIP 在药物应用常用剂量时即可出现，与药物相互作用、代谢特性及个体特异有关。表 9-2 为目前发现与 DIP 相关的药物。

1. 神经安定剂 最常引起 DIP，当 DA 受体阻滞率 > 75% 时即可出现症状。在大于 66 岁的使用神经安定剂患者中，平均每年有 4% 的患者发展为 DIP，小剂量非典型抗精神病药物风险较低（选择性 D2 受体阻滞剂），但当剂量升高时其风险与传统抗精神病药物无异（氯氮平除外）。

2．止吐药／抗眩晕药　苯甲酰胺和吩噻嗪衍生物等，是 DA 受体阻滞剂，常引起 DIP；而四苯喹嗪、利血平等作用于单胺的制剂亦可引起 DIP。

3．钙通道阻滞剂　以桂利嗪和氟桂利嗪最常见，前者基本已经不用，但后者仍广泛应用于治疗血管性头痛；其次常见的是地尔硫草和维拉帕米。

4．其他通过影响 DA 递质传递而引起 DIP 的药物　包括抗心律失常药物如胺碘酮、锂盐，后者还用于预防丛集性头痛；甲基多巴通过抑制儿茶酚胺分泌治疗迟缓性运动障碍综合征，也常引起 DIP。

表 9-2　药源性帕金森综合征与药物的关系

常引起药源性帕金森综合征的药物	少／不引起药源性帕金森综合征的药物
神经安定剂（阻断多巴胺受体） 舒必利、氯丙嗪、氟哌噻吨、氟非那嗪、氟哌啶醇、左美丙嗪、奥氮平、哌氰嗪、奋乃静、哌咪清、哌泊噻嗪、普鲁氯嗪、丙嗪、喹硫平、利培酮、硫醚嗪、三氟拉嗪、左替平	抗癫痫药 苯妥英钠、丙戊酸钠、左乙拉西坦 抗抑郁药 5- 羟色胺再摄取抑制剂：氟西汀、舍曲林
止吐药（阻断多巴胺受体） 氯波必利、甲氧氯普胺	多巴胺 - 血清素稳定剂 阿立哌唑
抗眩晕药（阻断多巴胺受体） 普鲁氯嗪、培拉嗪、曲美他嗪（也是心肌保护剂）	钙通道阻滞剂 维拉帕米、地尔硫草
降压药 利血平（多巴胺清除剂） 甲基多巴（抑制儿茶酚胺分泌）	拟胆碱药（乙酰胆碱酯酶抑制剂） 多奈哌齐、卡巴拉汀
抗心律失常药 四硼酸盐（多巴胺清除剂）、胺碘酮（阻断钠／钾／钙离子通道、非选择性阻断肾上腺受体、多巴胺拮抗剂）	抗胆碱酯药（阻断多巴胺受体） 丙哌维林
钙通道阻滞剂（阻断多巴胺受体、多巴胺清除剂） 桂利嗪、氟桂利嗪	绝经综合征安神药（阻断多巴胺受体） 维拉必利
心境稳定剂 锂盐（阻断钠离子通道、GSK3 抑制剂）	

注：GSK3，glucogen synthase kinase 3，糖原合成酶激酶 -3。

（五）诊断

1．可疑责任药物应用史（同时或连续应用一种或两种以上损害多巴胺功能的药物时出现相应 PD 样症状）。

2．对左旋多巴／受体激动剂治疗反应差。

3．大部分撤药后症状可消失，小部分症状持续数月或进一步发展。

4．脑脊液 HVA 短期一过性升高。

5．SPECT 显示突触前膜再摄取能力正常，而 DA 受体结合能力下降。

（六）预防与治疗

1. 不必要时，尽量避免使用可能引起 DIP 的药物，如桂利嗪等。

2. 应用药效相似但副作用较少的药物，如以多潘立酮替代苯甲酰胺类（如舒必利）止吐，前者不能通过血脑屏障不会引起 DIP；以新型抗精神病药物替代传统抗精神病药。

3. 监测易感个体，如老年人、有 PD、痴呆或震颤家族史、同时服用多种药物的个体，条件允许可检测有无易感基因，如 *HLA-B44* 等。

4. 治疗开始后，须定期量化检查，早期发现 DIP 症状，疗程越短越好，一旦出现应立即停药。

5. 预防性应用维生素 E 或抗胆碱能药，但尚无明确循证证据支持。

6. 确诊 DIP 后最好停药，某些药物须缓慢撤药，但仍有 10%～30% 患者症状会维持数月，且至少 10% 会进展为持续症状。

二、血管性帕金森综合征

血管性帕金森综合征（vascular parkinsonism, VP）是由脑血管病变引起，以帕金森样症状为主要表现的症候群，占全部 SPS 的 2.5%～5%，发病较其他 SPS 晚。1929 年由 Critchley 描述，2004 年 Zijlmans 首次依据 VP 的临床病理学研究提出其诊断标准。

（一）临床表现

典型的 VP 又称为"下肢型帕金森综合征"，表现为宽基底步态、拖步、冻结步态和姿势不稳，常为双侧起病，不伴震颤、慌张步态，常同时合并锥体系症状、假性延髓麻痹、失禁、皮质下痴呆、糖尿病和高血压。

（二）诊断

2004 年 Zijlmans 提出的基于临床病理学证据的诊断标准：

1. 帕金森综合征 运动迟缓或至少有震颤、强直、姿势不稳之一。

2. 脑血管事件 诊断为脑卒中，有与影像学（CT/MRI）对应的临床定位症状。

3. 帕金森综合征与脑血管病（cerebrovascular disease, CVD）的关联 ①帕金森综合征在卒中发生后 1 年内出现在病灶对侧肢体，责任病灶累及基底神经节运动输出通路（苍白球外侧或黑质致密部）或丘脑皮质（丘脑腹外侧核、额叶大面积脑梗）；②双侧隐匿起病，早期出现步态异常或认知障碍，卒中类型为广泛脑白质缺血性病变。

（三）卒中部位及原因

目前，VP 分为两种，一是急性起病，累及基底神经节区；二是起病隐匿，病程较长，表现为皮质下白质广泛缺血，常累及纹状体、豆状核和脑桥，后者占 VP 的三分之二。绝大部分为单侧或双侧纹状体、豆状核和脑桥梗死，也有表现为弥漫性脑白质缺血性病变（diffuse white matter ischaemic lesions, DWML），而大血管梗死较少见；病变常累及基底节区和放射冠区，而非黑质区；另外许多微小梗死难被 MRI 发现。宾斯旺格病（Binswanger disease）：皮质下梗死伴白质脑病的常染色体显性遗传性脑动脉病（CADASIL）及烟雾病（Moyamoya disease）等脑血管病变也常继发 SPS。

（四）预后和治疗

物理治疗和职业疗法为主要治疗手段，同时脑血管病二级预防尤为重要。常用药物有左旋多巴，但有效率仅 20%～40%。病灶累及黑质纹状体通路的单侧帕金森综合征对左旋多巴有良好疗效，缓慢起病、步态障碍为突出表现的脑白质缺血性病变所致者，左旋多巴疗效不明显。

三、中毒性帕金森综合征

（一）MPTP 及其结构相似的杀虫剂和除草剂

1．1- 甲基 -4 苯基 -1，2，3，6 四氢吡啶（MPTP） MPTP 本身对细胞无毒性作用，但可通过血脑屏障，在星形胶质细胞内被线粒体中的单胺氧化酶 B（monoamine oxidase B，MAO-B）迅速催化生成甲基苯吡啶离子（MPP^+），MPP^+ 被 DA 神经元重摄取后，可抑制线粒体复合酶 I 即 NADH 脱氢酶，阻断呼吸链，引起 ATP 耗竭，并激活一氧化氮合成酶（nitric oxide synthase, NOS）使细胞内一氧化氮含量增高，使神经元变性损伤甚至死亡。目前 MPTP 已被广泛用于制作 PD 动物模型。

2．6- 羟基多巴胺（6-OHDA） 6-OHDA 结构与儿茶酚胺类似，易通过对儿茶酚胺高亲和力的转运系统，转运到神经元内。动物实验已证实，6-OHDA 可影响自由基清除系统，它可耗竭谷胱甘肽（GSH），产生氧自由基，最终损伤黑质纹状体 DA 能神经元，导致致密部 DA 能神经元变性死亡。6-OHDA 对呼吸链的毒性比 MPP^+ 强，可引起大鼠纹状体内的铁元素增加，同时使体内铁蛋白释放铁离子增加。铁离子螯合剂、维生素 E 和单胺氧化酶 B 抑制剂（MAO-BI）司来吉兰可部分或完全防止 6-OHDA 和铁的神经毒作用。

3．百草枯（paraquat） 百草枯的化学结构与 MPP^+ 十分相似。除百草枯外，常用的杀虫剂/除草剂包括鱼藤酮、代森锰、狄氏剂、拟除虫菊酯类、有机磷酸酯类及氨甲酸酯类，均具有类似的神经毒性作用，长期低剂量接触可引起 SPS，其机制为增加细胞氧化应激、破坏线粒体、形成 α- 突触核蛋白（α-synuclein）、神经元丢失等，上述作用只在动物模型中被证实，尚无确切证据显示其可使人类致病。

（二）金属

金属被认为是最早的毒物之一，而神经系统，特别是基底节区对其毒性作用尤为敏感，下文将叙述目前常见可引起 SPS 的金属及其研究进展。

1. 锰元素（manganese）　锰元素暴露的形式包括食物摄入、接触含锰元素的燃料添加剂，而最主要的途径是在工业环境中职业吸入锰元素烟雾，如焊接。动物实验中，锰元素微粒可在嗅球的突触前神经末梢透过血脑屏障，进入神经元后，锰元素从神经末梢逆行运输至胞体，随后可被分泌至细胞间质中。而因为嗅觉系统在啮齿动物和人类之间存在种间差异，因此其在人类中的进入途径尚不明确。高剂量锰元素气体的吸入可引起多种神经症状，其中运动症状最为显著，许多临床症状与 PD 相似。

Couper 在 1837 年描述了最早的锰元素中毒表现：在化工厂工作的员工时刻呼吸着锰元素粉尘过量的空气，员工把锰元素粉尘连同食物一起吃进去，这些员工后来出现的锰元素中毒的症状包括姿势步态障碍、跌倒倾向、"面具"脸、声调下降或发音困难，以及流涎，但并没有特发性 PD 患者的特征性静止性震颤，后续病例报道增加了写字过小症、肌张力障碍及运动和姿势性震颤等症状。区别于特发性 PD，锰元素相关 SPS 的运动症状进展较快，一般为双侧对称，且姿势步态障碍早期出现，严重时出现宽基底步态（cock gait）。

锰元素导致 SPS 的机制尚不明确。现有研究表明，体内锰元素过量时，可出现线粒体功能受到抑制以及谷胱甘肽的水平减少，使 N- 甲基 -D- 天门冬氨酸（NMDA）介导的兴奋性神经毒作用加剧，并改变钙稳态，从而引起细胞功能障碍。此外，锰元素是体内酶的重要辅助因子，如超氧化物歧化酶（SOD），可催化活性物质，特别是超氧化物、过氧化物和氢氧自由基的产生。同时，锰元素可促进多巴胺氧化形成醌类。上述作用都可对多巴胺能神经元产生毒性作用。

锰元素引起苍白球神经元的损伤，而非壳核、尾状核或黑质，亦无路易体形成，MRI 可通过观察基底节神经核损伤部位与特发性 PD 相鉴别。其中纹状体中的多巴胺水平并没有下降，目前更倾向于其影响多巴胺释放。

头颅 MRI 的 T_1 加权像显示，锰元素沉积区域呈稍高或高强度信号，多位于苍白球，其次为黑质、尾状核和壳核，可与特发性 PD 鉴别。少数患者的头颅 MRI 无异常改变，可能与脑内锰元素已被清除有关。肝病患者肝移植术后也可逆转锰元素的堆积。在 SPECT 和 PET 显像中，特发性 PD 患者黑质纹状体的多巴胺转运体及多巴胺水平显著下降，^{18}F- 多巴 PET 显示多巴脱羧酶水平也有下降，但在锰元素相关性 SPS 患者脑内均无异常改变。另外，前者纹状体多巴胺 D2 受体水平正常或略升高，而后者稍有下降。

目前可应用的治疗不多，早期应用依地酸钙钠或二巯基丁二酸及其钠盐等驱锰治疗，非特异性药物氨基水杨酸钠可改善全身症状。左旋多巴疗效差，可与金刚烷胺、苯海索等合并治疗。

2. 铅元素（lead） 铅元素可影响酶和细胞代谢，有较强的潜在毒性，在环境中无法降解，公众接触的途径很多，如食入铅元素污染的罐头食物、饮用铅元素超标的自来水、吸入含铅元素超标的油漆挥发气体等。

最近流行病学研究表明铅元素暴露可使罹患特发性 PD 的风险增加 2～3 倍，动物接触铅元素后黑质多巴胺能神经元数量及单个神经元放电频率减少，使黑质多巴胺功能显著下降。

相关帕金森综合征症状包括精细运动能力下降及姿势不稳，常合并学习记忆能力下降，还可出现抑郁、焦虑和暴力倾向等。血铅元素浓度可作为铅元素暴露的生物标志物。MRI 显示皮质下、基底节区、小脑蚓部出现钙化点，T_2 加权像显示脑室周围、基底节、岛叶和丘脑后部高信号。

螯合剂依地酸钙钠是治疗铅元素中毒的特效药，其次是青霉胺，而二巯基丙醇疗效不稳定。另外，维生素 B_1、维生素 C、芸香苷可促进铅元素中毒患者的新陈代谢，并加速铅元素的排出。中草药金钱草煎剂等也可以治疗铅元素中毒。

3. 铁元素（iron） 铁元素广泛参与电子传递链和氧气运输，人们通过的饮食，特别是肉类、家禽和鱼类，以及补铁元素正常接触铁质，而过量接触途径主要是职业暴露，如焊接或钢铁生产中接触金属气体或金属粉尘等。

铁离子通过细胞膜上的二价金属转运体 1（DMT1）进入细胞，随后被转铁蛋白转运至组织，体内游离铁离子的储存库为铁蛋白，可维持和调节体内的铁元素平衡。当铁离子浓度升高时，可通过 Fenton 反应增加过氧化氢向高反应性羟自由基的转化，后者可与DNA、膜脂质和蛋白质等反应并引起功能障碍。在黑质致密部多巴胺能神经元中，存在过氧化氢的稳定供应体系，因为其是多巴胺能神经元生产和代谢的正常反应物质，铁元素失衡意味着氧化活性物质的增加，随后从各方面损伤多巴胺能神经元。

动物实验也证实了铁元素对多巴胺能神经元的毒性：幼鼠喂食含铁元素婴儿配方奶粉后，出现黑质致密部的酪氨酸羟化酶阳性（TH^+）细胞年龄相关性减少，而较年长的小鼠出现纹状体的多巴胺水平降低。另外，研究发现铁元素螯合剂可用于治疗 MPP^+ 诱导的帕金森样症状，黑质神经元铁蛋白表达水平也与 MPP^+ 诱导帕金森样症状的严重程度呈正相关。

铁元素沉积性神经退行性病（NBIAs）是铁元素代谢障碍性疾病，患者的基底神经节出现过量铁元素积累，同时出现帕金森综合征、痴呆和肌张力障碍等，苍白球及黑质区MRI 的 T_1、T_2 加权像出现特征性等强度低信号。常见的 NBIAs 病包括：泛酸激酶相关的神经变性病、神经轴突型营养不良、神经铁蛋白变性病、原血浆铜蓝蛋白缺乏症等，大多已找到致病基因，可以铁螯合剂治疗，辅酶 A 保护剂泛硫乙胺现在正处于药物试验的临床前阶段。

4．铜元素（copper） 铜元素是体内另一个重要的金属元素，参与红细胞的形成、铁元素的运输、线粒体呼吸链的组成，以及关键酶（如超氧化物歧化酶和多巴胺 β- 羟化酶）的组成，亦可通过 Fenton 反应生成羟自由基，对神经功能产生不利影响。铜元素接触主要通过饮食摄入，其次就是通过职业暴露，如焊接气体、金属冶炼和采矿业。

铜元素通过铜元素膜转运体 I 从肠道吸收后，在血液中与血浆铜蓝蛋白结合，随后被运到组织。体内铜元素稳态失衡导致神经病变早有报道，最为人熟知的为肝豆状核变性（详见第九章第五节），是一种常染色体隐性遗传病，致病基因导致体内铜元素积聚过多，在神经系统中以基底神经节核和黑质为著，引起的帕金森综合征对左旋多巴治疗反应不佳。除此之外，Gorell 等进行了一项长达 20 年的职业暴露随访发现，长期接触铜元素的人群发生特发性 PD 的风险增加 2.5 倍。

研究指出，铜元素暴露可引起多巴胺能神经元退化，可能与损伤线粒体，导致细胞氧化应激有关，从而引起纹状体和黑质神经元丢失、纹状体多巴胺减少，此外，铜元素可以加快具神经毒性的 α- 突触核蛋白寡聚体形成，亦可损害线粒体功能。治疗方法为终身应用铜元素螯合剂（钼酸盐、曲恩汀），辅以维持疗法（锌制剂）。

5．水银（mercury） 水银是一种液态的过渡金属，其毒性很高，多以氯化汞、汞元素或有机汞如甲基汞的形式存在，其中汞元素和甲基汞对人体毒性最大。可经消化道、呼吸道或皮肤进入人体。甲基汞暴露多因误食受污染的鱼，而汞元素通常是通过职业暴露吸入为主，硫元素对其具强亲和力，易与含硫醇的分子如半胱氨酸紧密结合，从而通过中性氨基酸转运体穿过血脑屏障。

成人暴露于汞元素后会出现类似 PD 的症状，包括共济失调、震颤及感觉障碍，其中感觉障碍可能与神经水肿和萎缩有关。大量的数据表明，汞元素、甲基汞已被证实可通过参与氧化应激反应，包括加速脂质的过氧化、损伤线粒体以及刺激过氧化物的产生，对黑质多巴胺系统产生有害影响。

6．纳米颗粒（nano particles） 纳米颗粒是指大小在 1 ~ 100nm 之间的粒子（又称超细微粒），分为两种，其中可燃纳米颗粒环境来源广泛，如柴油机尾气或焊接烟雾，而工程纳米颗粒是一种新兴的、生物医学用途的粒子，用于化妆品、药物载体和生物传感器等。纳米颗粒在血液里可自由通过血脑屏障，最近体外研究发现工程纳米颗粒可通过增加氧化应激以及改变 PD 相关基因对多巴胺能系统产生不良影响。而体内实验也证实了接触金属纳米颗粒后，除增加氧化应激和神经炎症外，纹状体多巴胺水平会有所降低，但目前相关研究仍十分有限。

（三）工业毒素

化学溶剂与SPS的关系尚不明确。化学溶剂多用于商业用途，用于金属去脂、干洗店、颜料稀释及洗涤剂，相关职业暴露十分常见，普通人群可因饮用受污染的供水、吸入工厂所排放废气而接触到。接触途径包括吸入溶剂蒸气、经皮吸收、误食等。化学溶剂可按化学特点分为有机和无机，大多亲脂，这一特性使得它们可以快速透过血脑屏障到达中枢及周围神经系统。

已知与SPS相关的化学溶剂包括正己烷、二硫化碳、甲苯、甲醇、三氯乙烯，它们通过破坏基底神经节、使小脑和脊髓发生脱髓鞘病变，引起帕金森样症状。

1. 甲醇（methanol）　甲醇是一种有毒的无色、有酒精气味、易挥发的液体，对人体毒性较低，但在体内可代谢生成甲醛、甲酸，常通过空气吸入、皮肤接触含甲醇的溶液或消化道进入人体，误饮4ml以上即出现中毒症状，超过10ml可致失明，30ml可致死。一次大剂量接触后恢复期或慢性接触时，可出现类似PD的症状，病变常累及壳核，比特发性PD的病情进展快，左旋多巴治疗仅可部分缓解症状。

2. 甲苯（methylbenzene）　甲苯是具有芳香气味的无色透明液体，曾有案例报道一名22岁的青年男性，因持续吸入油漆稀释剂长达十年后出现双手意向性震颤，继而出现共济失调步态、言语不能和双手静止性震颤，头颅MRI提示广泛的基底神经节损伤，而SPECT扫描提示双侧突触前膜多巴胺转运体再摄取减少。

3. 三氯乙烯（trichloro ethylene, TCE）　关于TCE是否可引起SPS仍存在争议。首例报道是在1999年，一名塑料厂工人慢性接触TCE并出现帕金森综合征症状，同个车间中随后出现3个类似的病例报道；但另一项包括65个有TCE接触史工人的随访研究为阴性。

TCE可通过血脑屏障，小鼠口服高剂量TCE可引起黑质致密部多巴胺能神经元的耗竭，少量研究提出其机制为TCE通过抑制线粒体复合体Ⅰ、损伤黑质神经元细胞引起SPS。

四、脑炎后帕金森综合征

目前发现可诱发SPS的病毒有很多（表9-3）。另外，梅毒、寄生虫、隐球菌、Creutzfeldt-Jakob病（CJD）也可导致SPS。病毒可轻易通过血脑屏障侵犯大脑，但其通过机制尚不清楚，大部分病毒是通过感染神经系统导致病毒性脑炎，继而影响运动系统而引起帕金森综合征。

　　脑炎后帕金森综合征发病年龄不定，病前往往有中枢神经系统感染史。病程迅速进展至高峰并迁延，震颤少，肌强直较多，常合并其他脑炎症状如偏瘫、精神病性症状及颅神经损伤等，左旋多巴治疗通常疗效不佳。

（一）流感病毒

　　流感病毒可引起神经系统症状的报道可追溯至 1385 年。流感病毒属于单链 RNA 家族正黏病毒科，其中甲型流感病毒在人类间具高度传染性。流行性甲型脑炎，又称为昏睡性脑病，是引起 SPS 的经典病因，在 1917 年由 von Economo 首次提出，症状包括伴有昏睡的脑炎、眼部症状、帕金森综合征、颅神经麻痹及神经精神症状，共分为三型：昏睡 – 眼肌麻痹型、帕金森型和青少年假性精神异常型。此处只讨论帕金森型。

　　临床表现出许多与特发性 PD 类似症状，如运动迟缓、震颤、面具脸等，也有特异症状，包括面肌抽搐、肌阵挛、精神紧张、缄默等，可出现"动眼危象"，表现为痛性眼球上转，发作性双眼向一侧或向上窜动。根据脑炎病史和实验室检查诊断不难，病理上缺乏路易体，但可发现阿尔茨海默病的特征性病理病变，即神经原纤维缠结。治疗上与特发性 PD 治疗相同，联合使用颠茄碱疗效更佳。

（二）柯萨奇病毒

　　柯萨奇病毒为单股正链小 RNA 病毒，传染性很强，主要影响青少年，可经由粪 – 口、呼吸道或虫媒传播感染人类，可进展形成病毒血症，所有脏器均可受累，其主要靶器官是脑膜、心脏、皮肤和肌肉等。曾有病例报道患者感染柯萨奇病毒后出现急性 SPS，但相关研究甚少，可能是由于既往感染后使神经胶质细胞长期处于易产生氧化应激的状态有关。

（三）HIV 病毒

　　数据表明，5% ~ 50% 的 HIV 患者可出现运动迟缓、齿轮样僵硬和震颤等 PD 样症状，可由 HIV 感染或继发的机会性感染（如弓形虫、隐球菌脓肿）引起。HIV 相关 SPS 可在确诊 HIV 感染后数月出现，为预后不良的征兆，影像学（CT/MRI）显示广泛的基底节病变，包括整个基底节钙化、纹状体密度降低、壳核增大及基底节和中脑严重病变，早期 ^{18}F-FDG-PET 功能成像显示丘脑、基底节神经元代谢增强，而后期大脑皮质及皮质下灰质代谢减弱。

（四）乙型脑炎病毒、圣路易斯脑炎病毒及西尼罗病毒

乙型脑炎病毒、圣路易斯脑炎病毒及西尼罗病毒都是由库蚊叮咬传播的单股 RNA 病毒，在严重时可引起病毒性脑炎，在亚洲最常由乙型脑炎病毒引起，累及的区域包括丘脑、基底神经节、脑干、小脑、海马体和大脑皮质。动物实验发现感染小鼠的黑质致密部出现胶质细胞增多，且出现对多巴胺能药物治疗敏感的动作迟缓症状。

圣路易斯脑炎病毒性脑炎后出现 SPS 也多有报道，一例儿童患者脑炎后出现吞咽困难、肌张力障碍姿势，但病情稳定且数月后症状缓解，MRI 显示基底神经节信号轻度增强；而在成人患者中，MRI 多提示黑质受累，可出现共济失调、震颤、颈背部僵硬、广泛性焦虑等症状。

表9-3　可引起继发性帕金森综合征的病毒

病毒	科属	种类
DNA	疱疹病毒科	单纯疱疹病毒、EB 病毒 巨细胞病毒 水痘带状疱疹病毒
RNA	博尔纳病毒科	博尔纳病毒
	正黏病毒科	甲型流感病毒
	副黏病毒科	麻疹病毒
	微小核糖核苷酸病毒科	柯萨奇病毒 埃可病毒 脊髓灰质炎病毒
	逆转录病毒科	人类免疫缺陷病毒
	黄病毒科	西尼罗病毒（登革热） 乙型脑炎病毒 圣路易斯脑炎病毒

（五）其他病原体

1. 梅毒螺旋体　梅毒的病原体，又称苍白螺旋体或梅毒螺旋体，人类是唯一传染源。梅毒螺旋体主要侵犯小动脉，形成局部血管炎，当累及基底节区时可引起急性 SPS 症状。治疗方法主要是针对梅毒螺旋体的青霉素注射治疗。

2. 猪肉绦虫　猪肉绦虫的囊尾蚴很容易侵犯神经系统，引起脑囊虫病。脑囊虫病约占全部囊虫病的 60%~80%。囊尾蚴可寄生在大脑任何位置，锥体外系受损可出现肌张力增高和肢体震颤，头颅 MRI 一般可明确侵犯部位。

3. 朊蛋白　具有传染性的朊蛋白可引起克雅氏病（CJD），又称皮质－纹状体－脊髓变性，是常见的人类朊蛋白病，以快速进展的痴呆和大脑皮质、基底节及脊髓局灶性病变

为特征，病理解剖可见海绵状病变，受累区域萎缩变性，累及基底节时出现锥体外系症状。好发于中老年人，起病隐匿，进展迅速且病死率高，无特效药，以对症支持治疗为主。

五、外伤性帕金森综合征

创伤性脑损伤（traumatic brain injury, TBI）是指后天意外导致的脑损伤，当损伤位置累及基底节多巴胺能神经通路时，可引起外伤性帕金森综合征。最早由 Martland 于 1928 年报道，因在拳击运动员中发现，亦称为"拳击性"脑病，该类患者有反复头部拳击伤史，在退役后或职业生涯后期隐匿发病，可能与脑震荡后中脑存在微小撕裂伤有关，引起多巴胺能通路受损，继而出现帕金森样症状，一侧黑质损伤产生对侧帕金森样症状。慢性创伤性脑病是 TBI 的亚型，其临床特征之一就是 SPS。

MRI 常可找到责任病灶，有个案报道患者纹状体出现异常改变。^{18}F- 多巴 PET 显示 TBI 患者尾状核的多巴胺吸收率降低，而在特发性 PD 患者中，损伤部位多为壳核。尽早诊断对严重 TBI 的预后很有帮助，昏迷患者早期使用左旋多巴治疗对改善意识有明显益处，但对帕金森样症状改善有效程度不一，目前尚无临床试验证实。

六、其他原因导致的帕金森综合征

大致可分为神经递质代谢障碍疾病、金属存储代谢障碍疾病、溶酶体相关疾病以及能量代谢障碍疾病，大多出现在青少年或幼儿，少部分可在成人发病。已知可导致 SPS 的代谢障碍疾病见表 9-4。

表 9-4　可导致继发性帕金森综合征的代谢障碍疾病

发病年龄	疾病类别	疾病名称
青少年	遗传性神经递质代谢障碍	酪氨酸脱羧酶、氨基酸脱羧酶缺乏症、多巴胺转运体缺乏症Ⅰ型三磷酸鸟苷环化水解酶、四氢蝶呤氧化酶缺乏症
	金属存储代谢障碍	泛酸激酶相关的神经变性病（苍白球黑质变性病）、磷脂酶A2 相关神经退行性变、肝豆状核变性
	溶酶体相关疾病	C 型尼曼氏病、神经节苷脂贮积病
	能量代谢障碍疾病	遗传性视神经病、婴儿型丙酮酸羧化酶缺乏、各种呼吸链障碍疾病
成人		获得性肝脑病变综合征、苯丙酮尿症、高胱氨酸尿症、Lesch-Nyhan 综合征、神经黄色瘤病、蜡样质脂褐质沉积症

（一）青少年中可致 SPS 的代谢障碍疾病

1. 遗传性神经递质代谢障碍 十分罕见，包括多巴胺及血清素等神经递质，其分泌、分解和重吸收障碍导致其缺乏。

分泌障碍发生与各种氨基酸脱羧酶、四氢蝶呤氧化酶、多巴胺转运体缺乏相关。临床上，患儿常表现肌张力障碍、震颤，且常合并躯干肌张力减退、躁动、喂养困难、反应迟钝等症状，以及交感神经减退症状如少动、动眼危象、眼睑下垂等。严重病例可在出生前死亡。脑脊液检查为重要的诊断手段，患儿脑脊液中相关神经递质代谢物和嘌呤水平往往异常。左旋多巴治疗对大部分患者有效。

神经递质重吸收障碍与多巴胺转运体障碍相关，患儿临床出现严重的肌强直、异常眼动和锥体束征，脑脊液中高香草酸 /5- 羟吲哚乙酸比例升高，多巴胺转运体扫描发现基底节区多巴胺转运活动减弱，此型对大部分治疗无反应，最近发现其致病基因为 *SLC6A3*。

2. 金属存储代谢障碍 常见病因包括铁元素沉积性神经退行性病、铜元素沉积性神经退行性病（即肝豆状核变性）。

3. 溶酶体相关疾病 因溶酶体功能改变导致的一类疾病，各个类型均可出现帕金森样症状，在疾病晚期更甚，为 C 型尼曼氏病及神经节苷脂贮积病的主要临床特征。C 型尼曼氏病是一种因 *NPC1* 基因突变引起的脂质代谢障碍隐性遗传疾病，神经症状的出现与发病年龄相关，最具特点的症状为核上性垂直凝视麻痹，运动障碍在较年长个体中较常见。确诊依靠基因诊断以及细胞总胆固醇（酯酶法）菲律宾（FILIPIN）试验，暂无治疗方法。另外，研究指出，戈谢病（即脑苷脂沉积病）的致病基因 *GBA* 基因缺失可使普通人群罹患 PD 的风险增加高达 5 倍。

神经节苷脂贮积病亦为常出现 SPS 的溶酶体相关疾病之一，由 β 半乳糖苷酶功能障碍引起，分 GM1、GM2 两型，运动障碍包括肌张力障碍、帕金森综合征、舞蹈病等，常合并运动神经元病、神经精神症状、共济失调和感觉障碍。

4. 能量代谢障碍疾病 PD 中的多巴胺能细胞选择性死亡与线粒体功能障碍和氧化应激相关，而许多能量代谢障碍的疾病存在线粒体基因组及 γ 复合酶突变，如遗传性视神经病，虽不常见，但其病程中亦可出现 PD 样症状。

婴儿型丙酮酸羧化酶缺乏症是一种预后极差的婴幼儿疾病，其发病早、进展快，出现的帕金森综合征包括运动减少、反应迟钝、表情僵硬、震颤等，常合并中轴肌张力减退和四肢肌张力增高、喂食困难、精神运动性迟滞等。早期诊断困难，头颅 MRI 检查可无明显异常，脑脊液中高香草酸水平低，常在患儿出现高乳酸血症或各种呼吸链功能障碍时才可诊断，且尚不能作基因诊断。

（二）成年人中可导致 SPS 的代谢障碍疾病

在成人，获得性肝脑病变综合征患者可在肝脏疾病失代偿期时，因代谢紊乱出现 PD 样症状，临床上出现与肝豆状核变性相似的锥体外系症状和精神病性症状，其机制是因为门静脉血栓形成引起慢性肝衰竭，继而发生高血氨症以及锰元素排出障碍，进一步出现锰元素中毒相关 PD 样症状，临床及影像学提示基底节锰元素沉积。遗传性血色素沉着症是肝脑病变常见病因之一，为遗传性铁代谢障碍，MRI 基底节 T_2 加权像出现与铁沉积程度一致的低信号。

以下代谢障碍疾病相关的 SPS 多出现在成人，如苯丙酮尿症、高胱氨酸尿症、Lesch-Nyhan 综合征（次黄嘌呤 – 鸟嘌呤磷酸核糖转移酶缺失引起的隐性遗传病）、神经黄色瘤病、蜡样质脂褐质沉积症等，相关报道较少。

（何颜结　邹海强）

参考文献

---

[1] ABBAS M M, BASU P, REGINALD V, et al. Secondary parkinsonism with Mumps infection[J]. Parkinsonism Relat Disord, 2015, 21(10): 1288-1289.

[2] GUPTA S P, YADAV S, SINGHAL N K, et al. Does restraining nitric oxide biosynthesis rescue from toxins-induced parkinsonism and sporadic Parkinson's disease?[J]. Mol Neurobiol, 2014, 49(1): 262-275.

[3] WONG J C, HAZRATI L N. Parkinson's disease, parkinsonism, and traumatic brain injury[J]. Crit Rev Clin Lab Sci, 2013, 50(4–5): 103-106.

[4] BOHLEGA S A, AL-FOGHOM N B. Drug-induced Parkinson's disease. A clinical review[J]. Neurosciences (Riyadh), 2013, 18(3): 215-221.

[5] MEHANNA R, JANKOVIC J. Movement disorders in cerebrovascular disease[J]. Lancet Neurol, 2013, 12(6): 597-608.

[6] DARDIOTIS E, XIROMERISIOU G, HADJICHRISTODOULOU C, et al. The interplay between environmental and genetic factors in Parkinson's disease susceptibility: The evidence for pesticides[J]. Toxicology, 2013, 307: 17-23.

[7] GELABERT-GONZALEZ M, SERRAMITO-GARCÍA R, ARAN-ECHABE E. Parkinsonism secondary to subdural haematoma[J]. Neurosurgical Rev, 2012, 35(3): 457-461.

[8] CAUDLE W M, GUILLOT T S, LAZO C R, et al. Industrial toxicants and Parkinson's disease[J]. Neurotoxicology, 2012, 33(2): 178-188.

第二节 多系统萎缩

多系统萎缩（multiple system atrophy, MSA）是一类病因不明，成年起病，累及锥体外系、锥体系、小脑以及自主神经系统等多部位的散发性、进行性神经系统变性疾病。临床主要表现为类帕金森病表现、小脑性共济失调和自主神经功能障碍，不同患者可表现为不同症状的重叠组合。由于其临床表现复杂多变，MSA 在疾病早期可能会被误诊为帕金森病（Parkinson disease, PD）或原发性晚发型小脑性共济失调。

MSA 的发现反映了该病临床表现的多样化。第一例有关 MSA 的病例由 Dejerine 和 Thomsa 于 1900 年报道，并被记录为"橄榄体 – 脑桥 – 小脑萎缩（olivopontocerebellar atrophy, OPCA）"。随后 Bradbury 和 Egglestone 于 1925 年报道了反映自主神经系统功能障碍的直立性低血压。Shy 和 Drager 则于 1960 年报道了严重的自主神经系统功能障碍伴严重的类帕金森病样症状及共济失调，并命名为 Shy-Drager 综合征（Shy-Drager syndrome, SDS）。同年，Van der Eecken 等关于纹状体 – 黑质变性（striatonigral degeneration, SND）的研究陆续发表。1969 年，"MSA"一词被 Graham 和 Oppenheimer 首次提出，包括了下列三个部分：以类帕金森病表现为主的纹状体 – 黑质变性、以小脑性共济失调为主要表现的橄榄体 – 脑桥 – 小脑萎缩和以自主神经系统症状为主要表现的 Shy-Drager 综合征。随着该病的病理性标志物——α– 突触核蛋白阳性的少突胶质细胞包涵体于 1989 年被发现，有关上述三个部分实为同一疾病不同表现的猜想也被证实。

一、流行病学

MSA 是一类罕见疾病。年发病率约为 0.6/10 万~ 0.7/10 万，在 50 岁以上人群中，年发病率可达 3/10 万。患病率约为 3.4/10 万~ 4.9/10 万，在 40 岁以上人群中，患病率可达 7.8/10 万。在一项包含了 433 例经病理证实的 MSA 病例的荟萃分析中，其平均发病年龄为 54 岁（较 PD 年轻，PD 平均发病年龄为 60 岁）。本病无性别差异及种族间差异。但有报道 MSA-P 型（MSA with predominant parkinsonism）在欧洲国家、北美国家、韩国多见［MSA-P：MSA-C 为（2 ~ 4）：1］，而 MSA-C 型（MSA with predominant cerebellar ataxia）在日本多见（MSA-P：MSA-C 为 1：5）。而国内 MSA 以 MSA-C 为主［MSA-P：MSA-C = 1：（2 ~ 3）］。其地区差异是否与遗传因素或环境因素有关尚未明确。

二、病因及发病机制

　　MSA 目前病因不明，尚无明确的环境危险因素。一项欧洲 2005 年的多中心病例对照研究显示 MSA 可能与农业工作的职业暴露有关。但是在随后的多项研究中，此类结果并未得到重复。同时，与 PD 类似，MSA 患者中吸烟史及饮酒史均较为少见，提示 MSA 可能与 PD 存在病理生理上的联系。

　　目前 MSA 被认为是散发性疾病，然而遗传因素可能在某些家系中起着病因学作用。在少数欧洲国家及日本家系中，MSA 表现为常染色体显性遗传或隐性遗传。目前在日本的 MSA 家系及散发性病例中发现了 COQ2 基因的功能缺失突变，而 COQ2 基因主要负责编码辅酶 Q10 合成酶。MSA 还可能与 SHC2 基因拷贝数的丢失及 SNCA 基因的不同类型突变有关，但这些结果仍待进一步研究证实。

三、病理

　　MSA 患者尸检肉眼可见额叶皮质的轻度萎缩，以及小脑、小脑中脚和脑桥不同程度的萎缩。MSA 的基本病理特征为神经元缺失和胶质细胞增生。具体则为：①神经元缺失和轴突变性；②可见 α- 突触核蛋白阳性的少突胶质细胞胞质包涵体，此类 α- 突触核蛋白阳性包涵体也可见于少数胶质细胞胞核、神经元细胞质、神经元胞核；③脱髓鞘伴胶质细胞增生。本病通常病变部位广泛，常可累及壳核、尾状核、黑质、蓝斑、桥核、下橄榄核、小脑的浦肯野细胞层以及胸髓的中间外侧柱。在不同脑区，其神经元缺失程度及包涵体分布范围与 MSA 亚型息息相关。α- 突触核蛋白阳性的少突胶质细胞胞质包涵体是 MSA 最主要的组织学标志物，其主要组成部分是错误折叠的 α- 突触核蛋白。因此，MSA 也被认为是一种突触核蛋白病（synucleinopathy）。

　　尽管 MSA 的发病机制尚未明确，但大量的临床前和尸检研究均提示少突胶质细胞病变在其中起了重要的作用。有假说提出 α- 突触核蛋白的朊蛋白样传播模型。在 α- 突触核蛋白聚集之前，维持髓鞘完整性的主要成分 p25α 再分布进入少突胶质细胞胞体内，随后出现少突胶质细胞肿胀以及 α- 突触核蛋白的异常摄取或是过表达。而 p25α 和 α- 突触核蛋白之间的相互作用会加速突触核蛋白的磷酸化及聚集，最终导致不溶性突触核蛋白寡聚体及少突胶质细胞包涵体的形成。包涵体形成后会反过来影响其神经营养支持功能并激活小胶质细胞。因此，逐渐失能的少突胶质细胞会释放 α- 突触核蛋白进入细胞外间隙，而邻近的神经元摄取该错误折叠的 α- 突触核蛋白会形成神经元性的胞质包涵体。最终，由 α- 突触核蛋白包涵体所导致的神经炎症、少突胶质细胞的神经营养支持功能的丧失以及神经元失能会推动神经元的死亡及星形细胞的反应性增生。α- 突触核蛋白就以这种朊蛋白样的传播方式累及其他功能性连接的脑区，最终导致典型的 MSA。

四、临床表现

MSA 主要表现为类帕金森病表现、自主神经系统功能障碍、小脑性共济失调及锥体束征，以上症状可呈不同组合形式。值得注意的是，超过半数的患者会在运动症状出现前数月乃至数年，就表现出前驱症状，包括性功能障碍、尿失禁、直立性低血压、吸气性喘鸣及快速眼动睡眠行为障碍等。

1．运动症状 MSA 的运动症状主要分为两类：MSA-P 的类帕金森病表现和 MSA-C 的小脑性共济失调。

在 MSA-P 中，运动迟缓及肌强直最为常见，但仍有 29% 的患者以震颤为主要表现，其"搓丸样"静止性震颤少见，而半数会出现不规则的姿势性或动作性震颤。大多数患者对左旋多巴治疗反应差，但也有 30% 左右的患者在疾病早期使用左旋多巴治疗短暂有效，而在长时间应用中 90% 患者治疗反应差，甚至有 50% 的患者会出现头面部及颈部肌肉的药源性肌张力障碍。

小脑性共济失调作为首发症状仅出现在 5% 的 MSA 患者中，常见宽基底步态、肢体动作不协调以及小脑性眼球运动障碍。小脑性眼球运动障碍有多种表现，在疾病早期较难见到，在疾病晚期则表现为凝视诱发性眼震。震颤、锥体束征及肌阵挛则较为少见。

16% ~ 42% 的 MSA 患者会出现姿势异常，包括脊柱弯曲、严重的颈部前屈、手足肌张力障碍等。MSA 患者的言语模式亦具有特征性，相较于 PD 患者典型的语调变低及发音单调，MSA-P 患者可表现为语调变高且谈话多有重复言语及震颤，而 MSA-C 患者则为典型的小脑性构音障碍。MSA 晚期则可见反复发作的跌倒、构音障碍、流涎以及吞咽困难。

2．非运动症状 自主神经功能障碍作为首发症状出现在 40% ~ 75% 的患者中，而最终 97% 的 MSA 患者都伴有自主神经功能障碍，最常受累的部位包括泌尿生殖系统以及心血管系统。男性常见勃起障碍，女性常见泌尿系统功能障碍。MSA 引起的泌尿系统功能障碍包括尿频、尿急、尿失禁，少数可见膀胱排空障碍。男性患者常同时伴前列腺肥大，其泌尿系统功能障碍易被误认为前列腺疾病所致，因此需注意前列腺病变程度与排尿障碍的严重程度是否匹配，若前列腺病变较轻而排尿障碍严重（如尿失禁）或症状呈进行性加重，则提示可能是 MSA 自主神经病变所致。

心血管系统自主神经系统功能障碍主要表现为严重的直立性低血压，即体位改变（从卧位到立位）3 分钟内收缩压下降 $\geq$ 30mmHg 或舒张压下降 $\geq$ 15mmHg。患者可出现反复晕厥、头晕、视物模糊、恶心、乏力等症状。半数患者会伴有餐后低血压，或仰卧位、夜间高血压。

睡眠及呼吸系统功能紊乱在 MSA 中也较为常见。将近 2/3 的患者会出现快速眼动睡眠行为障碍（rapid eye movement sleep behavior disorder, RBD），梦境多生动且与暴力行为有关。1/3 的患者会出现夜间吸气性喘鸣，40% 的患者会出现睡眠呼吸暂停，而打鼾可能会出现在发病前或伴随疾病进展新发。

其他自主神经功能障碍还包括便秘、瞳孔运动异常以及泌汗和体温调节功能异常。MSA 的认知功能改变少见且较 PD 良好，但可出现额叶功能障碍、注意力缺陷、行为异常以及情绪失控。而抑郁及焦虑也可见于 40% 左右的患者。

五、临床分型

基于 MSA 的首发临床表现，在其研究历史上出现过纹状体 - 黑质变性、橄榄体 - 脑桥 - 小脑萎缩及 Shy-Drager 综合征等命名。而这些命名在 1996 年美国神经病学会第 1 版诊断标准中被 MSA 和其亚型所替代，但这些术语仍有助于理解本病的研究历史（表 9-5）。目前 MSA 主要分为 MSA-P 和 MSA-C 两个亚型。

表 9-5　多系统萎缩的历史命名及目前对应分型

历史命名	基本特征	现今命名及缩写
纹状体 - 黑质变性	以类帕金森病表现为主	多系统萎缩 -P 型（MSA-P）
橄榄核 - 脑桥 - 小脑萎缩	以小脑性共济失调为主	多系统萎缩 -C 型（MSA-C）
Shy-Drager 综合征	以自主神经系统功能障碍为主	在美国神经病学会 1998 年发布的第 1 版诊断标准中，命名为多系统萎缩 -A 型（MSA with autonomic dysfunction subtype, MSA-A）。但是在其 2008 年的第 2 版诊断标准中已不再使用该分型命名

六、辅助检查

1. 卧立位血压检测　目前直立性低血压的诊断标准不一，但针对 MSA，医学界比较公认的是采用美国神经病学会（American Academy of Neurology, AAN）2008 年的诊断标准：从卧位转为站立位后 3 分钟内出现收缩压下降 ≥ 30mmHg 和 / 或舒张压下降 ≥ 15mmHg。

2. 神经电生理检查　肛门括约肌肌电图检查：可检出不同程度的神经源性损害，包括平均时限延长、自发电位、纤颤电位、正锐波等，目前认为这些与骶髓前角细胞的选择性损伤及星形胶质细胞增生有关，而 onuf 核处受累尤其显著，从而导致括约肌的横纹肌失神经支配。值得注意的是，此类肌电图表现并无显著特异性，在可导致括约肌肌肉失神经支配及再支配的病理过程中均可出现。临床工作中，PD 患者在运动症状出现 5 年内其肛门括约肌肌电图常无显著异常，因此可以用此来鉴别 MSA 与 PD。

3. 影像学检查　目前的影像学检查多缺乏必要的特异度及灵敏度，然而临床工作中仍可以利用多种影像学技术来辅助诊断 MSA。

头颅 MRI 检查中，MSA-P 患者可见壳核、橄榄体、小脑中脚或小脑的萎缩，相对特异的影像学表现为壳核的"裂隙征"，在 T_2 加权像上表现为壳核背外侧边缘高信号而壳核低信号。这可能是由于壳核神经细胞缺失、胶质细胞增生造成壳核和外囊之间形成组织间隙，或者由病理性铁沉积和反应性小胶质细胞增生和星形胶质细胞增生导致。需要注意的是，MSA-P 患者在常规（1.5T）场强下该影像表现较为明显，但在高场强（3.0T）T_2 加权像下正常人也可出现"裂隙征"。MSA-C 患者可见壳核、小脑中脚或橄榄体的萎缩，相对特异的影像学表现为"十字征"，在 T_2 加权像上橄榄体十字形高信号影。尽管"裂隙征"和"十字征"也可见于其他疾病，但在怀疑 MSA 的病例中，此影像学表现仍有支持诊断的价值。

弥散加权成像（diffusion weighted imaging, DWI）序列中，MSA-P 患者壳核弥散系数增高，MSA-C 患者小脑与小脑中脚弥散系数增高。尽管该现象也能在进行性核上性麻痹患者中见到，但研究显示可以利用其来监测 MSA 疾病的进展。

单光子发射计算机断层成像术（single-photon emission computed tomography, SPECT）和正电子发射断层成像术（positron emission tomography, PET）可显示黑质纹状体突触前多巴胺能神经元去神经支配及突触后多巴胺受体减少，有助于 MSA-P 与 PD 的鉴别。

^{18}F-FDG-PET 可显示 MSA-P 患者壳核、脑干及小脑的葡萄糖代谢率降低，可以此鉴别 MSA-P 与 PD。壳核的葡萄糖代谢率降低，可以此辅助诊断 MSA-C。

经颅多普勒（transcranial doppler, TCD）可显示 MSA-P 患者豆状核高回声信号，纹状体黑质回声信号正常，可以此鉴别 MSA-P 与 PD。

4. 基因检测　以共济失调为主要临床表现时，可检测与脆性 X 相关震颤/共济失调综合征（fragile X–associated tremor/ataxia syndrome, FXTAS），弗里德赖希共济失调（Friedreich ataxia），脊髓小脑性共济失调 1、2、3、6、17 型相关的基因突变来进行鉴别诊断。

5. 评分量表　统一多系统萎缩评分量表（unified multiple system atrophy rating scale, UMSARS）共包括病史回顾（12 项）、运动功能评分（14 项）、自主神经功能和整体失能评分 4 部分，可用于 MSA 症状严重程度和疾病进展的评估。

七、诊断及鉴别诊断

（一）诊断

目前 MSA 的诊断主要基于病史和神经系统体格检查，其他的辅助检查仅用于参考和鉴别诊断。目前 MSA 常用的临床诊断标准以 AAN 于 2008 年发布的第 2 版诊断标准为主要依据。主要有确诊 MSA（definite MSA）、很可能 MSA（probable MSA）以及可能 MSA（possible MSA）3 个层次的诊断。具体如下：

1．确诊 MSA　经病理检查证实：

（1）中枢神经系统广泛存在 α- 突触核蛋白阳性的少突胶质细胞包涵体。

（2）橄榄体、脑桥、小脑萎缩或纹状体、黑质变性。

2．很可能 MSA　发病年龄＞ 30 岁，散发性、进行性疾病伴有自主神经衰竭（包括尿失禁或直立性低血压，即从卧位转为站立位后 3 分钟内出现收缩压下降≥ 30mmHg 和 / 或舒张压下降≥ 15mmHg），再加上以下一项：

（1）类帕金森病表现且对左旋多巴治疗反应差（MSA-P）。

（2）小脑性共济失调（MSA-C）。

3．可能 MSA　发病年龄＞ 30 岁，散发性、进行性疾病伴有：

（1）类帕金森病表现或是小脑性共济失调。

（2）至少一项提示自主神经系统功能障碍的临床表现（其他原因无法解释的尿频或尿急，膀胱排空障碍，男性勃起障碍或者是不满足很可能 MSA 要求的体位性血压下降）。

（3）至少一项下列辅助证据：

　　1）可能 MSA-P 或可能 MSA-C：

　　　　A. 巴宾斯基征阳性伴反射亢进；

　　　　B. 喘鸣。

　　2）可能 MSA-P：

　　　　A. 类帕金森病表现并进展迅速；

　　　　B. 对左旋多巴治疗反应差；

　　　　C. 在运动症状出现 3 年内出现姿势不稳；

　　　　D. 步态共济失调，小脑性构音障碍，肢体共济失调，或是小脑性眼球运动障碍；

　　　　E. 在运动症状出现 5 年内出现吞咽困难；

　　　　F. MRI 示壳核、小脑中脚、脑桥、小脑萎缩；

　　　　G. FDG-PET 示壳核、脑干或小脑代谢率减退。

　　3）可能 MSA-C：

　　　　A. 类帕金森病表现；

　　　　B. MRI 示壳核、小脑中脚、脑桥萎缩；

　　　　C. FDG-PET 示壳核低代谢率；

　　　　D. SPECT/PET 示黑质纹状体多巴胺能神经元退变。

4. 支持 MSA 诊断及不支持 MSA 诊断的证据

（1）支持 MSA 诊断的证据：

1）口面部肌张力障碍；

2）非对称性颈项前屈；

3）躯干前屈和 / 或 Pisa 综合征（侧弓反张）；

4）肢体挛缩；

5）吸气性喘鸣；

6）严重的语言障碍；

7）新发或加重的打鼾；

8）手足冰冷；

9）病理性哭笑；

10）姿势性 / 运动性震颤。

（2）不支持 MSA 诊断的证据：

1）典型的"搓丸样"静止性震颤；

2）临床表现显著的其他神经病变；

3）非药物引发的幻觉；

4）发病年龄＞ 75 岁；

5）共济失调或帕金森综合征家族史；

6）痴呆；

7）提示多发性硬化的脑白质损害。

（二）鉴别诊断

在疾病早期，特别是临床上只表现为单一系统症状时，MSA 各亚型需要与其临床表现相似的其他疾病进行鉴别诊断。

1. 帕金森病　MSA-P 在疾病早期易被误诊为 PD。如何鉴别 MSA 与特发性 PD 对 MSA 的诊治意义重大。鉴别要点见表 9-6。

表 9-6　多系统萎缩与帕金森病的鉴别诊断

鉴别要点	多系统萎缩	帕金森病
对左旋多巴治疗反应	反应差；仅 30% 患者初始应用有效，随后在长时间应用中 90% 患者反应差，甚至有 50% 的患者会出现头面部及颈部肌肉的药源性肌张力障碍	反应良好
对纹状体 – 黑质影响	突触前以及突触后；黑质中的多巴胺能神经元胞体以及纹状体中的靶细胞多巴胺能受体减少	突触前

续表

鉴别要点	多系统萎缩	帕金森病
运动障碍发作部位	类帕金森病表现影响双侧	起病常表现为单侧，运动障碍可出现于双侧
症状的进展	快	慢
姿势障碍及跌倒	出现早，进展快	出现晚，进展慢
致残性	相对较快的致残性	相对较慢的致残性
言语功能异常	30% 患者会有严重的言语功能异常；可见严重的构音障碍	较少受累
呼吸系统功能障碍	吸气性喘鸣，睡眠性呼吸暂停	少见
少突胶质细胞胞质包涵体	有	无
体温调节，皮肤血流量	肢体冰冷	正常
尾核 – 壳核的多巴胺摄取率（PET）	尾核、壳核均有下降	壳核摄取率下降，尾核有小幅度的下降
可乐定生长激素激发试验	生长激素水平无变化；下丘脑 – 垂体通路功能障碍	生长激素水平升高；下丘脑 – 垂体通路功能未受损

注：PET，正电子发射断层成像术。

2. 单纯性自主神经衰竭 单纯性自主神经衰竭无中枢神经系统受累，在机体多个部位均可见路易体沉积，在心脏处尤为明显，此特点为 MSA 所不具有。而血浆去甲肾上腺素水平降低也提示单纯性自主神经衰竭。

3. 进行性核上性麻痹 表现为步态姿势障碍、核上性眼肌麻痹、假性延髓麻痹、运动迟缓和肌强直，震颤表现不明显。检查眼球的水平运动及垂直运动有助于鉴别，而两者在自主神经功能检测中对药物性及生理性刺激的反应也不相同。

4. 脆性 X 相关震颤 / 共济失调综合征 表现为进行性小脑共济失调、震颤、智力衰退、帕金森综合征和自主神经异常，与 MSA 有一定相似之处，由 *FMR1* 基因突变引起，基因检测有助于鉴别。

八、治疗

MSA 目前尚无特效疗法，无逆转或是延缓疾病进展的有效治疗。

1. 对症治疗

（1）运动症状：针对 MSA-C 中的共济失调及步态障碍目前并没有有效的治疗方法，而 MSA-P 中类帕金森病表现对左旋多巴治疗反应也不佳。

尽管 MSA 患者常对左旋多巴治疗反应不佳，但某些患者使用左旋多巴其症状相较未使用时仍有所缓解，因此怀疑 MSA 的患者可试用左旋多巴，使用时需与外周多巴脱羧酶抑制剂联用（如左旋多巴 – 卡比多巴），剂量递增至 1 000mg/d。在判断左旋多巴治疗无效之前，左旋多巴每日总剂量必须维持在 900 ~ 1 000mg。同时需注意的是，左旋多巴的剂量应缓慢增加，最大限度地减缓直立性低血压、水肿、恶心等症状的加重。金刚烷胺可以 300mg/d 剂量尝试治疗，但研究显示其效果并不如左旋多巴，患者症状若无缓解应立即停药。左旋多巴治疗反应差的患者也常对多巴胺能受体激动剂治疗反应不佳，目前多巴胺受体激动剂的使用仍受到限制，其改善运动症状效果不佳，且常会加重直立性低血压及睡眠障碍。

局部肉毒毒素注射对缓解颈部肌张力障碍与眼睑痉挛等局部肌张力障碍具有疗效。但在使用肉毒毒素治疗前应先利用肌电图鉴别患者肌张力障碍的原因，防止加重病情。

小脑性共济失调的治疗无特异。氯硝西泮可能有助于缓解肌阵挛或动作性震颤。辅助性神经康复治疗（包括职业治疗、物理治疗以及言语治疗）可能有所帮助。

同时还需监测患者吞咽困难症状的进展，以评估是否需要留置鼻胃管。

（2）非运动症状：

1）泌尿生殖系统症状：由于逼尿肌反射亢进导致的尿急、尿失禁可采用抗胆碱药物治疗，可用奥昔布宁 2.5 ~ 5mg，每天 3 次或是托特罗定 2 ~ 4mg，每天 1 次，需注意这两种药物在某些患者中可引起精神病性症状并加重便秘。药物治疗无效的患者可尝试使用逼尿肌局部肉毒毒素注射疗法。残余尿量大于 100ml/d 的尿潴留患者可应用间断置管引流治疗。男性勃起功能障碍可使用西地那非。高纤维、低蛋白饮食可帮助预防便秘。

2）直立性低血压：应给予患者一定的日常行为教育，包括避免触发因素（快速体位改变、饱食、用力活动、暴露于过热的环境）、增加水盐摄入以保持血容量、少食多餐以避免餐后低血压的发生、物理干预（调高床头角度 10° ~ 20°、从卧位转为坐位时应缓慢行动、使用弹力袜和 / 或腹部绷带）。严重直立性低血压患者需考虑氢氟可的松等药物治疗。氢氟可的松药效持续时间长且绝大部分伴有自主神经功能障碍患者可耐受。但使用氢氟可的松应需严密监测患者水肿、坐位高血压及卧位高血压等不良反应的发生，如出现这些不良症状，则必须考虑停药或减少剂量，在使用较高剂量氢氟可的松时还需注意补充钾盐，通常剂量为 0.1mg，每天 1 次，最大剂量不超过 0.3mg，每天 1 次。心力衰竭、肾衰竭及高血压是氢氟可的松使用的禁忌证。米多君起始剂量 5mg，每天 3 次，可逐渐加量至 10mg，每天 3 次，注意卧位高血压的发生，通常使用后 1 小时即可升高收缩压10 ~ 15mmHg。屈昔多巴初始可用 100mg，每天 3 次，最大剂量可增加至 600mg，每天3 次，其典型副作用包括头痛、眩晕、恶心和高血压（发生率为 5% ~ 10%）。溴吡斯的明也可用于升高血压，但其升压幅度较小，剂量通常为 30 ~ 60mg，每天 2 ~ 3 次。多潘立酮 10mg，每天 3 次的效果可能优于氟氢可的松，但目前作用机制尚不清楚。育亨宾或可尝试使用。

3）呼吸系统功能障碍及睡眠障碍：对于伴有吸气性喘鸣及呼吸睡眠暂停的患者，目前持续正压通气或双水平正压通气治疗为一线选择。对于严重喘鸣已威胁生命的患者，需考虑气管造口术的可能。睡前服用小剂量氯硝西泮 0.25mg 或褪黑素 3～12mg 可用于治疗严重快速眼动睡眠行为障碍。但是患者若已经出现睡眠呼吸暂停则应慎用氯硝西泮及其他镇静催眠药物。

4）抑郁：MSA 伴认知功能障碍通常无需特殊治疗，但对于具有严重抑郁、焦虑或情绪失控等精神病性症状的患者常需要进行药物干预。临床建议使用选择性 5- 羟色胺再摄取抑制剂，其疗效较强且不会加重直立性低血压和尿潴留等非运动症状。

2．疾病修饰治疗 MSA 目前尚无有效的疾病修饰治疗及神经保护性药物。目前研究集中在开发 MSA 特异性生物标志物以帮助早期诊断，以及招募患者进行疾病修饰药物研究。也有研究显示选择性 5- 羟色胺再摄取抑制剂舍曲林可减少 α- 突触核蛋白的聚集，此为 MSA 一种全新的治疗策略。总之，加速干预靶点的开发和生物标志物的发掘有利于未来进一步研究。

九、预后

MSA 的运动症状和非运动症状会在 10 年内进行性加重，而发病初期进展更为明显。据统计，患者在运动症状出现 2.5 年内会并发自主神经系统功能障碍，3 年内行走需要帮助，3.5～5 年内需要轮椅，5～8 年内患者通常完全卧床。本病平均生存时间为 6～10 年，极少数患者则可存活达 15 年以上。

患者的死亡原因常为支气管肺炎、泌尿系统感染或猝死。研究表明疾病亚型为 MSA-P、泌尿系统功能障碍、发病年龄高、早期出现自主神经系统功能障碍、女性、疾病进展快等因素预示着患者生存时间短。

（刘军）

———————— **参考文献** ————————

[1] BROOKS D J, TAMBASCO N. Imaging synucleinopathies[J]. Mov Disord, 2016, 31(6): 814-829.

[2] BROOKS D J. Molecular Imaging of Dopamine Transporters[J]. Ageing Res Rev, 2016, 30: 114-121.

[3] GILMAN S, WENNING G K, LOW P A, et al. Second consensus statement on the diagnosis of multiple system atrophy[J]. Neurology, 2008, 71(9): 670-676.

[4] UBHI K, LOW P, MASLIAH E. Multiple system atrophy: a clinical and neuropathological perspective[J]. Trends Neurosci, 2011, 34(11): 581-590.

[5] BROOKS D J, SEPPI K. Proposed neuroimaging criteria for the diagnosis of multiple system atrophy[J]. Mov Disord, 2009, 24(7): 949-964.

第三节　进行性核上性麻痹

进行性核上性麻痹（progressive supranuclear palsy, PSP）是一种发生于成年人的逐渐进展的散发性神经变性疾病，欧美国家报道的患病率为 3.1/10 万 ~ 6.5/10 万，日本报道的患病率为 2/10 万 ~ 17/10 万，我国目前尚无相关流行病学数据。1964 年由 Steele、Richardson 和 Olszewski 等首次描述了一组具有独特临床表现的病例，如具有早期姿势不稳、垂直性凝视麻痹、扫视减慢、额颞叶功能障碍、运动迟缓和轴位强直、对左旋多巴治疗无反应等表现，目前定义为 PSP。

一、病因

目前病因不明，氧化应激、线粒体功能障碍和异常蛋白（tau）的加工过程异常可能起了重要作用。虽然仅少数病例遵循显性遗传模式，但散发性病例的第一代亲属比对照组的第一代亲属患帕金森综合征的发生率高（ $OR = 3.9$ ），说明遗传因素可能起了一定作用。因此，目前认为绝大多数的 PSP 是由遗传和环境因素相互作用所致。

编码微管相关 tau 蛋白（microtubule associated protein tau）的 MAPT 基因的 H1/H1 单体型已经被证实是散发性 PSP 的危险因素而不是致病因素，因为 H1 单倍型在健康人群中发生率较高，而该易感性需要与其他遗传或环境因素共同致病。2011 年，一项针对 PSP 的全基因组关联分析（genome-wide association study, GWAS）不仅证实了与发生 PSP 风险相关的 MAPT 基因两个独立的变异，也发现了三个与发生 PSP 风险相关的重要基因，分别是 EIF2AK3、STX6 和 MOBP 基因。其中 MOPB 基因的单核苷酸多态性（single-nucleotide polymorphism, SNP）rs1768208 对 SLC25A38 基因的表达有重大影响。最新的研究证实 rs1768208 位点突变可以引起 Appoptosin 蛋白水平增高，并增加 tau 蛋白的过度磷酸化以及半胱氨酸天冬氨酸蛋白酶 –3（caspase-3）介导的 tau 蛋白切割，从而导致 tau 蛋白的异常聚集和突触功能障碍。不断深入研究 PSP 发生的遗传学因素，如风险基因多态性与 tau 病理学之间的联系，可能有助于发展新的治疗方式。

除外线粒体功能障碍和遗传易感性，其他可能病因在 PSP 的发生机制中的作用尚缺乏有力的证据。关于如何引起 4R-tau 水平增高，tau 蛋白异常过度磷酸化，神经原纤维缠结的形成和最终细胞凋亡的通路还不十分明确。

二、病理生理机制

（一）tau 蛋白机制

生理状态下，非磷酸化的 tau 蛋白与微管结合维持微管的稳定性。而病理状态下 tau 蛋白在蛋白激酶作用下发生过度磷酸化（tau hyperphosphorylation），导致 tau 蛋白从微管上解离，游离的磷酸化的 tau 蛋白，尤其是 4R 亚型，有内源性聚集倾向，通过多种途径引起获得性毒性功能机制参与 PSP 的发病。此外，微管在 tau 蛋白解离后失去稳定性而解聚成微管蛋白单体，从而也丧失其生理功能。

MAPT 基因的 10 号外显子编码剪接生成不同的 tau 蛋白亚型（3R 和 4R），其中在健康成人脑内 3R 和 4R 亚型保持平衡（比率约 50%），当微管蛋白 4R/3R 的比率增加，则可能促进 tau 蛋白聚集。

（二）线粒体功能障碍

许多研究证据都提示 PSP 存在呼吸链功能障碍，尤其是复合物 I 的活性降低。呼吸链功能障碍引起三磷酸腺苷合成减少而氧自由基生成增加，三磷酸腺苷减少引起线粒体的逆向轴浆运输和神经元胞体 tau 蛋白磷酸化，而氧自由基引起结构蛋白的损害，包括微管、神经纤维细丝和 tau 蛋白，这些也依次引起线粒体功能进一步损害，从而导致生理功能丧失。在慢性情况下，细胞质里升高的磷酸化的 tau 蛋白水平可导致 tau 聚合物增加。

三、病理

PSP 患者的皮质和皮质下均可见神经元丢失，尤其是下丘脑、苍白球、上丘、顶盖前区、导水管周围灰质、黑质、丘脑、小脑、整个被盖部和脊髓。组织病理学通过银染或抗磷酸化的 tau 蛋白抗体（如 AT8 或 AD2 抗体）免疫组化方法可发现细胞体内、突触内 tau 蛋白聚合物。其他病理表现还包括：神经元内神经原纤维缠结，神经元突起的神经毡细丝，少突胶质细胞的卷曲体，基底节、杏仁核和运动皮质中成簇的星形胶质细胞，但缺乏老年斑，这些特点有助于 PSP 与其他 tau 蛋白病相区别。电镜下可观察到 tau 蛋白聚合物表现为成对的螺旋状细丝和球状细丝，生化检查发现是过度磷酸化的不溶解的 tau 蛋白。

四、临床特点

发病多见于 40 岁以后，缓慢起病，逐渐进展。主要表现为对称性、少动 – 强直综合征、对左旋多巴治疗无反应、垂直性凝视麻痹和额叶功能障碍，早期姿势不稳和反复跌倒的表现尤为突出。结合既往的文献报道，对 PSP 的临床特点介绍如下：

1. 姿势不稳和跌倒　这往往是 PSP 的首发症状（63%），可在发病第一年内出现（69%）。常被描述为"平衡不稳"，向前或向后倾倒很常见。

2. 构音障碍　为第二常见症状，33% 的病例以此为首发症状，40% 的病例在发病第一年内出现该症状。

3. 运动迟缓　为第三常见症状，13% 的病例以此为首发症状，22% 的病例在发病第一年内出现该症状，而在整个病程中 95% 的病例会出现该症状。运动迟缓、肌强直症状对左旋多巴药物治疗反应很差。

4. 认知或行为改变　表现为额叶损害特点，常常在发病第一年内出现（52%），但是也有极少患者以此为首发症状（8%），在病程中绝大部分会出现该症状（80%）。语言流畅性和执行功能损害尤其明显。

5. 视觉及眼动障碍　病程早期可出现复视、视物模糊、眼烧灼感和畏光。垂直性核上性麻痹是 PSP 标志性临床特点，在病初可见，但多数见于发病数年之后，也有少数患者整个病程中从未出现该表现。先于向下凝视麻痹出现的向上或向下垂直扫视减慢是 PSP 的早期体征，具有与凝视麻痹同样的特异性。

6. 其他不典型的症状　病理证实的 PSP 病例中出现偏侧肌张力障碍、失用、显著的震颤和延髓麻痹等症状。

近年来，基于病理确诊的 PSP 研究结果显示，PSP 的临床表现变异度较大，其中经典型 PSP（PSP-Richardson syndrome，PSP-RS）仅占 1/4，表现为早期姿势不稳和跌倒、垂直性凝视麻痹和认知功能障碍；其他类型临床表现多不典型，增加了诊断的困难性。其他类型包括：帕金森综合征型（PSP-parkinsonism, PSP-P）、纯少动伴冻结步态型（PSP-pure akinesia with gait freezing, PSP-PAGF）、皮质基底节综合征型（PSP-corticobasal syndrome, PSP-CBS）、非流利性变异型原发性进行性失语型（PSP-non-fluent variant progressive aphasia, PSP-nfvPPA）、行为变异型额颞痴呆型（PSP-behavioral variant frontotemporal dementia, PSP-bvFTD）和小脑型共济失调型（PSP-cerebellar ataxia, PSP-C）。

PSP-P 表现为不对称起病、震颤、左旋多巴初始治疗有中度改善。PSP-PAGF 早期即出现起步蹒跚和冻结步态，但跌倒出现较晚，其病程较长，可达 10 年以上。PSP-CBS 同时具有皮质和基底节受累表现，多为不对称的肢体肌张力增高、动作迟缓、皮质型感觉缺失、肌阵挛、观念运动性失用和异己肢现象。PSP-nfvPPA 早期表现为自发性言语欠流利、言语音律障碍、错误、语法缺失及颊面部失用，后期可出现典型 PSP 症状。PSP-C 在日本较多见，以小脑共济失调为首及主要症状。

五、辅助检查

PSP 在头颅 MRI 的 T_1WI 正中矢状位上，可见中脑背盖上缘平坦，即"蜂鸟征"。[18] 氟脱氧葡萄糖 – 正电子发射断层成像术（[18]F-fluorodeoxyglucose positron emission tomography, FDG-PET）影像上可见脑桥和额叶皮质异常低代谢改变，这也是 PSP 的特征性表现。

六、诊断

目前广泛使用的 PSP 诊断标准是美国国立神经疾病和卒中研究所与进行性核上性麻痹学会（National Institute of Neurological Disorders and Stroke and Society for PSP, NINDS-SPSP）制定的临床诊断标准（表 9-7）。

表 9-7 进行性核上性麻痹的 NINDS-SPSP 的临床标准

诊断标准	入选标准	对于可能的和很可能的进行性核上性麻痹：逐渐进展，起病年龄 ≥ 40 岁
	排除标准	近期脑炎病史； 异手综合征； 皮质型感觉障碍； 局限性额叶或颞顶叶萎缩； 有幻觉或妄想，但与多巴胺能药物治疗无关； 皮质型的阿尔茨海默病； 早期显著的小脑症状或无法解释的自主神经功能障碍； 可解释临床症状的其他疾病所致
	支持标准	对称性的强直少动； 近端重于远端； 颈部异常姿势，尤其是颈后仰； 帕金森综合征症状对左旋多巴反应差或无反应； 早期出现吞咽困难和构音障碍； 早期出现认知功能障碍，至少出现 2 个以上下列症状：淡漠、抽象思维障碍、语言流畅性下降、模仿行为或额叶释放征

续表

诊断层次	可能的（possible）	①垂直性眼肌麻痹；或 ②眼球垂直扫视运动减慢，和起病1年内出现姿势不稳伴跌倒 ③符合入选标准，不符合排除标准。
	很可能的（probable）	①垂直性眼肌麻痹；和 ②在起病1年内出现明显的姿势不稳伴跌倒 ③符合入选标准，不符合排除标准。
	确诊的（definite）	①符合可能的/很可能的临床标准 ②病理组织学证实

考虑到 NINDS-SPSP 诊断标准特异度高而灵敏度不足的弊端，2016 年中华医学会神经病学分会帕金森及运动障碍病学组提出了我国 PSP 诊断标准。其诊断所需的条件分为纳入条件、支持条件和排除条件，依据不同诊断条件，可诊断为临床确诊的 PSP-RS、很可能的 PSP-RS、很可能的 PSP-P、可能的 PSP 四种类型。

（一）纳入条件

1. 隐匿起病，病程逐渐进展。

2. 发病年龄 ≥ 30 岁。

3. 临床症状：临床症状为并列条件可以同时具有或单独存在。

（1）姿势不稳：①病程第 1 年出现明显的反复跌倒；② 1 年后出现反复跌倒。

（2）病程 2 年内出现：①垂直性核上性向下或向上扫视缓慢；②凝视麻痹。

（3）病程 2 年后出现：①垂直性核上性向下或向上扫视缓慢；②凝视麻痹。

（二）支持条件

1. 中轴性肌强直或多巴胺能药物抵抗的帕金森综合征。

2. 早期的吞咽困难或构音障碍。

3. 存在额叶认知功能障碍、冻结步态、非流利性失语或假性延髓麻痹等无法用排除条件中所列疾病解释的临床表现。

4. 头颅 MRI：正中矢状位 T1WI 表现：①中脑萎缩征象：中脑背盖上缘平坦及蜂鸟征；②磁共振成像帕金森综合征指数（magnetic resonance parkinsonism index, MRPI）= 脑桥与中脑的面积比值 × 小脑中脚与小脑上脚宽度比值＞ 13.55；③中脑和脑桥长轴垂直线比值＜ 0.52 或中脑长轴垂直线＜ 9.35mm。

5. 嗅觉检查和心脏间碘苄胍闪烁显像正常。

（三）排除条件

1. 有其他帕金森综合征病史。

2. 与多巴胺能药物无关的幻觉或妄想。

3. 严重不对称性帕金森综合征。

4. 采用多巴胺受体阻滞剂或多巴胺耗竭剂治疗，且剂量和时间过程与药物诱导的帕金森综合征一致。

5. 神经影像学有结构损害依据（如基底核或脑干梗死、占位性病变等）。

6. 阿尔茨海默型皮质性痴呆。

7. 局限性额叶或颞叶萎缩。

8. 早期出现明显小脑共济失调。

9. 早期显著的自主神经功能障碍。

（四）诊断层次

1. 临床确诊的 PSP-RS　必备纳入条件 1、2、3（1）①和（2）②及支持条件 4 中的两项；无排除条件。

2. 很可能的 PSP-RS　必备纳入条件 1、2、3（1）①和（2）①及支持条件 5；无排除条件。

3. 很可能的 PSP-P　必备纳入条件 1、2、3（3）①或②和支持条件 1、5；无排除条件。

4. 可能的 PSP　必备纳入条件 1、2、3（1）②或（2）①或（3）①伴有支持条件 1、2、3 其中一项；无排除条件 1 ~ 6。

七、治疗

（一）对症治疗

1. 改善运动症状　采用多巴胺能药物治疗，早期可能有一定疗效。

2. 改善神经精神症状　某些药物可能有效，如多奈哌齐、卡巴拉汀、加兰他敏、美金刚等。

（二）疾病修饰治疗

随着病理生理机制研究深入，目前设计和开展了许多针对 tau 蛋白过度磷酸化和线粒体功能障碍两个靶点的疾病修饰治疗的高证据级别的药物临床试验。尽管近几年针对上述靶点设计的 4 项随机双盲对照药物临床试验发现这些药物延缓病程的结果均为阴性（表 9-8），但是 tau 蛋白过度磷酸化仍是今后开展治疗的核心靶点。此外，在转基因模型鼠实验中证实 tau 蛋白传播（tau propagation）和被动免疫抗 tau 蛋白单克隆抗体（anti-tau monoclonal antibodies）可以抑制 tau 蛋白的病理过程，改善认知或运动功能。目前已经有两个这类靶向 tau 蛋白的药物进入临床试验研究阶段，期待有更多药物试验有新的发现。前述所有的药物临床试验都未将影像学或生物学标志物纳入作为参考评估指标。tideglusib 治疗 PSP 的药物试验首次证实脑脊液指标可能随着时间变化更敏感，并观察到 MRI 指标的变化。

表 9-8　PSP 疾病修饰治疗药物的临床试验

研究	干预措施	作用机制	试验设计	样本量	随访时间	结果
Tolosa 等，2014	tideglusib（600mg/d 或 800mg/d）	糖转移酶 -3 抑制剂	随机双盲对照 II 期试验	146 例	12 个月	阴性
Boxer 等，2014	davunetid（60mg/d, 喷鼻）	提高微管的稳定性和减少 tau 蛋白磷酸化	随机双盲对照 II / III 期试验	313 例	12 个月	阴性
Apetauerova 等，2014	大剂量辅酶 Q10（2 400mg/d）	逆转线粒体功能障碍，减少氧化应激	多中心随机双盲对照试验	62 例	12 个月	阴性
Nugling 等，2013	雷沙吉兰（1mg/d）	单胺氧化酶 -B 抑制剂	随机双盲对照 III 期试验	44 例	12 个月	阴性

（三）辅助治疗

目前尚无设计良好的非药物治疗 PSP 的临床试验。临床实践上，采用运动锻炼康复仍有可能不同程度地改善患者的运动功能。

八、预后

PSP 是一种缓慢进展的神经系统变性疾病。在尸检证实病例中，起病后患者的平均生存期 5 ~ 6.7 年，而在临床诊断病例中，患者平均生存期 5.9 ~ 6.9 年。本病常见的直接死亡原因是肺炎。

（吴英　商慧芳）

—————————————————— 参考文献 ——————————————————

[1] HOGLINGER G U, MELHEM N M, DICKSON DW, et al. Identification of common variants influencing risk of the tauopathy progressive supranuclear palsy[J]. Nat Genet, 2011, 43(7): 699-705.

[2] ZHAO Y, TSENG I C, HEYSER C J, et al. Appoptosin-mediated caspase cleavage of tau contributes to progressive supranuclear palsy pathogenesis[J]. Neuron, 2015, 87(5): 963-975.

[3] 中华医学会神经病学分会帕金森病及运动障碍学组. 中国进行性核上性麻痹临床诊断标准 [J]. 中华神经科杂志，2016，49（4）：272–276.

[4] RESPONDEK G, HOGLINGER G U. The phenotypic spectrum of progressive supranuclear palsy[J]. Parkinsonism Relat Disord, 2016, 22 (Suppl 1): S34-S36.

[5] POEWE W, MAHLKNECHT P, KRISMER F. Therapeutic advances in multiple system atrophy and progressive supranuclear palsy[J]. Mov Disord, 2015, 30(11): 1528-1538.

[6] ESCHLBOCK S, KRISMER F, WENNING G K. Interventional trials in atypical parkinsonism[J]. Parkinsonism Relat Disord, 2016, 22(Suppl 1): S82-S92.

第四节　亨廷顿病

亨廷顿病（Huntington disease, HD）是一种由单基因变异引起的常染色体显性遗传的进行性发展的神经变性疾病，由 George Huntington 医生于 1872 年首次报道。该病的核心三联征为舞蹈症状、认知功能障碍和精神病性症状。患者的平均起病年龄为 40 岁左右，但是自婴幼儿至 90 岁均可发病。世界不同地区 HD 的患病率差异极大，白种人群最常见，患病率为 5/10 万~ 7/10 万，而黄种人和黑种人群患病率相对较低。

一、病因和发病机制

HD 的发病机制至今尚未明确。自 1993 年 HD 研究组克隆出 HD 致病基因 *IT15*（"interesting transcript 15"）基因以来，发病机制的研究主要围绕 *IT15* 基因及其编码产物亨廷顿蛋白（Huntingtin, Htt）进行。*IT15* 基因定位于 4p16.3，编码由 3 144 个氨基酸组成的分子质量为 350kD 的蛋白质 Htt。*IT15* 基因的第 1 号外显子上的胞嘧啶 – 腺嘌呤 – 鸟嘌呤（CAG）三核苷酸重复序列异常扩展，导致 Htt 蛋白氨基末端第 17 位氨基酸残基开始出现一段重复异常扩展的谷氨酰胺序列。当 CAG 拷贝数 ≥ 36 即引起发病，拷贝数在 36 ~ 39 时外显不完全，而当拷贝数＞ 40 时则完全外显；拷贝数为 27 ~ 35 时可能通过精子的不稳定传递引起子代发病；拷贝数＜ 26 完全正常。

随着 HD 动物和细胞模型的研究深入，学者们对 HD 的病理生理机制的认识也不断深入，目前认为多种分子机制参与了 HD 的神经元变性过程。主要是突变的 Htt（mutant Htt, mHtt）引起毒性功能获得（gain of toxic function）机制，但也可能有内源性 Htt 功能丧失的因素参与。mHtt 影响多种细胞功能，包括蛋白清除、蛋白 - 蛋白间的相互作用、线粒体功能、轴索运输、N- 甲基 –D– 天门冬氨酸受体的激活、基因转录和转录后修饰和近来发现的周围免疫系统功能失调等。此外，mHtt 的异常聚集形成神经元核内包涵体（neuronal intranuclear inclusions, NIIs）。正常人神经元中不存在 NIIs，有研究显示含 NIIs 的神经元发生凋亡的比例较高，抑制 mHtt 的异常聚集可延缓 HD 的进展，因此提示 NIIs 在 HD 发病中可能起重要作用。但是，也有观点认为 NIIs 本身并不致病，甚至可能还有神经保护作用。NIIs 被认为是 HD 标志性病理学特征，但其在 HD 发病中的作用仍有待进一步研究进行阐释。

二、病理

尾状核、壳核和苍白球外侧部缓慢萎缩，新纹状体的中型多棘 γ– 氨基丁酸源性投射神经元的不断丢失，是 HD 标志性的神经病理学改变。随着疾病加重，萎缩可以对称性地蔓延至全脑。受累脑区严重程度由重到轻，依次是脑白质、丘脑、大脑皮质和小脑。疾病的终末阶段，以纹状体的神经变性最为突出。

三、临床特点

本病缓慢起病，进行性发展。平均发病年龄在 40 岁左右，自婴幼儿至 90 岁高龄均可发病，但有近 1/4 的患者在 50 岁以后才被诊断。本病主要表现为运动症状、认知功能障碍和精神病性障碍"三联征"。20 岁以内发病的称为"青少年型 HD"。CAG 重复次数对 HD 患者发病年龄的差异性的贡献率仅占 70%。遗传的异质性可以解释不同个体临床症状的显著性差异，通常发病年龄早晚很大程度上决定了临床表现的异质性。如青少年型 HD 患者其典型的运动症状为肌张力障碍和帕金森综合征症状。

1. 运动症状 在疾病早期以舞蹈症状常见，主要影响肢体远端和面部肌群，其他运动症状包括运动迟缓、肌张力障碍、观念运动性失用和运动保持困难。反复跌倒也是本病常见的临床表现，而且与该病致残率和死亡率增加有关。患者的踏步反应慢，平衡和动作操作能力差。随着疾病进展，肌张力障碍表现逐渐明显，疾病终末期可能表现为强直 - 肌张力障碍，而舞蹈症状则减轻。

2. 认知功能障碍 本病的非运动症状比运动症状与患者功能减退关系更密切，而且带给患者家庭的负担更重。认知功能障碍的表现包括注意力障碍、执行功能障碍、视空间和结构功能障碍等方面，严重者可导致痴呆。目前还没有统一的 HD 痴呆诊断标准。有研究发现，记忆力损害在 HD 患者中不像在 AD 诊断标准里那样重要，并未发现记忆力损害可预测 HD 认知功能损害。

3. 精神病性障碍 也是 HD 的常见临床表现。欧洲 HD 登记网络数据显示 20% 的 HD 患者有严重的精神问题，如自杀观念和尝试自杀、易激惹、攻击性、淡漠和精神错乱等。有研究发现抑郁、焦虑、攻击性和易激惹与自杀观念有相关性。

4. 其他症状 除典型的三联征外，患者也可以出现交流障碍、吞咽困难和睡眠障碍等表现。

值得注意的是，虽然 HD 的临床诊断是基于明确的运动症状和基因检测阳性/阳性家族史。近年来随着临床和神经影像学的研究发现，在疾病确诊 12～15 年前就已发生了脑改变，而且运动、认知和行为功能在很早期就已出现轻微的异常。对运动前期（premotor phase）的基因携带者进行研究以寻找疾病进展的生物标志物，如认知、行为、运动、神经影像和神经生理等方面的指标，对后续临床试验有重大意义。

四、辅助检查

1. 血、尿和脑脊液常规检查 通常无异常。

2. 脑电图 呈弥漫性异常。

3. 影像学检查 头颅 CT 或 MRI 显示尾状核萎缩变小，脑室扩大，侧脑室尾状核区形成特征性的"蝴蝶征"。正电子发射断层成像术（positron emission tomography, PET）检查显示尾状核葡萄糖代谢明显降低，而该代谢降低改变可先于 CT/MRI 尾状核萎缩改变。

4. 基因检测 除用于典型病例的证实诊断，还可用于早期发现无症状的基因携带者，对不典型患者的确诊有决定性意义。

五、诊断

根据患者的临床表现和阳性家族史进行临床初步诊断，确诊需基因检测证实。参照目前被广泛采用的 HD 诊断标准：①携带有 HD 致病基因等位基因上 CAG 重复序列异常扩增或者 HD 的家族史；②运动障碍的表现需要符合亨廷顿病统一评估量表（unified huntington disease rating scale, UHDRS）中的"诊断可信度水平（diagnostic confidence level, DCL）"定义的"明确的 HD 表现"。DCL 分为：0 = 正常（无运动障碍）；1 = 非特异性的运动障碍；2 = 运动障碍可能是 HD 的表现（50%～89% 可信度）；3 = 运动障碍很可能是 HD 的表现（90%～98% 可信度）；4 = 运动障碍确定是 HD 的表现（≥99% 可信度）。

六、治疗

目前尚无特效治疗，仍主要采取对症治疗。疾病修饰治疗的研究在不断开展，但目前尚无阳性的试验结果。

（一）对症治疗

1. 改善舞蹈症状　丁苯那嗪（tetrabenazine）仍是北美和欧洲部分国家批准的用于治疗 HD 舞蹈症状的唯一药物。加重抑郁是其潜在的副作用。但是一项析因分析发现服用抗抑郁药物的晚期 HD 患者在丁苯那嗪的治疗中没有发现抑郁情绪加重。北美国家和澳大利亚国家选择使用丁苯那嗪和抗精神病药物的比例相似，而欧洲国家更倾向于使用抗精神病药治疗舞蹈症状。最近临床试验发现新型的囊泡单胺转运体（vesicular monoamine transporter-2，VMAT2）高度选择性的抑制剂 SD-809（deutetrabenazine）也可以有效改善舞蹈样症状。金刚烷胺（amantadine）治疗效果不确定。普利多匹定（pridopidine）属于新型的多巴胺能稳定剂，可用于 HD 症状性治疗，当出现多巴胺能活性降低时，该药显示出轻度的刺激效应；当多巴胺能活性增高时，则显示出现抑制效应。尽管该药物预试验结果显示有望成功，但是，最近一项纳入 437 例患者的 Ⅲ 期试验显示，用药剂量为 45mg/d 组和 90mg/d 组，随访 6 个月后，患者改良运动分数的变化没有统计学差异，但该药耐受性良好，可能有潜在的改变运动表型的作用，需要进一步的试验进行验证。

2. 改善认知功能障碍　其治疗方式很少，胆碱酯酶抑制剂的随机临床试验结果并未获得满意的疗效。

3. 改善行为障碍　其治疗仍存在挑战。

（二）疾病修饰治疗

针对发病机制的不同环节进行干预，给 HD 治疗带来了新的希望，但是这些干预措施大多处于实验室研究阶段，如诱导沉默突变基因，减少 mHtt 表达，加强 mHtt 蛋白清除，导入编码神经营养因子的基因，分泌神经营养因子，抑制神经元死亡，诱导神经干细胞分化，补偿神经元丢失，纠正由 mHtt 蛋白导致的细胞基因转录异常，钙信号传导异常和线粒体代谢紊乱。

目前尚无可以延缓疾病进展的治疗方式。有关米诺环素（minocycline）、利鲁唑（riluzole）、AFQ056 和 remacemide 治疗 HD 的临床研究均未能证明其疾病修饰治疗的有效性。

　　一项早期 HD 研究发现服用辅酶 Q10（Coenzyme Q10, CoQ10）600mg/d 显现出延缓功能减退的趋势，尽管结果没有统计学意义，需进一步的临床试验验证。采用大剂量 CoQ10（600mg，1 200mg 和 2 400mg 三组）治疗 90 例症状前期的 HD 患者（UHDRS < 3）的多中心Ⅱ期临床试验（PRE-manifest Huntington Disease of Coenzyme Q10, PREQUEL）结果显示，即使连续使用 2 400mg/d CoQ10 20 周，患者也能很好耐受，但是 3 组患者治疗前后及组间血清的 8- 羟脱氧鸟苷（8-OHdG）浓度无差异。学者分析阴性结果的可能原因，认为 8-OHdG 可能并不适合作为评判 CoQ10 对症状前期 HD 患者疾病修饰疗效的生物学标志。这项试验为今后症状前期 HD 患者疾病修饰治疗的临床试验设计提供了依据和参考。

　　肌酸（creatine）有抗氧化特性和改善线粒体功能和细胞生物能量的作用。先前的一项研究显示服用肌酸 10g/d，与对照组比较，HD 患者运动总分、功能和神经心理测试结果差异并没有统计学意义。服用更大剂量肌酸（40g/d）的Ⅲ期试验，即 Creatine Safety, Tolerability, & Efficacy in HD（CREST-E）的中期分析结果未发现肌酸可延缓早期有症状 HD 患者的功能减退，该试验宣布在 2016 年提前终止。因此，尚无证据证实肌酸对 HD 有疾病修饰作用。

七、预后

　　本病表现为缓慢逐渐进展的过程，患者发病后生存期 15 ~ 20 年。最终直接死亡原因多是继发于肺炎。

（吴英　商慧芳）

———————————————　参考文献　———————————————

[1] MCFARLAND K N, CHA J H. Molecular biology of Huntington's disease[J]. Handb Clin Neurol, 2011, 100: 25-81.

[2] MAYER I M, ORTH M. Neurophysiology in Huntington's disease: an update[J]. Neurodegener Dis Manag, 2014, 4(2): 155-164.

[3] KIM S D, FUNG V S. An update on Huntington's disease: from the gene to the clinic[J]. Curr Opin Neurol, 2014, 27(4): 477-483.

[4] ROSS C A, AYLWARD E H, WILD E J, et al. Huntington disease: natural history, biomarkers and

prospects for therapeutics[J]. Nat Rev Neurol, 2014, 10(4): 204-216.

[5] CHANDRA A, JOHRI A, BEAL M F. Prospects for neuroprotective therapies in prodromal Huntington's disease[J]. Mov Disord, 2014, 29(3): 285-293.

[6] HOGARTH P, KAYSON E, KIEBURTZ K, et al. Interrater agreement in the assessment of motor manifestations of Huntington's disease[J]. Mov Disord, 2005, 20(3): 293-297.

[7] REILMANN R, LEAVITT B R, ROSS C A. Diagnostic criteria for Huntington's disease based on natural history[J]. Mov Disord, 2014, 29(11): 1335-1341.

[8] DE YEBENES J G, LANDWEHRMEYER B, SQUITIERI F, et al. Pridopidine for the treatment of motor function in patients with Huntington's disease (MermaiHD): a phase 3, randomised, double-blind, placebo-controlled trial[J]. Lancet Neurol, 2011, 10(12): 1049-1057.

[9] ZIELONKA D, MIELCAREK M, LANDWEHRMEYER G B. Update on Huntington's disease: advances in care and emerging therapeutic options[J]. Parkinsonism Relat Disord, 2015, 21(3): 169-178.

[10] SHANNON K M, FRAINT A. Therapeutic advances in Huntington's Disease[J]. Mov Disord, 2015, 30(11): 1539-1546.

第五节　肝豆状核变性

肝豆状核变性（hepatolenticular degeneration, HLD），又称 Wilson 病（Wilson Disease, WD），是一种常染色体隐性遗传的铜代谢障碍疾病。该病起病隐匿，临床表现复杂，并可累及多个系统，表现为肝功能损害、神经精神症状、肾脏损害、骨关节畸形及角膜色素环（Kayser-Fleischer ring, K-F）等症状和体征。由于本病可出现类似特发性帕金森病或其他帕金森综合征的震颤、运动减少和肌强直等临床表现，因此临床上常需与帕金森病或其他帕金森综合征鉴别。

一、流行病学

WD 在世界范围内的患病率为 1/30 000 ~ 1/5 000，*ATP7B* 基因突变携带者频率约为 1/90。该数据长期以来被广泛接受和认可。然而也有部分学者认为该数据仅来源于确诊患者，而 WD 确诊率受到方法学的限制，因此该患病率可能较真实情况稍低。

国内目前尚缺乏全国范围的 WD 患病情况的系统性报道。1996 年，胡学强等根据临床表现及血清学检查结果对广东省顺德市容奇镇的 8 758 人进行了流行病学调查，结果发现 1 名 WD 患者。2012 年，胡文彬等人通过随机分层抽样裂隙灯检查角膜 K-F 环的方法对安徽省的含山、利辛和金寨三县 153 370 人进行 WD 流行病学调查，结果发现 WD 的患病率约为 5.87/10 万，发病率约为 1.96/10 万。尽管裂隙灯检查角膜 K-F 环存在一定假阴性的情况，但调查所得结果与同为东亚地区的日本、韩国相仿，较欧美地区要高得多。

二、发病机制

1993 年，WD 致病基因 *ATP7B* 被定位于 13q14.3，共有 21 个外显子，编码一种铜转运 P 型 ATP 酶。N– 末端有 6 个铜结合位点，此酶参与铜跨膜转运的代谢过程。近年来，国内外学者对不同种族的 WD 患者进行了广泛的基因突变研究，目前已发现 700 多种突变形式，以点突变为主，除了极少数的高频突变热点，大部分突变为低频散在分布；以复合杂合突变（compound heterozygous mutation）为主，纯合突变少见。不同种族人群的高频突变不同，p.H1069G 突变是高加索人群的高频突变，突变频率高达 35%～45%，p.R778L 突变是东亚人群的高频突变，突变频率达到 30%～50%，p.C2715X 突变则是印度人群的高频突变，突变频率约为 20%，而在中东地区，p.Q1399R 突变频率可达 30%。

由于 *ATP7B* 基因突变，其编码的位于肝细胞反面高尔基体管网状结构（Trans-Golgi network, TGN）的 ATP7B 蛋白功能缺陷或丧失，进一步引起血清铜蓝蛋白（ceruloplasmin, CP）水平下降及胆道排铜障碍，过多的铜蓄积于肝脏，并进一步蓄积于脑、肾、骨关节、角膜等其他各个器官组织，引发进行性加重的肝硬化、锥体外系症状、精神病性症状及肾功能损害等。铜蓝蛋白的功能是将细胞内的铜转运到血液中，在细胞内铜蓝蛋白所结合的铜是由 ATP7B 蛋白提供的，没有结合铜离子的铜蓝蛋白在血液中结构不稳定，容易被降解，而结合铜离子的铜蓝蛋白结构稳定。因此，由于 ATP7B 蛋白缺陷导致的 WD 患者绝大多数有血清铜蓝蛋白的降低。

三、病理及病理生理

神经系统的主要病理变化在豆状核与尾状核，大脑皮质、黑质、齿状核等处亦可受累。显微镜下可见神经元变性和数目减少，星形胶质细胞显著增生，局部发生软化甚至形成空洞。肝脏通常缩小、质地坚硬、表面有结节，属大结节性肝硬化。红氨酸染色（rubeanic acid stain）镜检可见黑褐色铜颗粒沉着。脾脏可肿大充血。角膜后弹力层切片镜检可见有细小的金黄色铜颗粒。

四、临床表现

（一）起病年龄

WD 多见于 5 ~ 35 岁。但据报道约有 3.8% 的患者发病年龄晚于 40 岁。截至目前报道的最小起病年龄为 9 个月，最大为 80 岁。因此，发病年龄不能作为诊断或排除 WD 的唯一依据。

（二）神经精神症状

神经精神症状多见于 20 ~ 40 岁的 WD 患者，但也可较早出现，大约 2/3 的 WD 患者可出现神经精神症状，即脑型 WD，其临床表现可归纳为：①肌张力障碍综合征；②运动减少、肌强直等类帕金森样症状；③精神行为异常；④癫痫；⑤共济失调综合征。脑型 WD 患者常常多个症状同时出现，各个症状的轻重也可能不同。由于神经精神症状往往迟于肝脏症状发生，因此易被误诊为肝性脑病。

1. 肌张力障碍综合征 据报道，约 1/3 脑型 WD 患者可出现肌张力障碍综合征，其肌张力障碍可以是局灶的、节段性的，也可是严重的全身性的，甚至肢体发生严重挛缩。头面部肌张力障碍在 WD 患者中较为常见，构音障碍常与舌运动缓慢和口面部动作迟缓相伴发生，后者常表现为苦笑面容，口部张开，上唇内收，形成所谓"鬼脸"。孤立性的颈部肌张力障碍在脑型 WD 患者中罕见。需要注意的是，部分脑型 WD 患者发生下肢肌张力障碍，可表现为步态不稳及"跟 - 膝 - 胫"试验不准，应与肢体性共济失调鉴别。

2. 震颤 WD 患者的震颤可表现为粗大、不规则的姿势性震颤，如扑翼样震颤（wing-beating tremor/flapping tremor），也可表现为静止性震颤、动作性震颤甚至意向性震颤。

3. 精神行为异常 精神行为异常在 WD 患者中较为多见，却常常容易被忽略。精神行为异常甚至可早于肝脏损害和神经系统症状之前发生。据报道，大约有 1/3 的 WD 患者以精神行为异常为首发表现。在 WD 患儿中，精神行为异常可表现为课堂表现下降、人格改变、情绪波动易激惹甚至是性欲增强。在年长的 WD 患者中，类偏执妄想、精神分裂症样症状及抑郁状态更加常见。尽管有研究报道 WD 患者认知功能下降，但总体上，WD 患者不发生明显的认知功能减退。

4. 其他症状 WD 患者的肌强直等帕金森病样症状可导致书写困难、写字过小；WD 患者若发生假性延髓麻痹可导致传输性吞咽困难（transfer dysphagia），易引起误吸。WD 患者发生癫痫较为罕见，但亦有相关报道，可发生于病程早期，更易发生于驱铜治疗过程中。有一项研究表明 85% 的脑型 WD 患者可发生垂直方向的眼球追踪异常，但垂直扫视和视力（除发生白内障外）多数正常。

（三）肝脏损害症状

肝型 WD 患者可能出现以下任何一种肝脏损害症状，例如无症状肝脾肿大、持续性肝酶升高、脂肪肝，急性肝炎或急性肝衰竭（或称暴发性肝衰竭）、肝硬化（代偿性或失代偿性）等。急性肝衰竭是 WD 患者最严重的肝脏表现。有文献报道，在因急性肝衰竭行急诊肝移植的患者中，WD 患者占到了 6%~12%。女性 WD 患者急性肝衰竭的发生率大约是男性患者的 4 倍。若不治疗，急性肝衰竭的致死率高达 95%。即便经过驱铜治疗，如果突然停药，亦有可能导致患者肝功能急剧恶化。WD 患者肝脏病变未早期干预常常进展为慢性弥漫性肝损害和肝硬化。肝硬化可为代偿性或失代偿性，门脉高压性肝硬化亦可缺乏明显的临床症状而仅表现为孤立性的脾肿大或血细胞减少。此外，Coombs 阴性溶血性贫血可作为 WD 的首发表现，严重的肝脏病变也往往伴有明显的溶血。

（四）其他系统症状

除了肝脏损害症状及神经精神症状，WD 患者铜离子蓄积在其他器官系统亦表现出相应的功能异常或损害，如角膜 K-F 环、巨人症、肾损害、心肌损害、心律失常、肌病、软骨钙质沉着病以及骨关节病等。因此，WD 患者亦可能首诊于其他相应科室，临床上应当注意与引起其他器官系统功能损害的疾病相鉴别。

五、诊断和鉴别诊断

（一）诊断要点

对于任何年龄起病的肢体震颤和肌强直等锥体外系症状以及精神症状患者，或原因不明的肝硬化者均应考虑 WD 可能。诊断标准如下：

1. 神经和 / 或精神症状：对疑诊脑型 WD 的患者应先做神经症状评估和头颅 MRI 检查。

2. 肝脏病史或肝脏症状：对自身免疫性肝炎患儿、典型自身免疫性肝炎或对标准的皮质类固醇疗效不佳的成人，必须进行 WD 的相关检查。对任何一个暴发性肝功能衰竭患者应考虑 WD 的可能性。

3. 血清铜蓝蛋白 < 200mg/L，24 小时尿铜 ≥ 100μg。

4. 角膜 K-F 环阳性。

5. *ATP7B* 基因检测发现复合杂合突变或纯合突变。

符合 "1" + "3" + "4"，"1" + "5"，"2" + "3" + "4"，"2" + "5" 这 4 种情况时均可确诊 WD；符合 "3" + "4" 或 "5" 时可考虑症状前 WD；符合前 4 条中任何 2 条，诊断为 "可能 WD"，需进一步追踪观察，建议进行 *ATP7B* 基因检测，以明确诊断。

（二）辅助检查

1. 铜代谢相关生化检查 ①血清铜蓝蛋白（CP）：正常为 200～500mg/L，WD 患者小于 200mg/L。血清 CP ＜ 80mg/L 是诊断 WD 的强烈证据。WD 患者在妊娠期、接受雌激素治疗或同时患有类风湿性关节炎等时，血清 CP 可能大于 200mg/L。而出生后至 2 岁内的婴幼儿，20% 的 WD 基因携带者，以及慢性肝炎、重症肝炎、慢性严重消耗性疾病患者的血清 CP 亦可低于 200mg/L，在临床上需进行鉴别。② 24 小时尿铜：＜ 100μg 为正常，WD 患者通常 ≥ 100μg。

2. 血尿常规 肝硬化伴脾功能亢进时其血常规可出现血小板、白细胞和 / 或红细胞减少；尿常规镜下可见血尿、微量蛋白尿等。

3. 肝脾检查 ①肝功能：血清转氨酶、胆红素升高和 / 或白蛋白降低；②肝脏 B 超常显示肝实质光点增粗甚至结节状改变。

4. 头颅影像学检查 头颅 MRI 主要表现为豆状核（尤其壳核）、尾状核头部、中脑、脑桥、丘脑、小脑及额叶皮质 T_1WI 低信号和 T_2WI 高信号，壳核和尾状核在 T_2WI 显示高低混杂信号，还可有不同程度的脑沟增宽、脑室扩大等。

5. 角膜 K-F 环 角膜 K-F 环需裂隙灯检查证实。神经症状明显但 K-F 环阴性者不能除外 WD 诊断。

6. 基因突变筛查 尽管目前世界范围内已报道的 *ATP7B* 基因突变多达 700 余种，但我国 WD 患者主要有 3 个高频突变，即 p.R778L、p.P992L 和 p.T935M，占所有突变的 60% 左右。对未检出上述突变热点的可疑 WD 患者需进行 *ATP7B* 基因其他外显子或全长编码区及其侧翼序列的突变筛查。

（三）鉴别诊断

主要与下列疾病相鉴别：暴发性肝炎、慢性弥漫性肝损害和肝硬化、帕金森综合征、原发性肌张力障碍、亨廷顿病、脑炎、特发性震颤、其他原因引起的精神异常、血小板减少性紫癜、溶血性贫血、类风湿关节炎、肾炎及甲状腺功能亢进等。

六、治疗

（一）治疗原则

1. 早期治疗，终生监测。
2. 终生治疗，除非做了成功的肝移植手术。
3. 选择合适的治疗方案和个体化给药。
4. 脑型 WD 治疗前应先做神经症状评估和头颅 MRI 检查。

5．症状前患者的治疗以及治疗有效的患者的维持治疗，可用铜络合剂或锌剂。

6．药物治疗的监测，开始用药后应监测肝肾功能、24h 尿铜、血尿常规等，前 3 个月每个月复查 1 次，病情稳定后每 3 个月查 1 次。肝脾 B 超每 3~6 个月检查 1 次，若情况稳定，可以每年查 1 次。同时必须密切观察药物的副作用。

（二）低铜饮食

一旦怀疑罹患 WD 即应开始低铜饮食。吴志英等人曾报道低铜饮食联合锌剂单药治疗症状前 WD 患者可以有效控制铜蓄积对靶器官的损害。低铜饮食应做到：

1．避免进食下列含铜量高的食物　如各种动物内脏和血；贝壳类（蛤蜊、蛏子、淡菜、河蚌）；软体动物（乌贼、鱿鱼、牡蛎）；螺类；虾蟹类；坚果类（花生、核桃、芝麻、莲子、板栗）；各种豆类及其制品；蕈类（香菇及其他菇类）；腊肉、鹅肉；燕麦、荞麦、小米、紫菜、蒜、芋头、山药、百合、猕猴桃；巧克力、可可、咖啡、茶叶；龙骨、牡蛎、蜈蚣、全蝎等中药。

2．尽量少食下列含铜量较高的食物　鸭肉、牛羊肉、马铃薯全粉、糙米、黑米、海带、竹笋、芦荟、菠菜、茄子、香蕉、柠檬、荔枝、桂圆等。

3．适宜饮食的含铜量较低的食物　橄榄油、牛奶、鱼类、鸡肉、瘦猪肉、精白米、颜色浅的蔬菜、苹果、桃子、梨、银耳、葱等。

4．建议高氨基酸或高蛋白饮食。

5．勿用铜制的食具及用具。

（三）排铜或阻止铜吸收药物治疗策略

WD 药物治疗策略的核心是促进铜的排出和减少铜的摄入。

1．D- 青霉胺（D-penicillamine）　D- 青霉胺是最常用的驱铜药物，是一种强效的带有巯基的金属络合剂，其药理作用是通过络合细胞内的铜，使之进入循环，随尿液排出体外，从而减少了铜在体内多个脏器的沉积，减轻对脏器的损害。用药时应注意从小剂量开始，逐渐递增至 1 000~2 000mg/d 为止，分 2~4 次服用。D- 青霉胺不良反应较多，主要有以下几方面：①约 37%~50% 患者用药早期发生短期的神经症状加重，其中约半数患者加重的神经症状不可逆。因此，对具有严重神经症状的肌张力障碍及严重脑型患者，尤其是肢体僵硬、痉挛或变形的患者慎用或不用 D- 青霉胺。②服药早期有恶心、食欲下降、呕吐、皮疹、发热、淋巴结肿大、蛋白尿等；长期服药可出现类风湿性关节炎、红斑狼疮、重症肌无力、多发性肌炎等自身免疫性疾病，以及粒细胞缺乏和再生障碍性贫血等。据统计，10%~30% 患者因上述毒副反应而不能耐受 D- 青霉胺。③最严重的毒副反应是过敏反应，多在用药后数日内出现高热、皮疹，应立即停药，少数情况下皮疹可进展为剥脱性皮炎，应紧急处理。症状较轻者可采用抗过敏治疗，过敏症状消失后再从小剂量开始（如 31.25～62.5mg/d），服 D-青霉胺同时或半小时前口服小剂量泼尼松 15～30mg，采用这种脱敏治疗处理后，大多数患者可继续使用 D-青霉胺。D-青霉胺的毒副反应虽然较多较重，但其排铜效果确切，对 WD 的某些类型疗效好，且药源充足、价廉、使用方便，在我国目前仍作为治疗 WD 的主要药物。

2．二巯丙磺酸钠（sodium dimercaptosulphonate, DMPS） 本药具有 2 个巯基，可将已经与细胞酶结合的金属离子夺出，结合成一种稳定和无毒的环状络合物，络合后自肾脏排出，解除金属离子对细胞酶系统的抑制作用。推荐用于有轻、中、重度肝损害症状和神经精神症状的 WD 患者。可将 DMPS 5mg/kg 或 0.5g 溶于 5% 葡萄糖溶液 250～500ml 中缓慢静滴，每日 2～3 次，6 天为 1 个疗程，一般连续注射 6～10 个疗程。副作用较少，部分患者早期可出现食欲减退及轻度恶心、呕吐；少数患者有头晕、头痛、乏力、全身酸痛、面色苍白、心悸等。部分病例发生皮疹、发热、结膜充血、牙龈和鼻黏膜出血、偶见剥脱性皮炎、过敏性休克等过敏反应。少数患者可产生外周血白细胞减少，凝血功能异常。个别病例出现粒细胞减少症，转氨酶一过性升高。约 10.5% 的患者于治疗早期可发生短暂的神经症状加重。

3．二巯丁二酸（dimercaptosuccinic acid, DMSA） 二巯丁二酸胶囊亦具有两个巯基（-SH），在体内能与游离铜结合成毒性较小的硫醇化合物，从尿排泄。推荐用于有轻-中度肝损害症状和神经及精神症状的 WD 患者，可替代青霉胺过敏患者作长期口服维持；或与青霉胺交替服用，减轻青霉胺的长期服药副作用及长期用药后的衰减作用。不良反应：①胃肠道反应：如恶心、呕吐、腹胀、食欲减退、口臭等；②过敏反应：发热、药疹等；③齿龈、皮肤黏膜出血：主要为药物导致血小板减少所致。约 55% 患者治疗早期发生短暂的神经症状加重。

4．阻止铜吸收的药物 主要是锌制剂（zinc preparation），常用的有葡萄糖酸锌（zinc gluconate）、硫酸锌（zinc sulfate）、醋酸锌（zinc acetate）和甘草锌（licorzine）。锌剂对 WD 的疗效确切，副作用少，药源较广且价廉，已成为治疗 WD 的首选药物之一，用于 WD 症状前患者及神经精神症状患者的维持治疗。其缺点是起效较慢（4～6 个月起效），严重病例不宜作为首选。锌剂主要用于症状前患者、儿童不典型 WD、妊娠患者、不能耐受青霉胺治疗者以及各型 WD 的维持治疗。

锌剂副作用较小，主要有：胃肠道的刺激，如恶心、呕吐、上腹痛、腹泻；口唇及四肢麻木感；免疫功能降低；血清胆固醇紊乱等。硫酸锌口服偶有发生黑便、血红蛋白及白细胞降低、前列腺增生等。锌剂对妊娠的影响较小，妊娠妇女 WD 患者可考虑使用醋酸锌。

（四）必要时需对症治疗

有震颤或肌张力障碍表现的患者可选用苯海索、氯硝西泮或复方多巴制剂治疗。有精神病性症状的患者可根据病情使用抗精神病药、抗抑郁药或改善认知功能的药物。大多数患者需要护肝治疗。

（五）肝移植治疗

肝移植治疗的适应证为：①暴发性肝功能衰竭；②对络合剂无效的严重肝病者（肝硬化失代偿期）。常采用原位肝移植（orthotopic liver transplantation, OLT）或亲属活体肝移植（living-related liver transplantation, LRLT）。需要注意的是，严重神经或精神病性症状并不是进行肝移植手术的指征，因患者的神经系统损害不可逆，肝移植不能改善其症状，甚至可能在术后出现神经系统症状恶化，因此该类患者不宜进行肝移植治疗。

（六）康复及心理治疗

经治疗后，多数 WD 患者症状减轻，病情稳定，可正常上学或就业。部分患者因肢体活动不够灵活、行走步态异常、语言障碍或情绪障碍等各种原因导致社会活动能力下降。应鼓励和帮助患者以乐观积极的态度主动参加各种活动和轻至中度的体力劳动，学龄期儿童和青少年应正常上学，从而帮助患者恢复或部分恢复正常的社会功能。

七、预后

WD 未经治疗通常是致命的，患者常常死于严重的肝脏症状，部分患者死于严重的神经系统并发症。但作为少数可治的神经遗传代谢病之一，经过恰当的驱铜治疗和肝移植治疗等，WD 患者的寿命大为延长。尤其是在疾病早期，神经系统症状出现之前进行干预，大部分患者可正常工作和生活。

（吴志英）

参考文献

[1] BANDMANN O, WEISS K H, KALER S G. Wilson's disease and other neurological copper disorders[J]. Lancet Neurol, 2015, 14(1): 103-113.

[2] MAK C M, LAM C W. Diagnosis of Wilson's disease: a comprehensive review[J]. Crit Rev Clin Lab

Sci, 2008, 45(3): 263-290.

[3] European Association For Study Of Liver. EASL Clinical practice guidelines: Wilson's disease[J]. J Hepatol, 2012, 56(3): 671-685.

[4] WU Z Y, WANG N, LIN M T, et al. Mutation analysis and the correlation between genotype and phenotype of Arg778Leu mutation in chinese patients with Wilson disease[J]. Arch Neurol, 2001, 58(6): 971-976.

[5] WU Z Y, LIN M T, MURONG S X, et al. Molecular diagnosis and prophylactic therapy for presymptomatic Chinese patients with Wilson disease[J]. Arch Neurol, 2003, 60(5): 737-741.

[6] NI W, DONG Q Y, ZHANG Y, et al. Zinc monotherapy and a low-copper diet are beneficial in patients with Wilson disease after liver transplantation[J]. CNS Neurosci Ther, 2013, 19(11): 905–907.

第六节　肌张力障碍

肌张力障碍（dystonia）定义为持续性或间歇性肌肉收缩引起的异常、重复的运动和／或姿势的一类运动障碍疾病。肌张力障碍的异常运动表现通常具有模式化、扭转的特点，也可伴有震颤。肌张力障碍多在随意运动时出现或加重，常伴有"溢出现象"（overflow muscle activation）。

2013 年国际运动障碍疾病专家关于肌张力障碍的定义、症状学和分类达成了新共识，并以临床特点（表 9-9）和病因（表 9-10）两个轴为主线对肌张力障碍进行了分类。

表 9-9　肌张力障碍的新分类——Ⅰ临床特点轴

分类依据	分类	临床特点
发病年龄	婴幼儿（出生~2岁）	
	儿童（3~12岁）	
	青少年（13~20岁）	
	成人早期（21~40岁）	
	成人晚期（>40岁）	

续表

分类依据	分类	临床特点
受累部位 （颅面上部、颅面下部、 颈部、喉部、躯干、上 肢、下肢）	局灶性	只有 1 个部位受累
	节段性	2 个及 2 个以上连续部位受累
	多灶性	2 个非连续部位或 2 个以上（连续性或非连续性）部位受累
	全身性	躯干和至少 2 个其他部位，伴或不伴下肢受累
	偏侧肌张力障碍	一侧身体受累
演变模式	病程	
	静止性	
	进展性	
	变化性	
	持续性	在一天时间内症状的程度基本一致
	动作特异性	只在做特殊运动或任务时出现
	昼夜波动性	频率、严重程度和表现具有昼夜波动特点
	发作性	在明确或不明因素诱发下出现突发的、自限性的肌张力障碍，间歇期正常
伴随症状	孤立的肌张力障碍	不合并其他运动障碍的表现
	合并其他运动障碍的肌张力障碍	合并其他运动障碍的表现，如合并肌阵挛、帕金森综合征症状等
	共存其他神经系统症状或系统性疾病的症状	合并存在其他神经系统症状如认知功能障碍、肌肉萎缩、瘫痪等或系统性疾病的症状，如系统性红斑狼疮的皮损等

表 9-10　肌张力障碍的新分类——Ⅱ病因轴

病因		特点
神经系统病理改变	变性	进行性结构异常，如神经元丢失
	结构性病灶	非进行性神经发育异常或获得性病灶
	没有证据	缺乏变性或结构性病灶改变
遗传性或获得性或特发性	**遗传性**	致病基因明确
	常染色体显性遗传	如 DYT1、DYT5、DYT6、DYT11、快速起病的肌张力障碍 – 帕金森综合征（DYT12），神经铁蛋白病，齿状核红核 – 苍白球萎缩，亨廷顿病、脊髓小脑共济失调等

续表

病因	特点
常染色体隐性遗传	肝豆状核变性变性、PKAN、PLAN、2 型青少年型帕金森病 (*Parkin* 基因突变) 以及很多代谢性疾病
X 连锁隐性遗传	DYT3、Lesch-Nyhan 综合征、Mohr-Tranebjaerg 综合征等
线粒体遗传	Leigh 综合征或 Leber 视神经萎缩合并肌张力障碍
获得性	
围产期脑损伤	肌张力障碍性脑瘫、延迟起病的肌张力障碍
感染	病毒性脑炎、流行性脑炎、亚急性硬化性全脑炎、HIV 感染，其他 (结核、梅毒等)。
药物	左旋多巴和多巴胺受体激动剂、神经阻滞剂、抗惊厥药物和钙通道阻滞剂
中毒	锰、钴、二硫化碳、氰化物、甲醇、戒酒硫、3- 硝基丙酸
血管性	缺血性、出血性、动静脉畸形
肿瘤性	脑肿瘤、副肿瘤性脑炎
脑损伤	脑外伤、脑手术和电损伤
心因性	功能性的
特发性	见于多数成人的局灶型或节段型肌张力障碍。一旦发现新的基因，可按照遗传模式将其进行重新归类
散发性	
家族性	

注：PKAN, 泛酸激酶相关神经变性；PLAN, PLA2G6 相关神经变性；HIV, 艾滋病病毒。

一、病因和发病机制

　　基底节区的壳核、尾状核、苍白球和丘脑在原发性和继发性肌张力障碍中均起重要作用。原发性肌张力障碍的尸检的标本极少，对 DYT1 型肌张力障碍病例尸检未发现任何脑区存在神经元丢失。神经病理学研究也发现早发的扭转痉挛也是功能障碍而非神经变性。因此，既往研究认为原发性全身型肌张力障碍缺乏神经变性的病理改变。目前越来越多证据提示肌张力障碍的病理生理过程是由基底节区及基底节区以外的结构所致的神经网络异常所引起。临床研究和动物模型均提示，小脑在肌张力障碍的病理生理过程中起一定作用。最近有尸解研究发现颈部肌张力障碍患者的小脑浦肯野细胞密度会降低，这一发现也进一步证实了小脑参与肌张力障碍的发病机制。功能影像和电生理研究发现大脑皮质可塑性的改变、皮质局部抑制作用的降低也参与疾病的发生。

二、临床特点

参照新分类中临床特征轴的阐述，识别这些肌张力障碍综合征有助于病因学的诊断。

（一）孤立的肌张力障碍

1. 早发的全身型孤立的肌张力障碍　肌张力障碍于儿童时期出现；常常进展为全身型；有时进展快速；可以是家族性的，也可以散发性的；可以是致病基因明确的，也可以是原因不明的。其中，DYT1 型肌张力障碍是最早发现的，由 *DYT1*（*TOR1A*）基因突变所致，是一种常染色体显性遗传的早发的全身型孤立的肌张力障碍，外显率仅 30%；DYT6 型肌张力障碍由 *THAP1* 基因突变所致，是一种常染色体显性遗传的孤立的肌张力障碍，外显率仅 60%。其他病因尚未明确的散发性或家族性病例也可呈现相似的临床特点。

2. 成人起病的局灶型或节段型孤立的肌张力障碍　颈部肌张力障碍（cervical dystonia, CD）、眼睑痉挛（blepharospasm）和书写痉挛（writer cramp）是三种最常见的局灶型肌张力障碍，通常 50 岁左右发病。颈部肌张力障碍中，不同程度的头颈部肌群的受累可导致头部、颈部和肩部的异常运动或姿势，最常见的是斜颈（torticollis）和肌张力障碍性头部震颤（dystonic head tremor）。眼睑痉挛是由眼轮匝肌伴有降眉间肌和皱眉肌不自主收缩的一种局灶型肌张力障碍。通常隐匿起病，开始表现为眼部刺激感或干燥感，随后出现频繁的眨眼，尤其在光线强的地方症状更为明显。口下颌肌张力障碍（oromandibular dystonia）累及下颌肌肉，表现为不自主的张口和闭口，也常累及舌肌、面肌和喉肌。喉部肌张力障碍（laryngeal dystonia）是由于累及与发声有关的声带内收肌或声带外展肌，表现为发声时出现痉挛性构音障碍。书写痉挛是任务特异性的肌张力障碍，表现为不能完成书写动作，而其他日常活动不受影响。成人起病的局灶型孤立的肌张力障碍常常为原因不明的散发性病例，罕见进展为全身型肌张力障碍，但可逐渐出现连续性部位受累演变为节段型肌张力障碍。

（二）合并其他运动障碍的肌张力障碍

1. 肌张力障碍 - 帕金森综合征（dystonia-parkinsonism）　指合并存在肌张力障碍和帕金森综合征的表现，偶尔伴有锥体束征或其他神经功能缺损症状。包括常见和相对罕见的许多疾病，其中多数为遗传性的，如多巴反应性肌张力障碍、肝豆状核变性、*Parkin*、*PINK1* 和 *DJ-1* 基因突变相关的帕金森综合征（PARK2，PARK6 和 PARK7）等。

2．肌阵挛－肌张力障碍综合征（myoclonus-dystonia） 表现为肌张力障碍和肌阵挛合并存在。该类患者命名为 DYT11，其致病基因为 *epsilon-sarcoglycan* 基因。

三、遗传

基于新的肌张力障碍的临床分类，目前关于孤立的肌张力障碍和合并的肌张力障碍综合征的新的致病基因和已知致病基因的新突变不断更新。如 *ANO3*（DYT24），*GNAL*（DYT25）和 *CIZ1*（DYT23）等基因被发现与孤立的肌张力障碍有关，但很可能与经典的 CD 无关。相反地，*TUBB4A*（DYT4）基因突变可以表现为孤立的肌张力障碍亚型，也可表现为髓鞘形成不良合并基底节和小脑萎缩综合征（hypomyelination with atrophy of the basal ganglia syndrome, H-ABC syndrome）亚型。类似地，*ATP1A3* 基因突变可以引起非常广泛的临床症状谱，包括迅速起病的肌张力障碍－帕金森综合征或儿童交替性偏瘫。肌阵挛－肌张力障碍综合征也存在临床和遗传的异质性，不仅包括 *epsilon-sarcoglycan* 基因突变相关的经典型表现，也包括少见的 *ANO3* 基因突变相关的临床表现，*TITF1* 基因突变常与良性遗传性舞蹈症和与 *GCH1* 和 *TH* 基因突变引起的某些多巴胺合成路径有关。*ALS2* 基因突变是新发现的合并的肌张力障碍的基因。

四、诊断

根据新分类中临床特点轴的肌张力障碍症状学的特点，包括起病年龄、累及部位、演变模式、是否有伴随症状等，对肌张力障碍的临床特点进行分类，有助于提高对肌张力障碍和伴随症状临床特点的识别、明确症状学的模式；从复杂多样的临床表现中确定临床诊断的方向；指导相关的基因检测进而精准诊断（表 9–11）；发现新的临床亚型或基因型。但需要注意的是，肌张力障碍综合征有显著的临床异质性，不同综合征中常有重叠的表现，目前尚缺乏可靠的临床－遗传学明确诊断的特征性表现。

表 9-11　肌张力障碍常见类型的基因型、临床特点和遗传模式 *

临床特点分类	位点	基因	临床特点	遗传模式
孤立的肌张力障碍				
儿童或成人起病	DYT1	*TOR1-A* 或 *DYT1*	早发的、原发性全身型肌张力障碍	AR
	DYT2	—	特发性肌张力障碍	AD
	DYT6	*THAP1* 或 *DYT6*	混合性肌张力障碍	AD

续表

临床特点分类	位点	基因	临床特点	遗传模式
	DYT13	—	早发的、原发性节段性颅颈部肌张力障碍	AR
	DYT17	—	特发性的原发性肌张力障碍	AD
成人起病	DYT7	—	成人发病局灶性肌张力障碍	AD
	DYT21	—	晚发的局灶性肌张力障碍	AD
	DYT23	CIZ1	成人发病、原发性颈部肌张力障碍	AD
	DYT24	ANO3	颅颈部肌张力障碍	AD
	DYT25	GNAL	晚发原发性肌张力障碍	AD
合并的肌张力障碍				
持续的肌张力障碍				
肌张力障碍伴帕金森综合征				
无神经变性证据	DYT5	GCH1, TH 和 SPR	多巴反应性肌张力障碍	AD 和 AR
	DYT12	ATP1A3	快速起病的肌张力障碍帕金森综合征	AD
	DYT16	PRKRA 或 DYT16	青少年发病肌张力障碍帕金森综合征	AR
有神经变性证据	DYT3	TAF1 或 DYT3	X 连锁肌张力障碍帕金森综合征	XR
肌张力障碍伴肌阵挛	DYT11	SGCE	肌阵挛性肌张力障碍	
	DYT15	—	肌阵挛性肌张力障碍	AD
肌张力障碍伴舞蹈症	DYT4	TUBB4	肌张力障碍伴言语困难	AD
发作性肌张力障碍				
发作性运动障碍	DYT8	MR-1	发作性非运动诱发的运动障碍 1	AD
	DYT20	—	发作性非运动诱发的运动障碍 2	AD
	DYT10	PRRT2	发作性运动诱发的运动障碍 1	AD
	DYT19	—	发作性运动诱发的运动障碍 2	AD
	DYT18	SLC2A1 或 GLUT1	运动诱发的发作性运动障碍	AD

注：*肌张力障碍的分类基于 2013 年以临床特点为轴；AD，常染色体显性遗传；AR，常染色体隐性遗传；XR，X 连锁隐性遗传；—，不详。

五、治疗

口服药物、注射肉毒毒素和脑深部电刺激是目前肌张力障碍的主要治疗方式。此外，物理治疗和支持治疗可能有助于改善功能和预防进一步发生并发症（如挛缩等）。虽然许多类型的肌张力障碍相对少见，但采用特异性治疗患者可以明显改善预后，因此针对这些可治性的肌张力障碍，如多巴反应性肌张力障碍、肝豆状核变性等 20 ～ 30 余种，临床早期识别相当重要。

（一）口服药物

对于早发型肌张力障碍患者，推荐试用左旋多巴治疗，以避免多巴反应性肌张力障碍的漏诊。大多数肌张力障碍患者口服药物治疗有一定疗效，但是症状可能不能完全缓解，特别是症状得到良好的控制往往需要大剂量的药物，因此需要注意药物的副作用，如有可能引起不同程度的镇静和反应迟钝。治疗肌张力障碍的口服药物见表 9–12。

随着针对肌张力障碍病因和病理生理机制研究的进展，多种治疗肌张力障碍的新药得以开发，如小分子疗法（small-molecule therapies），但这些药物仍需要设计良好的临床试验来证实其安全性和有效性。同时，近年来研究者们设计了许多针对新靶点的药物，如针对 AMPA 受体的药物（perampanel）、mGlu5R 的负性变构调节剂（dipraglurant, Addex）、选择性的 M1 受体的拮抗剂等，这些药物目前仍在进行药物临床试验中。

表 9–12 治疗肌张力障碍的口服药物

药物	适宜证	用药方法
卡比多巴 / 左旋多巴	早发型肌张力障碍	起始：1mg/（kg·d），分为 2 次到 3 次服用； 加量：1mg/（kg·周），直至 5mg/（kg·d），至少 4 周
苯二氮䓬类药物	早发型肌张力障碍、晚发型肌张力障碍	氯硝西泮 0.5 ～ 10mg，每日 1 次； 地西泮 2 ～ 100mg，每日 1 次； 劳拉西泮 0.5 ～ 8mg，每日 1 次
巴氯芬	颅面部肌张力障碍、早发型肌张力障碍	起始：2.5 ～ 5mg，每日睡前， 加量：2.5 ～ 5mg，每日 1 次，直至 80mg/d
唑吡坦	原发性全身型肌张力障碍、颅面部肌张力障碍、手部肌张力障碍	5 ～ 20mg，每日 1 次
苯海索	早发型肌张力障碍、晚发型肌张力障碍	儿童：起始：1mg，每日 2 次；每 3 ～ 5 天可加量 1mg，最大剂量 8 ～ 10mg，每日 1 次 成人：通常可耐受 8 ～ 12mg，每日 1 次
丁苯那嗪	迟发性肌张力障碍	12.5 ～ 200mg，每日 1 次

（二）肉毒毒素 (botulinum neurotoxin, BoNT)

对于各种局灶型肌张力障碍，间歇性注射 BoNT 是安全和有效的。特别需要指出，BoNT 推荐用于治疗 CD 或眼睑痉挛，也可考虑用于治疗上肢远端局灶型肌张力障碍和喉内收肌肌张力障碍，下肢远端局灶型肌张力障碍也可能有效。

2016 年美国神经病学学会（American Academy of Neurology, AAN）更新了肉毒毒素实践应用指南。其中，对于眼睑痉挛患者，A 型 BoNT（onaBoNT-A 和 incoBoNT-A）是很可能有效的，应该被推荐使用（Level B），而 aboBoNT-A 可能有效，可以考虑使用（Level C）。对于 CD 患者，aboBoNT-A 和 B 型 BoNT（rimaBoNT-B）均被认为是有效，而且应被推荐使用（Level A），onaBoNT-A 和 incoBoNT-A 是很可能有效的，应被推荐使用（Level B）。

（三）脑深部电刺激 (deep brain stimulation, DBS)

慢性刺激苍白球内侧部（internal globus pallidus, GPi）治疗肌张力障碍的有效性和安全性不断得到临床试验和开放性观察性研究的证实。2011 年欧洲神经病学联盟（European Federation of Neurological Societies, EFNS）发布了 DBS 应用于肌张力障碍的治疗指南。EFNS 指南推荐 GPi DBS 是治疗原发性全身型和节段型肌张力障碍的有效疗法（Level A），也可应用于 CD 的治疗（Level B）。近来研究发现，GPi DBS 治疗肌阵挛 - 肌张力障碍综合征和药物诱发的迟发性肌张力障碍（tardive dystonia, TD）的患者取得了很好的疗效。而对于除迟发性肌张力障碍外的继发性肌张力障碍，DBS 刺激 GPi 的效果不佳（Level C）。但有关 DBS 的备选靶点选择和刺激参数的调整需要进一步的研究。

（吴英　商慧芳）

参考文献

[1] ALBANESE A, BHATIA K, BRESSMAN S B, et al. Phenomenology and classification of dystonia: a consensus update[J]. Mov Disord, 2013, 28(7): 863-873.

[2] BALINT B, BHATIA K P. Isolated and combined dystonia syndromes-an update on new genes and their phenotypes[J]. Eur J Neurol, 2015, 22(4): 610-617.

[3] CAMARGO C H, CAMARGOS S T, CARDOSO F E, et al. The genetics of the dystonias—a review based on the new classification of the dystonias[J]. Arq Neuropsiquiatr, 2015, 73(4): 350-358.

[4] ALBANESE A, ROMITO L M, CALANDRELLA D. Therapeutic advances in dystonia[J]. Mov Disord, 2015, 30(11): 1547-1556.

[5] SIMPSON D M, HALLETT M, ASHMAN E J, et al. Practice guideline update summary: Botulinum neurotoxin for the treatment of blepharospasm, cervical dystonia, adult spasticity, and headache: Report of the Guideline Development Subcommittee of the American Academy of Neurology[J]. Neurology, 2016, 86(19): 1818-1826.

[6] TODA H, SAIKI H, NISHIDA N, et al. Update on deep brain stimulation for dyskinesia and dystonia: A literature review[J]. Neurol Med Chir (Tokyo), 2016, 56(5): 236-248.

第十章
帕金森病的疾病修饰治疗

帕金森病（Parkinson disease, PD）神经保护治疗（neuroprotective therapy）这一概念在 20 世纪 70 年代被提出。疾病修饰治疗（disease-modifying therapy）与神经保护治疗的概念在研究中常被互换使用，但严格来说，两者并非完全等同的概念。神经保护治疗指某种治疗可作用于 PD 发病机制的某个环节并保护残存神经元免于继续变性死亡，减缓神经元变性进程，从而改变疾病的自然进程，这一概念多用于基础实验研究中。而疾病修饰治疗指某种治疗可改变疾病的临床病程，并非一定针对病因延缓或阻止神经元的进行性丢失，因此这一概念仅用于临床研究中。

神经影像学研究表明，早期 PD 的多巴胺能神经元丢失速度更快，且临床研究显示 PD 早期的临床进展速度比晚期更快，在诊断 PD 的第 1 年，统一帕金森病评定量表（UPDRS）评分增加 8 ~ 10 分。前瞻性研究表明，PD 早期的 UPDRS 评分年进展率为 5.1%，而在晚期 PD 仅为 0.4%，提示运动症状的进展率随着疾病进展而下降，PD 早期的进展速度更快。目前认为早期 PD 进展更快是由残存多巴胺能神经元的代偿机制引起的。由于突触前神经元的减少，残存神经元代偿性产生更多的多巴胺，导致氧化脱氨基作用伴随过多的氧自由基等毒物的形成，产生氧化应激和兴奋性毒性作用，引起多巴胺能神经元加速丢失。因此，神经保护治疗的研究一般针对氧化应激及能量代谢障碍、细胞兴奋性毒性、神经炎症等 PD 发病机制的某个环节来开展。

近 20 年，大量的药物临床试验致力于探讨和发现具有潜在神经保护作用的药物。然而，迄今尚未有充分证据表明任何一种药物在 PD 中具有确切的疾病修饰作用或神经保护作用。本章内容将介绍疾病修饰治疗的研究设计，回顾和总结重要的 PD 疾病修饰治疗的药物临床试验，并总结现存问题和探讨将来的研究方向。

第一节　疾病修饰治疗的临床试验设计

疾病修饰治疗的临床试验面临最大挑战之一是如何区分试验药物的疗效是归因于药物症状性疗效还是疾病修饰作用，尤其是多巴胺能药物。多巴胺能药物作为多巴胺能的替代治疗，其获益可能仅为症状性的疗效，而并非改变了潜在的疾病进程。然而，并不排除多巴胺能药物或其代谢产物通过抗氧化等其他的机制，作用于 PD 发病环节而起到额外的神经保护作用。为区分症状性疗效和疾病修饰作用，研究药物疾病修饰作用的临床试验通常采用特定的研究设计，如洗脱设计、延迟开始治疗设计等方案。

一、洗脱设计

洗脱设计（wash-out design）指在研究设计中，在给药的随访终点后增加一段洗脱期，评估洗脱期后的主要指标变化，如 UPDRS 评分，旨在洗脱试验药物的症状性疗效，若在洗脱期之后试验组疗效仍优于安慰剂组，可表明试验药物存在额外的疾病修饰作用。理论上，洗脱期越长越理想，但在医学伦理及临床试验实际开展中并不可行，因此一般采用数周至数月的洗脱期来清除试验药物的症状性疗效。洗脱期设计的缺点是洗脱期的长度有可能还不足以完全清除药物的症状性疗效。

二、延迟开始治疗设计

延迟开始设计（delayed start design）采用两个阶段的治疗期：在第一阶段，受试者随机被分配至试验药物组或安慰剂组，在第二阶段，两组受试者均接受试验药物治疗。在此设计中，第二阶段药物的症状性疗效是相同的，第二阶段终点的疗效差异可反映药物在第一阶段所获的额外疾病修饰作用。因此，延迟开始设计试验的阳性结果判定需同时满足三个条件：第一，立即开始治疗组在第一阶段的疗效需优于延迟开始治疗组；第二，在第二阶段的终点，立即开始治疗组的疗效仍优于延迟开始治疗组；第三，在第二阶段期间，立即开始治疗组的疗效始终优于延迟开始治疗组。在临床试验刚开始时，PD 早期的运动症状较轻，可耐受较长时间的安慰剂治疗，可避免洗脱设计的洗脱期难以延长的缺点，因此，较多的疾病修饰药物临床试验采用了延迟开始设计。

三、无效性设计

无效性设计（futility design），又称非优效性设计（nonsuperiority design），适用于快速地筛查出不适宜进行进一步的大样本Ⅲ期临床试验的药物，以减少不必要的人力和物力浪费。在 PD 研究领域，无效性设计主要应用于美国国立卫生研究院（NIH）所资助的帕金森病神经保护探索性试验（Neuroprotection Exploratory Trials of Parkinson Disease, NET-PD）系列研究。

与经典的临床试验不同，无效性研究的假设是单侧的，零假设为试验药物达到了一定的疗效且优于对照。若拒绝零假设，则认为试验药物无效；接受零假设，则认为试验药物有效，应进行更深入的优效性研究。作为筛查性的研究，为减少Ⅰ类错误并提高检验效能，无效性研究的检验水准 α 通常设定为 0.1 或 0.15。

四、长期简单研究及全面的结局指标

PD 是缓慢进展性神经退行性疾病，临床表现复杂，在疾病晚期常常出现运动并发症及多种非运动症状，因此需要新的设计方法来观察药物的长期疗效。长期简单研究（long-term simple study）把正在接受标准治疗的受试者随机分配至试验组和对照组，不同疾病阶段的 PD 患者均可入组，随访时间为 5 ～ 8 年。同时采用更全面的结局指标来评定疗效，如患者生活质量、运动症状及非运动症状的评估。这种实验干预带来的获益可能并非是神经保护性的，但其对长期累积的功能残障有疗效，这可能改变了疾病的进程。这类试验虽不能从发病机制层面解释其获益，但却是实用的。

上文总结了用于探讨 PD 疾病修饰治疗策略的几种现行研究设计方法，这些方法各有优缺点。最近有学者提出了 PD 疾病修饰治疗药物的研究流程图，建议首先从细胞和动物实验研究中筛选出具有潜在神经保护作用的候选药物，再进行 I 期临床试验评估安全性及耐受性评估，然后序贯以无效性研究，延迟开始设计研究，最后进行长期简单研究验证。

（王丽娟　冯淑君）

───────────── 参考文献 ─────────────

[1] CLARKE C E, PATEL S, IVES N, et al. Should treatment for Parkinson's disease start immediately on diagnosis or delayed until functional disability develops?[J]. Mov Disord, 2011, 26(7): 1187-1193.

[2] ELKOUZI A, VEDAM-MAI V, EISINGER R S, et al. Emerging therapies in Parkinson disease - repurposed drugs and new approaches[J]. Nat Rev Neurol, 2019, 15(4): 204-223.

[3] 冯淑君，张玉虎，王丽娟. 早期帕金森病开始药物治疗时机的考量 [J]. 中华神经科杂志，2014，47（6）：418-420.

[4] LANG A E, MELAMED E, POEWE W, et al. Trial designs used to study neuroprotective therapy in Parkinson's disease[J]. Mov Disord, 2013, 28(1): 86-95.

第二节　疾病修饰治疗的药物临床试验

被证实具有帕金森病（Parkinson disease, PD）神经保护作用的药物种类及其基础实验证据逐渐增多。近 20 年，大量的药物临床试验致力于探讨和发现具有潜在神经保护作用的药物。然而，迄今尚未有充分的证据表明任何一种药物在 PD 中具有确切的疾病修饰作用。下文将介绍各类药物在 PD 中神经保护作用的临床试验研究。

一、单胺氧化酶 –B 抑制剂

非可逆性的单胺氧化酶 –B（monoamine oxidase B, MAO-B）通过抑制突触间隙的多巴胺代谢，延长多巴胺作用时间，对 PD 的运动症状有一定的改善作用。同时，实验研究表明，MAO-B 抑制剂可减少多巴胺的氧化代谢，通过抗氧化和抗凋亡机制起到神经保护作用。

（一）司来吉兰

司来吉兰（selegiline）是最早被验证其疾病修饰作用的药物。司来吉兰可上调 B 淋巴细胞瘤 –2（Bcl2）、超氧化物歧化酶等抗氧化基因表达，且其代谢产物去甲基司来吉兰（desmethyl deprenyl, DMD）亦具有抗凋亡作用。早在 20 世纪 80 年代，DATATOP（Deprenyl and Tocopherol Antioxidative Therapy of Parkinsonism）研究探讨了司来吉兰及抗氧化剂维生素 E 对早期 PD 疾病进展的作用。DATATOP 研究始于 1987 年，纳入 800 例未经治疗的早期 PD 患者，平均随访 18 个月，主要终点指标为是否需要添加左旋多巴治疗。研究结果发现，至试验终点时，安慰剂组中 43.9% 的受试者需要添加左旋多巴控制运动症状，而司来吉兰组的比例为 24.3%，提示司来吉兰可推迟左旋多巴的使用，可能存在疾病修饰作用。但该试验的研究设计存在缺陷，未能排除司来吉兰的症状性治疗效果，因此不能确切表明司来吉兰具有疾病修饰作用。

（二）雷沙吉兰

雷沙吉兰（rasagiline）是一种不可逆的、高选择性、第二代 MAO-B 抑制剂，其抑制 MAO-B 的作用比司来吉兰更强。其代谢产物氨基茚满亦有剂量依赖性的抗凋亡作用。

TEMPO（Rasagiline mesylate [TVP-1012] in Early Monotherapy for Parkinson disease Outpatients）研究是一项为期 26 周的随机、双盲、安慰剂对照临床试验，探讨雷沙吉兰单药治疗对早期 PD 的疗效及安全性，共纳入 404 例早期、未经治疗的 PD 患者，受试者随机分至 3 组：雷沙吉兰 1mg/d 组、2mg/d 组及安慰剂组，主要终点指标为基线与试验终点统一帕金森病评定量表（UPDRS）总分改变。结果显示，雷沙吉兰 1mg/d 及 2mg/d 两组 UPDRS 评分均较基线时改善，而安慰剂组 UPDRS 评分较基线时恶化，差异有统计学意义，雷沙吉兰单药治疗 1mg/d 及 2mg/d 两种剂量对早期 PD 运动症状控制均有效。随后的 26 周，安慰剂组受试者改为服用雷沙吉兰 2mg/d，采用延迟开始治疗设计观察雷沙吉兰是否具有疾病修饰作用。结果显示立即开始治疗的两组 UPDRS 评分变化均优于延迟开始治疗组，且 TEMPO 研究后续的开放性研究探索这种疗效差异在揭盲后第 6 年仍然存在，提示雷沙吉兰治疗不仅有控制症状作用，它对修饰疾病进程可能有积极作用，但尚需进一步长期观察和验证。

ADAGIO（Attenuation of Disease Progression with Azilect Given Once-daily）研究是近年进行的探讨雷沙吉兰疾病修饰作用的较大型、随访时间较长的随机、双盲、安慰剂对照临床试验。ADAGIO 亦采用延迟开始设计，比 TEMPO 研究增加了雷沙吉兰 1mg/d 延迟开始治疗组，共纳入 1 176 例早期、未经治疗的 PD 患者，随访时间为 72 周（第一阶段和第二阶段各 36 周）。结果显示雷沙吉兰 1mg/d 立即开始治疗组 UPDRS 评分变化优于延迟开始治疗组，但雷沙吉兰 2mg/d 立即开始治疗组并没得到预期结果，2mg/d 立即和延迟开始治疗组 UPDRS 评分变化差异无统计学意义，这使得 ADAGIO 试验的结果难以解释。ADAGIO 研究者分析原因认为 2mg/d 组的症状性效应明显，可能掩盖了疾病修饰效应。雷沙吉兰是否有疾病修饰作用尚有待进一步证实。

二、左旋多巴

多项体外研究显示左旋多巴（levodopa）对多巴胺能神经元有毒性作用，可加速神经元变性死亡，使神经科医师及 PD 患者一度产生"左旋多巴恐惧"。ELLDOPA（Earlier versus Later Levodopa Therapy in Parkinson Disease）研究是为验证左旋多巴对多巴胺能神经元是否有毒性而设计的，采用洗脱设计，主要终点指标为各组基线与试验终点 UPDRS 总分改变，并采用 SPECT 显像检测纹状体多巴胺转运体密度。受试者随机分为 4 组：左旋多巴 150mg/d、300mg/d、600mg/d 以及安慰剂组，用药 40 周后洗脱 2 周。结果显示使用左旋多巴各组的 UPDRS 运动评分恶化在洗脱期后仍小于安慰剂组，以左旋多巴 600mg/d 组运动症状恶化最小。该试验未能证实左旋多巴毒性，相反，它提示早期使用左旋多巴对患者无不利影响，左旋多巴可能有控制症状之外的疾病修饰作用。而该试验影像学部分 SPECT 扫描结果显示左旋多巴 600mg 治疗组 ^{123}I-β-CIT 摄取率下降是最明显的，提示左旋多巴可能加速黑质纹状体中多巴胺能神经突触的丢失，这与其临床研究的结论相矛盾。因此，ELLDOPA 研究结果提示左旋多巴对多巴胺能神经元是否有毒性作用或者能否修饰疾病进程尚难以下定论。

LEAP（Levodopa in Early Parkinson Disease）研究为近期发表的采用延迟开始设计的一项多中心随机、双盲、安慰剂对照临床试验。共纳入 445 例早期、未经药物治疗的 PD 患者，随访时间为 80 周（第一阶段和第二阶段各 40 周）。比较左旋多巴 100mg 立即开始治疗组及延迟治疗组的差异，结果显示两组终点时 UPDRS 评分差异无统计学意义，未能发现左旋多巴在早期 PD 病程中有明确的疾病修饰作用。

三、多巴胺受体激动剂

多项体外研究显示多巴胺受体激动剂对多巴胺能神经元有神经保护作用。多巴胺受体激动剂可能通过抗凋亡、抗氧化应激，稳定线粒体膜电位，增加谷胱甘肽活性等机制起到神经保护作用。

普拉克索（pramipexole）是非二氢麦角碱类多巴胺受体激动剂，选择性激动多巴胺 D2 及 D3 受体。研究证实普拉克索可以预防 PD 运动并发症的发生，且基于实验研究结果，普拉克索的潜在神经保护作用一度备受关注。PROUD（Pramipexole On Underlying Disease）研究旨在探讨普拉克索的疾病修饰作用，采用了延迟开始治疗设计。研究共纳入 535 例早期 PD 患者，随机分为普拉克索立即开始治疗组及延迟开始治疗组（安慰剂治疗 6 ~ 9 个月后改为普拉克索治疗），剂量为 1.5mg/d，随访 15 个月。结果显示两组间 UPDRS 评分变化差异无统计学意义。其两组间 SPECT 扫描显示的 ^{123}I-FP-CIT 结合率变化差异亦无统计学意义。PROUD 研究的临床评估和影像学研究均不能确定普拉克索的疾病修饰作用。

四、非多巴胺能药物

PD 的病因未明，一般认为氧化应激及能量代谢障碍、细胞兴奋性毒性、神经炎症、α- 突触核蛋白（α-synuclein）代谢异常等多环节的发病机制最终导致路易体（Lewy body）形成、多巴胺能神经元变性死亡。多巴胺能药物的神经保护作用临床试验尚未有成功先例，有更多的研究者把目光投向了多巴胺能之外的药物。针对上述发病机制，有许多药物临床试验探讨了药物的可能神经保护作用。

（一）抗氧化、凋亡治疗

TCH346 化学结构与司来吉兰相似，均为含炔丙基及苯环的化合物，但 TCH346 不具备抑制 MAO-B 活性的作用，因此不存在对 PD 的症状性治疗作用。三磷酸甘油醛脱氢酶

（GAPDH）在细胞核内可抑制 Bcl-2 和超氧化物歧化酶的表达，从而促进神经元死亡。实验研究提示 TCH346 可通过防止 GAPDH 从细胞质移入胞核，通过抗凋亡机制起到神经保护作用。一项双盲、随机、安慰剂对照的 II 期临床试验探讨了 TCH346 对 PD 的神经保护作用，共纳入 301 例早期、未经治疗的 PD 患者，随机分配至 TCH346 0.5mg/d，2.5mg/d，10mg/d 组和安慰剂对照组，随访 12～18 个月，主要终点指标为到需要添加多巴胺能药物治疗的时间长短，结果发现各组间无差异。这项试验的失败未能提示 TCH346 对 PD 有神经保护作用。

（二）改善能量代谢

大量的证据表明线粒体功能障碍导致的能量代谢障碍在 PD 的发病中起到重要作用，因此，改善线粒体能量代谢的药物成为 PD 神经保护治疗的靶点之一。

1. 辅酶 Q10（coenzyme Q10, CoQ10）　CoQ10 是线粒体电子传递链中复合体 I / II 的电子载体，是一种自由基清除剂。几项小样本的临床研究提示 CoQ10 对 PD 有轻度的症状性治疗作用，并可能减缓疾病的进展速度，但有待大样本的 III 期临床试验验证。PD 研究小组（Parkinson study group, PSG）开展的一项随机、安慰剂对照、双盲的国际多中心 III 期临床试验探讨了早期 PD 中 CoQ10 的疗效及安全性，共纳入 600 例早期、未经治疗的 PD 患者，随机分至安慰剂组、CoQ10 1 200mg/d 组及 2 400mg/d 组，每组均同时给予维生素 E 1 200IU/d 治疗，主要终点指标为试验终点与基线的 UPDRS 评分（第 I ～III 部分）变化，随访 16 周，该试验因达到预先设定的无效标准而终止，其在早期 PD 中的临床疗效被否定。

2. 肌酸（creatine）　为加快 PD 神经保护药物的研发，2001 年美国国立神经病与卒中研究所（National Institute of Neurological Disease and Stroke, NINDS）启动了 PD 神经保护探索性试验（Neuroprotection Exploratory Trials of Parkinson Disease, NET-PD）系列研究，经过严格的系统筛查出有可能存在潜在神经保护作用的候选药物，开展临床试验，对其神经保护作用进行评价。肌酸是其中的候选药物之一。

肌酸可转化为磷酸肌酸，并可转运磷酰基至二磷酸腺苷（ADP），合成三磷酸腺苷（ATP），从而改善能量代谢；且肌酸可从膳食中补充，安全性高。基础研究提示肌酸可减缓 MPTP 诱导的小鼠中多巴胺能神经元丢失。在 NINDS NET-PD 的无效性研究中，肌酸 10g/d 的治疗达到预先设定的非无效性标准，提示肌酸可能具有神经保护作用，为其 III 期临床试验的开展奠定基础。因此，NINDS 进一步开展了肌酸在 PD 中的神经保护作用的随机、对照、双盲国际多中心 III 期临床试验（long-term study 1, LS-1 研究），探讨肌酸能否减缓 PD 临床进展速度，其主要终点指标为基线与 5 年随访期终点时的临床状况恶化，临床状况的评估由改良的 Rankin 量表、符号数字模式测验、帕金森病生活质量问卷 –39

项（PDQ-39）、Schwab-England 日常活动能力量表以及步行能力五方面进行评价。LS-1研究从 2007 年开始招募受试者，共纳入 171 例早期、未经治疗的 PD 患者，随访至 2013年 9 月，期中分析结果提示达到无效标准，该试验被提前终止，平均随访时间为 4 年。肌酸在 PD 中的神经保护作用未得到进一步肯定。

（三）促进神经元再生

　　尽管多数神经保护的策略针对阻断 PD 发病机制中的重要环节，从而减缓神经元继续死亡，但从另一方面说，促进神经元再生亦是一种可能的神经保护策略。目前促进神经元再生的方法主要有细胞移植及给予神经营养因子。细胞移植通过为纹状体提供能分泌多巴胺的新神经元，取代已退行变性的神经元的功能。

　　1. 细胞移植　PD 领域首个人胚胎中脑（human fetal ventral mesencephalic, hFVM）多巴胺能细胞移植临床研究开始于 1987 年，该研究纳入 4 例 PD 患者，其中 2 例患者移植后无改善，2 例患者移植后其临床评估及 ^{18}F-PET 摄取率均得到改善，该研究获得的结论为 hFVM 细胞移植疗效尚不能确定。1993 年，美国 NIH 资助了两项 hFVM 移植的对照、双盲研究，这两项研究均设立对照组以排除安慰剂效应，两项研究对照组分别进行假手术（sham surgery）或模仿手术（imitation surgery），即给予局部钻孔，但无组织移植。两项研究均纳入中晚期 PD 患者，移植组分别 20 例和 23 例，对照组分别 20 例和 11 例，遗憾的是两项研究主要终点指标均差异无统计学意义，且出现了移植诱导的异动症（graft-induced dyskinesias, GIDs）。两项研究得出一致结论：hFVM 移植不能改善 PD 的病情，且易并发难以接受的不良事件，如 GIDs。基于移植手术尚不够成熟，不同研究采用不同的标准，欧洲成立了一个工作小组对 hFVM 移植的临床研究进行重新评估，发现每侧脑3~4 个胚胎组织的 hFVM 组织移植量、年轻、病情轻、移植术前无左旋多巴诱导的异动症等因素可能与移植后良好的疗效有关。

　　基于胚胎中脑细胞移植存在组织来源受限、医学伦理争议等方面的问题，其他的移植组织来源被逐渐开发和研究，包括异体的猪中脑细胞、自体颈动脉体细胞、视网膜色素上皮细胞及多种类型干细胞等。其中最有前景的是干细胞移植，其余大多组织移植的有效性和可行性在临床前研究及初步临床研究中被否定。目前 PD 治疗研究中可考虑用于移植的干细胞来源主要有人胚胎干细胞、诱导多能干细胞、间充质干细胞等，临床前基础研究已表明在一定的条件下这些干细胞可向多巴胺能神经元分化，且这些干细胞的分离、诱导分化技术亦日趋成熟。实验研究表明干细胞分化成的多巴胺能神经元的存活、接受神经支配并产生多巴胺促进 PD 细胞及动物模型功能恢复的效果与胚胎中脑神经元相当。因此，干细胞移植在 PD 中的应用这一领域已到临床转化的阶段，几项临床试验正在进行中，有望为 PD 患者带来福音。

2. 胶质细胞源性神经营养因子（glial cell-line derived neurotrophic factor, GDNF）实验研究表明 GDNF 可促进受损多巴胺能神经元的修复、维持残存神经的存活，有潜在的神经保护作用。GDNF 对 PD 疗效的首次双盲、对照研究于 2003 年发表，研究采用脑室内注射的方法给予 GDNF，结果发现 GDNF 不能改善 PD 患者 UPDRS 评分，GDNF 被认为对 PD 无疗效，并考虑无效的可能原因是脑室内注射的给药方式不能保证 GDNF 能到达其靶组织——壳核及中脑黑质。随后，脑室内注射 GDNF 给药方式被淘汰，而直接纹状体内注射、通过腺相关病毒载体（AAV）进行纹状体给药的方式被新的研究采用。小样本量 I 期开放性临床研究显示直接纹状体内注射 GDNF 对 PD 有一定的临床疗效。遗憾的是，一项 2015 年发表的随机、安慰剂对照、双盲 II 期临床试验显示，直接纹状体内注射 GDNF 对中晚期 PD 无显著临床疗效；但因研究设计及 GDNF 剂量问题，该项研究未能完全否定直接纹状体内注射 GDNF 对 PD 的疗效。

神经生长因子（nerve growth factor）是 GDNF 家族中的一员，其氨基酸序列与 GDNF 有 42% 的同源性，神经生长因子是近 10 年来 PD 神经保护研究的热门靶点之一。与 GNDF 研究结果类似，在两项小样本量 I 期开放性临床研究中，可观察到直接纹状体内和 / 或黑质内注射 AAV2-neurturin（CERE-120）对 PD 有一定的临床疗效，其安全性及耐受性好。而进一步的随机、安慰剂对照、双盲 II 期临床试验不能重复其 I 期开放性研究的结论，尚不能证明 AAV2-neurturin 有疾病修饰作用。

（四）其他

吡格列酮（pioglitazone）属于过氧化物酶体增殖活化受体 –γ（PPAR-γ）激动剂，最初作为胰岛素增敏剂用于治疗 2 型糖尿病。吡格列酮可激活 PPAR-γ，减少活化的小胶质细胞的促炎细胞因子分泌，从而抑制有害的神经炎症，基础研究已表明吡格列酮对多巴胺能神经元具有潜在的神经保护作用。NINDS NET-PD 小组发起了一项探讨吡格列酮在早期 PD 中疾病修饰作用的随机、安慰剂对照、双盲 II 期临床试验，采用无效性设计，主要终点指标为基线及随访终点 UPDRS 总分变化，结果发现吡格列酮组与对照组 UPRDS 评分变化无显著差异，不能说明吡格列酮有疾病修饰作用。

艾塞纳肽（exenatide）为胰高血糖样肽 –1（GLP-1）受体，目前被批准用于治疗 2 型糖尿病。GLP-1 受体在脑内有表达，基础研究显示艾塞纳肽对 PD 模型动物有一定神经保护作用，但作用机制不明。一项单中心、随机、单盲试验结果提示，艾塞纳肽治疗 12 个月并洗脱 2 个月后，早期 PD 患者的 MDS-UPDRS 评分改善优于对照组，且在 PD 患者中使用艾塞纳肽无不能接受的安全性问题。

去铁酮（deferiprone）为一种铁离子螯合剂。PD 患者黑质致密部存在异常的铁沉积，过量的铁离子通过与多巴胺脱氨氧化过程产生的过氧化氢发生反应，产生氧自由基，促进多巴胺能神经元变性死亡。一项单中心、随机、双盲、安慰剂对照试验探讨了去铁酮对早期 PD 的神经保护作用。研究采用延迟开始治疗设计，纳入稳定服用多巴胺能药物的早期 PD 患者 40 例，立即开始治疗组予以去铁酮 30mg/（kg·d）治疗 12 个月，延迟开始治疗组予以安慰剂治疗 6 个月后改为去铁酮 30mg/（kg·d）治疗 6 个月，结果提示立即开始治疗组 MDS-UPDRS 评分变化及磁共振影像显示的铁沉积均优于延迟开始治疗组，提示去铁酮可能存在神经保护作用。

神经节苷脂 GM1 是富表达于脑内神经元质膜的鞘糖脂，对细胞膜信号通路传导有重要作用。PD 中多巴胺能神经元表达的 GM1 减少，动物研究提示补充 GM1 可减轻中脑黑质多巴胺能神经元丢失及 α- 突触核蛋白沉积。一项单中心、随机、双盲、对照、Ⅱ期研究纳入 77 例 PD 患者，采用延迟开始治疗设计，立即开始治疗组予以 120 周 GM1 治疗，延迟开始治疗组安慰剂治疗 24 周后改为 GM1 治疗 96 周，结果显示立即开始治疗组在终点时的 UPDRS-Ⅲ 评分优于延迟开始治疗组，提示 GM1 可能有潜在的疾病修饰作用。但 GM1 穿透血脑屏障的能力不理想，未来研发可透过血脑屏障的神经节苷脂类似物有望成为 PD 疾病修饰治疗的新靶点。

流行病学研究显示血清尿酸水平高的人群 PD 发病率较低，且早期 PD 患者中高尿酸水平者疾病进展速度较慢。尿酸具有抗氧化作用，肌苷是尿酸的前体物，口服肌苷可提高血清尿酸水平。SURE-PD（Safety of Urate Elevationin PD）研究是一项多中心、随机、双盲、对照、Ⅱ期研究，纳入 75 例早期 PD 患者，排除有痛风史、泌尿系结石及尿酸水平高于正常人群的患者，主要结局指标为安全性及耐受性，结果发现口服肌苷 8～24 周可提高血清及脑脊液尿酸水平，并不增加不良事件发生率，提示在筛选的特定 PD 患者中口服肌苷安全性及耐受性良好。

（王丽娟　冯淑君）

———————————————— 参考文献 ————————————————

[1] OLANOW C W, RASCOL O, HAUSER R, et al. A double-blind, delayed-start trial of rasagiline in Parkinson's disease[J]. N Engl J Med, 2009, 361(13): 1268-1278.

[2] VERSCHUUR C V M, SUWIJN S R, BOEL J A, et al. Randomized delayed-start trial of levodopa in Parkinson's disease[J]. N Engl J Med, 2019, 380(4): 315-324.

[3] SCHAPIRA A H, MCDERMOTT M P, BARONE P, et al. Pramipexole in patients with early Parkinson's disease (PROUD): a randomised delayed-start trial[J]. Lancet Neurol, 2013, 12(8): 747-755.

[4] KALIA L V, KALIA S K, LANG A E. Disease-modifying strategies for Parkinson's disease[J]. Mov Disord, 2015, 30(11): 1442-1450.

[5] BEAL M F, OAKES D, SHOULSON I, et al. A randomized clinical trial of high-dosage coenzyme Q10 in early Parkinson disease: no evidence of benefit[J]. JAMA Neurol, 2014, 71(5): 543-552.

[6] Writing Group for the NINDS Exploratory Trials in Parkinson Disease (NET-PD) Investigators, KIEBURTZ K, TILLEY B C, et al. Effect of creatine monohydrate on clinical progression in patients with Parkinson disease: a randomized clinical trial[J]. JAMA, 2015, 313(6): 584-593.

[7] BARKER R A, DROUIN-OUELLET J, PARMAR M. Cell-based therapies for Parkinson disease-past insights and future potential[J]. Nat Rev Neurol, 2015, 11(9): 492-503.

[8] NINDS Exploratory Trials in Parkinson Disease (NET-PD) FS-ZONE Investigators. Pioglitazone in early Parkinson's disease: a phase 2, multicentre, double-blind, randomised trial[J]. Lancet Neurol, 2015, 14(8): 795-803.

[9] DEVOS D, MOREAU C, DEVEDJIAN J C, et al. Targeting chelatable iron as a therapeutic modality in Parkinson's disease[J]. Antioxid Redox Signal, 2014, 21(2): 195-210.

[10] Parkinson Study Group SURE-PD Investigators, SCHWARZSCHILD M A, ASCHERIO A, et al. Inosine to increase serum and cerebrospinal fluid urate in Parkinson disease: a randomized clinical trial[J]. JAMA Neurol, 2014, 71(2): 141-150.

第三节　疾病修饰治疗的展望与问题

尽管近几十年来帕金森病（Parkinson disease, PD）研究者们对 PD 疾病修饰治疗进行了大量的探索和努力，但目前尚未有充分的证据表明任何一种药物在 PD 中具有确切的疾病修饰作用。随着神经科学的发展，我们对 PD 的发病机制亦有了新的认识。

根据最近的研究，有学者提出 α– 突触核蛋白（α-synuclein）可在神经元间如朊蛋白样（prion-like）传播，从而促进残存的多巴胺能神经变性死亡。该学术假说认为毒性 α– 突触核蛋白可从轴突分泌至细胞外，并被周围的其他神经元所摄取，导致周围神经元内毒性 α– 突触核蛋白沉积，促进其变性死亡。因此，针对细胞外 α– 突触核蛋白的免疫治疗（α– 突触核蛋白疫苗）成为 PD 疾病修饰治疗的潜在靶点。目前有数项 α– 突触核蛋白疫苗用于 PD 疾病修饰治疗的临床试验正在进行中，包括主动免疫治疗和被动免疫治疗。

随着 PD 遗传学的研究进展，遗传性 PD 得到承认。一些家族性 PD 的关键致病分子机制与散发性 PD 有所重叠，因此家族性 PD 中的突变基因发病机制可能成为疾病修饰治疗的潜在靶点，如富亮氨酸重复受体蛋白激酶 -2（leucine-rich repeat kinase 2, LRRK2）、α- 突触核蛋白基因等。G2019S 为 LRRK2 最常见的致病性突变位点，G2019S 突变引起该蛋白激酶的功能过度增强从而致病，因此 LRRK2 可能是 PD 疾病修饰治疗的潜在靶点之一，LRRK2 抑制剂治疗 PD 的研究目前也较为活跃。

还有其他一些作用机制的药物亦正在被试验，如肌苷、伊拉地平、粒 - 巨噬细胞集落刺激因子（GM-CSF）、谷胱甘肽（GSH）等。亦有一些在 PD 中作用机制不明的药物，但流行病学研究发现其对 PD 可能有保护作用，如尼古丁、咖啡因亦正在被试验其疾病修饰作用。

近年来，在广东省人民医院王丽娟教授牵头的国家重点研发计划"重大慢性非传染性性疾病防控研究"重点专项"帕金森病（PD）治疗新方法和新技术研究"中，北京医院陈海波教授负责组织开展的"雷沙吉兰对早期 PD 的有效性评价和规范化治疗研究"，拟结合药物基因学方法和临床分型，进一步探索雷沙吉兰在 PD 中的疾病修饰作用。此外，该"重大慢性非传染性性疾病"专项中，首都医科大学宣武医院许二赫教授负责组织开展的"灵芝提取物延缓尚未开始抗 PD 药物治疗患者疾病进展及非运动症状有效性评价和规范化研究"，旨在探索灵芝提取物对尚未开始抗 PD 药物治疗患者疾病进展延缓作用。

尽管在实验室研究中发现了很多候选药物对多巴胺能神经元具有神经保护作用，其中的很多药物研究亦进展到了临床研究阶段，但在临床试验中尚未有任何一种药物被证实有确定的疾病修饰治疗作用。学者们分析和总结失败的原因，认为目前有多个方面的问题需要解决，主要包括：PD 发病机制不明导致干预靶点难以精准、目前未有理想的 PD 动物模型、临床试验的终点指标不理想、难以实现 PD 的早期诊断和早期干预等。

（一）干预靶点的选择

PD 的发病机制不明，一般认为氧化应激及能量代谢障碍、细胞兴奋性毒性、神经炎症、α- 突触核蛋白代谢异常等多种机制共同参与，但何种机制是始动机制或主要机制不明确。因此，只针对其中某一种机制的单一药物的作用可能难以达到显著的临床疗效。未来或许可借鉴肿瘤化疗的方法，联合应用两种或多种机制不同的药物来探讨其对 PD 的疾病修饰作用。

（二）动物模型的选择

6- 羟基多巴胺（6-OHDA）及 1- 甲基 -4- 苯基 -1,2,3,6- 四氢吡啶（MPTP）诱导的大鼠、小鼠及灵长类 PD 模型目前被广泛应用于动物实验评价多巴胺能治疗的疗效。但两者均为毒物诱导的动物模型，并不能完整地反映 PD 的病理特征，如 α- 突触核蛋白沉积及路易体形成，亦不能准确模拟 PD 患者的缓慢神经退行性变过程，因此用于预测和评价疾病修饰作用的价值有限。最近，转基因 PD 动物模型、α- 突触核蛋白朊蛋白样传播的动物模型等被研发。单一的动物模型适合于研究 PD 发病机制某一方面，如采用 G2019S 转基因鼠模型研究 LRRK2 活性变化、MPTP 模型研究线粒体功能障碍、脑内注射 α- 突触核蛋白模型研究 α- 突触核蛋白的朊蛋白样传播。因此，未来的实验研究可考虑同时采用多种不同机制的动物模型，以检测候选的神经保护药物能否影响 PD 的多种发病机制，期望这种临床前研究筛查出来的药物在临床试验中能得到预测的结果。

（三）主要终点指标的选取

目前 PD 疾病修饰治疗的主要终点指标主要包括 UPDRS 评分改变、至某一终点事件发生的时间（如需要添加左旋多巴的时间长短）、神经影像标志物（PET 或 SPECT 扫描显示的多巴胺能功能）等，而主要终点指标能否真实反映 PD 病情改变对临床试验的结果影响巨大。UPDRS 评分是目前临床试验中应用最广泛的主要终点指标，但其评分主观性强，评定者间一致性并不理想，且应用于评估早期 PD 时不够敏感，因早期 PD 运动症状较轻，存在"天花板"效应。基于此，2007 年国际运动障碍协会（Movement Disorder Society）发表的修订版 UPDRS 评分，即 MDS-UPDRS 评分，改进了原版 UPDRS 评分的不足，对轻微的运动症状变化及非运动症状特征更为敏感，更适用于早期 PD 的研究和临床评估。

PET 及 SPECT 等放射示踪剂功能显像技术的应用，使得在活体评估黑质纹状体多巴胺功能成为可能，其指标变化可用于评估 PD 疾病进展情况。但突触前示踪剂摄取功能并非直接反映残存多巴胺神经元的多少，因此在解释临床试验的神经影像结果时需要谨慎。PET 扫描可显示 ^{18}F- 多巴被摄取并被脱羧为氟多巴胺，储存在突触前膜，在早期 PD 中，由于代偿机制的存在，残存多巴胺能神经元的代谢增高，^{18}F- 多巴摄取率可能会低估了多巴胺能神经元丢失的严重程度。多巴胺转运体（DAT）可介导突触间隙中多巴胺的再摄取，因此 SPECT 扫描显示的 DAT 结合率可反映多巴胺能轴突的密度。但由于代偿机制的存在，早期 PD 中 DAT 可代偿性下调，以减少多巴胺再摄取，且 DAT 易受年龄及多巴胺能药物治疗的影响，因此 SPECT-DAT 结合率倾向于过高估计黑质神经元丢失。

在一些临床试验中，同时设计了临床评估及神经影像指标来评估 PD 疾病进展情况，但临床评估结果及神经影像结果并不一致，使得临床试验的结果难以解释。UPDRS 评分的主观性过强，评定者间一致性不理想，或是在体多巴胺功能影像指标受代偿机制或药物治疗的影响，均有可能是造成临床与影像结果不符合的原因。因此，未来仍需要寻找更理想的临床试验终点指标。

（四）PD 早期诊断及生物标志物

一般认为，PD 疾病修饰治疗的时机应是尽早干预，因为早期 PD 残存的神经元多于晚期。但 PD 的病理改变先于其运动症状出现，待运动症状出现时，黑质的多巴胺能神经元已丢失约 50%。传统的英国脑库 PD 诊断标准及我国诊断标准基于运动症状进行 PD 临床诊断，实际上难以实现早期诊断。目前纳入疾病修饰治疗的 PD 患者可能已经错过了神经保护的最佳时机，因此，寻找特异性高的临床前期症状及生物学标志物对于实现 PD 早期诊断十分关键。2015 年，国际帕金森和运动障碍协会（International Parkinson and Movement Disorder Society, IPMDS）公布了修订版的最新诊断标准，与英国脑库标准相比，增加了非运动症状在诊断中的作用，并同期发表了适用于临床科学研究的前驱期 PD 诊断标准。MDS 前驱期诊断标准主要根据是否具有 PD 危险因素（家族史、基因突变或特定基因型、杀虫剂暴露、吸烟、无饮用咖啡习惯等）和前驱症状（快速眼动睡眠行为障碍、日间嗜睡、嗅觉缺失、便秘、抑郁、症状性低血压、男性严重勃起功能障碍、泌尿障碍、PET 或 SPECT 影像显示多巴胺能异常、运动功能评分异常等），通过概率计算来判定患者是否属于前驱期 PD。MDS 前驱期 PD 诊断标准在未来 PD 疾病修饰治疗研究中的应用值得期待。

尽管目前尚未有任何一种体液或组织学指标被确认为 PD 的生物学标志物，但众多潜在的血清、脑脊液及组织标志物的研究正在进行中。一些研究表明，PD 脑脊液中 α- 突触核蛋白寡聚体表达升高，用于鉴别 PD 及正常对照特异性良好，但需进一步研究确认。另外，血清尿酸水平、脑脊液中 β- 淀粉样蛋白 1–42（Aβ1–42）及 tau 蛋白水平的改变亦有可能成为 PD 的生物学标志物，期望未来研究能发现特异性高的生物学标志物，以实现 PD 的早期诊断。

（王丽娟　冯淑君）

参考文献

---

[1] TRAN H T, CHUNG C H, IBA M, et al. Alpha-synuclein immunotherapy blocks uptake and templated propagation of misfolded alpha-synuclein and neurodegeneration[J]. Cell Rep, 2014, 7(6): 2054-2065.

[2] NALLS M A, PANKRATZ N, LILL C M, et al. Large-scale meta-analysis of genome-wide association data identifies six new risk loci for Parkinson's disease[J]. Nat Genet, 2014, 46(9): 989-993.

[3] STOCCHI F, OLANOW C W. Obstacles to the development of a neuroprotective therapy for Parkinson's disease[J]. Mov Disord, 2013, 28(1): 3-7.

[4] BEZARD E, YUE Z, KIRIK D, et al. Animal models of Parkinson's disease: limits and relevance to neuroprotection studies[J]. Mov Disord, 2013, 28(1): 61-70.

[5] AGARWAL P A, STOESSL A J. Biomarkers for trials of neuroprotection in Parkinson's disease[J]. Mov Disord, 2013, 28(1): 71-85.

[6] BERG D, POSTUMA R B, ADLER C H, et al. MDS research criteria for prodromal Parkinson's disease[J]. Mov Disord, 2015, 30(12): 1600-1611.

[7] POSTUMA R B, BERG D, STERN M, et al. MDS clinical diagnostic criteria for Parkinson's disease[J]. Mov Disord, 2015, 30(12): 1591-1601.

第十一章
早期帕金森病的治疗

第一节　帕金森病的全程管理

一、概述

帕金森病（Parkinson disease, PD）是一种常见的中老年神经系统退行性疾病，是一种终生性疾病。根据目前的治疗水平，无论是药物或手术治疗，只能改善患者的症状，并不能阻止病情的发展，更无法治愈。因此，迫切需要规范科学地管理疾病从而预防、推迟疾病的发生、延缓疾病进展，关注患者的长期治疗获益，以确保患者获益最大化。

国际帕金森和运动障碍协会（International Parkinson and Movement Disorder Society, IPMDS）建议将 PD 分为 3 个阶段：临床前期，神经变性已经发生，但是没有明显的症状或体征；前驱期，症状和体征已经出现，但仍不足以作出 PD 的诊断；临床期，即出现典型运动症状，可作出 PD 的诊断。其中临床期根据改良的 Hoehn-Yahr（H-Y）分级又分为早期和中晚期。

PD 的管理应强调全程管理，即对患者从临床前期、前驱期、临床期（包括早期及中晚期）进行全程管理。由于临床前期及前驱期不易识别，且目前前驱期诊断标准建立在一定的概率基础之上，还存在许多问题，实际应用受到限制，关于临床前期及前驱期的管理在此不做讨论。因此，PD 的全程管理事实上主要是针对临床期的管理。

二、全程管理模式

针对目前国内大部分医院 PD 管理的现状，我们提出 PD 的基础管理模式主要为多学科专病诊疗团队通过特定的管理系统，对患者进行全程管理。

1. 多学科专病诊疗团队　该团队主要由神经内科医生、神经外科医生、精神心理科医生、康复科医生、护士等多学科人员组成，是一个多学科团队（multidisciplinary team, MDT）。主要负责：PD 的诊断、综合治疗（包括药物治疗、手术治疗、康复治疗、心理治疗及护理照料）以及制定 PD 的预防策略。

2. 患者　患者是疾病管理的主体，因此患者不仅要积极配合医生的治疗，更应提倡患者进行自我管理。

3. 管理系统　主要包括数据统计、系统监控和服务管理。目前国内尚无统一应用的全程管理系统，国内多家专病诊疗中心主要依靠完善患者综合信息档案及建立专科病例数据库进行信息统计，而系统监控主要是依靠门诊及电话随访。服务管理多是以定期开展帕金森病友交流会（如帕金森病日的科普宣教），举行义诊活动，开通专线电话及官方微信等移动医疗形式进行。

三、多学科专病诊疗团队的职责

专病诊疗团队主要职责为疾病的早期诊断、全程的治疗及制定预防策略三方面的内容，其中全程的治疗为核心。专病诊疗团队的建立不仅能够短期内改善患者的症状，更缩短住院时间，节省花费，同时更有助于健康政策侧重于慢性管理以及制定指南，对于确保提供医疗服务至关重要。

（一）PD 的早期诊断

PD 主要以黑质多巴胺能神经元进行性退变和路易体形成的病理变化。因此，早期发现临床前及前驱期患者，早期诊断 PD 对于疾病的治疗及患者生活质量的提高具有重要意义。为此 IPMDS 特制定了 PD 前驱期及临床诊断标准。PD 的早期诊断及临床诊断新进展详见第八章。

（二）全程治疗管理

1. 全程治疗管理原则

（1）综合治疗：每一例 PD 患者都可以先后或同时表现出运动症状和非运动症状，但在整个病程中都会伴有这两类症状，并且有时会产生多种非运动症状。不仅运动症状会影响患者的工作和日常生活能力，非运动症状也可能会明显干扰患者的生活质量。因此，我们应该对 PD 的运动症状和非运动症状采取全面综合的治疗。治疗方法和手段包括药物治疗、手术治疗、运动疗法、心理疏导及照料护理等。药物治疗为首选，且是整个治疗过程中的主要治疗手段，手术治疗则是药物治疗的一种有效补充。

（2）用药原则：PD 的运动症状和非运动症状都会影响患者的工作和日常生活能力，因此，用药原则应该以达到有效改善症状、提高工作能力和生活质量为目标。我们提倡早期诊断、早期治疗，不仅可以更好地改善症状，而且可能会产生延缓疾病进展的效果。应坚持"剂量滴定"以避免产生药物的急性副作用，力求实现"尽可能以小剂量达到满意临床效果"的用药原则，避免或降低运动并发症尤其是异动症的发生率。治疗应遵循循证医学的证据，同时应强调个体化特点，不同患者的用药选择需要综合考虑患者的疾病特点（是以震颤为主，还是以强直少动为主）和疾病严重程度、有无认知障碍、发病年龄、就业状况、有无共病、药物可能的副作用、患者的意愿、经济承受能力等因素，尽可能避免、推迟或减少药物的副作用和运动并发症。进行抗 PD 药物治疗时，特别是使用左旋多巴时不能突然停药，以免发生撤药恶性综合征。

目前，国内外 PD 治疗指南指出 PD 早期治疗目标主要是控制症状及预防运动并发症，而中晚期的目标则是继续力求改善运动症状及处理运动并发症和非运动症状。本书第十章至第十五章分别讲述了 PD 的疾病修饰治疗、早期 PD 的治疗、运动并发症的预防与治疗、神经调控治疗及康复治疗，前两章主要是针对早期 PD 的治疗，后四章针对中晚期 PD 的治疗。下面将补充介绍 PD 的心理疏导及照料护理。

2．心理疏导　慢性病患者的心理反应主要包括：主观感觉异常、情绪反应（以否认、焦虑、抑郁为主）、患者角色强化、药物依赖及拒药心理。PD 作为慢性病之一，其引起的心理问题同样具有以上特点。研究表明 PD 患者心理问题严重影响患者生活质量，同时也是导致照料者负担和压力的主要因素。PD 患者不仅要承受来自身体的痛苦，由于生活自理能力下降，更要承受来自工作及家庭的压力，从而引起多重心理问题。PD 引起的非运动症状，如焦虑、抑郁、淡漠等情感问题的治疗详见第十二章，在此不做论述。下面将介绍 PD 患者心理问题干预方法：

（1）与患者及家属良好沟通，促进患者角色的适应：目前医学发展的局限性，从疾病的角度来讲，只有一部分能够完全治愈，很多情况只能使疾病有所缓解。医生对此应该有一个清楚的认识，患者也要有所了解，或者说医生有义务让患者及家属明白这一点。PD 是神经系统退行性变，是慢性疾病，是目前医学尚无法治愈的疾病。对于互联网如此发达的今天，很多患者及家属通过多渠道的途径了解到疾病相关知识后，因患者角色发生改变，健康人变成了患者，丧失了健康人的身份，减免了平日正常的社会责任，在一定程度上依赖别人的帮助，从而自我价值受到挫伤，自尊心会不同程度地受损害，从而引发各种心理问题。在未接受干预之前，这些情绪障碍往往会严重影响患者的生活质量，甚至会耽误 PD 的诊断及治疗。因此，做好与患者及家属关于疾病的沟通显得尤为重要，要帮助患者及家属对 PD 这一疾病有正确的认识和治疗期望，从而破除患者的抵触心理，促进其适应患者角色，有利于疾病的治疗。

（2）鼓励患者维持自主性活动与尽可能保持患者的独立生活能力：维持平常的生活和身体能力是 PD 患者的主要关注点。这将有助于医护人员确定什么构成了这个人的"通常"生活，利用患者的决心和任何可用的家庭支持，支持他们发展积极的心态和接受新的挑战。同时激发患者以更加合理的思考模式来评价自己的疾病、生活和工作，发展有效的应对策略来应付生活中的变化，学习适应性的行为，使他们保持良好的心态，提高的依从性。

（3）成功建立与患者的沟通：古希腊医学之父希波克拉底曾有一句名言："医生有三件法宝，第一是语言，第二是药物，第三是手术刀"。美国备受尊敬的 E.L.Trudeau 医师的墓志铭为：有时治愈，常常帮助，总是安慰。成功建立与患者的沟通，首先要认识到在疾病不同时期，心理问题具有阶段性。早期可以是不以为意或是抵触情绪，中期则因影响到日常生活患者可有焦虑、抑郁，晚期则是因悲观绝望的心理与认知障碍引起的淡漠。根据患者不同阶段的心理，需要进行个体化心理辅导。其次，与患者进行交谈的过程中，要放慢语速，保持亲切的态度，并尽量与其聊一些轻松的话题。此外，可向患者介绍治疗成功的病例，以增强其治疗的信心和依从性，鼓励患者树立终生与 PD 共存的观念，鼓励患者自理，找准自我定位，同时建议其与家属多沟通，感恩家属，增强家属照料的信心。

3. 日常生活照料及护理指导　PD 是长期护理依赖性风险最高的疾病之一。PD 的长期管理离不开家庭的良好护理，家人的细心呵护对于改善症状、提高患者的生活质量有很大的帮助，处在疾病不同阶段的家庭护理也应各有其侧重点，了解其特点能帮助 PD 患者及其家人更好地应对 PD。

总的来说，PD 的家庭照料及护理有以下几个原则：积极配合医生进行科学规范的药物治疗，最大程度减轻疾病对患者的困扰；注意 PD 患者的膳食和营养；鼓励 PD 患者尽量参与各种形式的活动，但是要注意活动中的安全问题，并在生活中给予必要的指导和帮助；同时，PD 患者的心理健康和功能锻炼，也是不容忽视的部分。终末期患者则应以预防并发症为主。

（1）用药指导：服药原则：早期、规范（定时、定量、长期坚持），必要时调整。

1）早期：一旦早期诊断，即应尽早开始治疗，切勿讳疾忌医。早期治疗不仅可以更好地改善症状，而且可能会达到延缓疾病进展的效果，从而提高患者的工作能力和生活质量。

2）规范：①定时：建议左旋多巴类制剂餐前 1 小时或餐后 1.5 小时服药，这样既可以提高药物吸收率，又可以减少药物带来的副作用（如恶心、呕吐等）。恩他卡朋应与复方左旋多巴同服，单用无效。另外值得注意的是，金刚烷胺及单胺氧化酶 –B 抑制剂（雷沙吉兰等）每日最后一次服药时间应在下午 4 时之前，以避免失眠。②定量：在医师指导下定量服药，力求以最小的剂量达到最佳效果，避免自行增减药物。③长期坚持：因 PD 不能彻底治愈，故需终生服药。且部分药物服用至 6 个月以上，才能达到最佳效果，故应坚持服药。在进行抗 PD 药物治疗时，特别是使用左旋多巴时不能突然停药，以免发生撤药恶性综合征。如药物种类过多，可制作药物服用时间表，避免错服、漏服。

3）记帕金森病日记：详细记录每天的状况，药物作用过程（缓解过程）及发生的副作用。提供可靠的记录和数据，以便医师调整用药方案。

药物调整：PD 药物治疗的"蜜月期"约为 5 年，因疾病自身的进展，大部分患者出现疗效减退、异动症等运动并发症，需要调整药物治疗。记录 PD 日记，及时向医师反馈，更有利于制定合适的治疗方案。

4）定期监测：定期监测血常规、肝肾功能、血压、心电图。虽然抗 PD 药物引起嗜睡和突然睡眠发作的报道较少，但仍应在驾驶或操作机械的过程中予以注意。

5）其他：长期服用以下药物可能导致类帕金森病症状：利血平、甲氧氯普胺、氟桂利嗪、神经安定剂［吩噻嗪类（如氯丙嗪）及丁酰苯类（如氟哌啶醇）］等。一旦出现应立即停用。

药物治疗是 PD 治疗中最为重要的一环，应使患者规范科学合理依从服药，最大程度从药物治疗中真正获益并且减少副作用，从而改善运动功能，提高生活质量。

（2）衣食住行指导：

1）衣着：鼓励患者自己动手，锻炼肌肉与灵活度，衣着款式上选拉链衫、按扣衫等宽松的上衣以及不用系腰带的宽松裤子，方便穿脱，尽可能少穿拖鞋，鞋子要轻便、合脚、带跟，尼龙粘带方便穿脱，选无鞋带的鞋子可避免跌倒。

2）饮食：维持营养和健康的身体状况有利于药物吸收而达到最佳的疗效。PD 患者的饮食建议如下：食物多样，愉快进餐，多吃蔬菜水果。蔬菜水果除含有丰富的维生素以外，还含有多种矿物质和膳食纤维，补充营养的同时可预防便秘。合理摄入蛋白质类食物，避免在短时间里同时吃药和吃高蛋白食物（如奶制品、豆制品、瘦肉、鱼类等），因为蛋白质成分可能对左旋多巴药物的吸收和疗效有一定的影响。使用单胺氧化酶 –B 抑制剂（如雷沙吉兰等）的患者，应注意限制摄入酪胺高的食物（如奶酪、豆制品、红酒等）。脂肪宜少吃，食物中脂肪过高会延迟左旋多巴药物的吸收。每天喝 6 ~ 8 杯水或饮品，有助于身体的新陈代谢，防止便秘的发生。震颤的患者可使用手柄加粗的餐具，使用吸管喝水。

3）起居室：调整居住环境的主要目的是保证睡眠质量、预防跌倒。保证足够的采光和照明度，尽可能简洁方便，而且要有足够大的空间，患者可以自由地在室内走动。室内日常活动常用的位置可以安装把手和扶杆。地毯尽可能轻薄，以便于行走或轮椅经过。浴室及厕所放上防滑橡胶安全垫。家里的桌椅和床最好是没有棱角的，家具不要带轮子，使用宽大、低矮的床铺，方便上下床。

4）出行：提前做好计划，需要医生评估患者目前的身体状况，对其选择出行的时间和交通方式给出建议。轻装出行，最好有家属陪伴，及时予以帮助。外出时随身携带抗 PD 药物。随身携带手机，记住医生及医院的联系方式。

（3）预防并发症：晚期的卧床患者容易发生压疮、肺部感染、肌肉挛缩及尿路感染，予以相应处理，在此不再展开论述。

（三）疾病的预防

目前尚无有效的预防措施阻止疾病的发生和进展。但作为慢性病之一的 PD，对其危险因素进行早期干预可能是有效的。

PD 的危险因素分为可干预危险因素和不可干预危险因素两大类。而危险因素与病因存在密不可分的关系。本书第二章详细介绍了 PD 的病因，即 PD 是遗传因素及环境因素相互作用的结果。因此 PD 的不可干预危险因素主要为年龄、性别及遗传因素。PD 可干预的危险因素主要为环境因素。从遗传因素角度来讲，PD 的干细胞和基因治疗目前尚停留在实验室研究阶段。因此环境因素是 PD 预防的主要针对指标。具体内容见第二章第二节帕金森病发病的环境因素，应对其进行相关预防。

四、PD 的管理系统

PD 临床表现复杂，特别是在疾病的早期，临床症状可能不典型，疾病发生发展过程中表现的临床症状亦有差异，但目前国内尚无真正实际运用、长期随访的 PD 全程管理平台，因此需要收集 PD 患者的综合信息档案，对 PD 患者的临床资料、量表评估、生化指标、影像学资料、个体化药物治疗等数据进行收集，从而有利于疾病的早期诊断、判断病情及指导个体化的治疗。

在此根据中国 PD 及运动障碍疾病临床大数据库数据采集标准，建立 PD 患者的综合信息表，具体见表 11-1。专科医生可根据表中内容收集住院患者及门诊患者尽可能详尽的资料信息并可长期进行跟踪随访，并以专科病例形式录入电脑系统，以更好地动态管理患者信息。

表 11-1　帕金森病患者的综合信息表

模块	采集内容 / 评定量表	规范化来源
基本信息 / 人口统计学资料	姓名（姓名拼音的首字母）	常用信息（1）
	身份证号（前 3 位……最后 3 位）	常用信息（1）
	性别	NINDS CDE（1）
	年龄	NINDS CDE（1）
	出生日期	NINDS CDE（1）
	民族	NINDS CDE（1）
	学历	NINDS CDE（1）
	籍贯	常用信息（1）
	联系方式（隐私）	常用信息（1）
	知情同意	常用信息（1）
现病史	现病史	NINDS CDE（1）

续表

模块		采集内容 / 评定量表	规范化来源
家族史		类似疾病家族史	NINDS CDE（1）
		其他疾病家族史（如 RBD 等）	常用信息（1）
既往史 / 流行病学 / 环境		身高体重指数（BMI）	NINDS CDE（1）
		职业	NINDS CDE（1）
		居住地	NINDS CDE（1）
		吸烟史	NINDS CDE（1）
		饮酒史	NINDS CDE（1）
		饮食习惯（哈佛食物频率问卷）	NINDS CDE（2）
		体育锻炼	NINDS CDE（2）
		头部外伤史	NINDS CDE（1）
		脑卒中史	常用信息（1）
		脑炎史	NINDS CDE（1）
		癫痫病史	常用信息（2）
		一氧化碳中毒史	常用信息（1）
		重金属中毒史	常用信息（1）
		除草剂 / 杀虫剂接触史	常用信息（1）
		抗精神病药物用药史	常用信息（1）
		非甾体抗炎药用药史	NINDS CDE（2）
		钙拮抗剂用药史（氟桂利嗪等）	NINDS CDE（2）
		他汀类用药史	NINDS CDE（2）
		其他药物滥用史（利血平等）	NINDS CDE（2）
		喝茶	常用信息（1）
		咖啡史	常用信息（1）
运动症状		国际运动障碍协会 - 统一帕金森病评定量表（MDS UPDRS）	NINDS CDE（1）
		UPDRS Ⅱ~Ⅲ（"开 - 关"期）	NINDS CDE（1）
		Hoehn-Yahr（H-Y）分级	普遍使用（1）
非运动症状	非运动症状总体评估	帕金森病非运动症状评价量表（NMSS）	MDS 中心推荐（1）
	全面认知功能评估	简易智力状态评价量表（MMSE）	NINDS CDE（1）

模块	采集内容 / 评定量表	规范化来源
	蒙特利尔认知评估量表（MoCA）	NINDS CDE（1）
	帕金森病认知量表（PDCRS）	NINDS CDE（3）
	帕金森病神经心理痴呆量表（PANDA）	NINDS CDE（3）
	帕金森病认知结局量表（SCOPA-Cog）	NINDS CDE（3）
专项认知领域评估 – 注意力	Stroop 色词测验	MDS 中心推荐（2）
专项认知领域评估 – 执行力	语义流畅性测验	MDS 中心推荐（2）
	语音流畅性测验	MDS 中心推荐（2）
	额叶评估量表	MDS 中心推荐（2）
专项认知领域评估 – 视空间	线段方向判断测验	MDS 中心推荐（2）
	画钟测验	MDS 中心推荐（2）
专项认知领域评估 – 记忆力	霍普金斯词汇学习测验（HVLT）	MDS 中心推荐（2）
专项认知领域评估 – 语言	相似性测验	MDS 中心推荐（2）
抑郁	汉密尔顿抑郁量表 17 项（HAMD-17）	NINDS CDE（3）
	贝克抑郁自评量表 – Ⅱ（BDI-Ⅱ）	NINDS CDE（1）
	老年抑郁量表 –15 项（GDS-15）	NINDS CDE（1）
	蒙哥马利抑郁评定量表（MADRS）	NINDS CDE（3）
焦虑	汉密尔顿焦虑量表（HARS）	NINDS CDE（1）
	医院焦虑与抑郁量表（HADS）	NINDS CDE（3）
精神错乱	MDS-UPDRS – Ⅰ	NINDS CDE（3）
	简明精神病评定量表（BPRS）	NINDS CDE（3）
	阳性症状评估量表（SAPS）	NINDS CDE（3）
淡漠	淡漠量表（AS）	NINDS CDE（3）
睡眠障碍总体评定	帕金森病睡眠量表（PDSS）	MDS 中心推荐（1）
白日过度嗜睡评定	爱泼沃斯思睡量表（ESS）	MDS 中心推荐（1）
嗅觉	宾夕法尼亚大学嗅觉辨别测试（UPSIT）/sniff 嗅觉棒 / 嗅觉问卷（西班牙）	NINDS CDE（1）
疲劳	疲劳严重度量表（FSS）	NINDS CDE（1）

续表

模块	采集内容 / 评定量表	规范化来源
冲动控制	赌博症状评价量表（G-SAS）	NINDS CDE（3）
睡眠呼吸暂停	STOP -Bang 睡眠呼吸暂停问卷（SBQ）	NINDS CDE（3）
快速眼动睡眠	快速眼动睡眠行为障碍问卷 – 香港版（RBDQ-HK）	NINDS CDE（1）
不宁腿综合征	剑桥 – 霍普金斯不宁腿综合征问卷（CH-RLSq）	NINDS CDE（1）
疼痛	简明疼痛量表（BPI）	NINDS CDE（1）
自主神经功能（包括性功能、体温、心血管功能等）	心率变异性测定（HRV）	PPMI（3）
	帕金森病自主神经症状量表（SCOPA-AUT）	NINDS CDE（1）
尿潴留 / 尿失禁	临床症状问诊	NINDS CDE（1）
便秘	临床症状问诊	NINDS CDE（1）
吞咽困难	临床症状问诊	NINDS CDE（1）
流涎	临床症状问诊	NINDS CDE（1）
生活质量评定	SF-36 健康状况调查问卷	NINDS CDE（1）
	帕金森病生活质量问卷 -39 项（PDQ-39）	NINDS CDE（1）
	帕金森病生活质量问卷（PDQL）	NINDS CDE（3）
	帕金森病生活质量量表（PDQUALIF）	NINDS CDE（3）
药物治疗	帕金森病用药（左旋多巴等效剂量换算）	NINDS CDE（1）
	非帕金森病用药	NINDS CDE（1）
功能神经外科	脑深部电刺激（DBS）	NINDS CDE（3）
影像学	磁共振成像（MRI）	NINDS CDE（1）
	正电子发射计算机断层显像（PET）	NINDS CDE（2）
	单光子发射计算机断层成像术（SPECT）	NINDS CDE（2）
血液生化	肌酐、铁代谢组合、铜蓝蛋白、尿酸、血脂、同型半胱氨酸等	NINDS CDE（1）
	血清	PPMI（1）
	血浆	PPMI（1）
	脑脊液	PPMI（2）
	DNA	PPMI（1）
	皮肤组织	PPMI（2）

续表

模块	采集内容/评定量表	规范化来源
生物标本	RNA	PPMI（2）
	脑组织	PPMI（3）
	全血	PPMI（2）
	唾液	PPMI（2）
	尿液	PPMI（2）
	肠道组织	PPMI（3）

注：①第一级数据，疾病核心数据；②第二级数据，疾病补充数据；③第三级数据，疾病探索数据；NINDS，美国国家神经疾病和卒中研究所；CDE，常用数据分级标准；PPMI，帕金森病进展标志物倡议。

五、自我管理

PD 的主体是患者本身，因此患者的依从性、自动评估及引导患者对病情的自我管理是长程管理关键环节。让患者参与病情的自我管理，拥有决策的权利，也承担相应的责任。医生则由全能的、担负主要责任的决策者变成信息的提供者和建议者，与患者携手共同管理病情。

（一）提高患者自我管理的依从性

根据健康行为的生态学模式，影响健康行为的因素包括三个方面：倾向性因素、促成性因素和强化性因素。

提高患者自我管理的依从性应从以上三方面入手：首先与患者沟通，使患者了解 PD 的危害性，引起患者对 PD 的重视，从而形成倾向性因素；其次需要专科医生尽可能提供相应的医疗资源，从而形成促成因素；最后需要家属的鼓励及陪伴，敦促患者自我管理，进而形成患者自我管理模式。提高依从性的方法以健康教育为主。专科医生应定期进行 PD 健康教育，主要包括：①关于 PD 的疾病知识的普及：让患者对这一疾病有正确的认识和治疗期望；②药物治疗指导：主要强调患者必须遵照医嘱服药，不随意改变药物剂量和用药时间，同时告知用药注意事项；③日常生活指导：包括科学营养、饮食、安全等方面知识；④康复锻炼指导；⑤心理卫生辅导：尽可能引导患者正视及接受目前情况，指导患者正确表达和宣泄抑郁情绪，必要时加以药物治疗，定期举行病友交流会，共同分担疾病痛苦，分享经验。健康教育以专科医师讲课、知识小讲座、播放录像、发放健康教育宣传手册等方式进行，并提供场所让患者互相交流及讲解知识、解答患者及家属的提问，每个月 1 次，鼓励家属参与。

（二）自我管理

1. 坚持记录帕金森病日记，实现病情自我管理　专科医生应鼓励 PD 患者记录 PD 日记，涉及的内容主要包括每天服用药物的名称、剂量、服药时间、"开"期时间、"关"期时间、运动症状缓解及加重情况、非运动症状缓解及加重情况、异动症及药物不良反应等，由患者自己完成的严密观察病情变化，具体形式可设计专业的表格供患者勾选或照料者记录，便于医生对药物的更换及剂量的调整提供临床依据。

2. 定期自我评估　专科医生可发放自评量表，让患者定期进行自我评估，如帕金森病生活质量问卷 –39 项（PDQ-39）、抑郁自评量表等，客观地反馈给医生。

3. 移动医疗　使用电子设备实现自我病情监测。在信息化的时代，电子设备能更加方便地帮助我们实现 PD 患者的自我管理。专科医生可以建立 PD 诊疗中心微信群，以便于实现 PD 相关知识发布、PD 相关症状自测、监测、提醒与咨询，以及预约转诊等。同时，随着高科技产品的逐渐面世，移动医疗设备能够实现自我监测，移动设备不仅可以解决医生无法长时间连续监测患者病情以及采用量表方法评判 PD 严重程度的局限性等问题，而且可以避免患者和检查者的主观感受对评估结果的影响。

综上所述，PD 的全程管理主要在于诊疗团队、管理系统及患者的自我管理，贯穿于 PD 的早期、中期和晚期。诊疗团队的主要管理内容包括疾病的早期诊断、全程的治疗及制定预防策略三方面。管理系统主要是建立患者信息数据库。自我管理则调动患者的主观能动性，积极参与到疾病的治疗中来。虽然目前 PD 的全程管理虽然没有统一的模式，但是相信随着科学技术的发展，全程管理的新模式亦将应运而生，将会更好地为患者服务。

（薛峥）

参考文献

---

［1］中华医学会神经病学分会帕金森病及运动障碍学组. 中国帕金森病治疗指南（第三版）[J]. 中华神经科杂志，2014，47（6）：428-433.

［2］SKELLY R, BROWN L, FAKIS A, et al. Does a specialist unit improve outcomes for hospitalized patients with Parkinson's disease?[J]. Parkinsonism Relat Disord, 2014, 20(11): 1242-1247.

［3］SANTOS-GARCIA D, DE LA FUENTE-FERNANDEZ R. Impact of non-motor symptoms on health-related and perceived quality of life in Parkinson's disease[J]. J Neurol Sci, 2013, 332(1–2): 136-140.

［4］ZHANG Z X, CHEN H, CHEN S D, et al. Chinese culture permeation in the treatment of Parkinson disease: a cross-sectional study in four regions of China[J]. BMC Res Notes, 2014, 7: 65.

[5] FERREIRA J J, KATZENSCHLAGER R, BLOEM B R, et al. Summary of the recommendations of the EFNS/MDS-ES review on therapeutic management of Parkinson's disease[J]. Eur J Neurol, 2013, 20(1): 5-15.

[6] SANTOS-GARCIA D, DE LA FUENTE-FERNANDEZ R. Factors contributing to caregivers' stress and burden in Parkinson's disease[J]. Acta Neurol Scand, 2015, 131(4): 203-210.

[7] KANG M Y, ELLIS-HILL C. How do people live life successfully with Parkinson's disease?[J]. J Clin Nurs, 2015, 24(15-16): 2314-2322.

[8] KOLLER D, SCHÖN G, SCHÄFER I, et al. Multimorbidity and long-term care dependency—a five-year follow-up[J]. BMC Geriatr, 2014, 14: 70.

[9] 中华医学会神经病学分会帕金森病及运动障碍学组，中国医师协会帕金森病及运动障碍专业委员会. 中国帕金森病及运动障碍疾病临床大数据库建设专家共识 [J]. 中华神经医学杂志，2016，15（7）：649-653.

第二节　早期帕金森病的药物治疗

一、早期帕金森病的定义

帕金森病（Parkinson disease, PD）分期可以从病理及临床两个方面进行定义。Braak 分期将 PD 的路易体病理改变分为六个阶段，并提出 PD 的发病是从延髓向皮质呈上升型发展的。与之相对应，PD 患者处在不同的病理阶段，关联着不同的主要临床症候。PD 患者在出现运动症状之前（Braak 分期 1 ~ 3 期）往往已出现嗅觉减退（或丧失）、便秘、睡眠行为障碍、焦虑抑郁、自主神经功能紊乱和认知功能障碍，该阶段又称 PD 的非运动症状阶段或运动前驱期症状阶段，也就是 PD 病理学上的早期阶段，但此时由于缺乏 PD 典型的运动症状，尽管应用功能影像学、分子生物学、非运动症状的各种评估手段评价患者发生 PD 的概率较高，但此时尚不能诊断为 PD。随着 PD 病理分期发展至 Braak 分期 4 期，中脑黑质开始受累，黑质神经元的变性丢失已达 50% 以上，逐渐出现 PD 的震颤、强直、运动迟缓等运动症状，虽然此时已处于 PD 的晚期病理阶段，但仍根据临床症状严重度的不同，可以依据 Hoehn-Yahr（H-Y）分级将 PD 分为早期和中晚期，临床症状处于 H-Y 分级的 1 ~ 2.5 级，定义为早期 PD；处于 H-Y 分级的 3 ~ 5 级，定义为中晚期 PD。

二、早期帕金森病治疗时机的选择

由于早期 PD 缺乏典型、齐全的运动症状，且易与多种神经变性疾病、功能性疾病相混淆，此时精准诊断比较困难。因此，决定何时开始治疗更加困难。一直以来，关于早期 PD 启动药物干预的时机仍存在争论。传统观点认为，PD 的药物治疗仅仅是症状性治疗，并不能改变疾病的进程，为了避免药物相关的不良反应和抗 PD 药物使用到后期时疗效减退等问题，确诊为 PD 的患者，若症状轻，可等待症状发展至影响工作和生活时再开始药物治疗。这一观点长期主导着 PD 的治疗策略，很多 PD 患者往往会在确诊后推迟几年才开始抗 PD 药物治疗。

然而，最新的研究发现多巴胺能神经元的病理性改变在疾病的早期就已出现，影像学证据也支持神经元的丢失在 PD 早期阶段往往呈指数式增长。Schrag 等人通过临床研究发现在诊断 PD 的第一年，统一帕金森病评分量表（UPDRS）平均增加 8 ~ 10 分。前瞻性研究也表明，PD 早期 UPDRS 评分年进展率为 5.1%，而患者生活质量受到严重影响的中晚期仅为 0.4%，且中晚期对药物的疗效往往不理想，这提示 PD 运动症状的进展率随着疾病进展而下降，且早期 PD 的病情进展速度更快。越来越多的证据表明，对 PD 患者越早施加药物干预，越有利于改善患者的中晚期预后及生活质量。因此新的观点认为，一旦诊断 PD，即应尽早开始治疗，早期治疗可能会延缓病情进展。

三、早期帕金森病的治疗目的及原则

PD 的运动症状和非运动症状伴随了 PD 病程的始终。不仅运动症状会影响患者的工作和日常生活能力，非运动症状也明显会干扰患者的生活质量。因此，应该对 PD 的运动症状和非运动症状采取全面综合的治疗。

PD 早期治疗目的主要是延缓疾病的进展，争取掌握疾病的修饰时机；有效控制运动症状和非运动症状的同时也能够延缓运动症状波动以及异动症的发生；提高和 / 或维持患者的生活质量。因此，早期 PD 起始药物选择要考虑诸多因素，如患者的残疾程度、药物选择的相对有效性、潜在的副作用、预防长期运动并发症的发生等。

PD 早期治疗可以分为非药物治疗和药物治疗，非药物治疗包括认识和了解疾病，坚定战胜疾病的信心以及社会和家人给予对患者的理解、关心与支持，补充营养、康复训练、手术治疗等。非药物治疗的各种措施可以帮助患者及照料者更好地了解疾病，达到更好地配合治疗及提高身体的运动功能，延长药物有效期，改善生活质量的目的，应该贯穿于 PD 的整个治疗过程中。

PD 药物治疗是各种综合治疗措施中的首选方法，是 PD 整个治疗过程中的主要治疗手段。PD 早期药物治疗包括疾病修饰治疗药物和症状性治疗药物，症状性治疗药物又可区分为针对运动症状和非运动症状的药物。疾病修饰治疗药物除了可能的疾病修饰作用外，也具有改善症状的作用。症状性治疗药物除了能够明显改善疾病症状外，部分也兼有一定的疾病修饰作用，因此 PD 早期药物治疗的选择非常重要。一般早期 PD 多予单药治疗，但也可采用优化的小剂量多种药物（体现多靶点）的联合应用，力求达到疗效最佳、维持时间更长而运动并发症发生率最低的目标。

四、早期帕金森病的症状性治疗

早期 PD 的症状性治疗属于对症治疗。药物治疗是各种治疗措施基础。其最佳治疗方案的选择是高度个体化的。需要考虑多种因素，包括患者的年龄、症状、严重程度、职业、生活方式、认知功能、行为和精神状态、其他合并疾病等。

早期 PD 首选初始用药时，除考虑对症状控制的药效强度，如强效的左旋多巴制剂，中效的多巴胺受体激动剂，及疗效相对弱的单胺氧化酶 –B 抑制剂、金刚烷胺及抗胆碱能药物，尚要考虑各种药物的副作用，如最常见的消化道症状（如恶心、呕吐）、精神病性症状（如幻觉）、冲动控制障碍、病理性赌博及嗜睡、心血管副作用等；同时要考虑起始用药对远期运动并发症出现率的影响。因此，每一种抗 PD 药物的应用要采取"滴定"的方法：即从小剂量开始，缓慢增加剂量，在可耐受的副作用剂量范围内，达到最佳的疗效时便以该剂量维持治疗。

"最佳的疗效"应该根据患者的具体情况来制定预期治疗目标。一般来讲，对年轻、早期的 PD 患者其治疗目标是控制症状，保持或恢复工作能力，兼顾药物的疾病修饰作用，尽量预防远期运动并发症的出现。这类患者按 H-Y 分级多小于或等于 2.5 级。且在制定药物治疗方案时，也考虑到患者的其他自身因素，如年龄、职业状况、经济承受能力等。

目前应用于临床的早期 PD 的治疗药物包括抗胆碱能药物、左旋多巴类制剂、多巴胺受体（dopamine receptor, DR）激动剂以及单胺氧化酶 –B（monoamine oxidase-B, MAO-B）抑制剂、N– 甲基 –D– 天门冬氨酸（NMDA）受体激动剂金刚烷胺等多种药物。在早期不伴智能减退的 PD 患者可选择药物包括：①非麦角类 DR 激动剂；② MAO-B 抑制剂，或加用大剂量维生素 E；③金刚烷胺，若震颤明显而其他抗 PD 药物效果不佳则可选用抗胆碱能药；④复方左旋多巴 + 儿茶酚 – 氧位 – 甲基转移酶（COMT）抑制剂；⑤复方左旋多巴：一般在 DR 激动剂、MAO-B 抑制剂或金刚烷胺治疗效果不佳时加用。

首选药物并非完全按照以上顺序，需根据不同患者的情况选择不同方案。若参照美国、欧洲治疗指南应首选 DR 激动剂，也可首选 MAO-B 抑制剂，或可首选复方左旋多巴

+COMT 抑制剂；若由于经济原因不能承受高价格的药物，则可首选金刚烷胺；若因特殊工作之需，力求显著改善运动症状，或出现认知功能减退，则可首选复方左旋多巴或复方左旋多巴 +COMT 抑制剂，或可小剂量应用 DR 激动剂、MAO-B 抑制剂或金刚烷胺时，同时小剂量合用复方左旋多巴。以下是几种临床常用药物在 PD 中的应用情况，应该依据其作用机制、优缺点进行个体化选择。

1. 抗胆碱能药 抗胆碱能药物可调节纹状体多巴胺能和乙酰胆碱能药物的平衡。国际帕金森和运动障碍协会（International Parkinson and Movement Disorder Society, IPMDS）发布的系统综述认为其对 PD 运动症状的治疗效果为"可能有效"和"临床中可能有用"。尽管病例报道显示抗胆碱能药物对震颤有疗效，但结果不尽一致。这类药物的不良反应通常会超过获益。其常见副作用除引起自主神经反应外，2%～12% 的患者会出现认知功能损害，60 岁及以上患者不推荐使用，对于年龄小于 60 岁且有震颤的患者，要告知长期应用此类药物可能会导致其认知功能下降的风险，要定期复查认知功能，一旦发现患者的认知功能下降则应立即停用。而对无震颤的患者一般不用。长期使用抗胆碱能药物撤药时需缓慢，突然撤药可导致反跳现象，并出现 PD 症状和激越症状加重。主要药物是苯海索，用法为每次 1～2mg，3 次 /d。

2. 金刚烷胺 NMDA 受体激动剂金刚烷胺原本是抗病毒药物，其对 PD 的震颤、强直和少动有轻度的改善作用。作用机制尚不清楚，可能是促进内源性多巴胺的释放，抑制突触前膜多巴胺的再摄取，从而增加突触间隙的多巴胺含量，同时具有抗胆碱作用、直接作用于 DR 以及阻断谷氨酸兴奋性神经毒作用。用法为每次 50～100mg，2～3 次 /d。为避免引起睡眠障碍，建议末次应在下午 4 时前服用。其对改善异动症有帮助（A 级推荐，C 级证据）。金刚烷胺通过肾脏代谢和排出，因此肾功能受损的患者在使用时需特别监测，金刚烷胺浓度过高可能导致肌阵挛、激越、精神病性症状等。其他不良反应还包括下肢水肿和网状青斑。在慢性长期使用中还可能出现充血性心力衰竭和直立性低血压，因此在老年患者中的应用需特别注意，肾功能不全、癫痫、严重胃溃疡、肝病患者慎用，哺乳期妇女禁用。

2016 年 9 月，新药 ADS-5120 取得 PD 的Ⅲ期临床试验的成功。ADS-5120 活性成分为盐酸金刚烷胺，是一种长效缓释胶囊，每日只需要用药 1 次。一项近期的Ⅲ期临床研究结果表明，在 ADS-5120 治疗的第 12 周，患者异动症的发生减少，安全性及耐受性良好，同时显示出 ADS-5120 显著改善了患者的日常活动。针对 PD 异动症，目前尚无获批药物，因此，ADS-5120 具有巨大的应用潜力，但目前尚无应用 ADS-5120 在早期 PD 患者中使用价值的研究。

3. 左旋多巴制剂 外源性补充左旋多巴用于 PD 治疗已有数十年，在所有的抗 PD 药物中，左旋多巴改善症状最为有效，是 PD 治疗的金标准。然而，长期临床应用发现，

40%的 PD 患者在应用左旋多巴制剂 4～6 年后出现不同程度的运动并发症，这不仅给医生治疗运动并发症带来了新的挑战，也给患者带来痛苦和烦恼，甚至许多新就诊患者对左旋多巴治疗产生恐惧感。且由于担心运动并发症的出现，各国指南曾推荐尽量延迟左旋多巴制剂的应用，尤其是对于年轻发病的早期 PD，部分学者甚至建议直至 PD 的运动症状影响患者生活质量才开始使用此药。而另一部分学者则倾向于早期使用左旋多巴治疗 PD 以取得最佳的临床疗效和干预时机。因此，对于早期 PD 如何选择左旋多巴制剂的应用时机，如何针对不同类型的患者进行个体化的左旋多巴治疗，一直是各国指南关注的重点问题。

鉴于左旋多巴在早期 PD 的症状控制中疗效显著，美国和欧洲的 PD 临床实践指南一致推荐 70 岁以上患者应首选左旋多巴制剂开始治疗。IPMDS 发表的循证医学综述表明两种左旋多巴制剂（标准制剂及控释型）对治疗 PD 运动症状均"有效"且"临床有用"。新型左旋多巴剂型包括快速口服型和肠内输注型，但目前均在研究中。复方左旋多巴（苄丝肼左旋多巴、卡比多巴左旋多巴）的使用方法为：初始用量每次 62.5～125mg，2～3 次 /d，根据病情而渐增加剂量至疗效满意和不出现副作用的适宜剂量维持，餐前 1 小时或餐后 1 个半小时服药。尽管以往多主张尽可能推迟应用，因为早期长期应用会诱发异动症。现有证据提示早期应用小剂量（400mg/d 以内）并不增加异动症的产生。复方左旋多巴标准剂具有起效快之特点，而控释剂的优点为药效维持时间相对长，但起效慢、生物利用度相对较低。因此，在选择不同剂型时，尤其是两种不同剂型转换时需进行个体化取舍。左旋多巴制剂使用时的注意事项：活动性消化道溃疡者慎用，闭角型青光眼、精神病患者禁用。

多因素回归分析发现，使用左旋多巴治疗的 PD 患者其运动并发症发生与病程、疾病严重程度、发病年龄、左旋多巴剂量等密切相关。PD 病程越长，疾病越严重，发病年龄越小，应用左旋多巴剂量越大，其后续出现运动并发症的机会就越大。悉尼一项研究发现，12% 的 PD 患者出现严重的异动症，其左旋多巴的累积剂量达 1 316mg/d。因此，左旋多巴应从低剂量开始，逐渐"滴定"至有效。左旋多巴标准制剂起效快速，疗效持续时间较短，适合白天多次使用。控释片起效相对较慢，但疗效持续时间长，因此对夜间的症状控制好。

研究发现小剂量、连续给予左旋多巴，可以减少运动症状的发生及"关"期时间。多巴脱羧酶抑制剂卡比多巴与左旋多巴以 1∶4 混合的缓释剂（IPX-066）能降低左旋多巴的降解，延长药物半衰期，加上缓慢释放药物，使左旋多巴的药物浓度保持相对稳定，从而减少运动并发症的发生。

APEX-PD 研究为一项随机双盲安慰剂对照研究，该研究纳入了 381 例未服用其他多巴胺能药物的早期 PD 患者，其平均病程在 2 年以内，研究持续 30 周，评估了 IPX-066

治疗的疗效和安全性。患者被随机分配接受安慰剂治疗、145mg、245mg、390mg IPX-066 每日 3 次的治疗。与安慰剂相比，三种剂量的药物治疗组患者在 UPDRS 精神状态、日常生活能力、运动评分及总评分、帕金森病生活质量问卷 –39 评分方面均显著占优。但 IPX-066 三种治疗剂量组疗效之间没有显著差异，尽管剂量更大组呈现疗效更佳的趋势。最常见的不良反应为恶心、头痛、眩晕以及失眠，在较高剂量的两个治疗组中更常见。390mg 治疗组中异动症的发生率为 5.1%，245mg 组中为 3.8%，145mg 治疗组中为 2.3%。结论提示每日 3 次 145mg 的 IPX-066 剂量是平衡获益和风险后的最佳治疗剂量。该药的上市及推广或许会为早期的 PD 患者提供新的选择。

4. 多巴胺受体激动剂 多巴胺受体（dopamine receptor, DR）激动剂直接与纹状体突触后 DR 结合，直接激动多巴胺能系统。与左旋多巴不同，DR 激动剂半衰期较长，血药浓度较稳定，引起运动并发症的概率比左旋多巴相对较低。早在 20 世纪 80 年代，麦角类 DR 激动剂（如溴隐亭、培高利特、卡麦角林）已被用于晚期 PD 以减少症状波动和"关"期时间，减少左旋多巴的用量及后期的运动并发症，并取代左旋多巴成为早期 PD 患者，尤其是年轻患者的起始治疗首选药物之一。尽管 DR 激动剂疗效强度不及左旋多巴，但由于该类药物能够推迟左旋多巴的应用，现多倾向于作为一线药物用于治疗早期 PD 患者，尤其是 40 岁以前发病的年轻患者。因为这类长半衰期制剂能避免对纹状体突触后膜 DR 产生"脉冲"样刺激，从而预防或减少运动并发症的发生。

DR 激动剂有两种类型，即麦角类和非麦角类。麦角类包括溴隐亭、培高利特、α- 二氢麦角隐亭、卡麦角林和麦角乙脲等；非麦角类包括普拉克索、罗匹尼罗、吡贝地尔、罗替高汀和阿扑吗啡等。麦角类 DR 激动剂因其对心脏瓣膜、肺等器官的副作用，使用时特别需要经常监测心脏瓣膜的纤维化，目前已被非麦角类 DR 激动剂所取代。目前国内上市的非麦角类 DR 激动剂有：①吡贝地尔缓释剂：吡贝地尔可激动 D2/D3 受体，对震颤的效果较好，对强直和运动迟缓也有一定的改善作用。可以用 50mg，每日 1 ~ 3 次。其缺点是消化道的副作用较重，少数患者不能耐受。②普拉克索：普拉克索是新一代非麦角类选择性多巴胺 D2/D3 受体激动剂，可有效改善早期和晚期 PD 患者的运动症状，同时，并能有效延缓和减轻左旋多巴相关运动并发症的发生和程度。普拉克索对多巴胺 D3 受体有很强的亲和力，因此它尚有抗抑郁和抗快感缺失的特性，可缓解 PD 伴发的抑郁症状。普拉克索有两种剂型：标准片和缓释剂。标准片的用法：初始剂量为每次 0.125mg，每日 3 次（个别易产生副作用患者可用 1 ~ 2 次），每周增加 0.375mg/d，一般有效剂量为每次 0.5 ~ 0.75mg，每日 3 次，最大不超过 4.5mg/d；缓释剂的用法：每日的剂量与标准片相同，但为每日 1 次服用。③罗匹尼罗：初始剂量为每次 0.25mg，每日 3 次，每周增加 0.75mg/d 至 3mg/d，一般有效剂量为 3 ~ 9mg/d，分 3 次服用。④罗替高汀贴片：初始剂量为 2mg，每日 1 次，每周增加 2mg，一般早期患者有效剂量为 6 ~ 8mg/d，晚期患者为

8 ~ 16mg/d。缓释剂型与标准剂型剂量类似，从依从性考虑，可能临床医生和患者更倾向于选择缓释剂型。罗替高汀是一种透皮贴剂，常规剂量范围为 4 ~ 8mg/d，患者不用担心其胃肠道系统的药物相互作用。DR 激动剂的选择通常取决于患者的倾向性、医生的用药经验。⑤阿扑吗啡：阿扑吗啡为脂溶性，可以直接透过血脑屏障，7.3 ~ 14 分钟就能起效。在使用之前，必须先做阿扑吗啡测试评估是否适合应用阿扑吗啡。DR 激动剂均应从小剂量开始，渐增剂量至获得满意疗效而不出现副作用为止。其副作用与复方左旋多巴相似，不同之处是症状波动和异动症发生率低，而直立性低血压和精神病性症状发生率较高。

DR 激动剂用于早期 PD 运动症状治疗及预防远期运动并发症的疗效已得到了很好的验证。CALM-PD 研究在 2000 年 *JAMA* 发表，这是一项对比普拉克索和左旋多巴治疗早期 PD 的随机、对照、双盲试验。301 例早期 PD 患者随机接受普拉克索或左旋多巴治疗，观察 4 年后结果显示左旋多巴初始治疗组运动症状改善优于普拉克索组，但普拉克索初始治疗组运动并发症总体发生率较低（52% 与 74%），异动症发生率低（24.5% 与 54%），症状波动也较低（47% 与 62.7%）；另一项对比罗匹尼罗与左旋多巴在早期 PD 的起始治疗研究，纳入了 268 例早期 PD 患者，随访 5 年后发现，左旋多巴初始治疗组运动症状改善较好（UPDRS-Ⅲ 评分 4.8 ± 8.3 与 0.8 ± 10.1），而罗匹尼罗组异动症发生率低（20% 与 45%），致残异动症发生率也较低（8% 与 23%），症状波动发生率也较低（23% 与 34%）。在推迟异动症的发生上，两组差异有统计学意义。罗替高汀是唯一一个用于早期 PD 的透皮贴剂。两个持续 6 年的双盲安慰剂对照试验共纳入 596 例使用罗替高汀透皮贴剂治疗的早期 PD 患者，19% 的患者发生了运动并发症，其中 78% 为使用左旋多巴后出现的运动并发症，而单纯使用罗替高汀的患者出现运动障碍的概率很低，即使出现也是程度较轻的运动并发症。综合上述，现有证据表明，非麦角类 DR 激动剂，如普拉克索的标准片及缓释片、罗匹尼罗的标准片及缓释片、罗替高汀透皮贴剂及吡贝地尔缓释剂在临床实践中证实有效，而麦角类 DR 激动剂如培高利特、卡麦角林等虽然证实临床有效，但由于要监测其心肺的副作用其应用受到限制。对比 DR 激动剂和左旋多巴的应用推荐：左旋多巴能更好地控制症状，改善生活质量，而早期选用 DR 激动剂可以降低运动并发症的发病率，推迟运动并发症的产生。因此，DR 激动剂是早期 PD 首选的起始单药治疗之一。

5．单胺氧化酶–B（MAO-B）抑制剂 单胺氧化酶 –B（MAO-B）抑制剂主要与多巴胺的代谢有关，其能抑制脑内多巴胺的代谢而加强多巴胺的活性。多项研究表明，其尚有抗氧化应激及保护线粒体功能、对多巴胺能神经元的神经营养作用、保护作用，使其免受谷氨酸兴奋性毒性的损伤、抗细胞凋亡、抑制 α– 突触核蛋白聚集、降低聚集蛋白的毒性多种作用机制。这类药物主要包括司来吉兰、雷沙吉兰等。司来吉兰是第一个选择性不可逆性 MAO-B 抑制剂，能阻断氧化应激及 MPTP 毒性，DATATOP 研究提示司来吉兰可能对病情进展有改善，在早期 PD 患者，司来吉兰能够延迟 9 ~ 12 个月使用左旋多巴。

司来吉兰标准片的用法为每次 2.5 ~ 5mg，每日 2 次，应早、中午服用，勿在傍晚或晚上应用，以免引起失眠，或与维生素 E 2 000IU 合用。司来吉兰口腔黏膜崩解剂的吸收、作用、安全性均好于司来吉兰标准片，用法为每次 1.25 ~ 2.5mg，每日一次。

雷沙吉兰是一种新型的选择性不可逆的 MAO-B 抑制剂。与第一代的 MAO-B 抑制剂相比，其作用增强 5 ~ 10 倍，该药口服后在胃肠道吸收迅速，达峰时间为 30 分钟，生物利用度 30%，蛋白结合率为 60% ~ 70%。其在肝脏代谢，随尿排出。其代谢产物为一种无活性的非苯丙胺物质，因此，其副作用更小。雷沙吉兰的用法为 1mg，每日 1 次，早晨服用。CYP1A2 的强抑制药可升高本药的血药浓度，应该慎重合用。与其他 MAO 机制剂同用，雷沙吉兰有发生非选择性 MAO 抑制的风险，可导致血压升高，因此，其与抗抑郁药物选择性 5- 羟色胺再摄取抑制合用时，有可能引起 5- 羟色胺综合征，因该慎重或不联用。中、重度肝功能异常者禁用。其常见副作用有强制性排尿和排尿不畅、骨骼肌肉（关节痛、肌痛）的不良反应，可见心绞痛、头痛等副作用。

在 PD 早期阶段，单用雷沙吉兰 1mg/d 能有效控制症状。而且使用方便，依从性较好。体外实验发现该药具有神经保护作用。一项双盲对照试验（ANDANTE 试验）发现对比单用 DR 激动剂，加用雷沙吉兰 1mg/d 能更好地控制症状。有研究者将应用于早期 PD 患者的 5 个司来吉兰临床药物试验与 4 个雷沙吉兰实验进行比对，结果发现司来吉兰与雷沙吉兰均能改善统一帕金森病评定量表（UPDRS）评分，两种药物在 PD 早期治疗上的效果差别不大。

沙芬酰胺（safinamide）是一种新型 MAO-B 选择性抑制剂，通过阻断神经元电压依赖式钠离子通道，进而调节谷氨酸释放。临床试验表明沙芬酰胺可在短期内控制 PD 的运动障碍，疗效可维持 2 年，一项为期 6 个月的双盲对照试验结果显示，沙芬酰胺可显著减少 PD 患者运动症状的波动，并降低相关运动并发症发生的风险。目前，沙芬酰胺已在德国、瑞士等欧洲国家的上市，2017 年美国批准其上市，但其批准的适应证是作为左旋多巴治疗"关"期控制不佳的患者的添加治疗。目前尚未批准单药治疗早期 PD 患者，且该药进入我国尚有待时日。

6. 儿茶酚胺氧位甲基转移酶（COMT）抑制剂 COMT 抑制剂减少左旋多巴外周代谢，从而增加脑内左旋多巴的含量，维持左旋多巴血浓度，阻止脑胶质细胞对左旋多巴及 DA 降解，增加脑内 DA 含量，与左旋多巴制剂合用可增强后者疗效，减少症状波动，但单独使用无效。外源性补充的左旋多巴类药物对纹状体突触后膜 DR 产生"脉冲"样刺激是产生运动并发症的主因之一，COMT 抑制剂可对纹状体突触后膜 DR 产生持续性多巴胺能刺激。因此，人们一直期望在 PD 早期，给予 COMT 抑制剂能够预防 PD 远期运动并发症的产生。

恩他卡朋作为一种选择性外周 COMT 抑制剂，能有效抑制左旋多巴的甲基化，增加左旋多巴在中枢的生物利用度，从而改善左旋多巴对 PD 的疗效，减少左旋多巴的用量及服药次数，并改善左旋多巴长期治疗引起的运动波动。在 FIRST-STEP 研究中，将未接受 DA 能药物治疗的 PD 患者随机分配接受左旋多巴 / 卡比多巴治疗或左旋多巴 / 卡比多巴 / 恩他卡朋治疗，旨在验证左旋多巴 / 卡比多巴加用 COMT 抑制剂恩他卡朋是否可以作为早期 PD 的治疗选择之一，维持或改善左旋多巴的疗效，减少异动症的发生。结果显示两组患者在运动症状波动或异动症的发生率方面无显著差异，但 UPDRS 中日常生活能力以及运动评分提示左旋多巴 / 卡比多巴 / 恩他卡朋起始治疗组能更好地改善运动症状。

另一项 STRIDE-PD 研究亦是旨在探索不同起始用药搭配对早期 PD 患者出现异动症的时间的影响，入组患者随机分配接受左旋多巴 / 卡比多巴或左旋多巴 / 卡比多巴 / 恩他卡朋治疗。研究结果显示左旋多巴 / 卡比多巴 / 恩他卡朋治疗组患者异动症发生率显著增加，且发生时间早于左旋多巴 / 卡比多巴治疗组患者。两组患者运动症状波动或运动功能之间无显著差异，但左旋多巴 / 卡比多巴 / 恩他卡朋治疗组患者多巴胺能相关不良事件发生率增加。值得注意的是，不管是哪一个治疗组的患者，在每天服用左旋多巴剂量 > 400mg 的患者中，异动症的发生率均显著增加。这些研究结果表明左旋多巴 / 卡比多巴 / 恩他卡朋治疗并不是早期 PD 治疗的一个很好的选择。因此，COMT 抑制剂主要在 PD 中、晚期已经应用复方左旋多巴疗效减退时可以添加治疗达到进一步改善症状。恩他卡朋每次 100 ~ 200mg，服用次数与复方左旋多巴次数相同，若每日服用复方左旋多巴次数较多，也可少于复方左旋多巴次数，须与复方左旋多巴同服，单用无效。其常见副作用运动波动、胃肠道反应、眩晕、疲乏、失眠等，且应用恩他卡朋时尿液呈红色，禁与阿扑吗啡合用。由于其单药治疗无效，因此其应用于早期 PD 的价值有待进一步的研究证实。

五、早期帕金森病非运动症状的治疗

PD 的非运动症状可能早于运动症状数年就已经出现，且非运动症状伴随 PD 的整个病程。早期 PD 的非运动症状主要包括：睡眠障碍、自主神经功能障碍、精神病性障碍、感觉障碍和疲劳感等。早期 PD 的非运动症状治疗不具备特异性，与中晚期 PD 非运动症状的治疗类同。各组非运动症状可以单独出现，也可以伴发出现，且可以与多种抗 PD 药物的副作用类似，因此需要认真识别其非运动症状的表现形式及与药物的关系，进行平衡优化选择。但在早期 PD 起始药物的选择时，尽可能兼顾 PD 运动症状的改善，和避免引起精神病性障碍、自主神经症状等副作用，同时希望尽可能改善其非运动症状，如早期 PD 抑郁的患者，可以优先选择 DR 激动剂普拉克索。目前众多非运动症状的治疗尚缺乏针对性，近年来，该领域具有较多的研究进展，治疗时有一些新药物可供选择，详细论述见第十二章。

六、早期帕金森病的药物选择

对于早期 PD，DR 激动剂和左旋多巴制剂、MAO-B 抑制剂等众多药物，优先选用哪种，要根据患者的情况综合考虑。对年龄相对较小，病情较轻的患者可以考虑用 DR 激动剂或 MAO-B 抑制剂，对于年龄较大或者症状严重、明显功能损害的患者可以直接选用左旋多巴制剂治疗。如果单独用药效果不好，可以考虑联合用药，而不应一味增加某一药物的剂量。

一项大型的临床试验对比了单用左旋多巴、多巴胺受体激动剂与 MAO-B 抑制剂作为早期 PD 患者起始治疗的长期有效性（包括症状控制、生活质量）。该研究随机将 1 620 例 PD 患者分配到 DR 激动剂组（n = 632）、MAO-B 抑制剂组（n = 460）、左旋多巴组（n = 528），经过平均 3 年的随访后发现，单用左旋多巴组的帕金森病生活质量问卷 –39 项（PDQ-39）运动评分比其他两组平均高出 1.8 分。MAO-B 抑制剂组的 PDQ-39 运动评分比 DR 激动剂组平均高出 1.4 分。而且单用左旋多巴组的欧洲五维健康量表（EQ-5D）量表得分比其他两组平均高出 0.03 分，痴呆发生率、死亡率组间并无差异。可见应用左旋多巴作为 PD 起始治疗药物，比选用 DR 激动剂或者 MAO-B 抑制剂获益更多且持续较久，而 MAO-B 抑制剂与 DR 激动剂在 PD 起始治疗上的有效性无明显差别。相对于 DR 激动剂，左旋多巴的幻觉、水肿、嗜睡、冲动控制障碍等副作用发生率较少，且长期有效。而 DR 激动剂虽然能短期延缓运动并发症的发生，长期并无此优势。

1. 选择轻度疗效药物的实际考虑　尽管抗胆碱能药物可能对于药物难治性震颤患者有所帮助，但却以认知功能损害为代价，考虑到抗胆碱能药物对认知的影响，通常不推荐使用；在 MAO-B 抑制剂和金刚烷胺疗效比较中，震颤和疲劳明显的年轻患者，倾向于选择金刚烷胺，而伴认知功能损害的老年患者，以 MAO-B 抑制剂为佳。当考虑到价格因素时，司来吉兰可能优于雷沙吉兰；然而，对于不想一天服两次药，工作繁忙的人群来说，一天服一次药的雷沙吉兰可能是更好的选择。

2. 选择中等疗效药物的实际考虑　各种非麦角类 DR 激动剂不同点在于其治疗剂量窗。普拉克索治疗剂量为每次 0.5 ~ 1.5mg，一日 3 次服用，而罗匹尼罗剂量最低为 0.25mg ~ 8mg，一日 3 次服用。缓释剂型与标准剂型剂量类似，从依从性考虑，可能临床医生和患者更倾向于选择缓释剂型。罗替高汀贴片，常规剂量范围为 4 ~ 8mg/d，患者不用担心其胃肠道系统的药物相互作用。DR 激动剂的选择通常取决于患者的倾向性、医生的用药经验以及医保报销情况。各种麦角类 DR 激动剂尽管临床实践有效，但由于其对心肺副作用，而不再被选择使用。

3. 选择强效药物的实际考虑　对于 PD 临床症状较重，且伴夜间活动不能的患者，可选择使用左旋多巴控释剂型，其较长的作用时间可为整晚提供持续疗效。尽管左旋多巴是目前最有效的治疗药物，目前临床对何时开始左旋多巴治疗仍有争议，主要是担心左旋多巴诱导的异动症发生率增加。但 2013 年发表的一项研究显示异动症和运动症状波动是以剂量依赖性的方式增加。因此，目前多国指南推荐，左旋多巴可以作为早期 PD 首选药物，但剂量不要超过 400mg/d。

4. 开始运动症状治疗的其他考虑　患者对症状治疗的急迫性将会决定选择何种药物。如果患者是工作人群，为了更好地控制症状，可能优选左旋多巴制剂；如果患者已退休，轻度疗效的 MAO-B 抑制剂可能是早期 PD 的首选。如果在年龄更大的患者中，根据患者残疾程度而定，左旋多巴可能是一线治疗，因其可更好地改善生活质量，防止患者跌倒和骨折。

总之，对于早期 PD 的年轻患者，不建议首选左旋多巴作为唯一首选治疗，可以更多地考虑 DR 激动剂。尽管大部分 PD 患者最终都会需要左旋多巴治疗，但何时开始需与患者进行讨论，并充分考虑到患者年龄、残疾程度、治疗目标以及晚期并发症，且要注意左旋多巴的剂量。此外，选择药物时也需要考虑药物副作用和非运动症状，比如 DR 激动剂可能导致疲劳、嗜睡和下肢水肿等；而抗胆碱能药物会有认知功能和自主神经功能障碍的副作用。左旋多巴和 DR 激动剂都会加重直立性低血压。

七、尚在开发中的早期帕金森病治疗药物

除了以上药物，针对早期 PD，目前还有许多正在进行的不同研究设计及不同作用机制的药物试验，部分已取得相对满意的结果。

1. 帕多芦诺　帕多芦诺是一种 5- 羟色胺 -1A 受体激动剂和部分 DR 激动剂。在一项纳入 139 例未经治疗的早期 PD 患者的随机对照试验中，帕多芦诺与安慰剂相比，显著改善患者 UPDRS 评分。最常见的不良反应包括恶心、眩晕、嗜睡、头痛、无力等。此外，帕多芦诺的疗效还在两项研究中得到验证，其中一项是入选了 468 例患者的剂量探索性研究，比较了 6mg/d 和 12mg/d 剂量的差异；另一项是入选 334 例患者的固定剂量研究，比较了 12 ~ 42mg/d 或安慰剂的效果。两项研究均显示帕多芦诺与安慰剂相比显著改善 UPDRS 运动评分，但不良事件较安慰剂组更多，包括嗜睡、恶心以及眩晕，大部分发生在药物剂量滴定期间。

2. BAN0805　BAN0805 是 α- 突触核蛋白单克隆抗体，该抗体可以靶向结合具有神经毒性的 α- 突触核蛋白，其治疗效果将优于目前的 PD 常规疗法，有可能从 PD 发病机制上控制 PD 症状，同时达到延缓疾病进展的作用，但该产品目前尚处于临床研发阶段。

总之，PD 是一种慢性进展性疾病，从 PD 的运动症状前期、早期 PD、中晚期 PD 经历了漫长的发展过程。早期 PD 的治疗措施有多种，但药物治疗是基础。可应用于早期

PD 治疗的药物种类繁多，每种药物对运动症状及非运动症状改善，远期运动并发症的预防不尽相同，且药物对早期 PD 是否存在疾病修饰作用尚存在诸多争议，但随着新的药物种类及新的给药途径的药物不断涌现，早期 PD 的治疗策略将存在较大的更新空间。

（王丽敏　张玉虎）

参考文献

[1] 中华医学会神经病学分会帕金森病及运动障碍学组. 中国帕金森病治疗指南（第三版）[J]. 中华神经科杂志，2014，47（6）：428–433.

[2] 冯淑君，张玉虎，王丽娟. 早期帕金森病开始药物治疗时机的考量 [J]. 中华神经科杂志，2014，47（6）：418–420.

[3] FOX S H, KATZENSCHLAGER R, LIM S Y et al. International Parkinson and Movement Disorder Society evidence-based medicine review: Update on yreatments for the motor symptoms of Parkinson's disease[J]. Mov Disord, 2018, 33(8): 1248-1266.

[4] LANG A E, MARRAS C. Initiating dopaminergic treatment in Parkinson's disease[J]. Lancet, 2014, 384(9949): 1164-1166.

[5] SHIN J Y, HABERMANN B. Initiation of medications for Parkinson's disease: aqualitative description[J]. J Clin Nurs, 2016, 25(1–2): 127-133.

[6] QUIK M, ZHANG D, MCGREGOR M, et al. Alpha7 nicotinic receptors as therapeutic targets for Parkinson's disease[J]. Biochem Pharmacol, 2015, 97(4): 399-407.

[7] SOLANKI I, PARIHAR P, MANSURI M L, et al. Flavonoid-based therapies in the early management of neurodegenerative diseases[J]. Adv Nutr, 2015, 6(1): 64-72.

[8] ZHANG H, GU Z, AN J, et al. Non-motor symptoms in treated and untreated Chinese patients with early Parkinson's disease[J]. Tohoku J Exp Med, 2014, 232(2): 129-136.

[9] POEWE W, HAUSER R A, LANG A, et al. Effects of rasagiline on the progression of nonmotor scores of the MDS-UPDRS[J]. Mov Disord, 2015, 30(4): 589-592.

[10] GILADI N, GHYS L, SURMANN E, et al. Effects of long-term treatment with rotigotine transdermal system on dyskinesia in patients with early-stage Parkinson's disease[J]. Parkinsonism Relat Disord, 2014, 20(12): 1345-1351.

第十二章
帕金森病非运动症状的治疗

第一节　轻度认知障碍的治疗

随着我国社会人口的老龄化，认知功能障碍对人群健康的影响日益突出。认知功能障碍是帕金森病（Parkinson disease, PD）常见的非运动症状。研究发现，近 50% 的 PD 患者在 10 年后进展为痴呆。帕金森病痴呆（Parkinson disease dementia, PDD）是指在 PD 诊断后出现缓慢进展的认知功能障碍，且此认知功能障碍足以影响患者的日常生活能力。帕金森病轻度认知功能障碍（Parkinson disease with mild cognitive impairment, PD-MCI）是指由 PD 所致的对日常生活功能影响较小且没有进展为痴呆的一组认知功能障碍，PD-MCI 发病率为 19%～38%，平均 27%。通过 PD-MCI 的相关文献进行回顾，显示轻度认知功能障碍在非痴呆 PD 患者中普遍存在，且预示发生 PDD 的风险显著增高。PD 患者伴随的认知功能障碍严重影响患者的生活质量，极大增加陪护人员的负担，给社会和家庭带来沉重负担。

一、药物治疗

1. 胆碱酯酶抑制剂　Meynert 基底核（nucleus basalis of Meynert, NBM）是胆碱能系统向大脑皮质输入递质的主要功能结构，具有调节海马及额顶叶认知网络系统的功能。NBM 位于基底前脑，可分为六个区域，与其他大脑区域有广泛的纤维联系。NBM 的传入纤维来自边缘系统和旁边缘系统皮质，传出纤维到达额叶、顶叶、颞叶、扣带回皮质、杏仁核、眶皮质和岛叶等部位，是皮质胆碱能递质的主要来源，能够维持正常认知功能，认知功能障碍患者 NBM 结构受损严重，主要影响其执行能力、注意力及视空间定向力。

有学者提出 PD-MCI 患者多存在短延时传入阻滞（short latency afferent inhibition, SAI），而 SAI 可评估大脑皮质胆碱能系统的兴奋程度，为缓慢步态的独立预测因素。一项纳入 23 例 PD-MCI 患者的随机、双盲、对照、单中心研究探讨了利凡斯的明对 PD-MCI 的认知改善作用，其主要终点为阿尔茨海默病评估量表 – 总体印象变化量表（ADCS-CGIC），次要终点是蒙特利尔认知评估量表（MoCA）、痴呆等级量表 –2（DRS-2）、Neurotrax 电子化认知测验、日常认知测验（ECB）和帕金森病生活质量问卷 –8（PDQ-8）。结果表明，相较于安慰剂组患者，服用利凡斯的明起始剂量 4.6mg/d、负荷剂量 9.5mg/d 的 PD-MCI 患者认知功能均有明显改善，ADCS-CGIC、ECB 及 PDQ-8 得分均有提高。Aarsland 等入组了 14 例 PD 认知功能障碍患者，接受为期 10 周的 5～10mg/d 多奈哌齐治疗后，试验组患者简易智力状态检查量表（MMSE）提高 2.1 分，而对照组提高 0.3 分。一项来自日本的试验同样证明多奈哌齐可提高 PD 患者的注意力，但试验中有患者由于不能耐受胆碱能外周副作用和 PD 运动症状恶化而中途退出试验。而胞磷胆碱作为乙酰胆碱生物合成中的胆碱供体，常被用于卒中、外伤及认知障碍的辅助治疗，但对于 PD-MCI 患者的临床改善作用尚存在争议。一项研究入组了 219 例服用抗胆碱能药物的 PD-MCI 患者及99 例对照组患者，结果证实抗胆碱能药物并不会导致早期 PD 患者的认知功能受损，不过分析结果显示，由于入组患者年龄过于年轻、随访时间过短、入组时日常生活能力量表分数低，结论的可靠性不足。因此，胆碱酯酶抑制剂治疗 PD-MCI 的获益结论不一，需进一步研究。

2. 多巴胺能药物　早在 2000 年，Kulisevsky 在综述中便提出执行功能受损与额叶多巴胺能神经元受损相关，这种认知损伤也被称为额叶 – 纹状体征，PD 认知障碍可能是因纹状体内的多巴胺耗竭导致前额叶内多巴胺耗竭，从而导致皮质 – 皮质下多巴胺环路的破坏所致，额叶前部皮质——基底节多巴胺能投射系统在额叶认知功能中有重要作用；其中黑质多巴胺能神经元缺失、复合环路多巴胺能神经传递系统功能紊乱可能是额叶认知障碍的主要原因。还有学者提出使用多巴胺能类药物可改善受试者的执行能力。近期研究证实，在早期 PD 患者中，黑质纹状体多巴胺能不足与执行功能受损有关，而与记忆力、视空间能力受损无关。2012 年国际运动障碍协会提出的 PD-MCI 最新诊断标准显示，认知功能可能由多种神经生理系统所调节，即将认知功能临床亚型细化为 5 个认知域，分别为注意力 / 工作记忆力、执行力、记忆力、语言流畅性和视空间能力。一项来自日本的研究表明，左旋多巴及多巴胺受体激动剂的使用可改善 PD 患者的语言功能及步态，并且提出同时存在步态及语言障碍的患者可能存在着相同的病理生理学基础。该研究入组 27 例患者，同时服用左旋多巴、多巴胺受体激动剂及司来吉兰，随访 4 ~ 7 个月后，比较并分析其统一帕金森病评定量表及 MoCA 量表日本修订版本，发现受试者运动功能中的步态评分与认知功能中的语言领域评分及语言理解力评分显著提高并且呈正相关，差异有统计学意义。但是，左旋多巴及多巴胺受体激动剂治疗 PD 患者认知功能障碍的确切疗效及获益需进一步证实。

3. 其他药物　肾上腺素能神经元损害可导致注意力受损，去甲肾上腺素再摄取抑制剂阿托西汀已被证实可作用于 PD 患者的注意力减退。一项随机双盲对照单中心的研究显示，经过 12 周的阿托西汀治疗，每日服用 80mg，PD-MCI 患者 MoCA 得分得到改善。肌酸联合辅酶 Q10 治疗可延缓 PD-MCI 患者认知功能下降速率，并能降低其血浆磷脂含量，可能具有神经保护作用。近年，在广东省人民医院王丽娟教授牵头的国家重点研发计划"重大慢性非传染性性疾病防控研究"重点专项"帕金森病（PD）治疗新方法和新技术研究（2017YFC1310200）"中，华中科技大学同济医学院附属协和医院王涛教授负责组织开展的"丁苯酞（恩必普）对中晚期或 DBS 术后 PD 认知障碍的防治作用和规范化研究"，旨在明确丁苯酞对中晚期 PD 及 DBS 术后认知障碍的防治作用，研究结果值得期待。此外，研究显示银杏叶提取物可以在 6 个月内持续改善 PD-MCI 患者认知功能，疗效随着时间的延长而增加。中药制剂对 PD-MCI 患者的安全性及获益有待进一步研究。

二、非药物治疗

近年来，PD-MCI 非药物治疗备受关注。目前的治疗手段主要包括认知功能训练、体能锻炼、物理治疗、音乐及艺术治疗、无创脑刺激技术，但多为非盲小型初步研究。研究发现，经过严格的认知功能训练、程序化脑训练，PD-MCI 患者完成任务的速度提高，视觉记忆有改善。另外一项为期 12 周的研究表明，24 例 PD 患者经过探戈练习与 8 例学习理论课程的 PD 患者相比，在视空间水平、执行力改善方面有差异，且效果可持续到干预后 10 ~ 12 周。重复经颅磁刺激（repetitive transcranial magnetic stimulation, rTMS）治疗能改善 MCI 患者的记忆和认知功能，可在一定程度上延缓痴呆的发生。患者治疗后与治疗前比较，事件相关电位 P300 潜伏期明显缩短、波幅明显增高，MoCA 量表总分和延迟记忆得分明显增高（P < 0.05）。音乐康复疗法即在康复治疗师的指导下让患者每天聆听旋律优美协调的古典音乐、民族音乐。随后组织患者集体歌唱，歌曲选择以老年人喜闻乐见的中文经典、革命歌曲为主。初期患者跟随音乐小声地哼唱、老师领唱，熟悉后全体大声齐唱；每次 1 小时，每周 5 次。音乐运动疗法目前在欧美国家广泛运用于多种慢性疾病的康复治疗，是对传统运动疗法的改进康复疗法。研究发现，PD 患者的治疗效果对比结果显示音乐运动疗法组患者的病情及生活质量的改善明显优于运动法组。音乐运动疗法是在运功疗法的基础上配以适当的音乐，通过音乐旋律高低、强弱、快慢变化来刺激神经系统，音乐作用于脑干网状结构及边缘系统，并在大脑皮质音乐处理中枢的调节下对人的生理功能及心理状态产生影响，减少疲劳增加运动耐受，使运动功能明显增强。

Abboud 等对下丘脑核团脑深部电刺激（deep brain stimulation, DBS）是否影响认知功能进行了研究，结果显示 18 例 DBS 治疗患者与 24 例药物治疗患者相比，经过 12 个月的治疗后，10% 的 DBS 组患者认知功能下降。近期一项新兴技术即近红外线光生物调节作用技术（photobiomodulation, PBM）证实可改善轻中度 PDD 患者认知功能，应用 810nm、10Hz 脉冲模式照射额前回、扣带回、角回和海马等默认模式网络（default mode network, DMN）12 周，治疗后患者 MMSE、ADAS-cog 评分显著提高，结果证明 PBM 对于 PD 患者的认知功能有显著作用，可作为 PD 患者家庭治疗的一种选择。

综上所述，PD-MCI 在疾病早期甚至在多巴胺能药物治疗之前即可出现，认知损害的领域及认知功能下降的速度存在异质性，对日常生活功能影响较小，但对患者的工具应用能力可产生影响，导致生活质量的下降，且会增加进展为痴呆的风险。目前已有的神经影像学及治疗等方面的研究结果对 PD-MCI 的早期识别及干预均有一定的指导意义，但尚无统一的临床指南。进一步确定 PD-MCI 发生发展的危险因素，并对其进行干预，从而阻止或延缓其向痴呆的转化成为今后研究的重点。

（王丽娟　聂坤）

———————————————— 参考文献 ————————————————

［1］ROCHESTER L, YARNALL A J, BAKER M R, et al. Cholinergic dysfunction contributes to gait disturbance in early Parkinson's disease[J]. Brain, 2012, 135(Pt9): 2779-2788.

［2］MAMIKONYAN E, XIE S X, MELVIN E, et al. Rivastigmine for mild cognitive impairment in Parkinson disease: a placebo-controlled study[J]. Mov Disord, 2015, 30(7): 912-918.

［3］SIEPLE FJ, BRØNNICK K S, BOOIJ J, et al. Cognitive executive impairment and dopaminergic deficits in de novo Parkinson's disease[J]. Mov Disord, 2014, 29(14): 1802-1808.

［4］WEINTRAUB D, MAVANDADI S, MAMIKONYAN E, et al. Atomoxetine for depression and other neuropsychiatric symptoms in Parkinson disease[J]. Neurology, 2010, 75(5): 448-455.

［5］LI Z G, WANG P F, YU Z C, et al. The effect of creatine and coenzyme Q10 combination therapy on mild cognitive impairment in Parkinson's disease[J]. Eur Neurol, 2015, 73(3-4): 205-211.

［6］BLOEM B R, DE VRIES N M, EBERSBACH G. Nonpharmacological treatments for patients with Parkinson's disease[J]. MovDisord, 2015, 30(11): 1504-1520.

［7］MCKEE K E, HACKNEY M E. The effects of adapted tango on spatial cognition and disease. severity in Parkinson's disease[J]. J Mot Behav, 2013, 45(6): 519-529.

［8］ABBOUD H, FLODEN D, THOMPSON N R, et al. Impact of mild cognitive impairment on outcome following deep brain stimulation surgery for Parkinson's disease[J]. Parkinsonism Relat Disord, 2015, 21(3): 249-253.

第二节　痴呆的治疗

一、药物治疗

1. 胆碱酯酶抑制剂　　目前，胆碱酯酶抑制剂利凡斯的明是唯一被证实对于治疗帕金森病痴呆（Parkinson disease dementia, PDD）有效的药物。作为乙酰胆碱酯酶和丁酰胆碱酯酶的双重抑制剂，利凡斯的明治疗 PDD 的研究较为常见。神经影像及神经电生理学研究结果均支持胆碱能系统缺陷与认知障碍有关，从而提出帕金森病（Parkinson disease, PD）认知损害的胆碱能假说，为胆碱酯酶抑制剂治疗 PDD 提供了理论依据。研究发现，胆碱能系统功能缺陷在 PD 患者的认知功能损害及跌倒中均发挥重要作用。接受利凡斯的明的轻到中度 PDD 患者的阿尔茨海默病评估量表 – 认知功能附表平均得分高于安慰剂治疗的 PDD 患者得分，而安慰剂治疗的 PDD 患者则表现为智力下降、抑郁以及体重减轻；利凡斯的明可延缓认知功能的减退，有利于改善 PDD 预后。并且有研究报道，利凡斯的明可同时极大程度改善患者的记忆功能和语言功能，而记忆功能的改善率显著高于语言功能，差异有统计学意义。Weber 等人观察了部分 PDD 患者加用胆碱酯酶抑制剂后症状的好转情况，发现 PDD 患者认知功能及日常生活能力均明显改善。其中一篇文献从脑电活动角度探讨胆碱酯酶抑制剂对 PD 患者认知功能的影响。该研究认为，PDD 及 PD-MCI 其自主脑电活动降低，包括以注意力和执行功能障碍为主的患者的多发区域为额前回，以瞬间记忆功能障碍为主的患者的多发区域是楔前叶、角回和海马，与健康对照者相比有显著差异。服用利凡斯的明 3 个月后，其中第 1 个月服用 4.5mg/d，第 2 ~ 3 个月服用 9.5mg/d，患者自主脑电活动较前活跃。一篇来自英国牛津大学关于胆碱能酶抑制剂治疗 PDD 及路易体痴呆的综述明确了利凡斯的明、多奈哌齐、加兰他敏、他克林对于治疗认知功能的明显效果，胆碱酯酶抑制剂不仅可明显作用于 PD 患者的认知功能，对于行为能力和日常生活能力均有一定作用。该篇综述纳入了多项大型多中心研究，共包括 1 236 名受试者。综述中还提到，利凡斯的明相较于多奈哌齐更易产生副作用导致数据脱落。多奈哌齐已被多个研究证实对于 PDD 具有改善作用，Kotaro 等认为，服用了 3 个月多奈哌齐治疗的 PDD 患者视空间能力明显改善，正电子发射断层扫描显示这一变化与多奈哌齐所作用于皮质的胆碱能密度变化息息相关。一项为期 12 周的研究显示，PDD 患者多奈哌齐治疗剂量由 5mg/d 增至负荷量 10mg/d 后，效果更优。试验中服药后出现视幻觉的 PDD 患者似乎可获得更好的治疗效果，但并没有数据显示患者服用胆碱酯酶抑制剂期间 PD 运动症状加重。在伴有跌倒的 PD 患者中，服用安慰剂及利凡斯的明治疗 12 个月后，利凡斯的明治疗组患者 MoCA 评分显著高于对照组；利凡斯的明治疗组患者人均跌倒次数及跌倒发生率均显著低于安慰剂组，说明认知功能损害程度与跌倒发生率密切相关，胆碱酯酶抑制剂利凡斯的明可延缓 PD 患者认知功能下降，降低跌倒发生率。

2．多巴胺能药物　十年前，有部分学者认为，多巴胺能类神经递质改变是 PD 患者发生认知障碍的唯一因素，他们猜想左旋多巴及多巴胺受体激动剂可改善认知功能。中国台湾学者研究得出，运用动脉自旋标记技术可观察到 PD 患者存在广泛进行性额叶及小脑的低灌注，多巴胺能药物可能通过调节 PDD 患者的颅内血流灌注改善认知功能。近期研究证实，早期 PD 患者中，黑质纹状体多巴胺能不足与执行功能受损有关，而与记忆力、视空间能力受损无关。目前临床研究对于左旋多巴及多巴胺受体激动剂治疗 PD 认知功能尚无统一定论。也有研究显示，与安慰剂相比，左旋多巴及多巴胺受体激动剂均对认知功能的改善无明显作用，并且可能导致 PDD 患者出现视幻觉等其他不良反应。

3．其他药物　一项大型随机对照前瞻性试验结果显示，与安慰剂相比，单胺氧化酶 B 抑制剂司来吉兰对 PD 患者有改善认知功能作用，尤其是执行力和注意力。但亦有三项随机双盲对照研究表明，服用司来吉兰后受试者的 MMSE 评分、语言流畅性评分及执行功能等评分并没有明显改善，所以，司来吉兰对 PD 患者的认知功能改善作用仍有待考证。N- 甲基 -D- 天冬氨酸受体拮抗剂美金刚可改善记忆功能，一项为期 24 周的多中心的研究认为，每天服用 20mg 美金刚可一定程度上改善路易体痴呆、PDD 及 PD-MCI 的选择反应时间、立即及延迟回忆。亦有研究证实，经历 36 周的临床研究及随访，入组的 75 名 PDD 及路易体痴呆患者中，临床总体印象变化量表得分 4～7 分者，也就是对美金刚治疗有反应者，接受美金刚治疗后生存率可延长。美金刚治疗方案应用在 PDD 患者中，不仅可显著提高患者认知功能，并且可改善日常生活能力。在服用左旋多巴基础上，加用美金刚的 PDD 患者相较于加用多奈哌齐的患者其认知功能及日常生活能力得到更大程度的改善，且差异有统计学意义。PDD 患者可伴有抑郁、焦虑等精神病性症状，随之而来的治疗焦虑抑郁药物的抗胆碱能效应可导致认知功能的恶化以及新发生的其他不良反应，从而限制了抗焦虑抑郁药物的使用。因此，PDD 患者的抑郁治疗建议使用 5 羟色胺再摄取抑制剂，如舍曲林、西酞普兰等，文拉法辛可作为替代药物。

　　本节将近年来关于 PDD 的药物临床试验总结于表 12-1。

二、非药物治疗

　　近年来一种新型的电生理治疗方法重复经颅磁刺激（repetitive transcranial magnetic stimulation, rTMS）是当前研究的热点，已广泛应用于睡眠障碍、抑郁、脑卒中、耳鸣及精神疾病中。rTMS 通过改变大脑皮质的感应电流来改变大脑皮质神经元的动作电位，从而调节大脑皮质功能，而 rTMS 是重复序列规律性的 TMS 脉冲刺激影响脑内物质代谢及神经电生理活动，从而达到治疗疾病的目的。

　　较多研究显示 rTMS 不仅可以改善 PD 患者的运动迟缓、步态障碍等运动症状，而且可能改善 PD 伴发的抑郁症状、睡眠障碍等众多的非运动症状，具有广阔的应用前景。并且有研究表明通过高频 rTMS 治疗后 PD 抑郁组 MMSE、词语流畅性测验及伦敦塔测验评分较治疗前明显增高，事件相关电位潜伏期缩短、波幅增高，证实高频 rTMS 治疗可能可以改善 PD 抑郁患者的认知功能。一项纳入 114 例 PDD 患者的单中心研究显示，普拉克索联合 rTMS 能够有效提高 PDD 患者的临床治疗效果，改善认知功能。近年，广东省人民医院王丽娟教授牵头，联合全国十家著名医疗机构，共同组建全国 PD 研究协作组，正在开展"TMS 治疗早、中晚期 PD 抑郁或认知障碍的方案优选和规范化研究"课题，拟系统评价 rTMS 治疗在 PD 抑郁或认知障碍的安全性及疗效。该课题为国家重点研发计划"重大慢性非传染性疾病防控研究"重点专项"帕金森病（PD）治疗新方法和新技术研究

表 12-1　近年来有关于 PDD 的药物临床试验

作者	用药情况	作用机制	试验设计	入组人数及入组标准	随访时间	观察指标	结果
Emre 等, 2014	利凡斯的明 12mg/d 或 9.5mg/d, 口服	胆碱酯酶抑制剂	随机、多中心、开放性试验	359 人, 根据 DSM-VI 诊断为痴呆和 MMSE 评分为 10~26 分	76周	主要终点: 副作用的发生 (运动状态恶化); 次要终点: 运动症状恶化的持续时间 / 严重程度; 观察指标: ADCS-ADL, NPI-10, MDRS	1. 不同剂量的利凡斯的明对于患者产生运动障碍的副作用或因运动障碍而终止的时间无差异; 2. 可改善 MDRS, NPI-10, ADCS-ADL 评分
Stuben-dorff 等, 2014	美金刚, 20mg/d, 口服	NMDA 受体阻滞剂	开放性试验、随机、双盲、安慰剂对照	32 人, 根据 DSM-VI 诊断为痴呆和 MMSE 评分大于 12 分	36个月	终点: 生存	其中 15 位患者在随访期间死亡, 与安慰剂组相比, 美金刚组患者生存时间更长; 对美金刚应答者相对于无应答者生存时间更长
Ikeda 等, 2013	多奈哌齐, 5mg/d, 口服	胆碱酯酶抑制剂	开发性试验, 随机双盲, 安慰剂对照	81 人, MMSE 评分为 10~26 分	52周	观察指标: MMSE, NPI, CFI; 次要终点: 副作用的发生	认知功能、行为症状、认知功能波动的改善; 52周后照看者负担减少; 副作用用无差异
Mori 等, 2015	多奈哌齐, 10mg/d	胆碱酯酶抑制剂	开发性试验, 随机双盲, 安慰剂对照	100 人, MMSE 评分为 10~26 分, 临床痴呆量表评分>0.5 分	36周	观察指标: MMSE, NPI-2, NPI-10, 副作用的发生	轻微的认知功能改善, 无明显副作用发生

注: NMDA, N-甲基-D-天冬氨酸; MMSE, 简易智力状态检查量表; ADCS-ADL, 阿尔茨海默病合作研究-日常生活活动量表; NPI, 神经精神问卷; MDRS, Mattis 痴呆评定量表; CFI, 认知波动量表。

（2017YFC1310200）"的课题之一。

　　既往认知康复多用于阿尔茨海默病患者，近期有研究表明 PDD 患者以及路易体痴呆患者均可通过认知功能的康复训练来达到提高认知的目的，对患者进行有目标的行为干预有益于功能恢复。John 等进行了一项 8 周的单盲、随机、对照临床试验，本试验为患者制定康复目标，如发邮件、成功寻找到私人物品、在聚餐中有融入感等。试验结果提示，试验组相比于对照组认知功能表现更优，包括记忆力和执行力、照顾者及患者的满意程度、患者的心理状况。患者通过自我生活管理和人际关系管理，自我管理包括学习技能、日常活动、药品管理、定制计划、私人物品管理、交流活动、焦虑管理七大模块；人际关系管理包括家人管理、兴趣管理和利益管理三大模块。通过认知康复训练，患者可一定程度上克服认知困难，发挥自律性、计划性和主观能动性，从而形成一种良性循环，并提高认知能力。Edwards 等研发了一种名为 Insight 的软件，使用者可以通过软件更好地管理日常生活。他们将 87 名 PDD 患者分为两组，分别是接受 20 小时完整认知功能训练组以及 3 个月不完整自由训练组，结果显示，接受完整训练组的患者其视觉注意力明显优于自由训练组。Pena 等也进行了相似的研究，发现积极训练组完成任务的速度、视空间记忆以及思维能力均与对照组有显著差别。最近一项研究基于电脑程式训练，探究其对 100 名 PDD 患者注意力的改善作用，以及通过 20 名受试者的功能性磁共振成像检查结果分析其对大脑活动的影响。结果显示在符号数字模式测验和数字广度测验中，试验组测试结果明显优于对照组，功能磁共振成像证实试验组患者负责执行功能及注意力的左侧大脑皮质额前回、顶叶活动明显加剧。

　　综上所述，PDD 患者的认知障碍与多巴胺递质和乙酰胆碱递质等神经递质的失调有关，补充多巴胺或者应用胆碱酯酶抑制剂可能会改善痴呆症状。临床试验显示，补充多巴胺能制剂只能有限地改善 PD 患者的认知功能；而应用胆碱酯酶抑制剂对认知障碍，包括执行功能障碍有中等程度改善，但是胆碱酯酶抑制剂可能加重帕金森综合征症状，尤其是震颤，并且联合使用抗精神病药物时需慎用此类药物，这些可能会影响其应用。因此，临床医生应重视 PDD 的发生并根据患者具体情况给予适当的治疗。而非药物治疗 PDD 至今仍无充分的支持证据，其内在的神经递质调控及病理生理机制仍须进一步研究。

（王丽娟　聂坤）

参考文献

[1] GOLDMAN J G, WEINTRAUB D. Advances inthe treatment of cognitive impairment in Parkinson's

disease[J]. Mov Disord, 2015, 30(11): 1471-1489.

[2] LI Z G, WANG P F, YU Z C, et al. The effect of creatine and coenzyme Q10 combination therapy on mild cognitive impairment in Parkinson's disease[J]. Eur Neurol, 2015, 73(3-4): 205-211.

[3] LI Z, YU Z, ZHANG J, et al. Impact of rivastigmine on cognitive dysfunction and falling in Parkinson's disease patients[J]. Eur Neurol, 2015, 74(1-2): 86-91.

[4] HIRAOKA K, OKAMURA N, FUNAKI Y, et al. Cholinergic deficit and response to donepezil therapy in Parkinson's disease with dementia[J]. Eur Neurol, 2012, 68(3): 137-143.

[5] WEINTRAUB D, HAUSER R A, ELM J J, et al. Rasagiline for mild cognitive impairment in Parkinson's disease: A placebo-controlled trial. MODERATO Investigators[J]. Mov Disord, 2016, 31(5): 709-714.

[6] WESNES K A, AARSLAND D, BALLARD C, et al. Memantine improves attention and episodic memory in Parkinson's disease dementia and dementia with Lewy bodies[J]. Int J Geriatr Psychiatry, 2015, 30(1): 46-54.

[7] HINDLE J V, PETRELLI A, CLARE L, et al. Nonpharmacological enhancement of cognitive function in Parkinson's disease: a systematic review[J]. Mov Disord, 2013, 28(8): 1034-1049.

第三节　抑郁的治疗

帕金森病（Parkinson disease, PD）抑郁的治疗手段包括药物治疗和非药物治疗。

一、药物治疗

1. 三环类抗抑郁药物　三环类抗抑郁药对于治疗 PD 抑郁是有效的。Strang 等在 PD 患者中进行了一项关于丙米嗪（150～250mg/d）疗效的双盲试验，结果发现，这些患者的抑郁症状改善了 60%。此外，这项研究还发现了抗抑郁治疗对震颤、肌强直、运动迟缓等症状都有改善作用。其他相关的研究包括了一项对于 PD 患者使用地昔帕明（去甲丙米嗪）（100mg/d）的双盲研究，结果显示患者的运动障碍和抑郁症状都有了明显的改善，这些患者对抗抑郁药的反应良好。这些研究结果均表明，三环类抗抑郁药能够有效地治疗 PD 患者的运动障碍和抑郁症状。运动障碍和抑郁症状得到改善的关键机制在于丙米嗪、地昔帕明以及去甲替林、阿米替林都能阻断去甲肾上腺素的再摄取。由于去甲肾上腺素代谢与 PD 症状和基底节区多巴胺浓度之间存在联系，以及 PD 患者蓝斑核区去甲肾上腺素能神经元的逐步丢失，三环类抗抑郁药作用于去甲肾上腺素的机制对其在 PD 中的抗抑郁作用非常重要。PD 的动物模型表明，三环类抗抑郁药物增加了蓝斑区去甲肾上腺素的浓度，从而减少了 PD 的症状和增加了大鼠基底节区多巴胺的浓度。就抑郁来说，三环类抗抑郁药还会阻断中缝系统和额叶皮质 5- 羟色胺的再摄取。因此，三环类抗抑郁药可以通过两种不同的途径（黑质纹状体 - 多巴胺能通路和中缝核 -5 羟色胺系统）阻止去甲肾上腺素的再摄取，进而改善 PD 的运动和情感障碍。

虽然三环类抗抑郁药可以改善抑郁和运动症状，许多患者却不能耐受其副作用。三环类抗抑郁药的副作用包括心律不齐、直立性低血压、疲劳和记忆力减退等。在高剂量的时候，三环类抗抑郁药还会诱发帕 PD 抑郁患者的意识模糊、癫痫、谵妄等症状。由于选择性 5- 羟色胺再摄取抑制剂（SSRIs）在没有合并 PD 的患者中副作用较少，近年来临床医生更愿意选择 SSRIs 来治疗 PD 抑郁患者。然而，需要注意的是，SSRIs 的安全性和有效性还没能在这些患者中得到证实。

2．5- 羟色胺再摄取抑制剂（SSRIs） 既往有几项临床试验验证过 SSRIs 在治疗 PD 抑郁中的作用。Hauser 和 Zesiewicz 进行了一项持续 7 周的开放性研究来测试 15 位 PD 抑郁患者服用舍曲林（25 ~ 50mg/d）的有效性。总体来看，经舍曲林治疗后，抑郁严重程度较基线时显著减轻。和上述提到的三环类抗抑郁药不同，统一帕金森病评定量表（UPDRS）评分提示舍曲林不能改善 PD 患者的运动症状。另外还有两项开放性研究用来检测帕罗西汀治疗 PD 抑郁患者的有效性。结果再一次地表明，SSRIs 可以改善抑郁，但在许多 PD 患者中出现了运动症状恶化的现象。因此，SSRIs 可以有效改善 PD 患者的抑郁症状，但是在改善运动症状方面却不如三环类抗抑郁药，甚至还会加重运动症状。但这些研究的证据级别均不高，为病例报告或开放性研究，缺乏随机对照试验的数据。

潘小平等曾对 PD 抑郁患者进行了一项 8 周的病例对照研究，结果显示使用帕罗西汀治疗对 PD 抑郁有显著的改善作用，而且安全性较好，未报道有运动症状的恶化。最近也有几项对照试验对 SSRIs 改善 PD 患者抑郁和运动症状的有效性作出了评估。Wermuth 等人对合并重度抑郁的 PD 患者进行了一项为期 52 周的对照试验。试验分为西酞普兰组和安慰剂对照组，结果显示，在对抑郁（汉密尔顿抑郁量表）、运动症状（UPDRS 量表）或副作用的评估方面，两组没有显著差异。值得注意的是，60% 的受试对象都出现过严重的短暂性抑郁症状，这种抑郁症状几乎每个月反复出现，一般持续 2 ~ 3 天可缓解，而汉密尔顿抑郁量表仅评定 1 周内的抑郁症状，评定时有些患者刚好处于抑郁发作阶段，这也许就会使有些疗效没有被观察到。因此，该试验作者提出疑问，认为汉密尔顿抑郁量表不适合用于 PD 重度抑郁的评估。Leentjens 等人也进行了一项西酞普兰（n = 6）对照安慰剂（n = 6）用于 PD 重度抑郁患者的研究。结果再次显示，两组在抑郁（蒙哥马利抑郁评定量表）或运动症状（UPDRS）改善方面都没有显著差异。由于这项研究只纳入了12 名 PD 重度抑郁患者，因此结果缺乏说服力。Rampello 等人观察到与不伴抑郁的正常对照组（n = 14）人群相比，西酞普兰能够改善合并抑郁（n = 18）或不合并抑郁（n = 14）的 PD 患者的运动症状，抑郁在 PD 抑郁亚组得到显著改善。研究者们认为抑郁和运动症状的改善是因为 SSRIs 可以增加中脑边缘 5- 羟色胺的浓度，与此同时，通过突触后 5-HT2a、5-HT4 和 / 或突触前 5-HT3 受体通路增加了黑质纹状体系统多巴胺的释放。这些研究发现支持了抑郁在 PD 中的生物学基础理论，而且，SSRIs 如西酞普兰对不管是否合并抑郁的 PD 患者都有一定的作用。

3. 单胺氧化酶抑制剂（MAO 抑制剂） 生物医学将 PD 抑郁归因于多巴胺能、去甲肾上腺素能和 5- 羟色胺能的缺失。由此来看，抑制单胺氧化酶的活性可能是治疗 PD 抑郁的合适方法。单胺氧化酶抑制剂有两种，其中 MAO-A 选择性代谢去甲肾上腺素和 5- 羟色胺，可用于治疗抑郁，而 MAO-B 选择性作用于多巴胺能系统，可用于治疗 PD，它们的作用是互相的，高剂量使用时，MAO-B 在 A 和 B 通路都很活跃。

当司来吉兰使用剂量为 10mg/d 或更少时，它可以作为大脑内 MAO-B 的不可逆抑制剂。据此推断，10mg/d 的司来吉兰可以增加多巴胺浓度，从而提高 PD 患者的运动功能。因此，由于司来吉兰选择性地抑制大脑内 MAO-B（非 MAO-A）的活性，它在临床常规治疗剂量时不可能发挥抗抑郁治疗的作用。然而，司来吉兰最初被认为可以作为抗抑郁药是因为它在稍高剂量时也能作为 MAO-A 的抑制剂。

Mann 等人则开展了一项双盲对照试验来测试司来吉兰治疗原发性抑郁的疗效，结果显示司来吉兰组患者的抑郁症状得到了显著改善；同时，与低剂量（< 30mg）相比，司来吉兰在高剂量时（≥ 30mg）可以明显地降低抑郁评分。此外，一项更新的安慰剂对照试验显示，司来吉兰经皮贴剂（20mg/d）使 177 名有重度抑郁的门诊患者在用药 6 周后症状得到改善，司来吉兰经皮贴剂被认为是一种有效和耐受良好的治疗方式。Quitkin 等探讨了司来吉兰 20mg/d 对 17 位 PD 患者的治疗作用，结果发现 PD 患者的抑郁症状改善了 60%。因此，司来吉兰在更高剂量时对 PD 抑郁有一定疗效。但是，司来吉兰在临床上很少作为抗抑郁药使用，司来吉兰主要用于治疗 PD（抑制 MAO-B 活性）。

4. 多巴胺能替代疗法 目前仍然缺乏多巴胺能的抗抑郁药（如安非他酮）在 PD 患者中的疗效方面的研究，有待将来更多的研究证实。一些文献报道了多巴胺受体激动剂在 PD 中对抑郁症状对治疗作用。例如，多巴胺 D2 和 D3 受体激动剂（如普拉克索和培高利特）可以减轻 PD 患者的抑郁症状，以及改善 PD 患者的运动功能。Barone 等进行了一项关于普拉克索治疗 PD 抑郁的大型随机对照试验，纳入 323 例 PD 患者，结果表明，普拉克索治疗组的贝克抑郁量表（BDI）评分及 UPDRS-Ⅲ 评分改善均优于安慰剂对照组，且路径分析表明，普拉克索在 PD 中的抗抑郁作用大部分（占 80%）归因于直接的抗抑郁作用，小部分（占20%）归因于通过改善运动功能获得情绪改善的间接作用。国际帕金森和运动障碍协会（International Parkinson and Movement Disorder Society, IPMDS）关于PD非运动症状的循证推荐中认为普拉克索治疗PD抑郁有效，推荐在临床上使用。

二、非药物治疗

1．电休克疗法 对于PD抑郁的患者来说，电休克疗法被认为是一种有效的治疗手段。多项研究结果显示电休克疗法可改善PD抑郁患者的抑郁症状。电休克疗法对PD抑郁患者可以作为一种可行的治疗手段，它可以同时增加大脑去甲肾上腺素和5-羟色胺的浓度。由于去甲肾上腺素会增加基底节区多巴胺的浓度从而减少运动症状，情感障碍和运动障碍都可以通过电休克疗法得到改善。

电休克疗法存在产生副作用（如谵妄）的风险。因此，电休克疗法不应该作为一线治疗，除非PD患者有自杀倾向和/或对药物治疗不敏感。但是大多数PD抑郁患者往往患有轻度或中度抑郁并没有自杀倾向，因此安全有效的治疗仍然依赖于药物或行为治疗。总的来说，电休克疗法并不适合大部分PD患者。

2．心理治疗 临床医师和研究者们的共识认为在通常情况对于PD患者而言心理治疗是一种有效的治疗方法，特别是对于有轻中度抑郁的患者。例如，行为治疗在PD的诊断和疾病的发展阶段可以充分地控制PD患者的情绪障碍。Brown和Jahanshashi建议心理治疗计划应该应用于每一位PD患者，关注PD引起的情绪障碍和残疾，通过这种方式来预防和治疗疾病相关的抑郁，且该计划应该贯穿于整个病程管理之中。

虽然心理治疗的重要性得到了医学界的赞赏和认同，但令人惊讶的是，通过Medline和Psych-Info文献检索只能找到2项关于任何形式的认知行为干预对PD患者合并情感障碍的有效性方面的研究。Ellgring等人系统地探讨了PD患者能否积极地回应心理干预。总的来说，心理干预旨在促进认知重建的咨询以缓解压力、提高社会功能以及增加疾病的接受程度。这种干预是否会一定程度地改善PD患者的抑郁，目前并不明确。Trend等人观察到在接受了一个为期6周、多学科小组的治疗师（包括PD护理专家、理疗师、职业疗法专家、语言治疗师、护理管理者等）的放松训练和个人谈话后，PD患者的抑郁量表评分明显下降。尽管经过治疗后PD患者的情绪改善，但纳入的PD患者没有任何一例符合PD抑郁的诊断，可能的原因为该研究使用了没有经过验证的PD抑郁测量工具（比如综合医院焦虑抑郁量表），导致基线的抑郁评分很低，达不到PD抑郁的诊断。因此，认知行为治疗的有效性尚未在PD抑郁患者中得到确认。

3．重复经颅磁刺激 曾经有两项研究报道过重复经颅磁刺激（rTMS）可以改善PD患者的抑郁症状，效果与氟西汀类似。但是这两项研究由于其中一项缺乏安慰剂对照，另一项样本量太少，说服力不足，在我国《帕金森病抑郁、焦虑及精神病性障碍的诊断标准及治疗指南》中没有得到推荐。近期有一篇 meta 分析纳入了八项关于 rTMS 治疗 PD 抑郁的随机对照研究。结果显示，使用 rTMS 治疗的 PD 抑郁患者的疗效要明显优于对照组，即 rTMS 假刺激组；同时其抗抑郁疗效又与 SSRIs 类相似，并且还可能拥有改善运动症状的额外优势。

总的来说，对于 PD 抑郁的患者，治疗延迟会影响他们的生活质量。我们认为应该采取多学科综合治疗（比如药物治疗、心理教育和 / 或心理疗法）的方法，才能显著地改善其抑郁症状。

（潘小平　韩海燕）

参考文献

[1] RICHARD I H, MCDERMOTT M P, KURLAN R, et al. A randomized, double-blind, placebo-controlled trial of antidepressants in Parkinson disease[J]. Neurology, 2012, 78(16): 1229-1236.

[2] SEPPI K, RAY CHAUDHURI K, COELHO M, et al. Update on treatments for nonmotor symptoms of Parkinson's disease-an evidence-based medicine review[J]. Mov Disord, 2019, 34(2): 180-198.

[3] BARONE P, POEWE W, ALBRECHT S, et al. Pramipexole for the treatment of depressive symptoms in patients with Parkinson's disease: a randomised, double-blind, placebo-controlled trial[J]. Lancet Neurol, 2010, 9(6): 573-580.

[4] BOMASANG-LAYNO E, FADLON I, MURRAY A N, et al. Antidepressive treatments for Parkinson's disease: A systematic review and meta-analysis[J]. Parkinsonism Relat Disord, 2015, 21(8): 833-842;

[5] TREND P, KAYE J, GAGE H, et al. Short-term effectiveness of intensive multidisciplinary rehabilitation for people with Parkinson's disease and their carers[J]. Clin Rehabil, 2002, 16(7): 717-725.

[6] XIE C L, CHEN J, WANG X D, et al. Repetitive transcranial magnetic stimulation (rTMS) for the treatment of depression in Parkinson disease a meta-analysis of randomized controlled clinical trials[J]. Neurol Sci, 2015, 36(10): 1751-1761.

第四节　焦虑的治疗

具有抗焦虑作用的药物包括苯二氮䓬类、β受体阻滞剂、丁螺环酮、苯海拉明、加巴喷丁、羟嗪、拉莫三嗪、米氮平、奈法唑酮、普瑞巴林、喹硫平、选择性5-羟色胺再摄取抑制剂（SSRIs）、选择性5-羟色胺/去甲肾上腺素再摄取抑制剂（SNRIs）、曲唑酮、三环类抗抑郁药和维拉唑酮。在这些药物之中，苯二氮䓬类、丁螺环酮和SSRIs已经被证实可以用于帕金森病（Parkinson disease, PD）的抗焦虑治疗。但是，迄今为止，仍然没有专门针对PD焦虑的药物治疗方法，大多数的治疗手段都依据于观察研究、专家意见或是未合并PD的焦虑障碍的临床指南。在一些可能是由抗PD药物治疗引起的焦虑症患者中，减少剂量或者调整治疗方案也许是最好的方法。当焦虑症状与"关"期有关时，首先治疗运动并发症就显得更为重要了。因此，在开始抗焦虑治疗之前应该重视适时调整PD运动症状的治疗。

一、药物治疗

1. 苯二氮䓬类　苯二氮䓬类药物是治疗PD焦虑的常用方法，但用药时仍需谨慎。苯二氮䓬类会通过与A型γ-氨基丁酸（GABA）受体结合以及增强抑制性神经递质传导而产生抗焦虑作用。溴西泮是一种长效的苯二氮䓬类药物，据报道，它可以改善心理和躯体（比如震颤）的焦虑症状。氯硝西泮对于使用阿普唑仑、劳拉西泮和很多抗抑郁药都无效的难治性抑郁和惊恐发作也是有效的。尽管苯二氮䓬类有一定的疗效，但如果长期使用，尤其在老年和体弱患者，会产生不利的影响，比如镇静作用、认知障碍、精神错乱和跌倒等。具有更短半衰期的苯二氮䓬类药物如阿普唑仑、劳拉西泮或奥沙西泮等都可以更好地避免药物浓度累积从而减少副作用。其他需要注意的是药物滥用、药物依赖以及撤药反应的问题，尤其在使用短半衰期的苯二氮䓬类药物治疗的过程中。因此，苯二氮䓬类的使用应当限制在两周之内。

2. 非苯二氮䓬类　非苯二氮䓬类抗焦虑药物如丁螺环酮也用于PD焦虑的治疗。丁螺环酮是1A型5-羟色胺（5-HT1A）受体的部分激动剂。5-HT1A受体既分布于中缝核突触前膜，在此它们可作为自身受体，被激动后负反馈性抑制5-羟色胺能神经元的活动；也分布于边缘系统和皮质区域的突触后膜，被激动后可促进5-羟色胺神经元活动。丁螺环酮抗焦虑作用的主要机制是通过激动突触前膜5-HT1A受体，负反馈性抑制5-羟色胺能神经活性，降低PD焦虑患者中过高的5-羟色胺能活性。在临床上一般治疗两周后才能观察焦虑症状对药物的反应。当低剂量使用时（10～40mg/d），丁螺环酮显示出其抗焦虑作用，而且还能减少左旋多巴诱发的运动障碍而不会引起镇静作用。虽然丁螺环酮的耐受性好，但在高剂量时（100mg/d）却会使运动症状恶化，焦虑症状增加，引起恶心和失眠等症状。

选择性 5- 羟色胺再摄取抑制剂（SSRIs）和选择性 5- 羟色胺 / 去甲肾上腺素再摄取抑制剂（SNRIs）在 PD 焦虑方面尚未开展随机对照研究。SSRIs 如西酞普兰和舍曲林，以及 SNRIs 如文拉法辛，可增加突触间隙 5- 羟色胺或去甲肾上腺素的水平。在一项开放性研究中（n = 10），Menza 等人报道了西酞普兰（平均剂量 19mg/d）可以改善 PD 抑郁患者的焦虑症状。在一项纳入了 30 位 PD 抑郁患者的研究中，帕罗西汀（20mg，每日 2 次）可以减少心理和躯体的焦虑症状（焦虑作为次要观察指标）。舍曲林同样被认为对 PD 患者具有抗焦虑的作用。虽然缺乏高级别循证证据，但临床实践上，PD 焦虑仍可考虑使用 SSRIs 和 SNRIs 治疗，但有部分临床医师只在 PD 患者同时合并抑郁时才会使用。这些药物的耐受性很好，但在开始服用时会产生情绪激惹、静坐不能、腹泻、失眠、恶心和嗜睡等不适。SSRIs 还会偶尔加重震颤，长期使用会导致内分泌和代谢紊乱如低钠血症、性功能障碍、体重增加的风险增加。对于同时服用单胺氧化酶 B（MAO-B）抑制剂和 SSRIs 的患者，有报道认为可能会有发生 5- 羟色胺综合征的风险。在一项调查研究中，患者同时服用 SSRIs 和司来吉兰发生 5- 羟色胺综合征的频率是 0.24%，其中 0.04% 的患者出现了严重的症状。在几项评估 PD 患者联合雷沙吉兰和 SSRIs 抗抑郁药物治疗的回顾性分析中，这种联合疗法有安全性相对良好，并且没有引起 5- 羟色胺综合征。SSRIs 长期治疗后突然停药可能会导致戒断反应或撤药综合征，产生类似焦虑的心理和躯体症状。因此，如果需要终止药物治疗，特别是对于短半衰期的药物如帕罗西汀，必须逐渐减少药物剂量。另外，文拉法辛应当避免用于患有心脏疾病、电解质紊乱和高血压的患者。总的来说，SSRIs 和 SNRIs 都应该在充分评估已知风险和可能获益后才可以使用。

低剂量使用三环类抗抑郁药物可以作为对苯二氮䓬类和 SSRIs 类药物不敏感的 PD 焦虑患者的一种选择性治疗方案。虽然三环类抗抑郁药减轻 PD 患者焦虑症状的机制尚不清楚，目前已知的是此类药物可以通过阻断去甲肾上腺素和 5- 羟色胺的再摄取而增加它们在突触间隙的浓度。但是，由于三环类抗抑郁药在心血管系统和中枢神经系统具有高毒性，所以要避免将这些药物用于高风险自杀倾向的患者中。根据一项回顾性研究的报道，低剂量的非典型抗精神病药氯氮平对于 PD 患者具有抗焦虑作用，但 23% 的患者在治疗期间出现了不良反应或治疗失败的情况。同时，由于氯氮平会引起白细胞缺乏症，这一副作用虽然罕见但容易致命，所以在使用时需要密切监测血常规并注意避免大剂量用药。

现在越来越多的证据指出，谷氨酸能活性障碍可能参与了神经退行性变以及 PD 的运动和非运动症状的发生。因此，调整谷氨酸受体作用的药物可能对 PD 的治疗有效。一些研究已经证实了 D- 环丝氨酸，一种 N- 甲基 -D- 天门冬氨酸（NMDA）甘氨酸结合位点的部分拮抗剂，可以改善 1- 甲基 -4- 苯基 -1, 2, 3, 6- 四氢吡啶（MPTP）损害的猴子和大鼠的记忆障碍和焦虑样行为。实际上，临床前期研究已经指出了调整亲代谢型谷氨酸受体（mGluRs）活性的药物有治疗焦虑和 PD 的潜在作用。近期的一项研究评估了一种 mGluR 拮抗剂——2- 甲基 -6- 苯乙炔基 - 吡啶（MPEP）对双侧注射了 6- 羟基多巴胺（6-OHDA）的大鼠的焦虑样行为的作用及其基底外侧杏仁核（BLA）神经元的电活动。被神经毒素损伤的大鼠在高架十字迷宫上表现出了焦虑样行为，并且 BLA 神经元的电活动降低。而 MPEP 的慢性全身治疗会产生抗焦虑作用，使被神经毒素损伤的大鼠 BLA 中神经元的活动频率恢复正常。

此外，针对 mGluRs 变构位点的新药研发展现出了前景性，因为这些物质不会直接刺激受体，而是增强或抑制谷氨酸诱导的激活作用。已有研究演示了这些化合物作为受体激动剂、反向激动剂甚至拮抗剂对于其他变构调节剂的多元化药理作用。几项临床前期研究已经显示了 mGluR2 的正向变构和 mGluR5 的负向变构都有抗抑郁的特性。不仅如此，mGluR4 的正向变构调节剂已经在一些临床前期的研究中显示出可以减少纹状体 - 苍白球中 GABA 能抑制通路的传递作用，从而具有抗 PD 的潜在可能。但是，这几项临床研究尚未阐明针对 mGlu 变构位点的新药对 PD 焦虑和其他非运动症状的作用，针对 mGlu 变构位点的新药对 PD 焦虑是否有治疗作用有待将来研究阐明。

二、非药物治疗

认知行为疗法基于焦虑患者存在的扭曲认知。认知行为疗法的目的是通过提供一个结构化的方法来帮助患者识别因不适应的思维方式所造成的情绪不适，并用更多的替代方法来取代原有思维方式。有证据显示，认知行为疗法可以改善 PD 患者的焦虑症状。一项为期 10 周的随机对照试验（n = 80），它发现认知行为疗法治疗 10 周后，汉密尔顿焦虑量表评分较基线明显改善，与对照组（_x001D_ 仅予临床监测）相比有统计学差异，且治疗结束 1 月后随访时疗效仍持续存在。认知行为疗法主要通过关注患者和看护人自我情绪管理能力来减轻患者症状和改善功能，但是尚需要更系统的研究来衡量这些非药物治疗的作用，并决定如何才能更好地对 PD 患者进行认知行为治疗。对于严重的、耐药性焦虑患者或者当焦虑症状危及生命时（自杀或身体虚弱），有文献提出可以考虑连续电休克疗法。

尽管最近几年我们对 PD 焦虑的认识逐渐增加，但是仍然需要进一步的研究去探讨 PD 焦虑的有效治疗方法。从目前的研究结果来看，PD 焦虑的治疗手段仍以药物治疗为主，非药物治疗的有效性需要进一步的研究评估。

（潘小平 韩海燕）

参考文献

---

[1] SCHRAG A, TADDEI R N. Depression and Anxiety in Parkinson's Disease[J]. Int Rev Neurobiol, 2017, 133: 623-655.

[2] SAWADA H, UMEMURA A, KOHSAKA M, et al. Pharmacological interventions for anxiety in Parkinson's disease sufferers[J]. Expert Opin Pharmacother, 2018, 19(10): 1071-1076.

[3] CHEN J J. Pharmacologic safety concerns in Parkinson's disease: facts and insights[J]. Int J Neurosci, 2011, 121(Suppl 2): 45-52.

[4] GARDONI F, GHIGLIERI V, Di LUCA M, et al. Assemblies of glutamate receptor subunits with post-synaptic density proteins and their alterations in Parkinson's disease[J]. Prog Brain Res, 2010, 183: 169-182.

[5] ARMENTO M E, STANLEY M A, MARSH L, et al. Cognitive behavioral therapy (CBT) for depression and anxiety in Parkinson's disease: a clinical review[J]. J Parkinson's Dis, 2012, 2(2): 135-151.

[6] YANG S, SAJATOVIC M, WALTER B L. Psychosocial interventions for depression and anxiety in Parkinson's disease[J]. J Geriatr Psychiatry Neurol, 2012, 25(2): 113-121.

[7] MARINO L, FRIEDMAN J H. Letter to the editor: successful use of electroconvulsive therapy for refractory anxiety in Parkinson's disease[J]. Int J Neurosci, 2013, 123(1): 70-71.

第五节 淡漠的治疗

学术界至今仍没有治疗帕金森病（Parkinson disease, PD）淡漠的系统方案，也没有一个药物具有治疗 PD 淡漠的适应证。本文将从药物治疗和非药物治疗两方面对 PD 淡漠的治疗进行归纳总结。

一、药物治疗

药物治疗方案尚未形成统一共识，药物主要包括多巴胺能药物、乙酰胆碱酯酶抑制剂、抗精神病药及中枢兴奋剂。

（一）多巴胺能药物

多巴胺能药物对淡漠的治疗效果，目前并不清楚，但研究发现，左旋多巴等效剂量越高，患者出现淡漠症状的可能性越低。

1. 多巴胺受体激动剂　研究发现，在使用较高左旋多巴等效剂量的多巴胺受体激动剂的 PD 患者中，淡漠症状的发生率较低。这一现象也佐证了 PD 淡漠是由于多巴胺能耗竭所致的理论。与此同时，研究者还发现患者脑深部电刺激术后出现的淡漠症状与多巴胺能药物的减停有关。近期，一项全面评估脑深部电刺激术后 PD 患者临床症状的研究显示，在脑深部电刺激治疗后，患者的运动功能有所改善，当抗 PD 药物的剂量逐渐减量后，一些多巴胺能不足的症状逐渐开始出现，如淡漠。与此同时，该研究结果也提示多巴胺受体激动剂对淡漠症状的改善有效。另一项随机对照研究的分层分析也得到相同结论。尽管如此，目前仍没有设计严格的随机对照试验可以进一步验证这一结论的可靠性。在一项前瞻性的随机、双盲、安慰剂对照试验中，研究者对 37 名脑深部电刺激术后出现淡漠症状（Stark-stein 淡漠评分量表 > 14 分）的患者予每日 300mg 的吡贝地尔或安慰剂治疗 12 周，结果发现治疗组的 Stark-stein 淡漠量表分数的改善明显优于安慰剂组，同时治疗组的抑郁和焦虑评分也有所改善，该试验结果为多巴胺受体激动剂吡贝地尔治疗 PD 淡漠提供了一个 I 级研究证据。另一个开放性的临床研究显示，8 个丘脑底核脑深部电刺激术后出现淡漠症状的患者采用多巴胺 D2、D3 受体激动剂（罗匹尼罗）治疗有效，并且焦虑自评量表评分于治疗后的 6 个月有明显下降趋势。还有一项开放性临床研究发现，普拉克索和罗替高汀治疗有淡漠症状的 PD 患者时，其运动症状及非运动症状均有改善。还有证据表明罗替高汀能够改善 PD 患者的疲乏、抑郁及淡漠等症状。尽管有不少研究证据显示使用多巴胺受体激动剂治疗 PD 淡漠有效，但仍需注意平衡药物的疗效获益与副作用风险。

2. 单胺氧化酶 B 抑制剂　有研究报道，单胺氧化酶 B 抑制剂能减轻 PD 患者的淡漠症状。最近的一项随访 6 个月的前瞻性研究表明，沙芬酰胺 50mg/d 治疗可改善 PD 患者的淡漠评定量表（apathy evaluation scale, AES）评分。

3. 左旋多巴　左旋多巴对 PD 淡漠的疗效结果不一致。研究者对 23 例非痴呆、非抑郁的 PD 患者的动力及感觉进行观察，发现左旋多巴治疗能够改善 PD 淡漠患者的动力，减轻淡漠症状。也有研究认为左旋多巴或金刚烷胺却与淡漠症状的改善无关。

（二）乙酰胆碱酯酶抑制剂

基于目前的研究证据，除了多巴胺受体激动剂外，乙酰胆碱酯酶抑制剂如卡巴拉汀也是治疗淡漠的药物之一。

卡巴拉汀又名利凡斯的明，属第二代中枢胆碱酯酶抑制药，对大脑皮质和海马的乙酰胆碱酯酶受体具有选择性的抑制作用，而对纹状体和心脏的乙酰胆碱酯酶受体几乎无影响。口服吸收迅速，在血液中约 1 小时达峰浓度，血浆蛋白结合率约 40%，可透过血脑屏障，临床常用于轻、中度的痴呆患者，改善认知功能障碍，提高记忆力、注意力和定向力等。主要不良反应有恶心、呕吐、乏力、眩晕、精神错乱、嗜睡、腹痛和腹泻等，继续用药或减量一般可消失。禁用于严重肝、肾损害患者及哺乳期女性。

在法国一项多中心随机对照研究中，研究者探究了卡巴拉汀对于非痴呆且伴有中到重度淡漠症状的 PD 患者（已优化了多巴胺能药物的治疗）的治疗效果。31 名患者被随机分配为卡巴拉汀治疗组（卡巴拉汀经皮贴片 9.5mg/d）和安慰剂组，经过 6 个月治疗后发现，卡巴拉汀治疗组较安慰剂组能明显改善 Lille 情感淡漠评定量表（LARS）的评分（Ⅰ级研究证据）。除此之外，卡巴拉汀治疗组的照料者负担和工具性日常生活活动能力也有所改善，但患者的生活质量却没有明显改善。

（三）中枢兴奋剂

近年来，有研究证实哌甲酯对 PD 淡漠症状具有一定的疗效。除此之外，精神兴奋性药物如苯丙胺对淡漠症状的治疗也具有一定的效果，但尚需更多的研究证据来证实。

哌甲酯为中枢兴奋药，可以通过抑制突触前多巴胺和去甲肾上腺素转运体从而阻止多巴胺和去甲肾上腺素再摄取。目前广泛用于治疗注意缺陷多动障碍、发作性睡病，以及巴比妥类、水合氯醛等中枢抑制药过量引起的昏迷。

一项病例报告报道了哌甲酯对 PD 淡漠症状具有疗效。有研究也观察到，使用哌甲酯治疗 6 周后可改善淡漠症状。此外，一项研究显示 7 例采用脑深部电刺激治疗后的 PD 晚期患服用高剂量哌甲酯 3 个月后，患者淡漠症状得到减轻，疲劳指数和步态异常，特别是冻结步态，亦得到改善，但该研究并非专门针对淡漠症状的治疗而设计，且证据级别较低。一项在阿尔茨海默病患者中进行的双盲、安慰剂对照研究得到的结果与上述结论一致，认为哌甲酯 20mg/d 的剂量就可以很好地缓解淡漠症状。追溯到未采用多巴胺能药物治疗的年代，就有静脉或口服哌甲酯能够改善 PD 患者的情绪及提高欣快感的研究报道。在该研究中，50%（6/12）的患者在接受哌甲酯治疗后感觉有所好转。当然这些好转并非基于运动症状的改善，而是精神状态和情绪的改善。不伴抑郁的 PD 患者较伴有抑郁的 PD 患者使用哌甲酯更容易出现欣快情绪。

（四）其他

一项病例报告显示，丘脑底核脑深部电刺激术后出现淡漠症状的 PD 患者对抗抑郁药物治疗无效，如选择性 5- 羟色胺再摄取抑制剂、5- 羟色胺 / 去甲肾上腺素再摄取抑制剂或阿米替林。另一项非开放性的病例研究及回顾性病例研究显示，选择性 5- 羟色胺再摄取抑制剂不但对淡漠症状无改善作用，反而会加剧该症状。该研究虽观察到选择性 5- 羟色胺再摄取抑制剂的使用与淡漠症状的加重具有相关性，但并不能由此得出该药会导致淡漠的结论。此外，肾上腺素 – 多巴胺再摄取抑制剂（丁胺苯丙酮）对淡漠症状的动力具有改善作用。

二、非药物治疗

（一）行为矫正

行为矫正是改善患者生活功能的有效方法之一，环境刺激也可能对情感淡漠者有好处。此外，护理者了解情感淡漠的常识是必要的，因为情感淡漠患者仍保留一些生活技能，只不过是启动困难，他们常被认为是懒惰或违拗。护理者需要制定新的治疗护理原则，并可使用视觉线索指导、制定日常活动表等手段来提高淡漠患者的活动。

（二）心理干预

心理干预治疗也非常重要。以亲切和蔼的语言与患者沟通，并向其讲授本病相关知识，同时鼓励患者说出内心感受，并及时疏导，能帮助患者提高对康复训练的认识，增强治愈的信心。

（三）其他

除了药物治疗方案外，物理训练和认知训练等对 PD 淡漠也有一定的疗效。

三、总结

对于 PD 淡漠的治疗仍存在许多挑战，目前大多数临床研究仅为小规模的病例对照研究，尚需进行设计严格的大样本随机对照临床试验来验证他们的疗效，从而提供更多的药物运用的证据。除此之外，淡漠可以继发于抑郁，认知功能受损和疲劳等。系统化的临床评估有益于发现原发病，个性化的治疗方案设计同样十分重要。基于目前的循证医学证据，单纯的 PD 淡漠建议使用多巴胺受体激动剂和胆碱酯酶抑制剂卡巴拉汀来进行治疗。

（宁玉萍）

参考文献

[1] SKORVANEK M, ROSENBERGER J, GDOVINOVA Z, et al. Apathy in elderly nondemented patients with Parkinson's disease: clinical determinants and relationship to quality of life[J]. J Geriatr Psychiatry Neurol, 2013, 26(4): 237-243.

[2] CASTRIOTO A, LHOMMEE E, MORO E, et al. Mood and behavioural effects of subthalamic stimulation in Parkinson's disease[J]. Lancet Neurol. 2014,13(3): 287-305.

[3] THOBOIS S, LHOMMEE E, KLINGER H, et al. Parkinsonian apathy responds to dopaminergic stimulation of D2/D3 receptors with piribedil[J]. Brain, 2013, 136(Pt5): 1568-1577.

[4] DEVOS D, MOREAU C, MALTETE D, et al. Rivastigmine in apathetic but dementia and depression-free patients with Parkinson's disease: a double-blind, placebo-controlled, randomised clinical trial[J]. J Neurol Neurosurg Psychiatry, 2014, 85(6): 668-674.

[5] RAY CHAUDHURI K, MARTINEZ-MARTIN P, ANTONINI A, et al. Rotigotine and specific non-motor symptoms of Parkinson's disease: post hoc analysis of RECOVER[J]. Parkinsonism Relat Disord, 2013, 19(7): 660-665.

[6] VAN DER KOLK N M, KING L A. Effects of exercise on mobility in people with Parkinson's disease[J]. Mov Disord, 2013, 28(11): 1587-1596.

第六节　精神病性症状与谵妄的治疗

一、精神病性症状的治疗

帕金森病（Parkinson disease, PD）精神病性症状的治疗应用综合治疗更为恰当。在治疗前，首先要特别注意患者是否合并其他也可能会产生精神病性症状的疾病。感染（在老年 PD 患者尤其需要注意肺部感染、泌尿系感染等）、肝肾衰竭、电解质紊乱（如低钠血症）、血糖异常（过高或过低）、脑血管病等都会导致患者精神异常，但以上疾病经治疗好转后，患者的精神病性症状将会很快缓解。

其次，需要注意药物对精神病性症状的影响，如糖皮质激素、抗结核药、麻醉药、催眠药、抗抑郁药、抗焦虑药物都可能引发精神病性症状。所以当 PD 患者近期联合应用某种药物后出现精神病性症状时，首先应考虑减停该药物。

如果 PD 患者早期即出现精神病性症状，尤其是尚未开始左旋多巴治疗或者是使用左旋多巴制剂 3 个月内的患者，要注意其精神病性症状的出现提示可能是其他疾病而非 PD，如路易体痴呆。所以对这类患者要结合其病史及临床特点观察一段时间，判断是否为 PD 精神病性症状。如若排除以上情况，精神病性症状确定为 PD 精神病性症状，因为大多数 PD 患者对视幻觉不会感到难受、烦躁，通常不需要治疗，但如果患者出现严重的精神病性症状，甚至出现精神病性症状支配下的危险行为时，则需要积极治疗。

（一）减少抗帕金森病药物

在对 PD 患者进行抗 PD 治疗时，要认识到抗 PD 药物本身即可导致精神病性症状。要尽可能避免和延缓精神病性症状的发生。多种药物比单种药物更易诱发精神病性症状，故应尽可能简单有效用药。在一些存在 PD 精神病性障碍的危险因素（如年龄大、罹患抑郁障碍、睡眠障碍等）的患者中更应如此。在有效控制运动症状的前提下，应谨慎地简化抗 PD 药物，依次减少或停用下列抗 PD 药物：苯海索、司来吉兰、金刚烷胺、多巴胺受体激动剂、儿茶酚邻位甲基转移酶（COMT）抑制剂、复方左旋多巴控释片、复方左旋多巴标准片。临床经验提示，应首先减少那些较少影响运动功能又具有较高致幻风险的药物。在减少左旋多巴剂量之前需要先减停抗胆碱能药物、单胺氧化酶抑制剂、金刚烷胺、多巴胺受体激动剂。同时应优先选用短效药物，尽量减少使用控释剂、长效药物，因为短效药物避免了药物不良反应的蓄积。经以上调整后精神病性症状控制仍不理想，应考虑加用抗精神病药物。

（二）抗精神病药物

典型抗精神病药如氯丙嗪、氟哌啶醇等对 D2 受体有很强的阻滞作用，从而会加重锥体外系症状，临床上一般不用于 PD 精神病性症状的治疗。而新一代非典型抗精神病药物主要作用于边缘系统 D3、D4 受体，避免阻断纹状体 D2 受体，从而可避免对 PD 患者运动症状的影响。非典型抗精神病药物，主要包括氯氮平、喹硫平、奥氮平、利培酮、齐拉西酮、阿立哌唑。与典型抗精神病药物相比，非典型抗精神病药物的锥体外系反应较少，因此适合 PD 患者应用。但对于伴有痴呆的老年患者仍需谨慎，因为其有可能会导致死亡率增高。在 2006 年版的美国神经病学学会（American Academy of Neurology, AAN）药物指南中对 PD 精神病性症状的用药推荐为：氯氮平（B 级推荐）、喹硫平（C 级推荐），不推荐奥氮平常规应用。由于 PD 患者对药物副作用极为敏感，用药时一定要从小剂量开始，逐步滴定治疗。2011 年版的欧洲神经病学联盟（European Federation of Neurological Societies, EFNS）建议对于 PD 精神病性症状可以加用胆碱酯酶抑制剂如卡巴拉汀（B 级推荐）、多奈哌齐（C 级推荐）。

1.氯氮平 氯氮平选择性作用于边缘叶和皮质的 D1 及 D4 受体，且能够与 5-羟色胺能受体、肾上腺素能受体、类胆碱能受体及组胺受体相互作用，故可以改善 PD 患者视幻觉等精神病性症状，此外氯氮平不但不会加重 PD 的运动症状，还能改善 PD 的异动和"开-关现象"。氯氮平能够高效阻滞 5-羟色胺受体，降低 5-羟色胺对纹状体的抑制，从而能够消除肌紧张，因此对 PD 患者的静止性震颤也有改善作用。在已开始多巴胺能治疗的 PD 患者中，氯氮平被推荐用于致残性震颤及异动症的治疗。治疗 PD 精神病性障碍的多个随机试验均显示出了氯氮平对 PD 精神病性障碍有确切疗效。氯氮平是目前唯一被证实能显著改善精神病性症状且不加重运动症状和认知功能损害的药物。使用剂量为 6.25 ~ 100mg/d，但一般在 6.25mg/d 就有效果（两个多中心、双盲、安慰剂对照试验中均发现氯氮平最有效的抗精神病作用的药物剂量是睡前服用 6.75mg）。但需要特别注意的是，该药能够引起粒细胞减少，故在用药期间需密切监测患者的血常规。在使用氯氮平治疗的初始 6 个月中，需要每周进行血常规的检查，此后可每 2 周至每月进行一次血常规的检查。除了与剂量无关的粒细胞缺乏外，氯氮平在个别患者中还可能引起直立性低血压、嗜睡等。

2.喹硫平 喹硫平为治疗 PD 精神病性症状最常用的药物，且具有良好的耐受性和疗效。一般剂量为 25 ~ 200mg/d。2006 年版的 AAN 药物指南中，喹硫平被列为治疗 PD 病精神病性症状的首选药物。喹硫平是非典型抗精神病药物，其与氯氮平的化学结构最为相似。在临床有效剂量范围内，喹硫平能够与多巴胺、5-羟色胺等受体形成良好的结合，与边缘叶的功能性神经元进行选择性作用，但不会影响纹状体区域内与运动相关的神经元，因此不容易导致锥体外系反应。另外，喹硫平亦不存在粒细胞减少的风险，无需密切监测血常规，具有理想的临床应用效果。已有试验证实喹硫平对于 80% 的 PD 精神病性症状有效，且与氯氮平的疗效相同。此外，喹硫平对于 PD 患者的睡眠障碍也有治疗作用，可以减轻失眠的严重程度，减少日间过度睡眠。由于睡眠障碍可能是 PD 精神病性症状的发病机制之一，所以喹硫平针对 PD 精神病性症状的治疗作用可能与此有关。

3.奥氮平 奥氮平虽然与氯氮平的结构相似，但是二者治疗效果却有明显差异。在四项有关奥氮平治疗 PD 精神病性症状的双盲对照试验（用量为 2.5 ~ 10mg/d）中，一项以氯氮平作为对照的试验因奥氮平组的患者出现明显的运动障碍而终止；另外三项以安慰剂作为对照试验显示，奥氮平不但没有改善 PD 精神病性症状，反而加重了患者的运动障碍。因此临床上不推荐应用。

4.利培酮 利培酮对 5-羟色胺受体的阻断作用强于多巴胺 D2 受体。研究表明利培酮控制 PD 精神病性症状的效果确切，但是由于其类似典型抗精神病药物，有剂量依赖性的锥体外系反应，加重运动症状，故限制了其临床应用。不作为一线用药，不推荐 PD 患者应用此药。

5．齐拉西酮　齐拉西酮对于 5- 羟色胺 2A 受体的亲和力高于多巴胺 D2 受体。因此，理论上齐拉西酮对 PD 患者的精神病性症状效果要较其他非典型抗精神病药物好，且锥体外系反应少。研究显示，当其他抗精神病药物无效或者产生了严重不能耐受的不良反应时，齐拉西酮（10 ~ 40mg/d）有效。但针对精神分裂症患者的治疗发现，齐拉西酮产生的锥体外系反应较氯氮平和喹硫平大，而且此药还有心血管方面的不良反应（如延长 Q-T 间期，致心律失常），所以 PD 患者还须慎用。

6．阿立哌唑　阿立哌唑是一种多巴胺 D2 受体和 5- 羟色胺 1A 受体的部分激动剂，也是 5- 羟色胺 2A 受体的拮抗剂，被称为首个第三代抗精神病药物。两个小规模（入组受试者小于 15 例）的临床试验发现，部分患者精神病性症状有所好转、部分无效，较多患者有运动症状加重。此外，另一项研究表明阿立哌唑会加重 PD 患者的运动障碍，尽管每天的剂量低于 5mg 仍会加重运动障碍，不仅如此，阿立哌唑还会加重 PD 患者的精神病性障碍。所以对于此药的效果，尚需病例数较多的临床研究证实。

（三）其他药物治疗

胆碱酯酶抑制剂对 PD 精神病性症状的疗效也在研究中。一项多奈哌齐的随机对照试验未发现其与安慰剂相比有显著差异，可能是此项试验的 22 例 PD 患者的精神病性症状都较重，影响了结果。胆碱酯酶抑制剂卡巴拉汀对 PD 痴呆患者的幻觉、妄想症状改善有效。由于胆碱酯酶抑制剂的抗精神病作用要几周后才起效，所以有必要先用一些抗精神病药物控制精神病性症状。

（四）非药物治疗

1．电休克治疗　电休克治疗可用于合并抑郁或者药物治疗无效的 PD 精神病性症状患者。虽然电休克治疗 PD 精神病性症状尚缺少大规模的临床研究，但有研究报道，经过电休克治疗后，PD 患者的精神病性症状有好转，并且运动症状也有短暂性改善。

2．脑深部电刺激治疗　有研究表明，丘脑底核脑深部电刺激治疗能显著改善 PD 患者的运动症状和精神病性症状（基本消失），特别是能够改善由抗 PD 药物引起的较严重的幻觉和妄想，并且能减少抗 PD 药物的剂量。但有研究显示，少数患者治疗后精神病性症状加重，在应用抗精神病药物后很快好转，并且未再复发。此项治疗属于有创手术治疗，远期疗效尚有待观察。

3．心理治疗　心理治疗包括认知行为疗法、支持疗法和心理疏导。已有研究证实，心理治疗可作为药物治疗的辅助治疗手段，对 PD 患者的精神病性症状有明确疗效。

4．中医治疗　有研究得出了中医治疗对某些病例有效的结论，但尚缺乏大样本的研究。

二、谵妄的治疗

三项针对 PD 谵妄症状的随机对照试验使用了抗精神病药物。谵妄状态的 PD 患者可给予适量抗精神病药，如利培酮、奥氮平和喹硫平。剂量宜由小量开始酌情缓增，1~2次/d，使患者镇静，并且遵循症状一旦控制就尽早停药的原则。年老体弱者用量要小，以防意外。由于苯二氮䓬类药物有可能加重患者的意识障碍，使用时应谨慎。

（宁玉萍）

―――――――――――――― 参考文献 ――――――――――――――

[1] FRIEDMAN J H. Parkinson disease psychosis: Update[J]. Behav Neurol, 2013, 27(4): 469-477.

[2] CONNOLLY B S, FOX S H. Drug treatments for the neuropsychiatric complications of Parkinson's disease. Expert Rev Neurother, 2012, 12(12): 1439-1449.

[3] FERREIRA J J, KATZENSCHLAGER R, BLOEM B R, et al. Summary of the recommendations of the EFNS/MDS-ES review on therapeutic management of Parkinson's disease[J]. Eur J Neurol, 2013, 20(1): 5-15.

[4] UMEMURA A, OKA Y, OKITA K, et al. Subthalamic nucleus stimulation for Parkinson disease with severe medication-induced hallucinations or delusions[J]. J Neurosurg, 2011, 114(6): 1701-1705.

第七节　睡眠障碍的治疗

睡眠障碍在帕金森病（Parkinson disease, PD）中很常见，主要包括快速眼动睡眠行为障碍（rapid eye movement sleep behavior disorder, RBD）、失眠、日间嗜睡和睡眠发作、不宁腿综合征（restless legs syndrome, RLS）和夜间呼吸障碍。睡眠障碍严重影响患者及家属的生活质量。

睡眠障碍与很多因素有关，包括疾病因素、药物因素、睡眠期的运动活动、异常的睡眠 – 觉醒节律和呼吸系统异常等。临床医生需要通过病史、体格检查及多导睡眠图确定哪一个因素是最重要的因素。专门的疾病调查表、PD 睡眠量表对筛查、诊断有一定的帮助。当疾病诊断明确后，家属应详细观察患者全天睡眠 - 觉醒周期，睡眠期异常活动的发生，服药种类、时间、剂量，这些因素对疾病治疗很为关键。多巴胺能药物，尤其是多巴胺受体激动剂对 PD 患者睡眠有双相作用，即低剂量可促进睡眠，但白天和夜晚的高剂量会增加睡眠中觉醒次数，减少慢波睡眠。

一、快速眼动睡眠行为障碍的治疗措施

快速眼动睡眠行为障碍（RBD）可能出现在经治疗或非经治疗的 PD 患者中，33% ~ 65% 的 RBD 患者会因为暴力或伤害性梦境演绎行为，导致自己及同床者受伤。非药物治疗应首先考虑患者及同床者的安全，可采用双人床、同床者间放置保护装置、把床垫放在地上以及床头避免放置危险物品等防护措施。根据临床经验，氯硝西泮可作为一线治疗。睡前服用 0.5 ~ 2.0mg 氯硝西泮可部分或完全改善 RBD 症状，其改善率为87% ~ 90%，睡眠伤害率可从 80.8% 减少至 5.6%。但需注意苯二氮䓬类药物的副作用，使用氯硝西泮治疗的 PD 患者中，高达 58% 的患者会出现白天嗜睡、认知功能减退。睡眠呼吸暂停、痴呆或患者日间跌倒风险较高均是氯硝西泮使用的相对禁忌证。随着循证医学证据的增多，褪黑素因为副作用小、耐受性高，可作为老年患者的药物治疗方案之一。低剂量褪黑素（2 ~ 6mg，睡前服用）可改善临床 RBD 症状，高剂量褪黑素（3 ~ 15mg）可改善快速眼动睡眠期肌张力失弛缓。副作用包括晨起头痛、疲劳、困倦、妄想 / 幻觉。氯硝西泮和褪黑素，二者可单用也可合用。此外，有研究报道胆碱酯酶抑制剂、美金刚、佐匹克隆在一定程度也可改善 RBD 患者的症状。普拉克索的治疗效果尚需进一步的研究来证实。需要注意的是，一些精神类药物如选择性 5- 羟色胺再摄取抑制剂可增加 RBD 发生风险，应停用。

二、失眠的治疗措施

睡眠破碎或维持困难是 PD 患者经常的主诉。治疗失眠的首要步骤是明确失眠的主要原因是心理因素还是行为因素，伴随的精神病性症状也应该了解。如果失眠是因为夜间运动症状控制不佳，多巴胺能类药物调整是首要措施。持续夜间多巴胺能刺激（如普拉克索、罗替高汀治疗）可以改善夜间运动不能和睡眠评分。如果是因为夜尿（每晚超过2 次）导致睡眠破碎，针对夜尿的治疗比失眠的治疗更为有效，建议患者控制晚间摄水量，入睡前排空尿液等对症治疗，必要时联合泌尿外科治疗。PD 患者常合并抑郁，也可加重失眠，建议要联合抗抑郁治疗。当病情发展为慢性失眠（症状持续 1 个月以上不能缓解）时，根据美国睡眠医学学会（American Academy of Sleep Medicine）的推荐，首要

进行认知行为治疗（cognitive-behavioral therapy for insomnia, CBT-I），治疗程序通常需要4～8周，每周一次与患者面对面的晤谈，晤谈的时间为30～90分钟。此外，如果患者失眠存在睡眠周期延迟的成分，在早晨予以暴露在明亮的光照下30分钟或更久；如存在睡眠周期提前的成分，在夜间（如20～22时）予以暴露在明亮的光照下进行光疗。CBT-I与光疗结合可显著改善大部分PD患者主观失眠严重度。PD患者失眠药物缺少大规模的流行病学研究资料。在进行上述原因排除、治疗后，谨慎使用苯二氮䓬类如氯硝西泮可能会有帮助。佐匹克隆（2～3mg/d）、唑吡坦（5mg/d）短期使用几天或几周可纠正睡眠-觉醒周期，常见的副作用包括白天困倦和眩晕。具有抗胆碱能作用的三环类抗抑郁药，如多塞平（10mg/d）、阿米替林（25～50mg/d）对入睡困难的失眠有效，PD患者日间运动症状和情绪低落症状也会有改善，但在有认知缺损的患者中，它们可能会引起夜间的精神错乱。其他精神类药物，如曲唑酮、米氮平、喹硫平和褪黑素也在一些小型随机队列研究中证实有效。

三、日间嗜睡和睡眠发作的治疗措施

多项研究证实PD患者的日间嗜睡与夜间总睡眠时间、睡眠效率呈正相关。夜间睡眠障碍治疗可部分改善患者日间嗜睡症状。睡眠发作主要与多巴胺受体激动剂（如普拉克索、罗匹尼罗和培高利特）的使用有关，发作频率与剂量增高相关。当调整多巴胺能药物后患者改善不明显，或是因神经系统退变导致的嗜睡，可考虑使用精神兴奋药物，在使用前，需对患者行多导睡眠监测排除由呼吸障碍，尤其是阻塞性睡眠呼吸暂停综合征所引起的病理性日间嗜睡。最常用的神经兴奋药物是莫达非尼（200～400mg/d）。其具体机制尚不清楚，可能是抑制多巴胺的再摄取，激活去甲肾上腺素能和多巴胺能系统。该药能中等程度改善患者日间嗜睡，但慎用于存在精神病性障碍或有精神障碍疾病发作史的PD患者。莫达非尼的副作用主要有头痛，恶心和头晕。

四、不宁腿综合征的治疗措施

轻度的不宁腿综合征（restless legs syndrome, RLS）患者可采用非药物治疗，如按摩、热水浴等。药物治疗适用于中重度RLS患者。目前认为多巴胺能药物，特别是多巴胺受体激动剂，如普拉克索（最大推荐剂量为0.75mg/d，有效剂量为0.25～1mg/d）、罗匹尼罗（最大推荐剂量为4mg/d，平均推荐剂量为2mg/d）和罗替高汀贴剂（最大推荐剂量：3mg/24h，有效剂量为2～3mg/24h）是RLS的一线治疗。合并RLS的PD患者因为其他症状接受多巴胺受体激动剂治疗，可在睡前或半夜额外增加激动剂服用。该药物的长期治疗疗效欠佳，甚至会恶化 RLS 症状。6% ~ 17% 的服用多巴胺受体激动剂的 RLS 患者可能会出现冲动控制障碍（如病理性赌博、强迫购物症等）。临床医生和家属需要注意这些异常行为，减量或停药可改善。其他常见的副作用包括恶心、头痛、头晕、疲劳和贴剂的局部不良反应。RLS 的二线治疗为阿片类药物，如美沙酮、羟考酮、可待因和曲马朵，副作用包括恶心、便秘、呼吸抑制和睡眠呼吸暂停综合征。一些小型随机对照试验证实氯硝西泮、加巴喷丁、抗癫痫药如卡马西平和丙戊酸也有一定的疗效。而在另一些患者中，长期服用左旋多巴（> 300mg/d）可能会加重 RLS 症状。

五、夜间呼吸障碍的治疗措施

PD 患者夜间呼吸障碍的治疗同无其他合并症的呼吸障碍患者的治疗相似。同床者病史的询问很重要，特别是打鼾史。PD 患者阻塞性呼吸暂停概率高于中枢性呼吸暂停。呼吸障碍的风险、严重性与 PD 患者体重指数、疾病严重程度相关。在阻塞性呼吸暂停和呼吸减弱的 PD 患者中，适当的鼻腔持续性气道正压通气疗法（continuous positive airway pressure, CPAP）可改善大部分 PD 患者夜间睡眠质量、血压及精神病性症状，也能改善日间嗜睡和睡眠发作。上呼吸道外科手术对咽颚部肥厚的患者有效，但仅适合年轻 PD 患者。

当患者存在多种睡眠障碍时，需互相调整药物种类、剂量，以求达到最大的患者自我满意度。除了上述睡眠障碍专病治疗，建立良好的睡眠卫生习惯，如定期就寝，睡前避免咖啡、茶摄入，深呼吸消除焦虑等负面情绪，白天常规锻炼等也是提高 PD 患者睡眠质量的措施。此外，脑深部电刺激（deep brain stimulation, DBS）是晚期 PD 患者的治疗方案，研究发现 DBS 可提高夜间总睡眠时间、三期睡眠比例，改善整体睡眠质量和日间嗜睡情况。

值得注意的是 33% ~ 55% 的 PD 患者经过一段时间睡眠醒来后，尽管未服药但症状如同"开"期或甚至更好，这就是所谓的"睡眠获益（sleep benefit）"。其平均周期为 80 分钟，可发生在夜眠或日间小睡之后。

综上，各种睡眠障碍的综合治疗，调节睡眠周期，提高"睡眠获益"，是 PD 患者睡眠管理的重要部分。

（沈赟 刘春风）

────────────── 参考文献 ──────────────

［1］ MCGRANE I R, LEUNG J G, ST LOUIS E K, et al. Melatonin therapy for REM sleep behavior disorder: a critical review of evidence[J]. Sleep Med, 2015, 16(1): 19-26.

［2］ TROTTI L M, BLIWISE D L. Treatment of the sleep disorders associated with Parkinson's disease[J]. Neurotherapeutics, 2014, 11(1): 68-77.

［3］ SALAWU F, OLOKOBA A. Excessive daytime sleepiness and unintended sleep episodes associated with Parkinson's disease[J]. Oman Med J, 2015, 30(1): 3-10.

［4］ WIJEMANNE S, JANKOVIC J. Restless legs syndrome: clinical presentation diagnosis and treatment[J]. Sleep Med, 2015, 16(6): 678-90.

［5］ NEIKRUG A B, LIU L, AVANZINO J A, et al. Continuous positive airway pressure improves sleep and daytime sleepiness in patients with Parkinson disease and sleep apnea[J]. Sleep, 2014, 37(1): 177-185.

［6］ KUTSCHER S J, FARSHIDPANAH S, CLAASSEN D O. Sleep dysfunction and its management in Parkinson's disease[J]. Curr Treat Options Neurol, 2014, 16(8): 304.

［7］ VAN GILST M M, BLOEM B R, OVEREEM S. "Sleep benefit" in Parkinson's disease: a systematic review[J]. Parkinsonism Relat Disord, 2013, 19(7): 654-659.

第八节　自主神经功能障碍的治疗

帕金森病（Parkinson disease, PD）的自主神经系统（autonomic nervous system, ANS）功能障碍严重影响患者的生活质量，临床上应早期给予规范合理的治疗，针对不同的 ANS 功能障碍症状，其治疗方法迥异。本节将介绍帕金森病自主神经功能障碍的治疗方法，为临床工作提供参考。

一、血压异常的治疗

早期的诊断和治疗可很大程度地改善患者的生活质量。

1. 针对直立性低血压的治疗

（1）患者教育及生活方式改变：从坐位或卧位起立时动作宜缓慢，防止血压下降过多；伴有餐后低血压的患者应少食多餐，减少碳水化合物及酒精的摄入，高纤维饮食，每天保证饮水 2L；可适当通过增加盐的摄入量（大于 8g/d）来增加血容量和血压；通过双下肢弹力裤或束腹带来改善血流的分布；避免热水浴及大量出汗；避免站立位歌唱及吹奏乐器；适当运动，比如游泳、有氧训练、骑行及慢跑等。

（2）药物治疗：直立性低血压仅在出现症状时才需要进行药物治疗，因为相关的药物治疗可能会加重卧位高血压。对已经在服用降压药的患者应该对降压药进行重新评估，必要时停药；对正在进行多巴胺能替代治疗的患者也应进行相应评估，因为这类药物本身就可能导致直立性低血压的发生，尤其是在初始治疗的几个星期内。较高剂量的双氢麦角胺和依替福林可用于直立性低血压的治疗；如果仍不能达到理想的效果，可予氢氟可的松 1～2mg 口服，同时嘱患者高盐饮食，最大效果约在服药一周后出现，但要注意水肿及体重增加等相关不良反应；α_1 肾上腺素受体激动剂米多君 5～40mg/d 亦有良好效果，但注意避免睡前服用。有文献报道抗利尿激素和外周多巴胺受体阻断剂多潘立酮亦有效。

2. 针对卧位高血压的治疗　卧位高血压、血压变异大患者心血管疾病的风险增加，易引起如左心室肥厚、充血性心力衰竭、心房颤动、慢性肾衰竭等，因此无论卧位高血压是否出现症状，都应予以处理。

（1）非药物治疗：避免睡前饮水及服用升压药物，直立性低血压治疗药物可加重卧位高血压；休息时脱下弹力裤；头高位 20～30cm 休息，尽量避免平卧睡觉。

（2）药物治疗：目前对 PD 患者卧位高血压的治疗缺乏统一的意见。合适的降压药物需要符合两个条件，一是短效，二是不易引起直立性低血压，因为 PD 患者常有起夜现象。短效的降压药如依那普利、氯沙坦、硝苯地平都可以应用。另外，硝酸甘油贴膜或舌下含服也是一个很好的选择。

3. 针对餐后低血压的治疗

（1）非药物治疗：应首先去除药物所诱发的可能。低糖饮食，避免过热食物，少食多餐。此外，有文献报道餐前饮水 350～480ml 可以使自主神经损害患者的餐后血压下降幅度减少 20mmHg，这可能与增加胃扩张有关，餐前饮水易实行，疗效确切，推荐作为餐后低血压的常规治疗，但对于严重心力衰竭及晚期肾病患者慎用。餐后适当运动可加快心率，增加心排血量，维持正常血压，饭后散步 20 分钟，运动升压效应能完全补偿预期的餐后血压下降。进食葡萄糖、淀粉等碳水化合物可以导致餐后血压大幅下降，且葡萄糖从肠道吸收的速度与餐后血压下降幅度呈正相关，因此应低糖饮食。

（2）药物治疗：$\alpha-$ 葡萄糖苷酶抑制剂如阿卡波糖、伏格列波糖能延缓肠道对葡萄糖的吸收，降低餐后高血糖，减小餐后血压下降幅度；奥曲肽能抑制胃肠道内血管活性物质的释放，减少内脏血流量、增加外周血管阻力；咖啡因可抑制腺苷的扩血管作用，从而抑制餐后内脏血流灌注的增加。有研究表明，症状性餐后低血压患者饭前服用 60～200mg

咖啡因对改善餐后血压下降可能有效。另外也可采用米多君等药物来提高外周血管阻力。

二、PD 心血管 ANS 功能障碍

PD 心血管 ANS 功能障碍的治疗仍处于探索阶段。近年来相关研究旨在通过降低交感神经系统（sympathetic nervous system, SNS）活性、增加副交感神经系统（parasympathetic nervous system, PNS）活性以及提高动脉压力感受性反射（arterial baroreflex, ABR）的敏感性寻找改善 ANS 功能障碍的可能途径。

1. 药物治疗　目前尚无指南推荐某种药物能确切改善 PD 患者的心脏 ANS 功能障碍。近年来研究发现，给予单剂量左旋多巴可使心率变异性（heart rate variability, HRV）在短时间内增加，其机制可能为药物增加了心脏迷走神经张力。多巴脱羧酶抑制剂（如卡比多巴）可能避免由于外周多巴胺水平增加而引起的继发低血压所致的心律失常。

2. 非药物治疗

（1）物理治疗：研究发现，对不伴有低血压或直立不耐受的 PD 患者进行足底机械性刺激，可有效改善 ABR 的功能。

（2）手术治疗：研究表明，脑深部电刺激（deep brain stimulation, DBS）除了可以改善 PD 患者的运动症状，也可改善心脏 ANS 功能障碍。针对下丘脑后区（posterior hypothalamic area, PHA）、中脑室周灰质（periventricular gray, PVG）/ 导水管周围灰质（periaqueductal gray, PAG）和丘脑底核（subthalamic nucleus, STN）的 DBS 手术可提高交感神经活性，从而改善直立性低血压和压力反射敏感性（baroreflex sensitivity, BRS）。DBS 手术刺激 PVG/PAG 的不同区域可使外周血管阻力与心肌收缩力发生改变，导致血压水平的增加或降低及脉搏增快或减少，从而避免直立性低血压的发生。在倾斜实验（head-up tilt testing, HUTT）中，PHA-DBS 可增加收缩压和外周血管阻力（total peripheral resistance, TPR），而不改变其他心血管指标、仰卧位血压和心率。

STN DBS 可导致 PD 患者出现血压及 HRV 的改变。目前 STN DBS 调节交感神经的机制仍不明确，除了交感神经活性调节机制，也有学者认为可能是 DBS 手术导致患者运动能力增强而引起心血管系统功能的整体改善。

三、排尿障碍的治疗

排尿障碍的治疗原则是早期诊断，缓解症状，充分排空膀胱，尽可能促进膀胱功能的恢复，避免尿失禁及预防尿路感染。

1.药物治疗

（1）多巴胺能药物：在排尿障碍初期给予左旋多巴对运动障碍和排尿障碍均有改善。但使用多巴胺能药物对改善排尿障碍效果的大样本长期观察结果还没有。同时，使用左旋多巴要注意，大剂量的左旋多巴容易加重病情，有引起运动并发症的可能。所以要做到以最小的剂量获得最好的效果，小剂量不仅可以减少副作用，还可以降低运动并发症。

（2）抗胆碱能药物：对逼尿肌反射亢进引起的尿频、尿急可服用抗胆碱制剂，如奥昔布宁。奥昔布宁具有较强的抗胆碱能作用，可解除平滑肌痉挛，起局麻镇痛作用，可作用于膀胱逼尿肌，降低膀胱内压，但该药口服时不良反应明显，表现为口干、嗜睡、视物模糊等，因此限制了其在临床上的应用。同时，由于奥昔布宁可能会使膀胱尿道功能障碍、逼尿肌受损的 PD 患者出现排尿困难或尿潴留，故应严格掌握用药指征。抗胆碱药可使膀胱肌松弛，因此能够改善蓄尿障碍，但抗胆碱药会使排出期膀胱的收缩减弱，导致残尿生成，增加排出障碍的危险。此外，抗胆碱能药还可引起便秘和青光眼急性发作或精神病性症状。老年人除容易出现上述副作用外，还会出现记忆力减退。综上，临床上对于抗胆碱能药物的应用应该慎重考虑。

2.间歇性导尿　对尿潴留或残余尿多的患者，自理能力较强者可以进行间歇性导尿，使其排空膀胱，可以使膀胱周期性扩张与排空，维持膀胱近似生理状态，促进膀胱功能的恢复；通过实施间歇性导尿及配合膀胱功能康复训练，可改善患者的排尿功能，解除患者心理的压力及预防泌尿系统并发症，有利于患者整体的康复。

3.骶神经刺激术　近年来，国内外很多学者正在应用骶神经刺激术治疗慢性排尿功能障碍。骶神经刺激的机制可能是骶髓为储尿和排尿反射的低级中枢，下尿路的自主神经与体神经支配由 $S_2 \sim S_4$ 神经根提供。一条神经通路的活动通过突触联系可以影响到另一条神经通路的活动，骶神经刺激具有双向作用，它可以恢复尿路控制系统内兴奋与抑制之间的正常平衡关系，因此对治疗慢性排尿功能障碍具有独到的作用。

4.丘脑底核脑深部电刺激　在 PD 动物模型和 PD 患者中，该刺激术可以抑制排尿反射，改善膀胱的功能障碍。

5.外科治疗　对伴有前列腺增生症等下尿路梗阻疾患的患者，视其具体情况可以采取经尿道前列腺电切术、经尿道膀胱颈切开术、经尿道外括约肌切开术。

6.中医针灸辅助治疗　有中医研究表明，针刺百会、印堂、四神聪等穴位并配合使用相关 PD 用药，能够缓解患者排尿障碍的相关症状，但具体疗效还有待考察。

尽管 PD 排尿障碍没有明确而统一的诊断标准，但是细心的病史询问和必要的辅助检查便可以早期发现可能存在的排尿障碍症状并做出合适的诊断。因此充分重视 PD 排尿障碍是早期诊断、早期治疗的关键，这样才能够更好地改善患者症状，提高生活质量。

四、出汗异常和皮脂溢的治疗

1．一般治疗 目前对 PD 患者出汗异常和皮脂溢症状尚无肯定的治疗方法。即使 PD 运动症状得到有效控制，其出汗异常和皮脂溢症状亦不能呈同步改善，对患者的正常生活质量造成影响。建议尽量避免精神紧张及情绪激动，保持皮肤清洁，勤换袜子，穿透气及吸水性好的鞋。对于皮脂溢，患者需限制过多的脂肪及糖类摄入，多食新鲜蔬菜及富含有维生素 B 族的食物，可有助于减轻本病。

2．药物治疗 PD 的治疗药物对患者的出汗异常无明显治疗作用，无论患者服用何种抗 PD 药物，如左旋多巴、普拉克索、司来吉兰、恩他卡朋或抗胆碱能药物等，其多汗症状均无明显改善。若局部出汗明显，可应用外用收敛药物，如 5% 的明矾等。PD 皮脂溢症状对皮肤科的常规治疗通常反应欠佳，左旋多巴或左旋多巴受体激动剂药物对该症状略有作用。

3．脑深部电刺激 丘脑底核（STN）电刺激术对 PD 患者的多汗及少汗症状的改善均有效，其机制尚不明确，可能由于 DBS 作用于下丘脑，其电刺激改善了下丘脑的中枢性体温调节作用，从而影响了发汗的功能。

4．肉毒毒素局部注射 肉毒毒素可阻断自主神经与皮脂腺之间的乙酰胆碱传递及其他未知的抗炎反应作用，因此对 PD 皮脂溢和多汗有一定的治疗作用。皮肤病学研究表明，肉毒毒素注射对局部多汗疗效确切且安全可靠，如腋窝、手掌、足底、面部等部位，其可能的不良反应是注射部位无汗或者少汗。目前在 PD 患者中的治疗应用仍在探索阶段。

五、性功能障碍的治疗

PD 患者性功能障碍的病因和发病机制复杂，与多个因素相关，因此治疗也要注意个体化多方面的综合治疗。

1．心理咨询和行为调整 性功能障碍与精神情绪状态密切相关，因此应该重视对患者的心理辅导。应鼓励患者戒烟、避免过量饮酒、调整饮食等以降低血管性疾病的风险。此外，还应注意调整原来可能影响性功能的药物。

2．康复锻炼 鼓励患者进行康复锻炼，患者全身功能状态的改善可使其更加自信，有利于性功能的维持和性生活的完成。

3．药物治疗

（1）多巴胺能药物：左旋多巴和其他抗 PD 药物可能对 PD 患者性功能障碍有效，但这些药物能在多大程度上改善 PD 患者的性功能障碍尚不完全清楚。阿扑吗啡可以刺激多巴胺 D2 受体，并且能激活下丘脑室旁核（paraventricular nucleus, PVN）的催产素能神经元。皮下注射阿扑吗啡可用于改善一般人群及 PD 患者的勃起功能障碍，但应用的剂量是不一样的，一般人群起始剂量为 2~3mg，而 PD 患者起始剂量为 4mg。这种药物的常见副作用是恶心。有报道称，卡麦角林和培高利特也可以改善 PD 患者的性功能障碍。而病态的性欲亢进也可能会出现。一般认为，可能原因为多巴胺能调节异常，可能与受到多巴胺能的刺激以及催产素分泌受抑制有关。病态的性欲亢进可能是 PD 患者在接受多巴胺能替代治疗、左旋多巴和多巴胺受体激动剂治疗过程中难以承受的药物副作用，可通过减少抗 PD 药物的剂量来缓解症状。

（2）磷酸二酯酶 -5 抑制剂：当多巴胺能药物治疗效果不明显时，可以选用磷酸二酯酶 -5（PDE5）抑制剂。到目前为止，PDE5 抑制剂（如西地那非、他达那非和伐地那非）已经成为治疗男性勃起功能障碍的首选药物。这些药物可以抑制磷酸二酯酶降解，增加细胞内 cGMP 浓度，使阴茎海绵体平滑肌更容易松弛，从而使阴茎海绵体更容易勃起变硬。注意当治疗伴有直立性低血压的 PD 患者时，这些药物需谨慎应用。

（3）其他药物：当 PDE5 抑制剂治疗效果不明显时，有试验证明黑皮质素类药物，如布美诺肽可能对治疗勃起功能障碍有效。

（4）女性 PD 性功能障碍：目前没有确实有效的治疗药物，有研究表明，西地那非可以使女性 PD 性功能障碍患者的阴蒂更容易充血，不过这种药物在女性患者的临床效果有待进一步阐明。另外，布美诺肽也可以改善女性患者性功能障碍。

4. 手术治疗　针对 PD 患者 STN 核团的脑深部电刺激在改善运动症状的同时也可以改善部分非运动症状，包括性功能障碍；但是也可能引起病态的性功能亢进。

（罗晓光）

参考文献

［1］TRAHAIR L G, HOROWITZ M, JONES K L. Postprandial hypotension: a systematic review[J]. J Am Med Dir Assoc, 2014, 15(6): 394-409.

［2］MENG L, DUNCKLEY E D, XU X. Effects of a single dose levodopa on heart rate variability in Parkinson's disease[J]. Zhonghua Yi Xue Za Zhi, 2015, 95(7): 493-495.

［3］BASSANI T, BARI V, MARCHI A, et al. Model-free causality analysis of cardiovascular variability detects the amelioration of autonomic control in Parkinson's disease patients undergoing mechanical stimulation[J]. Physiol Meas, 2014, 35(7): 1397-1408.

［4］BASIAGO A, BINDER D K. Effects of Deep Brain Stimulation on Autonomic Function[J]. Brain Sci, 2016, 6(3): 33.

［5］SAKAKIBARA R, SHINOTOH H, UCHIYAMA T, et al. Questionnare-based assessment of pelvic organ dysfunction in Parkinson's disease[J]. Auton Neurosci, 2011, 92(1-2): 76-85.

［6］TRACHANI E, CONSTANTOYANNIS C, SIRROU V, et al. Effects of subthalamic nucleus deep brain stimulation on sweating function in Parkinson's disease[J]. Clin Neurol Neurosurg, 2010, 112(3): 213-217.

［7］MACLENNAN K M, BOSHIER A, WILTON L V, et al. Examination of the safety and use of apomorphine prescribed in general practice in England as a treatment for erectile dysfunction[J]. BJU Int, 2006, 98(1): 125-131.

［8］CHIVERS M L, ROSEN R C. Phosphodiesterase type 5 inhibitors and female sexual response: faulty protocols or paradigms?[J]. J Sex Med, 2010, 7(2 Pt 2): 858-872.

第九节　感觉障碍的治疗

一、帕金森病相关疼痛的治疗

由于帕金森病（Parkinson disease, PD）相关疼痛的机制不清，缺少针对 PD 相关疼痛的治疗方案，大多数情况下需要综合治疗。

运动锻炼的神经生理学效应包括提高神经可塑性和促进神经修复，激活多巴胺能及非多巴胺能痛觉抑制系统等，因此适量锻炼联合物理治疗能保持患者身体的运动能力和灵活性，预防关节僵硬、肢体挛缩，有部分缓解 PD 患者疼痛的可能性。

非甾体抗炎药对非 PD 相关的风湿性或骨关节炎性疼痛的效果较好，对非炎性疼痛的作用可能不大。

有效的多巴胺能药物治疗可缓解 PD 肌强直、运动迟缓引起的骨骼肌疼痛；改变多巴胺能药物剂量、给药次数，以及使用长效缓释制剂对治疗症状波动相关的疼痛（如"开 / 关"期肌张力障碍）有效。例如，对于"关"期肌张力障碍性疼痛，可以通过增加一天内多巴胺能药物的持续刺激来减少"关"期的持续时间及频率，多巴胺受体激动剂或儿茶酚 – 氧位 – 甲基转移酶（COMT）抑制剂常作为首选药物。对于"开"期疼痛的治疗，首选减少多巴胺增效剂（单胺氧化酶 B 抑制剂、COMT 抑制剂）及多巴胺受体激动剂的剂量和用药频次，减少左旋多巴用量可能有效，但是会加重剂末恶化。

有研究发现普拉克索对减缓 PD 患者的疼痛有效，尤其对"开"期疼痛的缓解效果更明显。根据 RECOVER（Randomized Evaluation of the 24-hour Coverage: Efficacy of Rotigotine）研究的报道，罗替高汀贴片对缓解 PD 疼痛也有一定作用。然而 Dellapina E 等的报道显示，阿扑吗啡不会改变 PD 患者主观及客观痛阈，对 PD 疼痛无治疗作用。因此，多巴胺受体激动剂对 PD 疼痛治疗的有效性并不明确，有待更多的临床研究提供有力证据。

小剂量的抗抑郁药（三环类或 5- 羟色胺再摄取抑制剂）、抗惊厥药物（普瑞巴林或加巴喷丁）、阿片类镇痛药（吗啡或可待因）、非甾体抗炎药（布洛芬）均可用于治疗神经根性疼痛，有时也需要神经减压手术。

对于晚期 PD 患者，脑深部电刺激（deep brain stimulation, DBS）在改善其运动症状、运动波动的同时，对疼痛亦有缓解作用。有研究报道，丘脑底核脑深部电刺激（STN DBS）术后 PD 患者疼痛患病率从 70% 可降至 21%，疼痛强度、非运动症状及日常生活质量均得以改善，但不同种类的疼痛对 DBS 的反应不一，肌张力障碍性疼痛和骨骼肌疼痛可被有效改善，但中枢性及根性疼痛无效果。一项长达 8 年的随访研究发现，PD 疼痛可被 STN DBS 所缓解，且有长期效果，但接受了 DBS 的患者在长期随访过程中依然会出现新发疼痛，仍以骨骼肌疼痛为主要类型。Kodama M 等报道在初级运动区低频重复经颅磁刺激能明显减轻 PD 患者"关"期肌张力障碍性疼痛，但这种方法需要进一步的研究证实。脊髓电刺激（spinal cord stimulation, SCS）对疼痛也有一定的缓解作用，在改善 PD 运动症状的同时可以减轻疼痛的强度、缩短持续时间及减少疼痛频率等。

总之，目前对 PD 相关疼痛的治疗策略观点不一。究其原因，一方面，各类型 PD 疼痛的病理生理机制不甚确切，导致临床研究设计多样化，缺乏有关改善 PD 疼痛的不同治疗措施的大样本对照试验；另一方面，可能镇痛药物不能有效改善各类 PD 疼痛，导致患者的依从性较差。

二、PD 嗅觉障碍的治疗

显而易见，嗅觉障碍在 PD 患者中发生率极高，且常常发生于疾病的早期、在运动症状发生前数年出现。目前研究认为 PD 患者嗅觉障碍的发生可能与遗传因素、神经递质改变、蛋白异常聚集、环境因素等诸多因素相关，但其具体病理机制仍未能得到确切解释。在 PD 患者中观察到的神经递质缺陷发生在脑内 α- 突触核蛋白异常沉积等相关的疾病特异性损害之前还是之后，这一问题迫切需要进行相关研究以明确。如果它们发生于这些特异性损害之前，那么应该将研究重点汇聚于维系该系统的完整性，而不是在病理改变已经逐渐明晰之后再试图纠正神经病理改变。

嗅觉功能检测可帮助评估 PD 的发病风险，筛选高危人群及进行早期诊断。嗅觉检测中发现的异常，对于识别可能处于 PD 第一阶段的患者具有一定的价值。尽管嗅觉障碍还可存在于阿尔茨海默病、亨廷顿病等其他神经退行性疾病，但嗅觉检测仍可作为一种 PD 诊断及鉴别诊断的辅助检测手段。

尽管有研究发现对罹患嗅觉障碍的 PD 患者下丘脑核团进行 DBS，患者术后"开"期的嗅觉辨别力有明显改善，提示 DBS 对 PD 患者嗅觉信息的认知过程可能有积极作用。目前对于 PD 嗅觉障碍问题尚无药物干预方法，但这可能在将来得以实现。对于 PD 嗅觉障碍研究的最终目的是希望能够在 PD 的发病早期或发病前通过嗅觉系统的检测对 PD 进行准确的早期诊断，从而使患者早期接受医学干预治疗，延缓患者病情进展速度，故有关 PD 的嗅觉障碍还需深入研究。

三、PD 相关视觉障碍的治疗

多巴胺能药物能改善 PD 患者的视觉处理。研究显示，左旋多巴能改善 PD 患者的色觉、对比度以及异常的视觉诱发电位，这些结果均支持多巴胺能缺陷与较低级视觉通路之间的关系。但关于左旋多巴对较高级视觉通路的作用研究相对较少。研究还发现，左旋多巴能够改善患者的情感面部识别。但相关研究尚不完全，左旋多巴及其他类型多巴胺能药物对患者皮质视觉处理其他方面的作用还知之甚少。

多巴胺能药物与患者视幻觉的关系已有报道。早期研究显示视幻觉与左旋多巴治疗的剂量及时间有关。但近期有研究显示与左旋多巴剂量及治疗时间无关。"关"期视幻觉是左旋多巴治疗 PD 患者运动波动过程中的一种罕见表现。双盲对照研究显示多巴胺受体激动剂与左旋多巴相比，患者出现视幻觉的概率明显增高。传统治疗视幻觉的方法是缓慢减量多巴胺受体激动剂。胆碱能药物在老年 PD 患者中引起视幻觉及谵妄的概率较高。金刚烷胺引起视幻觉的可能性也较高。患者一旦出现视幻觉，首先考虑慢慢停用该两种药物。

PD 患者视功能损害表现多样，尚未明确机制。某些视功能指标可能具有一定早期诊断价值，并可随着 PD 病程的进展而变化。目前尚需要大样本、长期随访研究以进一步明确其在早期诊断和病情评估中的作用，从而更好地诠释疾病的发病机制及对患者生活质量、生活能力的影响，以期从根本上对视觉障碍进行治疗，延缓、阻止甚至治愈该疾病。

（罗蔚锋　毛成洁）

参考文献

[1] CHAUDHURI K R, RIZOS A, TRENKWALDER C, et al. King's Parkinson's disease pain scale, the first scale for pain in PD: An international validation[J]. Mov Disord, 2015, 30(12): 1623-1631.

[2] SCHRAG A. A new scale for the assessment of pain in Parkinson's disease[J]. Mov Disord, 2015, 30(12): 1589-1590.

[3] ALLEN N E, MOLONEY N, VAN VLIET V, et al. The rationale for exercise in the management of pain in Parkinson's disease[J]. J Parkinsons Dis, 2015, 5(2): 229-239.

[4] RANA A Q, KABIR A, JESUDASAN M, et al. Pain in Parkinson's disease: analysis and literature review[J]. Clin Neurol Neurosurg. 2013, 115(11): 2313-2317.

[5] KASSUBEK J, CHAUDHURI K R, ZESIEWICZ T, et al. Rotigotine transdermal system and evaluation of pain in patients with Parkinson's disease: a post hoc analysis of the RECOVER study[J]. BMC Neurol, 2014, 14: 42.

[6] JUNG Y J, KIM H J, JEON B S, et al. An 8-year follow-up on the effect of subthalamic nucleus deep brain stimulation on pain in Parkinson disease[J]. JAMA Neurol, 2015, 72(5): 504-510.

[7] PASCHEN L, SCHMIDT N, WOLFF S, et al. The olfactory bulb volume in patients with idiopathic Parkinson's disease[J]. Eur J Neurol, 2015, 22(7): 1068-1073.

[8] GODOY M D, VOEGELS R L, PINNA FDE R, et al. Olfaction in neurologic and neurodegenerative diseases: a literature review[J]. Int Arch Otorhinolaryngol, 2015, 19(2): 176-179.

[9] ZHOU C Q, ZHANG J W, WANG M, et al. Meta-analysis of the efficacy and safety of long-acting non-ergot dopamine agonists in Parkinson's disease[J]. J Clin Neurosci, 2014, 21(7): 1094-1101.

第十节　疲劳的治疗

目前帕金森病（Parkinson disease, PD）疲劳的治疗还处在探索阶段，治疗手段包括药物治疗、体育锻炼和物理治疗。虽然有一些研究显示药物或非药物干预能够使患者疲劳量表评分得到改善，但实际效果难以令人满意，PD 疲劳还没有公认有效的治疗手段。Elbers 等对已报道的 PD 主观疲劳随机对照试验进行了荟萃分析，该分析纳入 11 项研究，其中 9 项为药物干预研究（包括复方左旋多巴、美金刚、雷沙吉兰、咖啡因、哌甲酯、莫达非尼、多塞平），2 项为康复锻炼研究，共纳入 1 817 名患者，研究结论认为根据目前的研究证据难以对 PD 疲劳治疗给出明确的推荐意见，其中多塞平对减轻疲劳引起的日常生活能力影响及疲劳严重程度可能有一定效果，但需要进一步高质量研究证实；雷沙吉兰对减轻躯体疲劳可能有一定疗效；其他药物及康复锻炼对减轻疲劳及改善日常生活能力的作用缺乏证据。

不少研究报道 PD 疲劳与运动症状无明确关联，抗 PD 药物对疲劳症状治疗作用存在争议。有一些研究结果显示左旋多巴、溴隐亭、普拉克索对躯体疲劳症状有一定改善作用。对伴有躯体疲劳症状的 PD 患者，尝试调整抗 PD 治疗以改善运动症状不失为一项可行的治疗选项。其他用于 PD 疲劳治疗药物包括中枢兴奋剂哌甲酯和莫达非尼、B 型单胺氧化酶抑制剂雷沙吉兰、抗焦虑药物多塞平、谷氨酸受体拮抗剂美金刚等。一项纳入 36 名患者的双盲安慰剂对照研究观察了哌甲酯对 PD 疲劳症状的治疗作用，结果显示哌甲酯 10mg，每天 3 次，治疗 6 周后疲劳严重程度量表（fatigue severity scale, FSS）评分和多维度疲劳量表（multidimensional fatigue inventory, MFI）评分较基线显著降低。另一项双盲对照研究显示雷沙吉兰治疗 36 周后一组早期 PD 患者疲劳症状评分（Parkinson fatigue scale, PFS）较基线显著降低，且雷沙吉兰 2mg/d 组优于 1mg/d 组。还有一项小样本研究结果显示多塞平能改善疲劳症状，需要进一步研究证实。但同时有一些研究得到的结论与上述研究相反。两项双盲安慰剂对照研究对莫达非尼治疗 PD 疲劳进行了观察，其中一项剂量为 200mg/d 治疗 6 周，另一项剂量为 400mg/d 治疗 9 周，两项结果均显示无效。此外，美金刚、咖啡因对 PD 疲劳治疗作用各有一项研究，结果也认为无显著疗效。

尽管不少研究报道有氧锻炼对缓解癌症患者疲劳现象有效，康复训练对改善 PD 患者运动功能也有帮助，但体育锻炼对 PD 疲劳的治疗作用尚未得到证实。有一项研究将 39 名 PD 患者随机分为锻炼干预组和对照组，干预组每周进行 3 次 30 分钟的有氧锻炼和 2 次力量训练，观察 12 周，结果两组 PD 疲劳量表评分无显著差异。PD 疲劳和抑郁、睡眠障碍及认知损害有一定关联，治疗这些相关症状有可能有助于缓解疲劳症状。

未来的 PD 疲劳干预研究需要对疲劳定义和评价标准进行规范，对躯体疲劳和精神疲劳进行区分，对疲劳相关的症状如抑郁、焦虑、认知功能减退、睡眠障碍要同时进行分析。

（陈先文）

参考文献

[1] FRANSSEN M, WINWARD C, COLLETT J, et al. Interventions for fatigue in Parkinson's disease: A systematic review and meta-analysis[J]. Mov Disord, 2014, 29(13): 1675-1678.

[2] FRIEDMAN J H. Fatigue in Parkinson's disease patients[J]. Curr Treat Opinions Neurol, 2009, 11(3): 186-190.

[3] FRIEDMAN J H, ABRANTES A, SWEET L H. Fatigue in Parkinson's disease[J]. Expert Opin on Pharmacother, 2011, 12(13): 1999-2007.

[4] ELBERS R G, VERHOEF J, VANWEGEN EEH, et al. Interventions for fatigue in Parkinson's disease[J]. Cochrane Database Syst Rev, 2015, 10: CD010925.

第十一节　冲动控制障碍与多巴胺功能失调综合征的治疗

一、冲动控制障碍的治疗

冲动控制障碍（impulse control disorder, ICD）的治疗目前对于临床医师来说仍然是一个不小的挑战。国内外均未曾对 ICD 的治疗策略进行前沿性研究，因此现在的数据不足以制定标准的治疗指南。目前临床上对 ICD 的治疗方法主要来源于经验医学和一些有限的临床试验。对于每一个患者，临床医师都需要系统评估患者的用药史及精神状况，尤其是长期服用多巴胺能替代药物进行治疗的 PD 患者，需要特别注意。

1. 减少多巴胺能替代药物的剂量　有很多研究表明，多巴胺能药物（如卡左双多巴、多巴丝肼等）与 ICD 的发生、发展有着密切的关系。因此，ICD 患者治疗的第一步就是减少或停用这类药物。用药原则为以能够满意控制 PD 运动症状的最小剂量服用该类药物。

2. 调整多巴胺受体激动剂的种类或剂量　有些学者认为多巴胺受体激动剂对多巴胺 D3 受体的作用可能是导致 ICD 发生的主要原因，且不同的多巴胺受体激动剂对多巴胺 D3 受体的作用强度也有所不同。临床上确实观察到患者更换多巴胺受体激动剂（如用吡贝地尔替换普拉克索）后，ICD 的症状得到了控制。许多临床报道证实多巴胺受体激动剂单用或与左旋多巴类药物联合应用会增加 PD 患者 ICD 的患病率。多巴胺受体激动剂在 PD 治疗中很常用，尤其是早期 PD 患者，因此在制定 PD 并发 ICD 患者的治疗策略中，应考虑减少或停用受体激动剂，特别是对于已经减少左旋多巴类药物的使用或者更换多巴胺受体激动剂种类无效的 ICD 患者。当停用或减少多巴胺受体激动剂，或改用其他类型多巴胺能药物时，应注意可能导致的撤药综合征，对于此类患者需要进行严密监测。撤药综合征主要表现为戒断症状，包括焦虑、恐慌、出汗、疲劳、疼痛、直立性低血压和药物依赖症状。撤药综合征常导致停用或减少多巴胺受体激动剂的失败，使 ICD 发展为慢性 ICD。对此，有学者建议，PD 药物的减量应缓慢进行，并密切监测患者病情变化，一旦出现戒断症状，应立即恢复最小有效剂量。

3. 应用抗抑郁药物或抗精神病药物 抗抑郁药物，包括西酞普兰、舍曲林、氯米帕明等药物，对于一些 ICD 患者可能有些作用。非典型抗精神病药对于一些 ICD 患者也有一定效果，如氯氮平、喹硫平、奥氮平、利培酮等。但需要注意的是，由于氯氮平在小部分患者中可导致粒细胞缺乏症，因此在应用时需要注意监测血常规。应用奥氮平及利培酮时要注意这两种药物可能会加重运动症状。

4. 其他药物的应用 对于一些男性性欲亢进患者，抗雄激素类药物（环丙孕酮）可以试用。最近的一项随机交叉试验表明，金刚烷胺 200mg/d，对部分病理性赌博患者有效。然而有些研究却得到相反的结果，显示金刚烷胺可加重 ICD 的症状，所以金刚烷胺的临床疗效尚未取得统一的认识。

5. 手术治疗 脑深部电刺激（deep brain stimulation, DBS）治疗 ICD 的疗效尚未明确。有研究表明，DBS 可控制 ICD 的症状。症状的控制可能得益于术后患者服用的左旋多巴或多巴胺受体激动剂剂量减少有关，或者是与 DBS 手术可能直接作用于大脑奖赏环路有关。需要引起注意的是，若考虑手术治疗，需严格掌握适应证，并结合每个患者的个体情况综合考虑。DBS 手术后常见的并发症是出血、感染、行为或认知障碍。术后早期还可出现轻度躁狂或病理性赌博。

PD 患者并发 ICD 的发病率较高，但 ICD 发病的解剖基础、机制、临床表现及最优治疗与管理策略目前仍不明确。若 PD 患者带有发生 ICD 的高危因素（如 PD 发病年龄早、性别、生活方式、服用左旋多巴及多巴胺受体激动剂等药物）应引起重视。ICD 的预防至关重要，应重视疾病的早期防治。可以通过停用或减量多巴胺能药物达到目的，必要时予以非典型抗精神病药，或多种治疗方法联合应用可能会取得一定效果。

二、多巴胺失调综合征的治疗与管理

目前对于多巴胺失调综合征（dopamine dysregulation syndrome, DDS）的临床治疗与管理尚未取得实质性进展，各国的临床医师对于该病的治疗与管理也处于一个探索阶段。DDS 治疗过程有以下特点：①患者难以意识到自己的异常行为表现及其与药物治疗的关系；②在医生长期调整药物的治疗过程中，如何使患者没有抵触并能配合治疗，也是一个棘手的问题。目前没有针对治疗 DDS 的特效药物，迫切需要有一套综合的治疗与临床管理策略。临床中如遇到 DDS 患者，可从以下几个方面着手进行治疗。

1. 识别异常行为表现以及提供社会心理支持 现在没有公开的研究来评价心理干预

对多巴胺失调综合征的治疗效果。社会心理治疗包括应急管理、预防复发、家庭支持管理及一般行为治疗（general cognitive behavior therapy），这些治疗方法已经证明对药物滥用者有一定的帮助。对于有严重DDS的患者，一方面，神经病学专家与精神病学专家的合作，对患者控制症状很有益处。另一方面，应说服病患家庭成员去监督患者，通过外界压力限制患者接触财物、网络等，避免病理性赌博以及网络成瘾等相关行为障碍的发生，并监督患者服药的依从性，避免患者自行服用大剂量的多巴胺能药物。鼓励患者参加一些组织活动，如"帕金森病俱乐部"，成员之间可能更加容易互相帮助及监督。很多PD患者在老伴离世后均出现不同程度的病情加重，甚至出现DDS，说明家庭护理和支持对患者康复的重要性。

2. 调整治疗药物　应首先停止或减少多巴胺能药物的使用，特别是复方左旋多巴制剂。临床治疗观察研究发现，PD患者由于多巴胺能替代药物治疗所致的多巴胺失调综合征的症状，会随着多巴胺能替代药物剂量的减少或停用而好转甚至消失。虽然在强迫性服用药物的患者中将多巴胺能替代药物减量或逐渐停用会减少异常行为，但患者却可能遭受撤药综合征或帕金森病症状加重，因而在这类患者中往往难以减药，需要家人、药剂师以及临床处方医师的共同参与，密切监督患者，这是一个长期的调药过程，最终制定合理的用药方案。对于DDS的药物治疗仍主张"最小药物剂量，最佳满意效果"原则，即达到药物治疗既能控制PD症状又能避免异常行为的出现。

如果帕金森病患者因过量服用多巴胺能药物而导致行为异常，那么早期出现异动症（治疗的12~24个月内）或习惯性重复行为就是发生DDS的红色警报。服用左旋多巴水剂或皮下注射阿扑吗啡很大可能会引起类似DDS的症状，所以应避免应用这种起效快、作用时间短的药物。值得注意的是，调整这类药物的使用时会导致严重的运动波动、轻度躁狂、焦虑及抑郁的出现。若出现轻度躁狂发作，可以使用抗精神病药物如喹硫平、阿立哌唑等，但临床效果有待观察。如果以上两种药物治疗无效，可使用氯氮平，但要注意定期检测患者血常规，防止氯氮平导致的粒细胞缺乏症的出现。若患者出现抑郁、焦虑症状，应考虑给予抗抑郁及抗焦虑药物，并可联合行为治疗。根据对可卡因药物成瘾患者治疗的经验，应谨慎使用三环类抗抑郁药物，因该类药物可能会增加药物依赖复发的风险。一些临床观察发现西酞普兰可能有一定的效果。若出现严重的抑郁症状，如出现自杀及攻击行为，电休克治疗也可考虑，但须谨慎。

另有文献报道，丙戊酸钠250~500mg睡前一次口服，可以治疗DDS，具体的治疗机制并不明确。但这只是个案报道，需进一步研究观察。

3. 手术治疗　丘脑底核（STN）脑深部电刺激或者苍白球内侧部刺激术对多巴胺失调综合征的治疗仍有争议。有研究显示，这两种手术方式不仅能显著改善"关"期患者的运动症状，而且可以显著减少所需多巴胺能药物的每日剂量。DBS的作用机制尚不明确，其可能与术后患者对多巴胺能药物替代治疗的需求量减少有关。发病年龄较早、有严重的运动波动症状伴有 DDS 或 ICD 患者适合手术治疗。国外的一项临床观察发现，在 17 位接受双侧 STN DBS 手术的 PD 并发 DDS 患者中，术后有 12 个患者的 DDS 症状明显改善，但剩余的 5 位患者非但没有任何改善反而加重了原有的症状，表现为加大服用多巴胺能药物来避免出现焦虑、烦躁不安及其他非运动症状。有研究显示，患者在 DBS 术后出现 DDS，可能原因为患者在术后尝试到电刺激带来愉快的感觉后，在无人照料的情况下自行调整刺激频率，从而导致 DDS 的发生。也可能是患者脑内 DBS 装置电池耗尽而无所知，从而自行服用大剂量的药物。因此，DBS 术后安排专人照看对于 PD 患者的治疗很重要。

多巴胺失调综合征是一种少见的神经行为失调，由它导致的相关行为障碍会引起破坏性的社会不良后果。目前人们对它的诊断检出率仍然偏低，对该病的发病机制及治疗仍然有很多疑惑。未来的研究应该更多关注如何识别高危患者，这样就能早期对该病进行干预。DDS 应该与 ICD 区分开来，因为它们的治疗与管理措施存在差别。虽然 DDS 目前仍是一个较棘手的问题，但是我们可以设想，如果能通过刺激奖赏系统提高 PD 患者的欲望与动机，那么 PD 患者就会变得更加活跃，能够较好地从事日常生活活动。因此，如果我们能够更好地理解以及更好地利用人类大脑的奖赏系统，那么 PD 患者的日常活动能力及生活质量就有希望得到提高。

（刘卫国）

———————— 参考文献 ————————

[1] WEINTRAUB D, DAVID A S, EVANS A H. Clinical Spectrum of Impulse Control Disorders in Parkinson's Disease[J]. Mov Disord, 2015, 30(2): 121-127.

[2] REIFF J, JOST W H. Drug-induced impulse control disorders in Parkinson's disease[J]. J Neurol, 2011, 258(suppl 2): S323-S327.

[3] ZHANG G X, ZHANG Z T, LIU L, et al. Impulsive and compulsive behaviors in Parkinson's disease[J]. Front Aging Neurosci, 2014, 6: 318.

[4] ZHANG S, DISSANAYAKA N N, DAWSON A, et al. Management of impulse control disorders in Parkinson's disease[J]. Int Psychogeriatr, 2016, 28(10): 1597-1614.

[5] SAMUEL M, RODRIGUEZ-OROZ M, ANTONINI A, et al. Management of impulse control disorders in Parkinson's disease: controversies and future approaches[J]. Mov Disord 2015, 30(2): 150-159.

第十三章

帕金森病运动并发症的
预防与治疗

帕金森病（Parkinson disease, PD）是第二常见的神经系统退行性疾病，其自然进程是一个逐渐恶化的过程。一直以来，左旋多巴被认为是治疗 PD 最有效的药物，但长期服用会导致运动并发症（症状波动和异动症），严重降低患者的生活质量，成为治疗中最棘手的问题。

业已证实，一些危险因素可能参与了运动并发症的发生。左旋多巴药代动力学、黑质纹状体退行性变与皮质 – 基底节 – 丘脑 – 皮质环路中的多种改变都与之有关。症状波动与突触前膜、突触后膜的多巴胺受体（dopamine receptor, DR）变化有关。疗效减退的出现反映了黑质纹状体系统退行性变导致的多巴胺（dopamine, DA）储存能力下降。治疗过程中，左旋多巴长期间歇性刺激 DR 可激活纹状体内棘状神经元特异细胞传导通路，进而显著增强 γ– 氨基丁酸（GABA）能通路上 N– 甲基 D– 天冬氨酸（NMDA）亚基的谷氨酸受体（GluR）的突触效应，最终导致异动症的发生。

有关运动并发症的发生率，不同研究者报道的数据相差较大。Ahlskog 和 Muenter 对相关文献进行分析后发现，左旋多巴治疗 4 ~ 6 年后，症状波动的发生率约为 40%，异动症略低于 40%。Fabbrini 和 Hauser 的研究显示，左旋多巴治疗 10 年后，二者发生率均可达 80% ~ 90%。国内多中心研究结果显示，PD 患者应用左旋多巴时间 1 年以内、1 ~ 2.5 年、2.5 ~ 5 年、5 ~ 10 年及大于 10 年时，运动波动的发生率分别为 29%、33.5%、50.2%、60.3% 和 68.3%，平均为 46.5%，异动症的发生率分别为 3.1%、5.5%、13.1%、12.8% 和 19.3%，平均为 10.3%。Blanchet 对 100 例左旋多巴连续治疗 1 ~ 18 年的患者进行 Kaplan-Meier 生存曲线分析后发现，56% 的患者出现异动症的平均时间为 2.9 年。年轻患者（< 60 岁）更易出现运动并发症，且更常见于北美人群。晚期 PD 的临床表现极其复杂，其中有疾病本身进展因素参与，也有药物的不良反应。运动波动通常始于轻微的疗效减退（"剂末"现象），随后逐渐出现中期的"开 – 关"现象和异动症，以及晚期的复杂性波动。

第一节　帕金森病运动并发症的病因与发生机制

帕金森病运动并发症的确切原因和发病机制尚未完全阐明，现有的证据显示，它是多种因素共同作用的结果。总体而言，运动并发症，特别是异动症的发生主要与两大因素有关：①黑质纹状体 DA 耗竭的程度（即黑质纹状体的变性程度），这是其发生基础，如果没有这个通路的变性，即便其他因素都存在也不会发生异动症；②左旋多巴的药代动力学特征，半衰期较短的左旋多巴对 DR 产生非连续性或"脉冲样"刺激，长期"脉冲样"刺激可引起下游一系列蛋白和基因表达改变，以及非多巴胺能神经递质系统异常。

在过去 20 年，业界学者们对 PD 运动并发症的病因和机制有了更深入的认识。本节将从左旋多巴药物、遗传因素、基因表达、多巴胺能与非多巴胺能受体、分子信号通路以及基底神经节环路等角度简要探讨运动并发症的发生机制。

一、多巴胺存储能力减弱

黑质 – 纹状体多巴胺能神经元是左旋多巴转化为多巴胺（DA）并储存的重要场所。当脑内 DA 含量减少达 80% 以上时才出现 PD 的临床症状。研究发现，纹状体主要的传入神经为 DA 能神经元和谷氨酸能（Glu）神经元，传出神经为 GABA 能神经元。其中，黑质 – 纹状体神经元发出的纤维投射至苍白球内侧部（GPi）与丘脑构成直接通路，纹状体苍白球神经元发出的纤维投射至苍白球外侧部（GPe）和丘脑底核（STN）构成间接通路，直接通路和间接通路之间的平衡对维持基底节神经环路活动起重要调节作用（见下文"异动症的基底节神经环路学说"）。随着疾病的不断进展，DA 能神经末梢进行性缺失，其储存和释放 DA 的能力下降，对外源性刺激的缓冲能力逐渐减弱，引起直接通路活动降低而间接通路活动增强，导致基底节向皮质的抑制性输出活动增强。对症状波动患者组和对照组进行的多巴胺 D2 受体（反映突触间隙 DA 浓度）显像发现，症状波动组用药 1 小时后突触间隙 DA 浓度较高，但 3 小时后低于对照组，表明症状波动者的 DA 转换增加，对左旋多巴缓冲能力减低，血药浓度波动幅度大，加重对 DR 的"脉冲样"刺激。

二、左旋多巴诱导运动并发症的发生

单纯 DA 储存能力降低并不能解释年轻患者比年老患者更易出现症状波动这一现象，也不能解释为何小剂量左旋多巴治疗能延迟症状波动的发生。而且，直接作用于 DR 的激动剂也不能消除症状波动，但能减轻其严重程度。研究发现，症状波动的主要危险因素是左旋多巴治疗的持续时间和剂量大小，左旋多巴自身或大脑内左旋多巴峰浓度 / 谷浓度会影响症状波动的发生。CALM-PD 临床试验比较了左旋多巴和普拉克索这两种药物的运动并发症发生率，2 年和 4 年的随访结果显示，左旋多巴明显比受体激动剂更易诱发症状波动和异动症。

（一）左旋多巴的间歇性多巴胺能刺激

通常认为，左旋多巴间断给药（相对于持续给药）容易引起症状波动。非生理性"脉冲样"刺激，可导致 DR 突触可塑性改变、基因和蛋白表达失调、基底核输出神经元放电模式改变。观察发现，"脉冲样"刺激改变 D1 受体活性，使皮质 – 纹状体 – 苍白球 – 丘脑 – 皮质通路过度激活，导致苍白球 – 丘脑输出增多。持续静脉给药能改善 PD 治疗效果并且提高异动症发生的阈值。药代动力学研究提示，持续静脉输注左旋多巴避免其浓度波谷是避免运动并发症的关键，保持左旋多巴血浆水平在最小阈值之上比保持血浆浓度平稳更重要。

（二）左旋多巴药代动力学

左旋多巴药代动力学特性决定了左旋多巴到达靶点 – 纹状体的效率和程度。对 PD 患者血浆药代动力学特点的观察发现，左旋多巴长期治疗明显增加左旋多巴峰值浓度（C_{max}）和时间浓度曲线的面积（AUC），缩短达峰时间（T_{max}）和代谢半衰期（$T_{1/2}$），这些变化在稳定期和疗效减退的患者中都会出现，症状波动者比无症状波动者有更高的 C_{max} 和 AUC，更短的 T_{max} 和 $T_{1/2}$。左旋多巴作为一种较难溶于水的大分子中性氨基酸，口服血浆半衰期较短（90 分钟），经肠道吸收和通过血 – 脑屏障的过程中都会与其他中性氨基酸竞争。由于其主要吸收部位在十二指肠和空肠上段，因此胃排空延迟可以导致药物滞留在胃部，富含蛋白质的膳食或食物残渣均可降低其溶解，阻碍其从胃到十二指肠的运输。

（三）左旋多巴药效学机制

随着病情进展，黑质 – 纹状体 DA 能神经末梢进行性变性丢失，对外源性刺激的缓冲能力降低，造成纹状体突触间隙 DA 浓度的非生理波动，长期"脉冲样"刺激导致 DR 表达下调，引发 DA 系统下游位点的一系列改变，即所谓可塑性改变，是疗效减退进行性加重及其他并发症发生的基础。纹状体突触后膜 DR 的作用在疾病初期可能是正常的，由于黑质 – 纹状体突触前膜 DA 能神经元的去神经支配，纹状体突触后膜 DR 呈超敏状态，但大量 DA 及其代谢产物非生理性、慢性刺激导致这些受体脱敏并表达下调，或直接改变 DR 数量。

三、多巴胺受体改变

突触后 DR 机制一直被认为是运动并发症发生的重要因素。人类共有 5 种 DR 亚型，即 D1 ~ D5 受体。其中 D1 受体和 D2 受体在纹状体的分布最丰富，D3 受体则在背侧纹状体和伏隔核高表达。异动症可能与 D1 受体和 D3 受体的关系更为密切。DR 敲除小鼠实验证明异动症的发生需要 D1 受体的存在。在 6- 羟基多巴胺（6-OHDA）大鼠和 1– 甲基 –4– 苯基 –1，2，3，6– 四氢吡啶（MPTP）诱导的猴异动症模型中都存在纹状体 D1 受体和 D3 受体密度增加，同时伴有中型棘状神经元（MSN）上细胞膜 D1 受体的募集。左旋多巴和 D3 受体拮抗剂共同作用可以提高细胞膜 D1 受体的水平并减少异动症的发生，提示 D1 受体的募集是通过 D1-D3 受体异二聚体形成实现的。对伴有"开 – 关"现象、伴有疗效减退、左旋多巴反应稳定及未接受左旋多巴的四组患者进行左旋多巴静脉注射，剂量效应曲线显示前两组为 S 形，而后两组为线性。左旋多巴敏感性的上升提示 DR 改变，可能是 D2 受体。因此，左旋多巴诱导的异动症与突触后膜 DR 的表达水平和功能状态密切相关，目前有关 DR 改变有以下两种学说。

（一）多巴胺受体功能的改变

在 6-OHDA 大鼠模型和 PD 患者中，活化的 D1 受体可因左旋多巴介导而通过细胞内摄作用从细胞膜进入细胞质，引起 D1 受体易位，影响其与第二信使转导通路的配体结合。毒物 MPTP 诱导的灵长类动物模型研究发现，其脑组织 D1 受体主要表达于纹状体神经元细胞膜，其中伴有运动并发症的灵长类动物的 D1 受体表达显著增加。由此推测，大剂量左旋多巴可诱导 D1 受体的病理性细胞内摄，进而通过同源脱敏机制引起 D1 受体在细胞膜的表达增加。此外，D2 受体在运动并发症发病中也起重要作用。阻断 D2 受体下游信号转导通路，最终可减轻左旋多巴引起的 MPTP 恒河猴模型的异动症和 6-OHDA 大鼠的不自主运动。

（二）多巴胺受体的超敏反应

研究发现，DA 减少可增强 D1 受体 – 蛋白激酶 A（protein kinase, PKA）途径的敏感性。在正常的纹状体，D1 受体激活环磷酸腺苷（cAMP）/PKA 后导致 PKA 亚基的磷酸化（如 DA-cAMP 调控的神经磷酸蛋白 DARPP-32，cAMP 反应元件结合蛋白），继而诱导即早基因表达。在 DA 减少的纹状体内，这个信号级联反应明显强化。与此同时，DA 也可增强胞外信号调控激酶（extracellular signal-regulated kinase, ERK）的作用。在 DA 完整的纹状体中，D1 受体刺激引起 ERK1/2 的磷酸化与 △ FosB 升高，这个反应在失神经支配的纹状体区域显著强化，称为超敏。有证据表明，超敏是异动症形成的基础。一项影像研究显示，D1 受体的敏感性与异动症的发生呈线性相关。通过雷氯必利（raclopride）PET 扫描显示早期经左旋多巴治疗的 PD 患者纹状体 D2 受体情况，结果显示左旋多巴治疗 3 ~ 4 个月后雷氯必利结合率升高（受体超敏），但治疗 3 ~ 5 年后恢复正常（功能下调）。

四、遗传因素

部分患者即使长时间接受左旋多巴治疗也不会出现运动并发症，而常染色体隐性遗传性青少年型 PD 患者（如 *PARK2*，*PARK6* 和 *PARK7* 基因突变患者）会较早出现异动症，遗传因素显然在异动症中发挥了重要作用。研究发现，D2 受体 *TaqIA* 基因多态性与运动波动的发生风险有关联，但 D3 受体 *Bal I* 和 *Map I* 基因多态性与运动波动的发生却无关联性。D2 受体基因多态性对男性 PD 患者的"剂峰"异动症有保护作用，但对女性却无此作用。儿茶酚氧位甲基转移酶（COMT）基因可以调节 DA 和其他儿茶酚胺类物质的代谢，Val158Met 位点突变可以降低 COMT 酶活性，导致突触间隙 DA 含量增加，进而引发异动症。最近的荟萃分析也未表明 *COMT* 基因 rs4680 多态性是 PD 患者发生异动症的危险因素。

五、异动症相关基因表达

长期左旋多巴摄入会增强转录，参与细胞结构重塑。即早基因（immediate-early response genes, IEGs）是一组接受外界刺激后可以快速转录表达的基因，因编码转录因子 FosB 而受到密切关注。纹状体区免疫荧光表明，FosB 特别是其选择性剪接异构体△FosB，在异动症动物模型的背外侧纹状体高表达，且与异动症的严重程度相关。在有异动症表现的啮齿类动物中，△FosB 的表达集中于直接通路的中型棘状神经元（dMSNs），其高表达与 ERK 及其下游因子有丝分裂原相关激酶 1 的活化有关，可以增加异动症的发生。

研究发现，dMSNs 中许多基因的改变与异动症的严重程度密切相关。研究发现，首次左旋多巴治疗后 0~6h 内，参与蛋白磷酸酶活性的基因表达均偏高，提示左旋多巴治疗后 ERK 活化的负反馈调节。*Nptx2* 基因编码神经穿透素Ⅱ（或神经活性穿透素，Narp），介导谷氨酸受体（GluR）的聚集。左旋多巴处理后，Nptx2 表达增加，ERK 抑制剂 SL327 可以阻止其表达，且 Narp 基因敲除小鼠的异动症严重程度明显下降，因此，Narp 有望成为异动症早期治疗的靶点。此外，染色质修饰也参与异动症相关基因的表达调控。文献报道，左旋多巴可以增加 MSN 中 PKA 的活性和 DARPP-32 的磷酸化。在多巴胺能失神经支配的动物中，通过 D1 受体超敏介导 DARPP-32 和 ERK/MSK1 活化，左旋多巴可以提高纹状体 MSNs（特别是 dMSNs）组蛋白 H3 Ser28 的磷酸化水平（H3S28p）。重要的是，DARPP-32 基因敲除的小鼠，异动症明显减轻。这表明，cAMP/PKA/DARPP-32 信号途径的激活在异动症的发生中起着重要的作用。

六、神经生化改变

（一）多巴胺能系统

参见 DR 的改变。

（二）5- 羟色胺能系统

5- 羟色胺（5-HT）能神经元投射纤维广泛分布于基底节神经环路，可摄取外源性左旋多巴，将其转换为 DA，并储存于突触囊泡。纹状体区 DA 和 5-HT 的水平与异动症的严重程度密切相关。研究发现，绝大多数 DA 能神经元变性丢失后，5-HT 能神经元在左旋多巴到 DA 的转换以及不自主运动的发生中发挥重要作用。随着 DA 突触末梢的进行性丢失，5-HT 能神经元生成 DA 逐渐增加，但 5-HT 神经元对 DA 的合成和释放均较短促，缓冲能力不足，且反馈性自我调节机制弱，使得突触间隙 DA 含量大幅波动，突触后 DR 受到大幅度"脉冲样"刺激，易诱发异动症。因而阻断 5-HT 受体在理论上有可能减轻异动症的发生。近期 Lee 等发现，壳核和苍白球区 5-HT 转运体（SERT）/多巴胺转运体结合率随 PD 病程的进展而不断增加，且在异动症时达到峰值。选择性 $5-HT_{1A}$ 和 $5-HT_{1B}$ 受体激动剂通过抑制 5-HT 的释放，减少纹状体谷氨酸和 γ- 氨基丁酸（GABA）释放，阻止 △ FosB 的表达及谷氨酸受体（NMDAR）亚单位分布的变化，在不减弱左旋多巴疗效的基础上可以明显减轻异动症，同时还能改善情感障碍。5-HT 转运体抑制剂氟西汀和西酞普兰与受体激动剂有类似疗效，也可减少异动症的发生且不会影响左旋多巴的疗效。

（三）谷氨酸能系统

谷氨酸（Glu）是基底节主要的兴奋性神经递质。Glu 能受体和 DA 能受体共同定位于纹状体棘状神经元，由大脑皮质发出的 Glu 能传入纤维在尾状核和壳核与 DA 能传入纤维汇聚于相同的棘状神经元。在 6-OHDA 大鼠模型中，研究者发现纹状体 NMDAR 亚型上丝氨酸、酪氨酸残基的磷酸化增加。对毒物 MPTP 诱导的小鼠和猴模型的观察发现，清除药物作用后，有异动症表现的实验动物纹状体 NMDAR 水平显著低于无异动症者。PET 研究发现，异动症患者 ^{11}C-CNS5161（NMDAR 活化的标志物）在尾状核、壳核和中央前回的摄取明显增多，说明 Glu 的异常转运及 NMDAR 介导机制都可能与异动症的发生有关，NMDAR 拮抗剂则能阻止动物异动症的出现，且可逆转左旋多巴反应时间的缩短。

（四）腺苷系统

纹状体多棘神经元表达四种不同的 G- 蛋白偶联腺苷受体，即 A1R、A2AR、A2BR 和 A3R。其中，A1R 和 A3R 与抑制性 G 蛋白耦合，A2AR 和 A2BR 与刺激性 G 蛋白耦合，二者通过控制纹状体的输出而调节运动行为。其中 A2AR 在异动症发生和治疗中的作用受到了更多关注。该受体的一个特性就是选择性定位于 GABA/ 脑啡肽能纹状体 – 苍白球间接通路，主要在 MSNs 突触后表达，与 D2 受体和 mGluR5 共同组成异质二聚体，通过促进 GluR 磷酸化调节纹状体 Glu 能神经纤维的传递。研究发现，应用选择性 A2AR 阻断药可同时从强度和时间上增强左旋多巴疗效，增加"开"期时间，降低异动症的严重程度。在左旋多巴小剂量应用的前提下，A2AR 拮抗剂可以延缓运动并发症的发生，但对已发生的异动症无效。

（五）胆碱能系统

DA 和乙酰胆碱（ACh）之间的失衡在 DA 能损伤所致的纹状体长期变化中发挥了重要作用。当 DA 信号降低时，胆碱能神经元即所谓张力性活化神经元丧失其调节作用，使得 ACh 的释放增加。整个脑区，纹状体区胆碱能神经元密度最高，纹状体区 DA 能神经元释放的 DA 受烟碱型乙酰胆碱（nACh）强力调控。胆碱能中间神经元（ChIs）通过胆碱能受体调节 Glu 能神经元可塑性及 GABA 能神经元信息传入。长时间左旋多巴暴露后，纹状体区 ERK 的激活会从中间棘状神经元转换至 ChIs。这说明异动症起始于中间棘状神经元，但由于 ChIs 的"储存效应"及其对左旋多巴的高度敏感性，使 ChIs 的 ERK 激活。尼古丁作用于 nACh 受体而发挥中枢作用，此受体是一种配体门控离子通道，由 5 种跨膜亚单位组成。对 6-OHDA 诱导的异动症大鼠的研究发现，尼古丁慢性摄入可通过脱敏机制，下调 nACh 受体表达，进而减少 nACh 受体介导的 DA 释放而减少异动症发生。研究发现，尼古丁处理 MPTP 诱导的松鼠猴数周后，可以在不影响运动症状控制的基础上最大程度减少"剂峰"异动，并使总异动时间减少 60% ~ 70%。

（六）阿片系统

阿片类受体共有 μ、κ 和 δ 受体 3 种亚型，均为 G 蛋白偶联受体，位于纹状体及基底节区。其配体包括脑啡肽、β 内啡肽及强啡肽，以及前体蛋白前脑啡肽原 –A（PPE-A）和前脑啡肽原 –B（PPE-B）。研究提示，阿片肽在纹状体和底丘脑核到苍白球内侧部的异常传递可由 PPE-B 介导，当贮存于苍白球内侧部的阿片肽浓度达一定水平时便可引起异动症。在 MPTP 诱导的晚期 PD 恒河猴模型中，纳布啡通过减少纹状体内 △ FosB、强啡肽原、强啡肽及细胞周期依赖性激酶 –5（CDK5）的过表达，以剂量依赖的方式使异动症减少 48%，但其必须与左旋多巴联合应用，单用无效，长期服用无耐药性。

（七）大麻素系统

目前已知的大麻素受体主要分为 CB1 和 CB2 两种亚型。CB1 受体（CB1R）主要分布于中枢及外周神经系统，在基底节、海马及小脑表达最为丰富，且可表达于 Glu 能和 GABA 能神经元轴突末梢，在含 D1 受体和 D2 受体的中型棘状神经元高表达，并且 CB1R 能够负向调节 D1 受体和 D2 受体介导的行为。这是假设 CB1R 能作为 GABA 能和 Glu 能神经元失调干预靶点的关键。在 PD 动物模型中，大麻素激动剂与拮抗剂都表现出抗异动作用，而临床上却只有激动剂可减少异动症。这种矛盾部分可通过内源性大麻素如油酰乙醇胺 OEA（与过氧化物酶体增殖物激活受体 PPAR 和辣椒素受体 TRPV1R 结合）对 CB1R 和 TRPV1R 的修饰作用来解释。

（八）γ- 氨基丁酸能系统

GABA 是脑内最重要的抑制性神经递质。除丘脑底核和黑质致密部外，基底节区其他神经核都包含 GABA 能神经递质。DA 能神经元的丢失和左旋多巴的应用可导致基底神经节 GABA 能神经传递的改变。苍白球内侧部和黑质网状部的 D1 受体活化可以刺激 GABA 释放，促使神经元发放 3 ~ 15Hz 的电冲动。在异动症动物模型和 PD 患者中也可以观察到类似诱发电位。研究发现，异动症动物模型经低强度丘脑底核脑深部电刺激（STN DBS）后，其纹状体黑质区突触终末 GABA 能通路活性增强，黑质区 GABA 释放增加。临床试验显示，通过增强 GABA 能的神经传递，苯二氮䓬类药物地西泮可以减轻异动症，然而其受体调节剂唑尼沙胺却无此疗效。

（九）肾上腺素系统

肾上腺素和去甲肾上腺素通过激活肾上腺素能受体而发挥作用。肾上腺素能受体是一种 G 蛋白偶联受体，包括 α 和 β 两种受体。α 肾上腺素受体表达于纹状体 - 苍白球投射纤维末梢，在纹状体 GABA 能 MSNs 上富集。突触前去甲肾上腺素能末梢和突触后纹状体 MSNs 中 α 肾上腺素受体的激活可以增加 GABA 能向苍白球内侧部的传输，进而增加异动症风险。动物实验已证实 α 肾上腺素受体阻滞剂可减轻异动症程度，且不影响其抗 PD 效果。Fipamezole（α 受体拮抗剂）是较有前景的药物，它不但可延缓异动症的发生，改善其严重程度，也可增加"开期"持续时间，Ⅲ期临床试验效果显著。

七、异动症的基底节神经环路学说

上述各种与异动症相关的神经递质、受体、生化和分子的改变可以发生在全脑的各个脑区。随着各种研究结果的累积，异动症的"基底节环路"假说得到了越来越广泛的认同。此环路主要由四个神经核团组成：纹状体、苍白球、黑质和丘脑底核（STN）。其中，纹状体是主要的输入核团，从大脑皮质发出神经纤维到同侧的新纹状体，经过直接和间接两条通路传送到基底节的输出核团：黑质网状部（SNr）和苍白球内侧部（GPi）。直接通路来自表达 D1 受体的纹状体 GABA 能神经元，是指从大脑皮质到新纹状体，再由新纹状体内含有 P 物质的投射性 GABA 能神经元投射至 GPi 及 SNr，换元后到达丘脑腹前核和腹外侧核，最后返回大脑皮质运动前区和前额叶的通路。大脑皮质对新纹状体的作用是兴奋性的，而之后到 GPi 及丘脑的纤维都是抑制性的，即新纹状体抑制 GPi，而 GPi

又抑制丘脑，这种现象称为去抑制。因此，直接通路可以易化运动。间接通路来自表达 D2 受体的 GABA 能神经元，是指从大脑皮质到新纹状体，再由新纹状体内含有脑啡肽的 GABA 能神经元投射至苍白球外侧部（GPe），再由 GPe 投射至 STN，然后由 STN 投射至 GPi，相当于在直接通路中的新纹状体与 GPi 之间插入 GPe 和 STN 这两个核团。间接通路中同样存在去抑制现象，即新纹状体到 GPe 和 GPe 到 STN 的投射纤维都是抑制性的。因此，当新纹状体活动增加时，STN 的活动增加。而 STN 到 GPi 的纤维是兴奋性的，其递质为 Glu，结果使 GPi 的抑制性纤维兴奋，从而使丘脑腹前核和腹外侧核以及大脑皮质的活动减少。可见，间接通路起到抑制运动的效果。

观察 MPTP 诱导的猴模型发现，异动症时 GPi 内 GABA 能受体发生了明显变化，形成了对纹状体 GABA 能传入纤维的超敏状态，提示异动症可能存在直接通路的过度活化及 GABA 对 GPi 神经元的过度抑制。神经电生理研究证实，异动症时微电极记录 GPi 放电频率明显减少，且放电模式也发生了变化，而 GPe 神经元放电频率增加，GPe/GPi 的平均放电频率之比增加。在异动症猴模型中可记录到 GPi 神经元放电频率明显减少，这与异动症患者苍白球手术期间的观察结果相似。"开期"伴或不伴异动症的 PD 患者 GPi 神经元放电频率无明显变化，但模式却发生了明显变化，出现爆发样或不规则放电。这表明，异动症的病理变化不仅与 GPi 放电频率相关，也与放电模式有关。局部场电位记录显示，术前给予 GPi 或 SNr 区域低频刺激，轻度异动症患者比严重者更易出现去极化。近期，光遗传学被用来选择性阻断直接通路中 MSN 的 DARPP-32 蛋白，使大鼠的异动症明显减轻。

综上所述，PD 运动并发症的发生机制与黑质纹状体 DA 能神经元退行性变、左旋多巴药代动力学、药效学、遗传因素、异动症相关基因表达及皮质 – 基底节 – 丘脑 – 皮质神经环路中各种神经递质及其信号通路的改变密切相关。该环路上的任何改变都可能会影响左旋多巴的反应。纹状体直接位于退行性变的黑质的下游位置，作为皮质及黑质信息向基底节传递的整合点，在这一过程中发挥重要作用。DA 能药物脉冲样刺激引起的 DR、Glu 能受体及其他受体继发性改变，最终导致纹状体信号传出的直接和间接通路失衡，从而诱发运动并发症，但其详细的分子生物学机制尚未完全阐明，继续探讨阐明运动并发症机制对提高左旋多巴治疗的安全性、更好地控制 PD 运动并发症，提高患者生活质量均有重要意义。

（王涛　张国新）

参考文献

[1] CHEN W, XIAO Q, SHAO M, et al. Prevalence of wearing-off and dyskinesia among the patients with Parkinson's disease on levodopa therapy: a multi-center registry survey in mainland China[J]. Transl Neurodegener, 2014, 3(1): 26.

[2] HONG J Y, SHOULSON I, FAHN S, et al. Presynaptic dopamine depletion predicts levodopa-induced dyskinesia in de novo Parkinson disease[J]. Neurology, 2014, 82(18): 1597-1604.

[3] FOX S H, LANG AE. 'Don't delay, start today': delaying levodopa does not delay motor complications[J]. Brain, 2014, 137(Pt 10): 2628-2630.

[4] JIMENEZ-URBIETA H, GAGO B, DE LA RIVA P, et al. Dyskinesias and impulse control disorders in Parkinson's disease: From pathogenesis to potential therapeutic approaches[J]. Neurosci Biobehav Rev, 2015, 56: 294-314.

[5] HEIMAN M, HEILBUT A, FRANCARDO V, et al. Molecular adaptations of striatal spiny projection neurons during levodopa-induced dyskinesia[J]. Proc Natl Acad Sci USA, 2014, 111(12): 4578-4583.

[6] CHARBONNIER-BEAUPEL F, MALERBI M, ALCACER C, et al. Gene expression analyses identify Narp contribution in the development of L-DOPA-induced dyskinesia[J]. J Neurosci, 2015, 35(1): 96-111.

[7] IDERBERG H, MCCREARY A C, VARNEY M A, et al. Activity of serotonin 5-HT(1A) receptor 'biased agonists' in rat models of Parkinson's disease and L-DOPA-induced dyskinesia[J]. Neuropharmacology, 2015, 93: 52-67.

[8] POLITIS M, WU K, LOANE C, et al. Serotonergic mechanisms responsible for levodopa-induced dyskinesias in Parkinson's disease patients[J]. J Clin Invest, 2014, 124(3): 1340-1349.

[9] BORDIA T, MCINTOSH J M, QUIK M. The nicotine-mediated decline in l-dopa-induced dyskinesias is associated with a decrease in striatal dopamine release[J]. J Neurochem, 2013, 125(2): 291-302.

[10] POTTS L F, PARK E S, WOO J M, et al. Dual kappa-agonist/mu-antagonist opioid receptor modulation reduces levodopa-induced dyskinesia and corrects dysregulated striatal changes in the nonhuman primate model of Parkinson disease[J]. Ann Neurol, 2015, 77(6): 930-941.

[11] BASTIDE M F, MEISSNER W G, PICCONI B, et al. Pathophysiology of L-dopa-induced motor and non-motor complications in Parkinson's disease[J]. Prog Neurobiol, 2015, 132: 96-168.

第二节　帕金森病运动并发症的分类

帕金森病（Parkinson disease, PD）早期，多巴胺能药物治疗如左旋多巴（levodopa）治疗对疾病的主要运动症状及日常生活能力均有显著改善，即便在血药浓度降低时大部分患者临床症状仍处于较稳定的状态，未见明显症状波动，这一阶段为左旋多巴治疗的"蜜月期"。随着疾病进展，多巴胺能药物带来的副作用逐渐显现，表明疾病进入运动并发症期。此时患者对治疗的反应不再那么平稳，PD症状在两次给药之间开始出现波动，即运动波动，又称"剂末"现象或疗效减退（wearing-off），以及随药物浓度变化出现各种不自主运动，即异动症（dyskinesia）。根据其出现的先后顺序，运动并发症主要分为初期的"剂末"现象，中期的异动症和晚期的复杂性波动。根据左旋多巴用药时间与临床运动、感觉现象之间的特点可以将这些运动并发症再进行细分（表13-1）。症状波动可以细分为疗效减退、剂量失效、"开-关"波动（on-off fluctuations）和"冻结"现象等；异动症包括"剂峰"异动、双相异动及"关"期肌张力障碍等。不同类型的运动并发症发生的时间有所不同。最常见的运动并发症是疗效减退和"剂峰"异动。DATATOP（The Deprenyl and Tocopheral Antioxidative Therapy of Parkinsonism Trial）研究发现，左旋多巴治疗18个月后，"剂末"现象的发生率为51%，异动症为26%，"开-关"现象为5%。总体来讲，启用左旋多巴治疗后，每年会有10%的患者出现运动波动，且随病程延长而不断增加。症状波动常常首先表现为疗效减退，之后逐渐出现"开-关"现象、"冻结"现象和异动症。进入病程晚期，症状波动和异动症可出现在同一患者，使临床表现更加复杂多变。因此，面对病情复杂的晚期PD患者，快速明确运动并发症的类型是采取合理治疗策略的前提。

表 13-1　帕金森病运动并发症的分类

类别	详细分类
症状波动（"关"期）	可预测的"剂末"恶化
	不可预测的"突然关"
	剂量失效、延迟或部分显效
	剂初恶化
	剂末反弹
	"开-关"波动
	"yo-yo-ing"

续表

类别	详细分类
异动症	"剂峰"舞蹈症、投掷症、肌张力障碍
	眼肌异动症
	肌阵挛
	呼吸肌异动症
	"关"期肌张力障碍
	双相异动症

一、症状波动

（一）疗效减退

　　疗效减退也称"剂末"现象或"剂末"恶化，是一种可以预见的 PD 运动症状或非运动症状的再现，常发生在两次服药之间（多在前一次服药后 3.5 小时出现），足够剂量的左旋多巴治疗效果不能持续 4 小时，及时给予抗 PD 药物常可以改善，多见于左旋多巴治疗有效的患者。通常患者开始接受左旋多巴治疗的数年内其疗效维持时间较长，随着疾病进展或长时间服药，药效维持时间缩短，逐渐出现疗效减退，这常常是症状波动的最早期表现，最终所有晚期 PD 患者都会发生疗效减退。此时，PD 症状随左旋多巴血药浓度发生规律性波动，与左旋多巴血浆和脑内浓度逐渐下降呈线性相关。症状波动期的患者，其左旋多巴血浆高浓度维持时间越长，临床症状改善越持久。持续多巴胺能刺激，如静脉持续输注左旋多巴、使用长半衰期的多巴胺受体激动剂、空肠内持续输注左旋多巴或皮下持续注射多巴胺受体激动剂，可治疗这类症状波动。临床上，"剂末"现象不仅表现为运动症状再现，也常以非运动症状的形式出现。Stacy 等对"剂末"现象的运动和非运动症状进行归纳总结，并在此基础上制订了"剂末"现象的 32 项症状调查问卷（32-item Wearing-Off Questionnaires, WOQ-32），以及为了方便临床快速筛查的简化版"剂末"现象 9 项症状调查问卷（WOQ-9），具有 96% 的灵敏度和 41% 的特异度，可较早发现并指导优化治疗方案，已成为"剂末"现象常用的快速筛查工具。

（二）"开 – 关"现象

　　"开 – 关"现象指 PD 患者出现的不可预测、无规则的临床表现，症状常在突然缓解的"开"期和突然加重的"关"期之间波动。由于左旋多巴疗效的突然消失，就像关闭电灯开 – 关一样，由此命名。"开"期常伴异动症，与服用左旋多巴时间、血药浓度无明确关系，较难处理。"关"期通常出现 PD 运动症状加重，如动作迟缓、震颤、肌强直、行动困难及冻结（即"关期冻结"）。患者从能动的"开"期突然转变为不可动的"关"期时（"突然关"），停留在原有的姿势难以保持平衡，容易出现跌倒，导致患者惧怕出门，生活质量下降。"开 – 关"现象初期症状较轻，但随时间推移，症状逐渐加重，"开"期变得越来越短，最终部分患者进入"关"期的间隔由数十分钟进展到只有几分钟，这一现象有时不能根据左旋多巴剂量来预测其发生的时间。部分患者"关"期的症状比未治疗的 PD 症状更严重，称为"超级关"，可出现于"开"期要结束时或服用左旋多巴后。"突然关"和"超级关"的严重程度比左旋多巴撤药后出现的 PD 症状更加严重，常导致严重致残性的运动不能，推测二者可能是由于多巴胺受体（dopamine receptor, DR）突然、短暂地脱敏造成，与受体亲和力由高变为低有关。"关"期除了运动功能恶化外，通常还伴有情绪异常如焦虑、疼痛，左旋多巴治疗有效。

（三）"开"期延迟

"开"期延迟也称延迟"开"，指患者服用左旋多巴后起效时间比平时延迟数分钟至数十分钟，乃至完全失效（剂量失效）。有症状波动的患者通常在清晨服第一顿药时就出现"开"期延迟。这些患者的起效时间比无症状波动者更慢，相关机制尚不清楚，可能与药物血浆浓度未达起效阈值有关。不少患者服第一顿药时需要更大的左旋多巴剂量才能起效。除了药代动力学特点外，"开"期延迟可能与 DR 处于低亲和力状态导致需要更多多巴胺（DA）来激活有关。左旋多巴在小肠上段特别是十二指肠通过大分子中性氨基酸转换系统被吸收利用，服用左旋多巴后进食通常会影响"开"期速度，甚至无"开"期。研究发现，一天之中第一顿左旋多巴效果最好，下午较差，晚上最差。这可能反映了每日左旋多巴的血浆浓度随时间延长而逐渐减低。剂量失效是"开期"延迟的一种较为特殊的情况，指一剂左旋多巴不能给患者提供预期的获益，多与左旋多巴一直停留在胃中未被吸收有关，通常发生在饱餐后。有些患者，服用左旋多巴后，可有症状的短暂恶化，特别是震颤的加重，称之为"剂初"恶化（beginning of dose worsening）；还有少数患者，在"剂末"出现症状的明显加重或反弹，甚至比治疗前更重，称之为"剂末"反弹（end of dose rebound）。

（四）冻结现象

冻结现象的突出表现为冻结步态，患者突然僵住，脚就像粘在地板上，完全不能活动，持续时间较短，多为数秒钟，也可长达十余分钟。可发生在任何动作时，最常见于起步、转身、受到突然的惊吓或穿越狭小空间时。7% 的早期患者，以及超过 60% 的晚期患者经历过冻结步态，冻结者常伴有一定的执行功能缺陷。冻结现象分为"开"期和"关"

期冻结两种形式。其中，"关"期冻结常与其他 PD 症状伴随出现，与 DA 不足有关；而"开"期冻结的相关机制仍不明确。冻结现象是疾病本身进展的结果，多见于长期应用左旋多巴的晚期患者，但高剂量的左旋多巴可以减轻"关"期冻结，可能与 DR 敏感性下降有关。冻结步态发病机制可能为 PD 患者中脑运动区结构和功能发生改变，内侧额叶和后顶叶区域反应减弱，中脑运动区小部分灰质萎缩，导致对运动变化的调节能力下降所致，这在起步、转弯等需要精细调节的运动中反应更明显。此外，基底节相关通路有限的输出会引发竞争性输入信息间的相互干扰，反过来对丘脑底核和脚桥核产生阵发性超抑制，也可引发冻结步态。

（五）夜间疗效减退

随病程进展，大多数 PD 患者对左旋多巴的疗效最终可呈现昼夜变化，即在清晨服药后疗效最好，随后每顿服药效果逐渐减弱。这种现象可能与左旋多巴血浆浓度随每顿服药而逐渐下降有关。增加下午的服药剂量通常不能改善，患者反而会出现思睡和精神病性症状。但仍应尝试增加下午和晚上的左旋多巴剂量，如仍无效，可加服左旋多巴缓释片、受体激动剂、抗胆碱能药物及金刚烷胺。

（六）进食相关的疗效反应

左旋多巴仅在小肠上段特别是十二指肠通过大分子中性氨基酸转换系统被吸收利用，大分子中性氨基酸与左旋多巴在血脑屏障竞争转入大脑。即使左旋多巴稳定供给，其大分子中性氨基酸的血浆浓度对运动症状波动仍然会有影响。每日左旋多巴剂量越大，大分子中性氨基酸的影响也就越大。由胃到小肠之间的任何过程都可能会影响左旋多巴的吸收，进而影响药物疗效。胃排空延迟及胃食管反流是晚期 PD 患者经常遭遇的症状之一，可能与自主神经功能紊乱及长期服用药物引起胃肠蠕动减慢、肌肉痉挛有关。此外，进食相关的疗效反应还包括以下几方面：①饱食会延迟胃的排空，延迟左旋多巴血浆浓度的上升，导致左旋多巴的疗效延迟、减弱，甚至无效。进食时或进食后服药比进食前服药起效大约晚 20 分钟。②通常在进食时或进食后服药的患者若改为进食前服药，会出现血浆浓度的快速上升而导致"剂峰"异动症的发生。③进食高蛋白饮食后，氨基酸会竞争性干扰左旋多巴通过小肠黏膜、血脑屏障的转运，即使很少的竞争干扰也会对患者产生很大的影响。

二、异动症

异动症又称运动障碍，多出现在受累的一侧肢体，常自患者受累最严重的一侧足部开始。主要包括"剂峰"异动、双相异动和"关"期肌张力障碍三大类型。其中，"剂峰"

异动发生率最高，表现为头面部、四肢或躯干的不自主舞蹈样、投掷样及肌张力障碍样动作，以舞蹈样动作最常见，肌张力障碍次之，投掷症常常为严重舞蹈、徐动样动作的一部分。异动症多在左旋多巴治疗 5 年后出现，与药物剂量相关，又称为左旋多巴诱导的异动症（levodopa-induced dyskinesia, LID）。年轻患者多发，且随发病年龄的增长异动症发生率逐渐下降。在疾病晚期，PD 患者的治疗剂量窗非常狭窄，即使很小剂量的药物调整也可能引发难以控制的异动症，很难同时满足患者改善运动功能及避免异动症发生的需求，给治疗带来很大挑战。研究发现，服用左旋多巴 5 年后，40 岁以下的 PD 患者异动症发生率可达 90%，40～59 岁间为 50%，60～69 岁间为 26%，70 岁以上则仅有 16%。异动症常在脑内 DA 浓度达高峰时出现。此外，左旋多巴诱导异动症与 DR 的敏感程度相关。随着神经末梢进行性变性丢失，小剂量的左旋多巴也可增加 DR 的敏感性，这些患者更可能出现舞蹈症样的异动症，早期常表现为肌张力障碍反应（持续强烈收缩）。从某种意义上来说，异动症的出现也有积极的一面，它提示 DR 仍有应答，左旋多巴尚可控制 PD 的运动症状。

（一）"剂峰"异动

多出现于使用左旋多巴治疗后的血药浓度高峰期（用药后 1～2 小时），与左旋多巴过量和 DR 超敏有关，为异动症中最常见的类型。可表现为舞蹈症、投掷症及肌张力障碍甚至肌阵挛等多种复合表现形式，最初多为舞蹈样无规律、无目的的不自主运动，表现为头颈、躯干、四肢的突然快速扭动，步态不稳，严重者可影响说话、吃饭、穿衣等日常生活。肢体的舞蹈样动作是"剂峰"异动的最常见表现形式，最先出现于 PD 症状首发侧，在应激状态或完成精细任务时异动现象常常会加重，以 PD 症状受累严重一侧更明显。随着治疗的继续，这些不主动运动的发生率增加，晚期可转变为肌张力障碍，最终舞蹈样运动与肌张力障碍并存。"剂峰"异动会随着脑内左旋多巴浓度的下降而缓解。少数情况下，异动持续存在于整个"开"期，此时称为"方波"异动症（square wave dyskinesia）。部分 PD 患者在早上服用左旋多巴后并不出现异动症，但下午或晚上就会出现，这可能是左旋多巴在中枢神经系统的累积效应。左旋多巴诱导的肌阵挛是一种快速、短暂、冲动样不自主动作，常发生于肢体末端的单侧或双侧，可以是自发性，也可以是活动诱发或者刺激敏感的，可以是局灶性，也可以是多灶性，常发生在左旋多巴服用后的 10～20 分钟内，然后在"开"期逐渐减轻。肌阵挛绝大多数发生在睡眠中，也可在白天，易被人忽略。少数情况下，"剂峰"异动也可累及眼外肌和呼吸肌。眼肌受累表现为眼球向上凝视（动眼危象），或眼球从一个方向到另一个方向缓慢平滑的往复运动（"to-and-fro" movements），不自主的眼肌运动常常伴随身体其他部位的异动症一起出现，眼肌异动在夜间较重，可以被视觉注视所抑制。呼吸肌异动会引起呼吸急促，呼吸频率不规则，深浅不一，常伴随"剂

"峰"异动出现，可能机制有：①舞蹈样运动累及呼吸肌使其矛盾式动作；②左旋多巴对脑干呼吸中枢的直接作用；③中枢呼吸通路中 DR 的改变。

（二）双相异动

顾名思义，双相异动为药物起效的开始和"剂末"出现的异动症，较少发生。表现为双向舞蹈症、肌张力障碍，具体机制不详，可能与 DA 的储存能力下降，血浆左旋多巴浓度快速变化导致不同类型的 DR 超敏有关，又称为肌张力障碍 – 改善 – 肌张力障碍（dystonia-improvement-dystonia, D-I-D），分别在左旋多巴血浆水平上升和下降时出现，与药物血浆峰值无关，较难控制。典型受累部位是腿部，表现为大振幅的刻板性、有节律的重复动作，特点为下肢突然开始的重复动作，同时伴随一侧上肢的 PD 症状，较少累及面部、颈部及上肢，预示着"开"期的开始或结束。双相异动出现的阈值低于"剂峰"异动，而当达到一个较高的阈值时，双相异动消失，同时患者的运动症状得到改善。有的双相异动并非在每个用药周期中都出现，而只是在某个药效末期时加重，这种情况往往发生在之前有过"剂峰"异动的晚期 PD 患者。双相异动症更常见于男性患者，特别是早发型 PD 及伴有早期运动并发症的患者。有研究发现，*parkin* 基因突变携带者更易发生双相异动症。

（三）"关"期肌张力障碍和痛性痉挛

"关"期肌张力障碍是典型的"关"期现象，但患者多表现为痛性肌张力障碍而非 PD 的运动症状。出现持续的肌肉痉挛收缩，通常伴有疼痛，多在左旋多巴疗效消退时出现，特别是清晨。以小腿腓肠肌、足趾痉挛疼痛为主，可以是局灶性、节段性或者全身泛发性，最具特征的表现为，在左旋多巴疗效消退时足部和脚趾因疼痛性肌张力障碍而出现的独特姿势，应激或焦虑时加重。研究发现，在行苍白球切开术时发现，"关"期肌张力障碍与 PD 患者脑内苍白球内侧部神经元异常兴奋有关，与早期异动症的发生机制有相似之处。出现肌阵挛常常预示着痴呆的出现，或者非典型帕金森综合征，如皮质基底节变性、多系统萎缩等。但多巴胺能药物（包括金刚烷胺）过量达到毒性水平也会出现肌阵挛，常伴精神病性症状。

（四）症状波动和异动症并存

通常晚期 PD 患者既有症状波动（疗效减退、"开 – 关"现象），又有异动症（通常"剂峰"异动，有时"剂末"异动）。yo-yo-ing 是指患者从"关"到伴有异动症的"开"，再回到"关"的快速转换，中间几乎没有时间间隔，即不伴异动症的"开"期。伴发症状波动的晚期 PD 患者常因无法忍受"关"期运动能力的丧失，不断增加药物剂量，继而引发了"关"期和异动症交替,逐渐发展最终出现 yo-yo-ing 现象。大多数患者在"关"期活动能力部分甚至完全丧失,相比之下,患者更能耐受异动症的出现。

(五)其他

不常见的异动症还有两种形式:①反常动作,可能由于情绪激动使神经细胞产生或释放 DA 引起少动现象短暂性消失;②少动危象,患者较长时间不能活动,与情绪改变无关,是 PD 严重的少动类型,可能由于纹状体 DA 释放耗竭所致。

综上所述,运动并发症分为症状波动和异动症两大类型,每个类型根据临床特点可再进行分类。不同类型的运动并发症发生时间有所不同。"剂末"恶化通常是运动并发症的首发征兆,随病程进展,可逐渐出现其他并发症。进入病程晚期,症状波动和异动症可出现在同一患者身上,使临床表现变得更加复杂多变。不同运动并发症的发生机制和治疗策略各不相同。因此,明确其类型是采取合理治疗策略的前提,只有这样才能改善运动并发症,提高患者日常生活能力和生活质量,最大程度降低病残率。

(王涛　张国新)

参考文献

[1] FAHN S, JANKOVIC J, HALLETT M. Principles and practice of movement disorders[M]. 2nd ed. Edinburgh: W. B. Saunders, 2011: 141-143.

[2] FAHN S. How do you treat motor complications in Parkinson's disease: Medicine, surgery, or both?[J]. Ann Neurol, 2008, 64 (Suppl 2): S56-S64.

[3] STACY M A, MURPHY J M, GREELEY D R, et al. The sensitivity and specificity of the 9-item Wearing-off Questionnaire[J]. Parkinsonism Relat Disord, 2008, 14(3): 205-212.

[4] SNIJDERS A H, LEUNISSEN I, BAKKER M, et al. Gait-related cerebral alterations in patients with Parkinson's disease with freezing of gait[J]. Brain, 2011, 134(1): 59-72.

[5] LEWIS S J, BARKER R A. A pathophysiological model of freezing of gait in Parkinson's disease[J]. Parkinsonism Relat Disord, 2009, 15(5): 333-338.

第三节　运动波动的预防与治疗

在帕金森病（Parkinson disease, PD）的治疗中，左旋多巴一直是改善运动症状最有效的药物，这已被 ELLDOPA（Earlier versus Later Levodopa Therapy in Parkinson Disease）研究等多个临床试验所证实。然而，左旋多巴治疗 4~6 年后，运动并发症的发生率却可高达 40%~50%，年轻患者更易出现。运动并发症主要包括运动波动和异动症，不仅严重损害患者的运动功能、降低生活质量，也加重了照料者的负担，成为晚期 PD 治疗的巨大挑战。重视运动并发症的预防和治疗，降低发生率，减缓严重程度，提高晚期患者的生活质量，已成为 PD 患者长期管理的重大命题。总体而言，运动并发症的发生是疾病进展和多巴胺能药物长期应用交互作用的结果，不仅与多巴胺能药物种类（主要是左旋多巴）有关，也与药物的总量、发病年龄、病程密切相关。在运动并发症的早期，通过调整左旋多巴的剂量或服药频率可显著减少或预防其发生。推迟左旋多巴治疗的起始时间，采用多巴胺受体激动剂或单胺氧化酶 –B（monoamine oxidase B, MAO-B）抑制剂作为起始治疗药物，是早期常采用的策略。这两类药物可能具有疾病修饰作用，作为左旋多巴的替代治疗可以有效推迟运动并发症的发生，但这会以 PD 运动症状控制欠佳为代价。因此，病程早期可以单独应用 DA 或 MAO-B 抑制药，症状改善欠佳者或社会工作要求较高者可联合应用小剂量左旋多巴。当左旋多巴或其他药物的疗效不再稳定、充分以及长效时，妥善控制各种并发症已经成为一种艺术。因此，对运动并发症的防治需要全面综合的管理。药物治疗为首选，而且是整个治疗过程中的主要手段，手术则是药物治疗的有效补充。随着药物研发的快速进展，有关运动并发症治疗的新措施不断涌现。参考 2013 版欧洲神经病学联盟（European Federation of Neurological Societies, EFNS）指南和中国 PD 治疗指南（第三版）的推荐和建议，本节就常见症状波动类型的治疗进行阐述（表 13-2）。

表 13-2　帕金森病患者症状波动的推荐治疗方案

症状波动	治疗方案	推荐等级
剂末恶化	调整左旋多巴的剂量	有效（GPP）
	加用 MAO-B 或 COMT 抑制剂	有效（A 级）
	加用多巴胺受体激动剂	有效（B/C 级）
	左旋多巴控释剂	有效（C 级）
	金刚烷胺或抗胆碱能药物	有效（GPP）

续表

症状波动	治疗方案	推荐等级
严重的运动波动	DBS	有效（A级）
	持续皮下注射阿扑吗啡	有效（笔式A级，注射泵C级）
	左旋多巴凝胶	有效（C级）
不可预测的"开-关"现象	STN DBS	有效（A级）
	可以考虑治疗异动症或"剂末"现象的方法	有效（GPP）
	对于延迟开，使用左旋多巴分散片或持续皮下注射阿扑吗啡	有效（C级）
	调整蛋白的摄入、餐前1小时或餐后1.5小时服用左旋多巴	有效（GPP）
冻结现象	"关"期冻结治疗参照"剂末"恶化	—
	"开"期冻结对多巴类制剂疗效欠佳	—
	有节律的视听觉刺激	有效（级C）

注：GPP，良好实践观点（good practice point），若循证医学证据级别低于Ⅳ级，或推荐级别低于C级，GPP为值得推荐的；MAO-B，单胺氧化酶-B型；COMT，儿茶酚-氧位-甲基转移酶；DBS，脑深部电刺激；STN，丘脑底核。

一、疗效减退

疗效减退又称"剂末"现象或"剂末"恶化，特点是每次左旋多巴的药效维持时间从最初的数小时逐渐缩短，一般小于4小时。延缓或治疗的主要措施是调整左旋多巴的治疗方案，方法相对较多：

1. 调整左旋多巴的剂量 不增加每日左旋多巴的总剂量，减少原有单次左旋多巴的剂量，缩短服药间隔，增加服药频率（以仍能有效改善运动症状为前提），或适当增加每日总剂量（原有剂量不大的情况下），即每次服药剂量不变，增加服药次数，这是最常用的方法。比如，由每4~5小时改为每3小时服用一次左旋多巴，甚至更频繁，这在早期常常有效。但随着疾病进展，晚期小剂量高频次的服药方式常常不能充分缓解"剂末"恶化，提高左旋多巴的总剂量可能对减少"剂末"现象有益，但可能会导致异动症的出现或加重。

2. 换用左旋多巴控释片以延长左旋多巴的作用时间 较适合于运动波动的早期，特别是清晨症状波动的患者，睡前服用左旋多巴控释片是合理选择。此策略可减少20%~70%的"关"期时间，常从每天最后一次服药开始调整。由于左旋多巴控释片在通过小肠时只有 2/3 ~ 3/4 被吸收（卡比多巴 / 左旋多巴仅在小肠被吸收），因此更换为控释片时，左旋多巴的剂量较普通片需增加 20% ~ 30%。

3．加用长半衰期的多巴胺受体激动剂　多巴胺受体激动剂作用于多巴胺受体（dopamine receptor, DR），主要为 D2 受体，具有抗 PD 效应，能有效改善"关"期运动症状，也能减少每天总的"关"期时间。DR 激动剂大体上可分为麦角类和非麦角类，麦角类会导致心脏瓣膜病变和胸膜纤维化，现已逐渐被弃用；非麦角类如普拉克索、罗匹尼罗、吡贝地尔等无此不良反应而成为主流。若 PD 患者已用一种 DR 激动剂而仍有疗效减退可尝试换用另一种 DR 激动剂。这类长半衰期制剂能避免对纹状体突触后膜 DR 的"脉冲样"刺激，从而延缓疗效减退的出现，降低其发生风险。由于 DR 激动剂起效较慢，建议加用后早期维持原左旋多巴的剂量直至症状改善，然后缓慢减少左旋多巴剂量。研究发现，加用 DR 激动剂后可减少 20% ~ 25% 的左旋多巴剂量，同时减少每天的"关"期时间约 2 小时。

4．加用儿茶酚 - 氧位 - 甲基转移酶（COMT）抑制剂　目前市售的 COMT 抑制剂包括恩他卡朋和托卡朋。两者通过抑制左旋多巴在外周代谢，使血浆左旋多巴浓度保持稳定，增加其通过血脑屏障的剂量。托卡朋还能阻止脑内多巴胺降解，使脑内多巴胺浓度增加。与复方左旋多巴合用可增强其疗效，改善症状波动。尽管托卡朋较恩他卡朋可以更好地延长左旋多巴的血浆半衰期，但存在引发暴发性肝炎的风险，尽管罕见，却有致死风险。因此，托卡朋只在疗效减退严重且其他药物不能完全缓解症状时使用。服用托卡朋期间需严密监测肝功能，如肝脏转氨酶持续升高则需停用，使用至 6 ~ 8 周时需注意有无腹泻症状，包括暴发性腹泻。恩他卡朋则很少引起腹泻，但服用者尿液颜色可变为橙黄色。恩他卡朋可缩短 12% ~ 22% 的"关"期时间，约 1.2 小时，为首选药物；托卡朋则缩短 12% ~ 28% 的"关"期时间，约 1.8 小时。COMT 抑制剂添加治疗的起始 12 天内可能会增加异动症的发生率，建议加用 COMT 时减少 20% ~ 30% 的左旋多巴剂量，并添加其他治疗药物。由恩他卡朋、左旋多巴和卡比多巴组合而成的复合制剂，服用便利，可以增强 PD 患者对左旋多巴反应的稳定性，提高每日的活动能力。

5．加用 MAO-B 抑制剂　主要包括司来吉兰和雷沙吉兰。晨起选用司来吉兰，可增加脑内左旋多巴活性，延长脑内多巴胺的活性半衰期，且能抑制神经毒性自由基的形成，但由于其代谢产物含左旋甲基苯丙胺及左旋苯丙胺，服药早期可引起意识混沌、精神病性症状、失眠以及异动症，宜从小剂量 5mg 起始。司来吉兰分散片可减少 23% 的"关"期时间，接近 1.6 小时，较传统制剂疗效显著。雷沙吉兰是另一种 MAO-B 抑制剂，可减少 8% ~ 14% 的"关"期时间，大约为 0.5 ~ 1.0 小时。早期应用雷沙吉兰可延迟帕金森病统一评定量表（UPDRS）评分恶化开始时间，对运动症状波动的控制作用尤其显著。雷沙吉兰与恩他卡朋的对比研究发现，雷沙吉兰能显著减少"关"期时间和症状波动的程度，和恩他卡朋疗效相似。

6. 添加金刚烷胺或抗胆碱能药物 若 PD 患者反复发生"剂末"恶化，且对上述药物效果欠佳，可尝试加用金刚烷胺或抗胆碱能药物（可用于年轻患者，老年人慎用），有可能减轻症状，但缺少高级别的循证医学证据。

二、"开－关"现象

患者在治疗中出现不可预测的"开－关"反应，这种现象与有效血药浓度周期性变化无关，处理较为困难。常见有"突然关""不规则关""超级关"（详见本章第二节）。目前推荐加用或换用 DR 激动剂，尽可能减少左旋多巴的总剂量。"关"期严重的患者可以选择皮下注射 DR 激动剂如阿扑吗啡或口服水溶性左旋多巴，能使患者迅速回到"开"期。为了缓解阿扑吗啡引起的恶心呕吐等胃肠道反应，可同时服用外周 DR 拮抗剂多潘立酮或曲美苄胺。值得注意的是，许多患者经长期阿扑吗啡治疗后又出现逐渐加重的"开"期异动症和姿势反射障碍。如果选择左旋多巴作为主要的治疗药物，那么突然"关"很难消除。因此，控制蛋白质的总摄入量，并合理分配其摄入时间，减少其与左旋多巴的竞争，以期减少进餐相关的"开－关"现象。此外，抗癫痫药物唑尼沙胺，可增加多巴胺合成，且对单胺氧化酶活性和谷氨酸释放有抑制作用，作为辅助用药可减少"关"期时间而不加重异动症，在日本已批准应用于 PD 患者。小剂量沙芬酰胺（100mg/d）作为受体激动剂的辅助用药可以改善 PD 患者的运动症状，但是目前相关研究数据较少。临床试验发现腺苷 A2A 拮抗剂伊曲茶碱（istradefylline）可有效减少"关"期时间，但常增加"开"期异动时间，且这种效应具有剂量依赖性。左旋多巴乙酯为左旋多巴的前体，能够快速溶解，有望迅速缓解症状波动，特别是改善"关"期症状。

三、"开"期延迟

伴随症状波动的患者有时在清晨服第一顿药时出现"开"期延迟。这些患者的药物起效时间比无症状波动者更慢，相关机制尚不清楚，可能与药物有效血浓度尚未达到起效的阈值以及 DR 处于低亲和力状态有关。治疗"开"期延迟现象，可有以下几种方法：①选用左旋多巴的速效剂型或水溶剂型以尽快提升左旋多巴血浆水平；②尝试增加晨起左旋多巴剂量可能对部分患者有效；③加速胃排空，如使用促进胃动力药物如多潘立酮和莫沙必利，使用轻泻剂缓解便秘，餐前 1 小时服用左旋多巴以减少食物蛋白与左旋多巴的竞争吸收，停用抗胆碱能药物，避免服用甲氧氯普胺和桂利嗪；④避免同时服用某些可能影响左旋多巴生物利用度的药物，如铁剂、铝镁抑酸剂、降脂药物等。

四、夜间疗效减退

大多数患者通常在清晨服药后疗效最好，随后每顿服药效果逐渐减弱。这种现象可能与左旋多巴血浆水平随每次服药而逐渐下降有关。增加下午的服药剂量通常也不能改善，反而出现嗜睡和精神病性症状，但部分患者仍应尝试增加下午和晚上的左旋多巴剂量，如仍无效，可尝试使用左旋多巴缓释片、长半衰期 DR 激动剂（如罗替高汀贴剂）、雷沙吉兰等药物。

五、进食相关的疗效反应

餐前 1 小时或餐后 1.5 小时服药可以减轻饱食所致的胃排空延迟。此外，进食高蛋白后氨基酸会竞争性干扰左旋多巴通过小肠黏膜、血脑屏障的转运，即使很小的竞争干扰也会对患者产生很大的影响。因此，这些患者食物中蛋白的含量需要调整。以白天（即早餐和午餐）限制蛋白摄入量而晚上适当摄入优质蛋白饮食为原则，这种低蛋白和蛋白质再分配饮食原则（约占 10% 总能量）更适合晚期合并症状波动的 PD 患者。

六、冻结现象

冻结现象通常被归为症状波动的一种，患者有发作性短暂的启动困难，多见于晚期PD 患者，步态障碍以及非震颤起病为危险因素，可表现为步态冻结，言语或上肢冻结，以步态冻结最常见。"开"和"关"两种冻结的出现与病程、左旋多巴治疗时间有关。冻结有很多形式，有些很难命名，比如启动踌躇、定向踌躇、转身踌躇、惊吓（可怕）踌躇、突然短暂的冻结。目前还不知道这些类型的病理生理机制是否相同。区别"关"期冻结和"开"期冻结在临床中最为重要，因为相应治疗截然不同。"关"期冻结是 PD 患者的特征表现，常伴 PD 症状，治疗方式以阻止患者进入"关"期最为有效，如增加左旋多巴剂量或加用其他多巴胺能制剂。"开"期冻结具体机制仍然未知，MAO-B 抑制剂可降低 PD 患者冻结现象的可能性，却不能缓解已发生冻结现象的严重程度，加用 DR 激动剂不能获益，减少左旋多巴可能有效。非多巴胺制剂如金刚烷胺，选择性 5- 羟色胺再摄取抑制剂，以及去甲肾上腺素再摄取抑制剂可能有效，但由于研究为非对照试验且样本量较小，其确切疗效尚不得知。另外，联合抗焦虑药物缓解紧张情绪可能有效，给予相应注意辅助策略，推荐应用有节律的视听觉刺激，如斑马线、打节拍或活动平板训练，能有效地缓解起步犹豫。脑深部电刺激（deep brain stimulation, DBS）手术治疗可能对冻结现象有效，特别是"关"期的冻结步态，可以脚桥核（pedunculop ontine nucleus, PPN）和丘脑底核（subthalamic nuclei, STN）为靶点，但手术只可改善对左旋多巴敏感患者的步态异常和冻结步态，对大多数的冻结步态无效甚至会诱发和加重冻结现象。

七、持续多巴胺能刺激治疗

长久以来，PD 的临床治疗主要采取间断补充左旋多巴的方式。由于晚期 PD 患者对多巴胺浓度波动的缓冲能力减弱，同时左旋多巴血药浓度波动对纹状体 DR 的"脉冲样"刺激进一步加剧突触后 DR 水平和功能的变化，进而促进了运动并发症的发生。持续多巴胺能刺激（continuous dopaminergic stimulation, CDS）的理念在此背景下产生。CDS 旨在通过对多巴胺能神经元提供适量、稳定、持续的激活信号，最大限度地模拟 DR 生理状态下的刺激模式，在有效改善运动症状的同时最大限度地降低运动并发症的发生风险。目前较为成熟的治疗方案包括皮下注射阿扑吗啡（笔式或注射泵）和持续肠道微量泵输注左旋多巴 / 卡比多巴凝胶（levodopa/carbidopa intestinal gel, LCIG）。这两种方式摆脱了传统的口服给药途径，在持续药物输注保证平稳血浆浓度的同时，消除胃排空能力下降及肠道食物竞争等干扰因素，最大限度地发挥药物的治疗效果。皮下注射阿扑吗啡可以在 10 分钟内迅速达到血浆浓度高峰，快速缩短"关"期。对严重运动并发症的患者，阿扑吗啡无疑是提供短期和长期满意疗效的良好选择。目前，皮下注射阿扑吗啡有两种方式：①需要时皮下注射；②持续皮下注射。无论何种给药方式，都有可能产生轻度副作用，以恶心、呕吐最常见，同时服用多潘立酮可有效缓解；其他常见不良反应还包括皮肤结节，几乎可见于每一个使用微泵注射的患者，不仅影响美观、药物吸收，而且常需更换注射部位。此外，长期应用阿扑吗啡还可能出现精神错乱、幻觉、情绪不稳及嗜睡等精神病性症状，特别是既往有精神障碍史的患者，这使得阿扑吗啡在伴有精神行为异常的晚期 PD 患者中应用受限。对于第二种方法，LCIG 克服了既往左旋多巴溶解的问题，通过一个可携带的便捷式输入泵，经皮内镜下胃造口置管输注到空肠近端，不仅明显改善运动症状，非运动症状也显著好转。持续十二指肠内输注左旋多巴可以提供稳定疗效长达 83 个月，平均 44 个月。对 LCIG 疗效的回顾分析显示，其可以有效改善症状波动和异动症，显著优于其他传统治疗方式，但存在一定不良反应，主要为微量泵控装置（如导管的堵塞、错位、扭曲和脱机等）和手术相关性感染（如腹膜炎）。作为手术治疗的重要补充，欧洲于 2004 年批准微量泵控输注 LCIG 技术用于晚期严重运动波动且其他治疗无效的 PD 患者。法国学者通过分析 102 例从 2003 年开始使用 LCIG 输注的一组晚期 PD 患者（平均年龄 72.7 岁，平均病程 17 年，91% 有步态异常，65% 有视幻觉，50% 有痴呆），结果显示，90% 以上患者的症状波动、生活质量和自主功能障碍得到改善，不良事件很少。

八、手术治疗

晚期 PD 患者常并发严重的运动波动及异动症，药物疗效较差，甚至可能加重运动并发症，此时可考虑手术治疗。立体定向手术是治疗 PD 运动症状和左旋多巴诱导的运动并发症的有效方法，可以明显改善运动症状，但不能根治，术后仍需服用药物，但可相应减少剂量。传统的外科治疗方法是对苍白球和丘脑的某些核团进行毁损，有较明显的近期疗效，可显著改善晚期 PD 患者的运动症状，单侧苍白球毁损术可以减轻对侧异动症 50%～80%，但其疗效只能维持 1～2 年，且易造成术后暂时性或永久性神经功能缺损如视野缺损、偏瘫、构音障碍、假性延髓麻痹以及其他高级认知功能损害。双侧苍白球毁损术可能会导致更加频繁和严重的并发症，如抑郁症、强迫症、意志力丧失和视野缺损。分期双侧苍白球毁损术（相隔半年以上）虽然可使大部分患者受益，但会导致严重运动并发症的发生，以语言和延髓功能受损为甚。长期随访研究（大于 3 年）发现双侧 STN 毁损术可减少左旋多巴剂量 47%，降低左旋多巴相关异动症达 50%，但患者的临床反应不一致，且 30% 的患者可出现严重的构音障碍。由于毁损术存在的安全性困扰和疗效不稳定，近年来已逐渐被 DBS 取而代之。DBS 具有非破坏性、可控性、可调性、可同期进行双侧电极植入、副作用和并发症少等优点，已成为目前 PD 外科治疗的主流，为运动并发症的患者带来了巨大希望。常用的刺激靶点包括苍白球内侧部（internal globus pallidus, GPi）和 STN。前者可明显改善左旋多巴导致的异动症，而后者则可改善 PD 的主要症状。根据刺激电极放置位置的不同，GPi DBS 对 PD 特征症状和左旋多巴诱导的异动症的治疗效果完全不同。刺激 GPi 腹后侧显著改善左旋多巴诱导的异动症，且对难治性异动症有效。研究发现，GPi DBS 手术后异动症的严重程度减轻了 76%，且在术后 5～6 年仍有显著疗效（减少 75% 的持续时间和 64%～100% 的严重程度），但 GPi 腹后侧手术却会引起明显的步态障碍和运动迟缓。STN DBS 是晚期 PD 患者手术治疗最常用的靶点，可使异动症减少近 70%。手术本身诱发的不自主运动可在术后一月内出现，多不严重，常在短时间内消失。一项多中心、前瞻性、双盲交叉研究中，98 例晚期 PD 患者接受 STN DBS 手术后 6 个月，"开"期时间从 27% 增至 74%，38 例实施 GPi DBS 手术后的"开"期时间从 28% 增至 64%。为期 5 年的前瞻性研究发现，双侧 STN DBS 可以显著减少左旋多巴相关运动并发症和异动症，但发音、姿势不稳、冻结步态和认知功能却与 PD 的自然进程无异。一项荟萃分析提示，STN DBS 术后，患者的左旋多巴等效剂量减少 55.9%，异动症减少 69.1%，每天"关"期时间减少 68.2%。STN DBS 术后最常见的并发症为脑出血，发生率为 3.9%。研究发现，GPi DBS 和 STN DBS 对改善 PD 患者的运动功能无明显差异，但 GPi 比 STN 的抗异动症效果更大，STN DBS 可更大限度地减少多巴胺能药物的剂量，但会加重 PD 患者的抑郁情绪。因此，哪个靶点能更有效地减轻晚期患者的 PD 症状和运动并发症的定论尚不得知。GPi DBS 可能更适用于伴有认知或行为障碍的患者，而双侧 STN DBS 可能更适用于那些以减少左旋多巴剂量为主要目的者。在关注 DBS 疗效的同时，探讨其可能的并发症也同等重要。已报告的 DBS 较常见副作用包括意识混乱、脑出血、卒中、癫痫发作和手术相关部位的感染。在一项包含 1 183 例患者的大型临床试验研究中，DBS 术后死亡率为 0.4%，主要原因包括肺炎、肺栓塞及肝脏疾病，永久性并发症的发生率约为 1%。DBS 后自杀率约为 0.5%，自杀倾向者占 0.9%，体重增加者 13%，言语和吞咽困难占 7.1%。高龄和认知功能损害是术后并发症的高危因素。

左旋多巴的问世，使 PD 的治疗进入到一个新时代，在明显改善 PD 症状、提高生活质量的同时，也使 PD 患者的死亡率明显降低。不过，长期使用左旋多巴可导致严重的运动并发症。这些运动并发症在最初服用左旋多巴时并不明显，到治疗的后期往往成为棘手的问题，已成为 PD 致残的一个重要因素，也大大限制了左旋多巴的应用。不同类型运动并发症的发生机制和治疗策略各不相同，明确其类型是采取合理治疗策略的前提。提供治疗方案前，应帮助和指导运动并发症的患者建立个人日记，详细记录其运动并发症出现时间和形式、服用药物的种类、时间、剂量和频率等，以便临床医师对运动并发症的类型和原因做出快速准确的判断，在改善症状和减轻或消除运动并发症中寻找平衡点，从而为患者制定适宜的个体化治疗方案。

（王涛　张国新）

参考文献

[1] RASCOL O, PEREZ-LLORET S, FERREIRA J J. New treatments for levodopa-induced motor complications[J]. Mov Disord, 2015, 30(11): 1451-1460.

[2] FERREIRA J J, KATZENSCHLAGER R, BLOEM B R, et al. Summary of the recommendations of the EFNS/MDS-ES review on therapeutic management of Parkinson's disease[J]. Eur J Neurol, 2013, 20(1): 5-15.

[3] 王璐茜，王涛. 重视帕金森病的蛋白质饮食管理 [J]. 实用老年医学，2015（12）：983–985.

[4] STOCCHI F, BORGOHAIN R, ONOFRJ M, et al. A randomized, double-blind, placebo-controlled trial of safinamide as add-on therapy in early Parkinson's disease patients[J]. Mov Disord, 2012, 27(1): 106-112.

[5] PEDROSA D J, TIMMERMANN L. Review: management of Parkinson's disease[J]. Neuropsychiatr

Dis Treat, 2013, 9: 321-340.

[6] ZIBETTI M, MEROLA A, ARTUSI C A, et al. Levodopa/carbidopa intestinal gel infusion in advanced Parkinson's disease: a 7-year experience[J]. Eur J Neurol, 2014, 21(2): 312-318.

[7] NYHOLM D. Duodopa(R) treatment for advanced Parkinson's disease: a review of efficacy and safety[J]. Parkinsonism Relat disord, 2012, 18(8): 916-929.

[8] MUNHOZ R P, CERASA A, OKUN M S. Surgical treatment of dyskinesia in Parkinson's disease[J]. Front Neurol, 2014, 5: 65.

第四节　异动症的预防与治疗

尽管运动并发症的发病机制尚未完全阐明，但可能与黑质纹状体变性和多巴胺受体（dopamine receptor, DR）"脉冲样"刺激引起突触后改变而致多巴胺（dopamine, DA）释放模式改变有关。起病年龄、疾病病程、早期治疗方案、性别及可能存在的危险基因型等因素，都与运动并发症的发生密切相关。对 PD 患者运动并发症的临床研究发现，起病年龄越早越容易出现异动症，且程度更严重。CALM-PD 研究报道，早期 PD 患者起始应用多巴胺受体激动剂普拉克索（pramipexole），6 年随访期结束后其异动症的发生率显著低于左旋多巴组（50.0% vs 68.4%）。但此差异仅表现在疾病的早中期，病程超过 10 年后，这种差异则不再显著。单胺氧化酶 –B（MAO-B）抑制剂和多巴胺受体激动剂长效持续刺激则较少引起异动症，可作为疾病早期的单药治疗，但由于其疗效均弱于左旋多巴，使用一段时间后将无法继续提供令人满意的症状控制，因而几乎所有 PD 患者最终都需使用左旋多巴。

随着 PD 病程的不断进展，其治疗窗变得越来越窄，异动症的阈值逐渐降低而 PD "开"期的阈值不断升高。在这个阶段，患者面临的常见问题是在药效"开"期罹患令人痛苦的异动症，而在药效"关"期伴随 PD 症状复现而带来的失能。此时，在尽量缩短"关"期时间和避免诱发异动症之间寻找一个平衡点就非常重要。其中，最有效且较一致的方法就是减少 DA 能药物的剂量，但这常常导致 PD 运动症状的控制减弱。在不恶化 PD 症状的前提下，金刚烷胺是唯一有证据显示可以持续减轻异动症的有效药物，但部分患者由于不能耐受其副作用而不得不停药。面对异动症，许多医生无从下手，不知如何选择药物及调整剂量。因此，选择一个既能较好改善 PD 运动症状，又不引起异动症的治疗方案也就显得格外重要（表 13–3）。

表 13-3　帕金森病患者异动症的推荐治疗方案

异动症	治疗方案	推荐等级
"剂峰"异动症	减少左旋多巴的剂量	有效（C 级）
	减少或停用 MAO-B 或 COMT 抑制剂	有效（GPP）
	加用多巴胺受体激动剂	有效（C 级）
	金刚烷胺（200～400mg/d）	有效（A 级）
	STN/GPi DBS	有效（A 级）
	氯氮平	有效（C 级）
	持续皮下注射阿扑吗啡	有效（C 级）
	空肠持续输注左旋多巴	有效（C 级）
双相异动	STN DBS	有效（A 级）
	尝试"剂峰"异动症的治疗方法	有效（GPP）
	大剂量低频的给药方式	有效（GPP）
	持续输注左旋多巴或阿扑吗啡	有效（C 级）
"关"期和晨起肌张力障碍	参考"剂末"恶化	有效（GPP）
	睡前加用左旋多巴或 DAs	有效（GPP）
	STN/GPi DBS	有效（A 级）
	肉毒毒素	有效（GPP）

注：GPP，良好实践观点（good practice point），若循证医学证据级别低于Ⅳ级，或推荐级别低于 C 级，GPP 为值得推荐的；MAO-B，单胺氧化酶–B 型；COMT，儿茶酚–氧位–甲基转移酶；DBS，脑深部电刺激；STN，丘脑底核；GPi，苍白球内侧部。

一、"剂峰"异动症

"剂峰"异动症是异动症中最常见的类型，在左旋多巴血药浓度峰期出现。舞蹈样异动较肌张力障碍更易出现，特别是在左旋多巴治疗的早期。继续治疗，部分患者肌张力障碍出现率升高，最后可能舞蹈症与肌张力障碍并存。"剂峰"异动症与左旋多巴剂量过高有关，即处于药量过多的状态，减少个体药物剂量可缓解症状。轻度异动无需处理，若影响到患者的日常生活则需积极处理，"剂峰"异动症的常见处理方式如下（图 13-1）：

1. 减少左旋多巴剂量　最常用的方法是适量减少每次左旋多巴的剂量，增加服药频率，若单用左旋多巴，可减少剂量，同时加用长效多巴胺受体激动剂或 COMT 抑制剂。

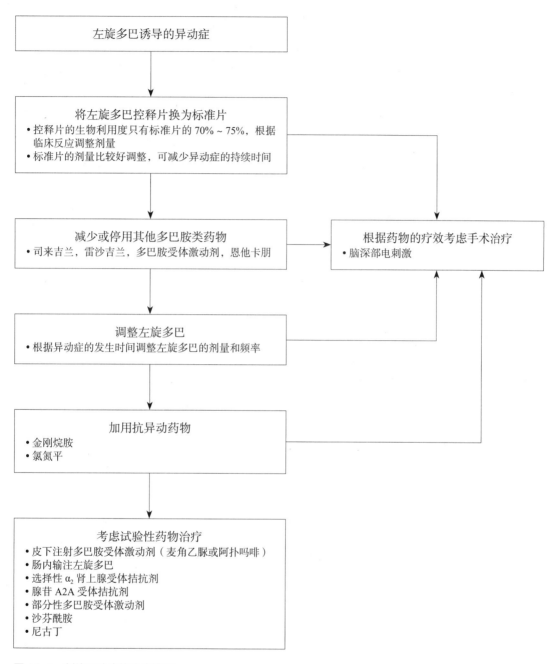

图 13-1 剂峰异动症的治疗流程

2. 停用其他多巴胺能药物 如为多药联合治疗，首先停用 MAO-B 抑制剂，COMT 抑制剂及抗胆碱能药物，可缓解"剂峰"异动且较少影响运动症状的控制。

3. 换左旋多巴控释片为标准片 若在服用左旋多巴控释片，则应换为标准片以减少左旋多巴的血药浓度蓄积。服用控释片一旦出现异动症会持续较长时间，这与其血浆衰退较慢有关。

4．联合使用金刚烷胺 金刚烷胺是唯一有证据能够有效抗异动症的药物，这与金刚烷胺低亲和力、非选择性谷氨酸盐离子型受体拮抗作用相关。研究发现，金刚烷胺除有多巴胺能作用外，可能还有抗谷氨酸作用，其抗异动症作用呈剂量依赖性。欧洲神经病学联盟（European Federation of Neurological Societies, EFNS）指南强调，金刚烷胺通常每天需达到 200 ~ 400mg 才能起效。一篇纳入 11 项随机对照研究、包含 253 例 PD 患者的荟萃分析报道，金刚烷胺和右美沙芬短期内可以明显减轻异动症，且不影响 PD 的运动功能。一项双盲试验结果显示，金刚烷胺 300mg/d 在治疗的第一个月可以减少 45% 的异动症发作，但疗效逐渐减弱，经过平均 4.9 个月后异动症又回到基线水平，停药后部分患者出现了反弹。在近期一项随机对照试验中，将接受金刚烷胺稳定治疗 1 年的 PD 患者随机分至金刚烷胺组和安慰剂组，治疗 3 周后发现，安慰剂组患者统一帕金森病评定量表第 IV 部分异动症评分明显增高（从 3.06 分增至 4.28 分），金刚烷胺组患者评分无明显变化（从 3.2 分增至 3.6 分），该结果支持金刚烷胺具有长期的抗异动作用。令人振奋的是，研究发现金刚烷胺缓释胶囊（每晚服用一次）可显著减少异动症的发生频率及严重程度，且增加"开"期时间。急性静脉输注金刚烷胺可使不自主运动减少 50%。金刚烷胺主要的副作用是精神病性症状（如视幻觉）和认知功能损害，还可能出现撤药后发热、意识模糊，甚至症状反跳。其他可能减轻异动症的药物有右美沙芬、右啡烷和利鲁唑，但临床疗效尚不肯定。

5．联合使用氯氮平 作为一种非经典的抗精神病药，氯氮平对多巴胺 D4 受体和 5-HT$_{2A}$ 受体有高亲和力，对 D1、D2、D3 受体亲和力较低，能减轻左旋多巴诱发的异动症，同时增加不伴异动症的"开"期时间，且不恶化 PD 运动症状，越来越多用于异动症和精神病性症状的控制。其具体机制尚不清楚，可能与调节纹状体 D2 受体的结合比率有关。一项为期 10 周的双盲对照试验显示，早期应用氯氮平可使异动症减少 50%，每日"开"期伴有异动症的平均时间缩短了 1.7 小时，而安慰剂组只减少了 0.7 小时，且氯氮平不导致"关"期延长。服用氯氮平期间需密切监测血常规，以防出现粒细胞缺乏症，发生率约为 0.7%，其他副作用包括镇静、流涎和直立性低血压。经典抗精神病药会加重 PD 症状，不推荐用于 PD 患者。

6．联合其他可能具有抗异动作用的药物 氟西汀是一种选择性 5-HT 再摄取抑制剂，可通过增加脑内 5-HT 的活性而减少阿扑吗啡诱发的异动症。FJORD 研究发现，选择性 α$_2$ 肾上腺受体拮抗剂 fipamezole 对左旋多巴诱导的异动症有效，且不加重 PD 症状。沙立佐坦（sarizotan），一种 5-HT$_{1A}$ 受体激动剂和 D3/D4 受体拮抗剂，可能作为一种新型的抗异动药，但其 III 期临床试验没有成功。一个开放标签研究发现左乙拉西坦可以减少"开"

期异动症的时间，但会引起嗜睡。普萘洛尔是另一种可能减少异动症的药物。丁螺环酮对减轻异动症的严重程度可能有作用，但会导致迟发性肌张力障碍，这与其 DR 阻滞作用有关。米氮平是一种新型的抗抑郁药，对左旋多巴诱发的异动症有中度疗效。在 MPTP 诱导的 PD 猴模型中发现阿片类受体拮抗剂能明显减少多巴诱发的异动症，但人类的大剂量（250～350mg/d）纳洛酮短期治疗却未发现类似效果。其他一些药物如大麻提取物、小剂量（25mg/d）喹硫平和加巴喷丁对异动症无明确效果。

7. 手术治疗　脑深部电刺激（deep brain stimulation, DBS）在晚期 PD 患者的异动症治疗中取得了良好效果。常用的刺激靶点包括苍白球内侧部（GPi）和丘脑底核（STN）（详见本章第三节）。此外，重复经颅磁刺激（repetitive transcranial magnetic stimulation, rTMS）已被用于治疗"剂峰"异动症。与非异动症患者相比，功能性磁共振成像（fMRI）显示静息状态下异动症者右侧额下回与左侧运动皮质联系减少，与右侧壳核联系增加，但这种异常联系模式仅出现在"开"期，与运动功能障碍的程度有关，对额下回行连续 θ 波脉冲刺激可以减少异动症的发作次数。对辅助运动区进行 1Hz 的经颅磁刺激治疗可以短暂减轻异动症的发生，但反复多次刺激并不能增强其疗效。最近的荟萃分析显示，TMS 对 PD 的运动症状有轻 – 中度的改善，但对异动症却无显著获益。因此，TMS 对异动症的确切疗效尚待进一步探讨。

二、双相异动症

双相异动症包括"剂初"异动症和"剂末"肌张力障碍，表现为肌张力障碍 – 改善 – 肌张力障碍（dystonia-improvement-dystonia, D-I-D）。可以表现为肌张力障碍、舞蹈样运动，或者两种形式的混合，在左旋多巴血浆水平上升或下降时出现，但与药物血浆峰值无关，腿部是最容易出现双相异动的部位。目前这种现象仍很难解释，可能与两种以上 DR 超敏有关。DR 越敏感，低水平的左旋多巴就越能诱发异动症，而在左旋多巴较高浓度水平时其他受体也被激活，反而抑制了异动症的发生。双相异动症的治疗较为困难，减少左旋多巴用量来降低"剂峰"异动的原则对它并不适用，且可能会加重原有症状。Lhermitte 提出可用较大剂量左旋多巴来治疗，但 Fahn 则认为这只会引起"剂峰"异动，以及其他中枢副作用。将左旋多巴控释剂换为标准片，最好换用水溶剂，可以有效缓解"剂初"异动症。"剂末"异动症常出现在一天里的最后几个小时，多在最后一次药物疗效逐渐减退后发生。此时，左旋多巴血浆浓度通常较低，增加左旋多巴类剂量并增加服药次数可能有一定效果，但容易引起"剂峰"异动症。罗替高汀贴片可持续刺激 DR，治疗异动症可能有效。加用长半衰期的 DR 激动剂或延长左旋多巴血浆清除半衰期的 COMT 抑制剂，可以缓解"剂末"肌张力障碍，也可能有助于改善"剂初"异动症。最有效的方法是尝试选用长效、稳定的 DR 激动剂作为主要治疗药物，左旋多巴作为辅助药物。STN DBS 能够显著改善患者的双相异动发作。

三、"关"期肌张力障碍和"关"期痛性痉挛

"关"期肌张力障碍与左旋多巴过量无关，其比"开"期肌张力障碍更常见，在许多情况下伴有足趾或足的痛性肌痉挛，最常发生于左旋多巴血浆水平偏低时，特别是清晨，可能是一整夜药效耗尽后未及时补充药物所致。清晨肌张力障碍是"关"期肌张力障碍最常见的一种表现形式。从这种意义上理解，"关"期肌张力障碍是一种药代动力学问题，与静脉输注左旋多巴后撤药引起的左旋多巴血浆浓度偏低相似。但在左旋多巴血浆浓度偏低时除了典型 PD 症状外，还出现肌张力障碍相关的痛性痉挛，这一现象的机制尚不清楚。Deyebenes 提出这种肌张力障碍可能在去甲肾上腺素 / 多巴胺比例增加的时候发生。目前对于肌张力障碍的病理生理机制仅为猜测，很难明确区分"剂峰"肌张力障碍、"关"期肌张力障碍和清晨肌张力障碍。一项包含 383 例 PD 患者的调查显示，16% 的患者患有清晨肌张力障碍，在伴发"关"期的患者中可随机出现。控制"关"期肌张力障碍最好的方法是预防"关"期发生。提高患者清晨 DA 能药物浓度可能有效，如睡前加用左旋多巴控释片，长效 DR 激动剂或起床前服用左旋多巴水溶型或速释型，以加快提升左旋多巴血药浓度。肉毒毒素局部注射对痉挛性疼痛有一定效果，锂剂及巴氯芬降低肌张力可能有一定的效果，抗胆碱能药物作用不大。

四、症状波动和异动症并存（"yo-yo-ing 期"）

突然"关"和剂量失效使"关"期与异动症并存（不论二者间有间期，还是 yo-yo-ing 现象）的晚期 PD 患者的临床表现更加复杂。由于 DR 处于超敏状态而导致异动症的发生，与药效学因素有关。左旋多巴血浆半衰期短，缺乏恒定的生物利用度，是"关"期出现的重要原因，这与药代动力学因素有关。因此，这种状况是药效学与药代动力学问题并存。选用左旋多巴标准片无效，控释片更差，因为控释片具有不稳定的药代动力学特性。以下几种方式可供选择：

1. 选用比左旋多巴半衰期更长的药物　可减少左旋多巴 / 卡比多巴用量，已取得部分成功。针对一些患者，特别是伴发 yo-yo-ing 的患者，选用左旋多巴平片（不含卡比多巴）替代左旋多巴 / 卡比多巴可能是更好的选择。尽管卡比多巴可增加左旋多巴的效能，但联合使用卡比多巴有时难以滴定患者的小剂量反应。

2. 选用稳定且没有严重峰、谷波的小剂量左旋多巴水溶剂　一项关于液体剂型和

标准片剂的双盲试验发现液体制剂能增加总的"开"期时间，且没有增加异动症的发生率。另一项双盲试验却未能重复此结果，但发现小剂量调整液体剂型能较片剂更快地缓解"关"期。对同时伴有症状波动和异动症的患者特别有效。

3. 十二指肠泵输注左旋多巴　这种途径利用左旋多巴凝胶和电池驱动泵，经皮的运输管道穿过胃进入空肠持续稳定供给左旋多巴，可明显减少症状波动，提高生活质量（详见本章第三节）。

五、肌阵挛

肌阵挛的闪电样抽搐可出现在未接受治疗的 PD 患者，但这一症状不会引起功能障碍，因此临床上很少有 PD 患者会主动诉说肌阵挛的症状。Klawans 认为肌阵挛是一种左旋多巴长期治疗并发症。他们描述的肌阵挛是多在睡眠期发生的单侧肢体或双侧肢体的抽搐。5-HT 拮抗剂美西麦角能控制该症状。通常来说，夜间肌阵挛较少发生，对运动功能少有影响。肌阵挛也可出现在白天。它的出现通常预示着认知损害，或者罹患 PD 或其他帕金森综合征（如弥漫性路易体病）的患者出现了左旋多巴毒性作用。

中晚期 PD，尤其是晚期 PD 的临床表现极其复杂，其中有疾病本身的进展，也有药物副作用或运动并发症的因素参与其中，使治疗变得非常困难。因此，预防运动并发症显得格外重要。早期推迟左旋多巴使用可能会减少异动症的发生，但随着病情进展，大多数患者最后都需要接受左旋多巴治疗来控制 PD 症状。因此，选择联合用药并尽量减少左旋多巴剂量，同时维持左旋多巴血浆浓度稳定，可以减少或延缓异动症的发生。一旦发生，应尽快调整治疗方案。金刚烷胺是唯一有证据可以持续减轻异动症的有效药物。皮下注射阿扑吗啡可用于控制难治性异动症。目前，异动症的非多巴胺能药物干预的基础和临床研究已成为探索的热点，为运动并发症的治疗提供了一个全新的视角，这些药物如果研制成功有可能成为现有药物的重要补充。若严格内科药物控制无效，条件适宜的患者可以考虑DBS 治疗。

（王涛　张国新）

————————————　**参考文献**　————————————

[1] HUOT P, JOHNSTON T H, KOPRICH J B, et al. The pharmacology of L-DOPA-induced dyskinesia in Parkinson's disease[J]. Pharmacol rev, 2013, 65(1): 171-222.

[2]　Parkinson Study Group CALM Cohort Investigators. Long-term effect of initiating pramipexole vs levodopa in early Parkinson disease[J]. Arch Neurol, 2009, 66(5): 563-570.

[3]　GOTTWALD M D, AMINOFF M J. Therapies for dopaminergic-induced dyskinesias in Parkinson disease[J]. Ann Neurol, 2011, 69(6): 919-927.

[4]　FERREIRA J J, KATZENSCHLAGER R, BLOEM B R, et al. Summary of the recommendations of the EFNS/MDS-ES review on therapeutic management of Parkinson's disease[J]. Eur J Neurol, 2013, 20(1): 5-15.

[5]　WOLF E, SEPPI K, KATZENSCHLAGER R, et al. Long-term antidyskinetic efficacy of amantadine in Parkinson's disease[J]. Mov disord, 2010, 25(10): 1357-1363.

[6]　PAHWA R, TANNER C M, HAUSER R A, et al. Amantadine extended release for levodopa-induced dyskinesia in Parkinson's disease (EASED Study) [J]. Mov disord, 2015, 30(6): 788-795.

[7]　CERASA A, KOCH G, DONZUSO G, et al. A network centred on the inferior frontal cortex is critically involved in levodopa-induced dyskinesias[J]. Brain, 2015, 138(Pt 2): 414-427.

第十四章
帕金森病的神经调控治疗

第一节　帕金森病的脑深部电刺激治疗

一、脑深部电刺激简介

20世纪50～60年代，毁损性功能神经手术曾广泛应用于治疗帕金森病（Parkinonson disease, PD）、震颤和肌张力障碍等运动障碍疾病。但自20世纪70年代左旋多巴被用于治疗PD以后，这些毁损手术几乎被摒弃。然而，随着治疗时间的延长，左旋多巴治疗的缺点越来越明显，尤其是长期使用药物所致的症状波动和异动症等运动并发症，给PD患者带来的痛苦不亚于疾病本身。基于这个事实，以及对疾病的病理生理更深入的认识，加上手术技术的改进，功能神经外科手术在过去20年中重新得到显著的发展。20世纪90年代初苍白球毁损术被重新开展，用于治疗PD和肌张力障碍。慢性电刺激术，通常称之为"脑深部电刺激"（deep brain stimulation, DBS）。相对毁损术而言，DBS具有可逆性、可调节性、非破坏性、不良反应小且疗效好等优势，在发达国家已基本取代苍白球毁损术和其他毁损手术。DBS目前也被逐步推广应用于治疗肌张力障碍、抽动秽语综合征、强迫症等疾病。

最早在1987年，法国神经外科医生Alim Benabid采用丘脑腹中间核（ventrointermediate nucleus, Vim）电刺激治疗一位震颤明显的PD患者并取得显著的疗效。1997年美国食品及药物管理局（FDA）批准DBS用于特发性震颤的治疗，2002年FDA开始批准DBS应用于PD的治疗。2013年新英格兰医学杂志（NEJM）发布了Earlystim研究的结果，提示DBS可应用于早期运动并发症的PD患者（运动并发症＜3年），接受DBS治疗患者的生活质量显著高于接受最佳药物治疗的患者。

DBS最早在1998年在我国首次使用，至今已开展20余年。目前我国DBS治疗中心主要集中在北京、上海、广州、西安等地区。据统计，截至2014年，全球超过110 000名患者接受DBS疗法，中国有超过6 000名患者接受DBS治疗。在治疗模式方面，过去手术治疗多采用毁损术，DBS治疗多数也只有神经外科医生参与。目前，DBS已成为PD主流手术疗法，由神经内科、神经外科医生组成DBS治疗组，共同协作完成，进一步保证术前患者的良好筛选和术后的管理及疗效。标准的DBS团队至少由神经内、外科医师组成，必要时还应该有心理科医师及康复科医师加入。DBS团队的作用是针对患者个体判断是否适合手术、手术的风险、确定最佳的手术靶点，以及术后刺激参数和药物调整。

二、手术过程

1. DBS 装置组成　脑起搏器包括 3 个可植入的部分（图 14-1）：

（1）刺激电极：是一条可植入脑部深部核团的刺激电极，尖端附有 4 个微电极触点，刺激时选择 1～2 个触点进行刺激。

（2）延长线：是一条薄绝缘线圈，固定在头皮下方，一端与刺激电极相连，另一端经颈部一直延伸至胸部，与刺激器相连接。

（3）脉冲发生器（implantable programmable generator, IPG）：是置于锁骨下方皮下的小型密封装置，内含电池与脉冲刺激器。可用程控仪通过刺激装置对微电极的刺激参数进行设定和调整。

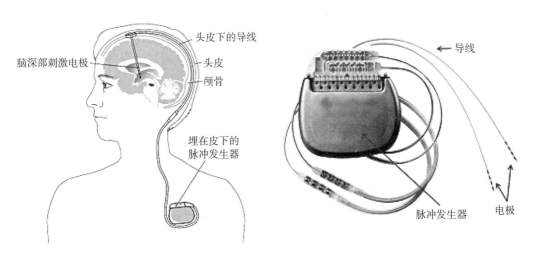

图 14-1　DBS 装置组成

2. 手术流程　DBS 的手术流程在不同的手术中心可能存在差异，根据术者的经验、手术装备和检查仪器、手术团队的组成而有所不同。手术的关键是保证靶点的准确植入，这才能保证术后的疗效。为保证靶点的准确植入，标准的手术流程包括：术前影像学的定位、靶点的计算、术中电生理的记录及术中疗效和副作用的评估。

（1）影像学定位：DBS 手术是立体定向功能神经外科手术，术前影像学的定位通常采用头颅磁共振成像（magnetic resonance imaging, MRI）扫描并采集脑部三维数据。靶点的计算可通过手工测量计算靶点坐标，也可以采用手术导航系统协助计算靶点和设计针道（见文末彩图 14-2），手术中通过立体定向头架将电极植入靶点位置。术后如担心电极位置偏移，必要时可采用影像学复查电极位置。

（2）术中电生理记录：头颅影像学是从脑部结构对靶点进行定位，均为目视靶点，不

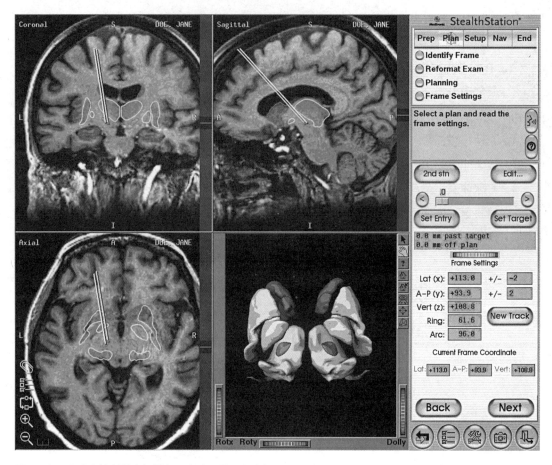

图 14-2　丘脑底核刺激电极植入示意（彩图见文末）

排除存在误差的可能。同时，植入的每根电极的尖端均有 4 个触点（如美敦力 DBS 电极3389：触点长度 1.5mm，触点间距 0.5mm，直径 1.27mm），要确保至少 2～3 个触点都植入在靶点核团内，这就要求电极不但需被准确植入至靶点位置，而且电极尖端触点穿过靶点核团的长度需 ≥ 5mm。仅仅依靠头颅影像学定位无法达到如此准确的定位。通过术中电生理的记录，可根据针道穿过不同脑组织细胞时不同的细胞放电特点来确定最终的靶点位置。以丘脑底核（subthalamic nucleus, STN）靶点为例，植入微电极会通过丘脑 → STN →黑质等核团。微电极通过丘脑核团时电生理可显示信号背景不强、散发的放电信号；当微电极通过 STN 时，电生理则显示背景变粗，高波幅、信号密集且不规则的细胞放电，同时给患者做肢体关节被动运动时会出现电信号的改变；当通过黑质核团时电信号变为高幅、密集、规则的细胞放电，且信号不受被动运动影响。当电生理记录提示STN 信号长度 ≥ 5mm，则提示针道符合定位要求，可植入电极。

（3）术中临床评估：头颅影像学和电生理记录是确定靶点的重要手段，为确保 DBS

术后的疗效，植入电极时最好进行术中临床评估。DBS 手术分为电极植入和 IPG 植入两个步骤，IPG 植入在全麻下进行，而电极植入一般在局麻下进行，因此可在电极植入时评估刺激效果。术中评估一般由有临床经验的神经内科医生进行，主要对每根电极的 4 个触点的疗效和副作用进行测试。PD 所有运动症状，除步态以外，均可以在术中进行评估。一般来说，肌强直对刺激的改善较快，而且不需要患者的主动配合，可作为疗效评估的可靠的较客观的指标。震颤也可以作为评估的症状之一，但有部分中晚期的 PD 患者震颤较轻甚至没有震颤。动作迟缓评估有时比较困难，需要患者的主动配合而且容易出现疲劳性，如其他症状不明显时可作为评估指标。观察疗效的同时，需注意评估在不同电压下的副作用，通常观察有无构音障碍、眼球活动受限等。副作用的出现提示刺激电流扩散至 STN 周围的重要结构，也可作为反映电极位置的参考。

三、作用机制

　　尽管 DBS 治疗 PD 疗效显著，且该疗法已开展 20 余年，但其作用机制目前仍然不太明确。DBS 的疗效虽然与既往的核团毁损术相似，但其作用机制认为是与电刺激相关，而不是毁损效果。研究证实 PD 的发病机制主要是由于黑质多巴胺能神经元退行性变，导致纹状体多巴胺递质释放减少，基底节间接通路抑制活性的过度增强和直接通路易化活性的减少，最终导致基底节抑制性输出过度增多而出现一系列运动减少症状。目前主要观点认为 DBS 主要是利用高频刺激抑制基底节区运动环路中过度兴奋的核团，减少基底节异常输出模式而达到治疗作用，例如 STN DBS 是通过抑制间接环路中过度兴奋的 STN 核团达到治疗效果。目前，越来越多研究表明，DBS 除了抑制作用，还可能存在兴奋的双重作用，最终通过调整基底节异常输出模式而达到治疗效果。DBS 的机制可归纳为：①阻断异常核团信息传导及促使异常神经元放电的去同步化；②刺激抑制神经元异常放电；③对刺激靶点的抑制和兴奋双重作用；④抑制或促进神经递质的释放，如谷氨酸、γ- 氨基丁酸（GABA）、多巴胺等神经递质。

　　越来越多基础研究证明，STN DBS 可能具有神经保护作用。许多研究证明 PD 发病机制是由于 STN 过度兴奋，从而导致 STN 投射至黑质的谷氨酸物质增多，谷氨酸为兴奋性神经递质，对多巴胺能神经元具有神经毒性作用。STN DBS 可以抑制 STN 兴奋性，使谷氨酸物质减少，从而提示其可能具有神经保护作用。Temel 等在 PD 大鼠模型中发现 STN DBS 治疗的大鼠中黑质多巴胺能神经元细胞的凋亡数量比未行 STN DBS 治疗的大鼠减少 28% ~ 30%。研究发现，在 MPTP 所致 PD 猴模型中，接受 STN DBS 或 STN 毁损治疗的 PD 猴模型中黑质多巴胺能细胞数量比未经治疗的多出约 20%。尽管动物试验均提示 STN DBS 可能具有神经保护作用，但这些结果却仍未在临床研究中得以证实。

四、植入靶点的选择

DBS 治疗 PD 的常用靶点有丘脑底核（subthalamic nucleus, STN）、苍白球内侧部（internal globus pallidus，GPi）和丘脑腹中间核（ventrointermediate nucleus, Vim）。通过高频刺激这些核团可以有效改善 PD 患者的运动症状。STN 和 GPi 电刺激可以全面改善 PD 的三大主要症状（静止性震颤、肌强直、运动减少），然而 Vim 电刺激对震颤治疗效果最明显，对其他症状改善欠佳。STN 和 GPi 电刺激还可以减轻 PD 左旋多巴治疗相关的症状波动和左旋多巴所致异动症（levodopa induced dyskinesia, LID），但两者的对异动症的作用机制不相同。STN DBS 术后患者能够显著减少复方左旋多巴药物剂量，从而减少 LID。GPi DBS 是通过直接刺激作用改善 LID，然而术后服药剂量减少不明显。STN DBS 耗电量较小，术后患者药量可显著减少，对部分步态困难可能有效，目前 PD 患者更倾向于接受 STN DBS 治疗；但如果异动症较严重的 PD 患者通常可考虑采用 GPi DBS 治疗。PD 中晚期可出现姿势步态异常（postural instability gait difficulty, PIGD），可在 STN DBS 术后短期内缓解，但长期疗效不理想。近期研究发现，中脑脚桥核（pedunculopontine nucleus, PPN）低频电刺激对 PD PIGD 症状可能有效，可作为 PD 治疗的靶点，其临床疗效仍有待更大样本量的研究证实。STN、GPi 和 Vim 电刺激对 PD 症状的疗效差异详见表 14-1。

表 14-1　不同靶点脑深部电刺激对帕金森病症状的疗效

状况	STN	GPi	Vim
静止性震颤	++	++	+++
肌强直	+++	+++	+
运动迟缓	+++	+++	+
PIGD	++	+	无效
LID	++	+++	无效
剂末恶化	+++	+++	无效
术后药量减少	+++	+	无效

注：STN，丘脑底核；GPi，苍白球内侧部；Vim，丘脑腹中间核；PIGD，姿势步态异常；LID，左旋多巴所致异动症；+～+++，疗效的显著程度。

五、患者选择

1. DBS 适应证

（1）患者需满足以下条件才适合 DBS 治疗：①符合特发性 PD 诊断；②年龄＜75

岁；③病程≥5年，或严重震颤患者病程≥3年；④存在左旋多巴所致症状波动或异动症等运动并发症，调整用药改善不佳；⑤对复方左旋多巴曾经有良好效果，术前左旋多巴冲击试验改善率≥30%。

（2）患者选择的具体条件：

1）PD诊断：符合英国脑库或中国特发性PD诊断标准（2006年版）。遗传性PD或各种基因型PD，只要对复方左旋多巴反应良好，均适合DBS治疗。

2）病程：必须5年以上，一般5年以内PD症状较轻无需手术，同时病程5年以上是通过长时间观察随访排除多系统萎缩等帕金森叠加综合征的患者；如PD患者震颤较严重，经规范药物治疗震颤改善不理想，严重影响生活质量，患者强烈要求尽早手术，经严格评估和筛选，病程可放宽至满3年以上。

3）年龄：为减少手术和麻醉的风险，患者年龄应不超过75岁。身体状况较好的老年患者强烈要求手术的，经受益和风险的个体化评估可放宽至80岁。

4）药物使用情况：对复方左旋多巴曾经有良好效果，存在左旋多巴所致症状波动或异动症等运动并发症，调整用药改善不佳，严重影响日常生活，是行DBS治疗的最佳适应证。

5）左旋多巴冲击试验：左旋多巴冲击试验（levodopa challenge test）是判断DBS疗效的重要指标，其改善率越高提示DBS术后疗效可能越好。具体方法：患者试验前72小时停服多巴胺受体激动剂，试验前12小时停服复方左旋多巴制剂及其他抗PD药物。左旋多巴冲击试验需由2位未参加病例筛选的神经内科医师进行评估。试验药物采用复方左旋多巴标准片，服用剂量以之前每天早上第1次服用抗PD药物换算成左旋多巴等效剂量（levodopa equivalent dose, LED）的1.5倍，先进行统一帕金森病评定量表第三部分（UPDRS-Ⅲ）评分作为基线，空腹状态下服药（如药物剂量较大可口服多潘立酮10mg预防胃肠道不适副作用），随后每30分钟进行1次UPDRS-Ⅲ评分，直至患者达到最佳疗效后逐渐出现症状加重（约4小时）。计算运动评分的最大改善率，最大改善率=（服药前基线评分–服药后最低评分）/服药前基线评分×100%。左旋多巴冲击试验≥30%才考虑手术治疗，改善率越高，DBS预期疗效越好。

6）合理的手术预期：DBS手术前，医师应积极和患者及家属充分沟通，让患者有合理的手术预期效果：DBS仅能改善药物达到的治疗效果，最佳疗效不会超越药物最佳时的效果；不能根治PD，DBS术后疾病仍会继续进展；不是所有患者手术后都能减少药量或停药；手术不能解决所有症状，部分症状不能通过手术缓解（表14-2）。

2. 禁忌证　如果满足以下任一标准，则患者不适宜接受DBS治疗：

（1）存在严重的抑郁（UPDRS-Ⅰ第3项=4分）或痴呆（MMSE评分<24分）。

（2）存在严重的精神异常（UPDRS-Ⅰ第2项=4分）。

表 14-2　脑深部电刺激对帕金森病症状的疗效

症状	有效	通常无效
震颤、肌强直、动作迟缓	√	
运动波动	√	
异动症	√	
构音含糊		√
吞咽困难		√
书写过小症		√
冻结步态（尤其发生在药物"开期"）		√
严重姿势不稳		√
自主神经紊乱		√
认知功能损害		√

（3）既往有严重脑外伤、脑卒中、脑部手术史及影响手术 STN 核团定位的脑部疾病史。

（4）存在严重的心、肺疾病不能耐受手术治疗。

（5）合并出凝血功能障碍，药物难于控制的高血压、糖尿病等内科疾病。

3. 影响疗效的因素

（1）对左旋多巴类药物的效果：有研究表明 DBS 术后疗效和术前左旋多巴冲击试验改善率呈显著正相关。因此，术前左旋多巴冲击试验改善率或术前对左旋多巴类药物疗效越好，则 DBS 术后疗效越好。

（2）年龄因素：年龄较大的患者生活质量可能较差，对 DBS 疗效可能不如年轻患者。有研究表明，尽管 DBS 可显著减少患者的运动并发症，但术后生活质量的改善程度较显著的通常为 65 岁以下患者。但年龄因素并不是影响 DBS 疗效的决定性因素。

（3）步态困难：步态困难的患者术前应该进行严格评估。冻结步态如果对左旋多巴类药物反应良好，DBS 术后可能有改善，对左旋多巴类药物疗效欠佳的冻结步态，DBS 通常无效。近期研究提示对 PPN 核团的低频电刺激可能对步态困难的 PD 患者治疗有效。

（4）既往接受过毁损术：既往接受过毁损术（如丘脑切开术、苍白球切开术）的患者并不是 DBS 手术的禁忌证。只要既往毁损术并没有损伤 DBS 靶点核团，达到 DBS 适应证的患者，均可接受 DBS 手术治疗。

六、临床疗效

自 1993 年 DBS 开始被推广运用于治疗 PD，目前每年均有上千例患者接受 DBS 治疗。尽管仍然缺乏大样本量的多中心前瞻性临床试验，每年均有大量关于 DBS 治疗 PD 临床研究的报道。越来越多循证医学研究表明，DBS 可显著改善中晚期 PD 患者的运动症状和运动并发症，显著提高患者的生活质量。

1. 对帕金森综合征的改善　目前对 PD 运动症状的改善的评估主要采用 UPDRS 量表，尤其是第 Ⅲ 部分的运动评分。对生活质量评估通常采用帕金森病生活质量问卷 -39 项（PDQ-39）量表。表 14-3 列举了目前 STN DBS 主流临床研究的报道，尽管各中心的疗效可能存在一定差异，也很难用统一的统计方法进行对比分析，但临床结果均显示 STN DBS 对 PD 运动症状和运动并发症的显著疗效，术后抗 PD 药量可显著减少，生活质量显著改善。

一项纳入 37 个中心共 921 例接受 DBS 治疗 PD 患者的临床研究结果显示，随访 1 年后 UPDRS Ⅲ 运动症状评分（药物关期）改善率为 66%，随访 2 ~ 4 年后的改善率为 43% ~ 57%，随访 5 年后改善率为 54%。DBS 对 PD 的疗效并不是短暂的，许多关于 DBS 治疗 PD 5 年内的随访研究疗效相对稳定，对于长时间疗效的临床随访研究（> 10 年）仍有待大样本量的临床试验进一步证实。

STN DBS 对 PD 中轴症状的改善不如肢体症状，对左旋多巴治疗有效的步态异常在 STN DBS 术后可以得到改善，对左旋多巴治疗无效的步态异常，STN DBS 术后改善不佳。STN DBS 对构音障碍、吞咽困难症状改善不佳，在高刺激参数时甚至有可能加重这些症状。有研究报道 DBS 对 PD 睡眠障碍有改善作用（总睡眠时间可增加 47%），睡眠改善可能与改善翻身困难和早晨肌张力障碍有关。DBS 的疗效主要是控制运动症状，DBS 不能根治 PD，术后病程仍然继续进展。随着病情进展，PD 患者中轴症状也逐渐变得更加严重，如何改善中晚期患者的中轴症状也是目前的研究热点话题。

2. 对生活质量的改善　DBS 术后，患者运动症状和运动并发症均可以得到显著的改善，术后的生活质量也得到显著的提高。*JAMA* 上发表的一篇对比 DBS 治疗和最佳药物治疗随机临床对照研究（共 156 例患者，随访 6 个月）结果显示，DBS 术后无严重异动的"开"期时间显著高于最佳药物治疗组。临床症状显著改善（UPDRS Ⅲ 改善 ≥ 5 分）的患者在 DBS 治疗组占 71%，而在最佳药物治疗组仅占 32%。DBS 治疗组术后 PDQ-39 评分改善率要显著优于最佳药物治疗组。因此，对于存在运动并发症而调整药物疗效欠佳的中晚期 PD 患者，DBS 治疗可显著改善患者的生活质量水平。

表14-3　丘脑底核脑部深部电刺激对帕金森病症状的疗效

研究	样本量（n）	随访时间/个月	病程/年	改善			减少	
				UPDRS Ⅲ	症状	PDQ-39	药量	"关"期时间
Krack 等	15	1~12	14.2±4.3	71%	震颤87%；强直67%；异动40%	—	56%	—
Limousin 等	20	12	14±5	60%	震颤80%；运动迟缓60%；强直50%；步态12%；异动55%	73%	50%	—
Houeto 等	23	6	14.7±1	67%	异动77%	—	61%	—
DBSPDSG 等	96	6	14.4±9.0	51%	震颤56%；运动迟缓18.9%；强直33%；步态33%；异动74%	60%	37%	—
Lopiano 等	16	3	15.4	57%	震颤68%；运动迟缓61%；强直54%；步态57%；异动71%	85%	72%	—
Volkman 等	16	12	13.1±5.9	67%	震颤89%；运动迟缓48%；强直75%；步态44.4%；异动90%	75%~100%	63%	56%
Østergaard 等	26	12	14±6	64%	震颤90%；运动迟缓55%；强直73%；步态64%；异动86%	83%	19%	—
Pahwa 等	19	28	12	28%	震颤79.3%；运动迟缓15.9%；强直26.3%；步态44.4%	—	57%	42%
Krack 等	49	60	14.6±5.0	65.9%	震颤75%；运动迟缓62.7%；强直73.1%；步态67.7%；异动58%	—	58.5%	71%
Rodriguez-Oroz 等	49	36	15.4±6.3	49.5%	震颤87%；运动迟缓43.2%；强直59.2%；步态41.4%；异动71.7%	—	65.6%	56%
Hamani 等	471	—	13.7±4.5	49%~50%	震颤81%；运动迟缓52%；强直64%；步态63%；异动73%~94%	—	52%	—
Fraix 等	95	12	14±5	57%	异动74.7%	28%	59.2%	48.1%
Goodman 等	28	12~48	12.8±5.4	—	异动60%	—	—	69%
陈玲 等	16	24	8.9±2.9	35.4%	震颤34.8%；运动迟缓28.8%；强直55.1%；中轴症状28.1%	49.4%	44.4%	55.6%

注：UPDRS Ⅲ，统一帕金森病评定量表第Ⅲ部分；PDQ-39，帕金森病生活质量问卷-39项。

七、术后刺激参数程控和药物调整

1. 刺激参数程控　程控（programming）：指 DBS 术后医生通过程序控制仪，对患者调整刺激参数（电压、脉宽和频率）及设置不同刺激电极组合（单极刺激、双极刺激、交叉电脉冲等），以达到最佳的疗效和最少的副作用。程控包括术后开机（第 1 次程控，打开刺激器开始长期刺激）和术后随访参数调整。

（1）程控的目的：①最佳症状控制；②最小副作用；③延长脉冲发生器电池寿命（可充电电池可不考虑）。

（2）程控基本知识：程控是通过调整以下参数和设置，达到治疗效果：①电压（Amp）；②脉宽（Pw）；③频率（Rate）；④触点选择，组合（单极或双极刺激等）。

程控的主要参数是电压、脉宽和频率（图 14-3）。电压指刺激的强度，是 DBS 最常调整和最有效的参数。升高电压可增加对神经纤维刺激的辐射距离。一般电压的调整范围为 0.5～3.6V。脉宽指每次的刺激时间，增加脉宽可增加刺激容积。频率指每次刺激的数量，高频刺激是达到去极化的保证，有研究表明，低频刺激（＜10Hz）可加重 PD 症状，刺激频率＞50Hz 才逐步显现治疗效果，并在 130Hz 达到最佳治疗效果。

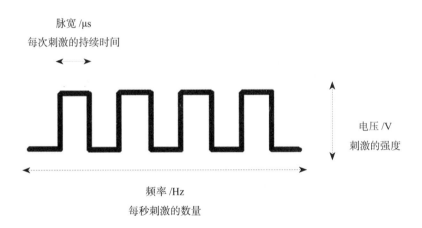

图 14-3　程控基本参数

对于 STN DBS 而言，脉宽和频率的增加耗电量较大而副作用较多，建议采用单极刺激，维持脉宽 60μs 及频率 130Hz 不变，以调整电压为主。对程控参数较熟悉的操作者，如调整电压疗效欠佳，则可尝试适当调整脉宽、频率。其他靶点常用刺激参数详见表 14-4。

表 14-4　脑深部电刺激常用的刺激参数

参数	STN	GPi	Vim
电压 /V	1.5 ~ 3.6	2.5 ~ 3.6	1.5 ~ 3.6
脉宽 /μs	60 ~ 90	90 ~ 120	60 ~ 120
频率 /Hz	130 ~ 185	130 ~ 185	130 ~ 185

注：STN，丘脑底核；GPi，苍白球内侧部；Vim，丘脑腹中间核。

（3）术后开机：术后开机指 DBS 术后第 1 次程控，打开刺激器开始长期刺激。DBS 刺激装置在脑部植入的电极尖端有 4 个刺激触点（图 14-4），开机时可测试植入电极每个触点在不同刺激电压的疗效及副作用，从而确定每个电极触点的"治疗阈值"，最终选择最佳的触点进行长期刺激。开机测试结果必须详细记录，包括各刺激触点的疗效和副作用，各个触点对不同的临床症状的改善情况（如哪个触点对强直好，哪个触点对震颤好等），并对各个刺激触点的总体效果进行先后排序，该记录可作为患者长期随访调整刺激参数的重要指导依据。

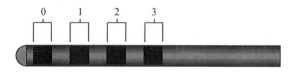

图 14-4　刺激电极

1）开机时间：患者在植入脑深部刺激电极后，由于电极植入对核团的机械性毁损会出现"微毁损效应"，同时患者临床症状可稍有缓解，其作用类似毁损术效果。该效应和植入电极后周围细胞和组织的水肿有关。一般术后 1 ~ 2 周电极周围水肿消失，"微毁损效应"也逐渐减退。为避免"微毁损效应"对刺激疗效评估带来的影响，开机时间一般在术后数周进行（通常为术后 4 周）。部分患者临床症状较严重，药物控制欠佳，希望尽早开机，可在术后 2 周进行（经医生评估微毁损效应已消失）。

2）开机前准备：PD 患者开机前需停用抗 PD 药物至少 12 小时以上（多巴胺受体激动剂需停药 72 小时以上），以避免药物疗效的干扰，同时患者需存在较明显临床症状可供测试时评估。开机最好选择在上午进行，夜间作为药物洗脱期可减少患者停药的痛苦，同时充足的睡眠可保证患者较良好的精神状态和配合以保证开机测试的顺利进行。开机时最好选择较安静的场所进行，以减少开机测试给患者带来的疲劳和外界干扰。同时最好有较宽敞的场地，可以观察患者步态情况。

3）开机流程：

A. 开机前先评估和记录患者各临床症状（强直、震颤、运动迟缓等）的严重程度，作为基线状态。

B. 开机测试过程中保持脉宽 60μs，频率 130Hz 不变，主要以调整刺激电压为主，刺激方式为单极刺激：脉冲发生器（internal pulse generator, IPG）为正极，电极触点为负极（图 14-5）。

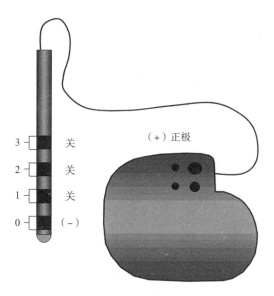

图 14-5　单极刺激示意

C. 先程控病情较重肢体的一侧，再程控轻的一侧。开机时通常按从浅到深的触点的顺序（不严格规定），逐一测试各触点的疗效和副作用。

D. 刺激电压起始通常为 1.0V，每次递增 0.5～1.0V（根据患者的耐受情况），一般最高升至 6.0V 或患者出现明显副作用时提前停止。每次调整电压均记录各临床症状的改善情况及副作用，以确定电压治疗的阈值和副作用。

E. 测试时注意观察副作用：胸闷、视矇、眼球外展受限、麻木、异动等。

F. 所有触点测试完后，对两侧的刺激触点疗效分别进行排序，最后双侧各选取一个疗效最佳且副作用最少的刺激触点进行慢性刺激。

（4）术后随访参数调整：一般 DBS 开机时，刺激电压维持在较低水平，随访 2～3 周后可嘱患者回访适当增加参数，这样缓慢增加参数可让患者逐步适应 DBS 治疗，避免副作用的发生。患者术后回访时，调整参数可参考以下原则：

1）针对患者表述的症状为参考症状进行参数调整。

2）参数增加不要过大，基本调整顺序：电压→频率→脉宽→更换电极触点或电极搭配（但不是绝对）。

3）既往的开机记录和程控记录具有很大的参考意义，程控后注意及时做好记录。

4）不同的症状改善和参数调整后达到疗效可能需要不同的时间（告知患者）。

2．术后药物调整

（1）术后4周内尚未开机时：建议暂时维持术前用药剂量，一般术后2周内患者由于植入电极周围水肿存在"微毁损效应"，同时患者临床症状可稍有缓解，部分患者如服用原来剂量药物出现异动症可适当减少用药，以减少复方左旋多巴标准片或儿茶酚-氧位-甲基转移酶（COMT）抑制剂为主。2周后"微毁损效应"消失但仍未开机时，继续按术前用药剂量服用。

（2）术后减药：STN DBS术后患者运动症状改善，药物可逐渐减少用量。有些对DBS疗效显著的患者，可在术后1个月内开始减少服药的种类和剂量。但大多数患者在术后3个月至半年才开始进行药物调整，每日服药的剂量可减少30%~70%。DBS术后极少数患者可以完全停药，但多数患者仍需要服药治疗。DBS不能完全取代药物治疗，药物对有些症状（如步态困难、部分非运动症状）的疗效可能优于DBS。术前用药剂量较大的患者，术后减药速度不能过快，减药过程中注意有无精神淡漠、抑郁症状加重等可能与减药相关的症状。

（3）术后用药原则：用药原则同术前，以最小的有效剂量达到最佳的控制效果，根据患者的症状个体化治疗。DBS术后最常选用的抗PD药物为多巴胺受体激动剂及复方左旋多巴制剂。术后尽量选用半衰期较长的药物为主，但部分患者对药物起效较慢的仍需使用半衰期较短的药物。

八、手术副作用

相对其他神经外科手术而言，DBS手术对脑部创伤较小，手术相关副作用较少。但DBS是神经外科手术，仍然不能避免有副作用的发生。DBS副作用主要分为三大类：

（1）手术相关副作用：如围手术期意识错乱、感染、癫痫、脑挫伤，严重的可发生颅内出血，甚至死亡。

（2）植入装置副作用：如电极重置、移位、皮肤损伤、装置故障等。随诊技术的不断改进，目前装置相关的副作用较少发生。

（3）刺激所致副作用：DBS术后最常见的副作用，如构音障碍、睁眼困难、体重增加、感觉异常、幻觉等。DBS刺激所致并发症虽然比较常见，但大部分经过调整刺激参数后可逐渐恢复正常，一般不会给患者带来很大的困扰。有些研究报道，DBS电刺激可影响甚至加重患者认知功能受损、意志及精神异常。因此，术前认知功能较差的、严重抑郁药物不能控制及存在精神异常的患者，应该严格筛选排除。陈玲等学者一项包含 20 个中心共有 704 位接受 STN DBS 患者的荟萃研究对以上 DBS 的副作用进行汇总分析，具体结果详见表 14-5。DBS 虽然不可避免存在相关副作用，但严格的术前患者的筛选，精确的电极植入、密切围手术期观察及良好的术后参数和药物管理，可显著降低 DBS 的副作用。同时，这也依赖一个良好的 DBS 团队来共同完成。

表 14-5　脑深部电刺激相关副作用（n = 704）

副作用	发生率（n）	副作用	发生率（n）
1. 手术相关副作用		移位	2.0%（14）
颅内出血	3.7%（26）	皮肤损伤	0.7%（5）
非症状性	2.0%（14）	装置故障	0.9%（6）
症状性（可完全恢复）	0.6%（4）	3. 刺激所致副作用	
症状性（部分恢复）	1.0%（7）	体重增加	18.8%（132）
手术相关死亡	0.7%（5）	构音障碍	14.9%（105）
围手术期意识错乱	6.0%（42）	睁眼困难	5.7%（40）
颅内感染	1.6%（11）	肌张力障碍	2.5%（18）
癫痫	1.0%（7）	感觉异常	1.6%（11）
肺栓塞	0.9%（6）	抑郁	8.2%（58）
脑挫伤	0.7%（5）	智能减退	4.0%（26）
2. 植入装置副作用		轻躁狂	3.0%（21）
电极重置	3.1%（22）	自杀及自杀倾向	1.1%（8）
感染	3.1%（22）	幻觉	0.4%（3）

（冼文彪　陈玲）

参考文献

[1] 中国 PD 脑深部电刺激疗法专家组. 中国 PD 脑深部电刺激疗法专家共识 [J]. 中华神经科杂志，2012，45（7）：541-543.

[2] 钱浩，刘金龙，符小丽，等. 双侧丘脑底核脑深部电刺激治疗中晚期 PD 疗效（术后 2 年随

访）[J]. 中国神经精神疾病杂志，2013，39（5）：284–290.

[3] 冼文彪，裴中，周旭毓，等. 双侧丘脑底核脑深部电刺激术治疗 PD 有效性和安全性的 meta 分析 [J]. 中国神经精神疾病杂志，2009，35（5）：289–294.

[4] SCHUEPBACH W M, RAU J, KNUDSEN K, et al. Neurostimulation for Parkinson's disease with early motor complications[J]. N Engl J Med, 2013, 368(7): 610-622.

[5] BENABID A L, CHABARDES S, MITROFANIS J, et al. Deep brain stimulation of the subthalamic nucleus for the treatment of Parkinson's disease[J]. Lancet Neurol, 2009, 8(1): 67-81.

[6] CHIKEN S, NAMBU A. Mechanism of Deep Brain Stimulation: Inhibition, Excitation, or Disruption?[J]. Neuroscientist, 2016, 22(3): 313-322.

[7] ACCOLLA E A, HERROJO RUIZ M, HORN A, et al. Brain networks modulated by subthalamic nucleus deep brain stimulation[J]. Brain, 2016, 139(Pt 9): 2503-2515.

[8] WEAVER F M, FOLLETT K, STERN M, et al. Bilateral deep brain stimulation vs best medical therapy for patients with advanced Parkinson disease: a randomized controlled trial[J]. JAMA, 2009, 301(1): 63-73.

[9] VOLKMANN J, MORO E, PAHWA R. Basic algorithms for the programming of deep brain stimulation in Parkinson's disease[J]. Mov Disord, 2006, 21(Suppl 14): S284-S289.

[10] SUCHORSKA B, RUGE M I. Deep brain stimulation: current applications and future prospects[J]. Discov Med, 2015, 20(112): 403-411.

第二节　帕金森病的重复经颅磁刺激治疗

重复经颅磁刺激（repetitive transcranial magnetic stimulation, rTMS）是利用脉冲磁场作用于人脑时诱发脑内产生的感应电流来兴奋或抑制某区域的大脑皮质，达到调节大脑皮质活性的作用。作为一项无创、实用的技术近年来得到了快速的发展，被广泛用于脑功能研究，不仅用于运动、视觉以及语言功能的研究，也广泛应用于病理状态下脑各种功能障碍的研究，是一种充满发展前景的治疗工具。rTMS 诞生已有 20 多年，随着人们对 rTMS 的作用及机制认识逐步深入，rTMS 正越来越多地应用于临床治疗。研究发现不同频率 rTMS 对大脑皮质的兴奋性调节功能不同，可选择性地作用于不同的皮质区域，使其兴奋度增高或降低以恢复至接近正常状态，从而达到治疗的目的。较多研究显示 rTMS 不仅可以改善帕金森病（Parkinson disease, PD）患者的运动迟缓、步态障碍等运动症状，而且可能改善 PD 伴发的抑郁症状、睡眠障碍等众多的非运动症状，具有广阔的应用前景。近年，广东省人民医院王丽娟教授牵头，联合全国十家著名医疗机构，共同组建全国 PD 研究协作组，正在开展"TMS 治疗早、中晚期 PD 抑郁或认知障碍的方案优选和规范化研究"课题，拟系统评价 rTMS 治疗在 PD 抑郁或认知障碍的安全性及疗效。该课题为国家重点研发计划"重大慢性非传染性疾病防控研究"重点专项"帕金森病（PD）治疗新方法和新技术研究（2017YFC1310200）"的子课题之一。

一、rTMS 工作原理及治疗 PD 的作用机制

1985 年 Barker 首先创立了经颅磁刺激（transcranial magnetic stimulation, TMS）技术，其原理是在一组高压大容量的电容上充电，用电子开关向磁场刺激线圈放电，在 0.1 毫秒内流过数千安培的脉冲电流，线圈产生的脉冲磁场瞬间可达 1~2T，强大的瞬变磁场可毫无损耗地穿过颅骨，在线圈下产生反向的感应电流，刺激大脑皮质引起神经细胞去极化而引起兴奋。根据刺激模式不同，TMS 可分为单脉冲经颅磁刺激（single-pulse TMS, sTMS）、成对脉冲经颅磁刺激（paired-pulse TMS, pTMS）以及重复经颅磁刺激（repeatitive transcranial magnetic stimulation, rTMS），sTMS 每次只能发出 1 个刺激脉冲，主要用于运动诱发电位的检测；pTMS 连续发放 2 个脉冲（1 个脉冲对），其特点是脉冲间隔可以调整，最短间隔时间可达 1 毫秒，适合于皮质兴奋性的研究，用于研究大脑皮质神经网络间的相互联系；rTMS 指单次指令后可以连续释放刺激，刺激停止后仍有持续的生物学效应，可引起皮质局部或远处的神经元兴奋性改变，对大脑皮质兴奋与抑制功能具有长时程调控作用，主要用于治疗性研究。

Andrese 等研究发现，PD 患者皮质静息阈值低于正常对照者，中枢运动传导时间缩短，波幅增加，而大脑皮质功能处于相对的兴奋状态，因此通过低频刺激能够抑制兴奋的大脑皮质，提高大脑静息阈值，降低兴奋性而达到治疗目的，而这种调节作用尚可通过皮质及皮质下的纤维联系，对包括基底节在内的广泛皮质下纤维产生调节作用，间接达到改变神经递质释放、增加突触传递、影响信号传导等作用，进而有效改善姿势步态障碍、肌张力增高、运动减少、静止性震颤等临床症状。

rTMS 疗效与很多因素相关，主要取决于刺激靶点及刺激参数，刺激参数包括频率、强度、每序列脉冲数、序列数、序列间隔时间、线圈的形状及方向等，而刺激频率是决定临床疗效的最主要因素：低频刺激（≤1Hz）抑制局部皮质兴奋性并导致局部脑血流和代谢的降低；高频刺激（>5Hz）提高局部皮质兴奋性，增加局部脑血流和代谢；刺激脉冲数及刺激强度与局部皮质兴奋性持续时间的长短有关；重复刺激多个序列可产生持续蓄积的临床效果。

二、rTMS 对 PD 运动症状治疗作用及刺激靶点的选择

PD 是一种涉及脑内多个神经传导环路并以黑质 – 纹状体通路的退变为主要特征的神经系统变性疾病。黑质多巴胺能神经元的变性减少将导致黑质 – 纹状体通路中功能性多巴胺浓度的降低，减少了传入相应皮质的神经冲动，导致皮质兴奋性改变和局部神经网络的激活，当 rTMS 作用于特定区域的皮质时可诱导皮质下多巴胺的释放，使局部神经元活动及异常激活的局部神经网络正常化，从而改善临床症状。

运动皮质由第一躯体运动区（primary motor cortex, M1）、运动前区（premotor cortex, PMC）、辅助运动区（supplementary motor area, SMA）以及头眼协调运动等脑区组成。PD 患者皮质功能存在广泛异常，参与调节复杂运动的 SMA 和前额叶在 PD 患者中兴奋性的降低，可能是最初运动症状出现的原因；而同时在顶叶运动前区和外侧运动前区的兴奋性增高，可能是继发于皮质 – 基底节 – 丘脑回路异常的适应性和代偿改变。TMS 发现 PD 患者皮质内抑制降低，皮质脊髓过度输出，这或许与 PD 患者的强直有关。正电子发射断层成像（PET）、单光子发射计算机断层成像（SPECT）及功能性磁共振成像（fMRI）研究多显示 PD 患者 SMA 及前额背外侧皮质（dorsolateral prefrontal cortex, DLPFC）活动性降低，顶叶及运动前区皮质活动性增高。fMRI 研究证实 PD 患者 M1 与 PMC 区兴奋性增加，晚期 PD 患者因左旋多巴诱导的异动症与 SMA 过度兴奋有关，因此目前针对改善 PD 运动症状的靶点主要选择 M1 和 SMA 区域。

研究认为，低频 rTMS 刺激可使皮质内抑制正常化，低频多次刺激 M1 区主要缓解不自主运动及对异动症有显著治疗作用，低频刺激作用于 SMA 也可减少 PD 患者不自主运动，因此低频刺激主要应用于 PD 异动症的治疗。而高频刺激作用于 SMA 及 M1 区主要改善运动迟缓及精细运动，且大部分研究显示改善是整体的而非局限于刺激对侧或某一肢体；同时也发现高频 rTMS 治疗对以强直和运动减少症状为主的 PD 患者的疗效优于以震颤症状为主的 PD 患者。

最近有 meta 分析显示：高频 rTMS 可显著缓解 PD 患者的肌强直和运动迟缓症状，而低频刺激则无明显作用，但低频刺激对 PD 的震颤症状有改善，考虑与强直和震颤产生的病理生理机制并不相同相关。静止性震颤是由于肢体的协同肌和拮抗肌连续发生节律性收缩与松弛所致，其产生与基底节 – 丘脑 – 皮质环路的震荡活动关系密切，推测黑质 – 纹状体多巴胺能纤维变性使这一环路中的具有节律性发放活动的神经元活动增强并同步化，最后通过运动皮质的节律性兴奋而产生震颤。

强直表现为促动肌和拮抗肌肌张力均增高，其机制不清。有学者分析基底节传出系统影响网状脊髓束，使 I a、I b 中间神经元变化而产生肌强直现象。强直型患者病变发展快，更容易合并抑郁、认知障碍、自主神经症状等非运动症状，病情较重。总之，研究结

果表明，5Hz 的高频 rTMS 治疗可显著改善强直型 PD 患者的临床症状，而震颤型 PD 患者更适合采用低频 rTMS 治疗。

三、rTMS 对 PD 非运动症状治疗作用及靶点选择

（一）rTMS 治疗 PD 的睡眠障碍

据报道 67%～88% 的帕金森病患者存在睡眠障碍，包括失眠、异态睡眠、日间过多瞌睡、睡眠发作等。尽管可调整抗 PD 药物及使用催眠药物，仍有患者存在严重睡眠障碍，以致影响患者生活质量。

rTMS 能使脑血流灌注、神经内分泌和皮质兴奋性等发生变化，致神经递质 5- 羟色胺和 γ- 氨基丁酸（GABA）的释放增加，神经传导速度减慢，神经元活性降低，非特异性投射系统脑干网状结构的突触联系减弱，从而抑制患者脑干上行网状激活系统的功能使非快速眼动睡眠增加，最终改善患者睡眠。同时，rTMS 治疗可促进运动功能的康复，间接提高 PD 患者睡眠质量。rTMS 尚能增加突触间隙 5- 羟色胺浓度，在改善睡眠的同时，改善患者的抑郁和焦虑状态。其治疗参数与原发性失眠的治疗类似，主要选择标准脑电图定位的 Cpz 或 Pz-Cz 中点，1Hz 的抑制性序列，起到诱导慢波，增强皮质慢活动，增强 GABA 网络效率的作用。

（二）rTMS 治疗帕金森病的抑郁症状

抑郁是 PD 患者最常出现的一种非运动症状，可发生在 PD 病程的任何阶段，部分 PD 患者甚至在运动症状发生之前就出现抑郁。PD 抑郁的发生率为 40%～70%，发生时间常呈双峰，最高峰常发生于疾病的早期或晚期，会影响 PD 患者的生活质量并损害认知功能。

2008 年美国食品药物监督管理局（FDA）已批准 rTMS 用于治疗难治性抑郁症。研究显示，rTMS 可影响神经元兴奋性、调整多巴胺（DA）、5- 羟色胺（5-HT）、脑源性神经营养因子（BDNF）、谷氨酸等多种神经递质的分泌，这可能是 rTMS 治疗抑郁等情感障碍性疾病的机制之一。

一般认为左右前额叶背外侧（DLPFC）兴奋性不协调与抑郁发病有关，利用高频刺激增加左侧额前皮质的兴奋性，或应用低频刺激直接刺激右侧前额叶皮质，使右侧前额叶皮质 - 扣带回 - 基底神经节通路易化，通过突触功能的调控，使多巴胺更好地释放，均可以有效改善 PD 患者的抑郁状态。另有研究证实 PD 抑郁患者大脑皮质血流量带有偏侧性，左侧额叶血流明显低于右侧，因此，选择性左侧额叶背外侧高频磁刺激可以达到增加局部血流的作用。

四、rTMS 对 PD 治疗的发展方向

rTMS 应用于临床已 20 多年，rTMS 作为一种无痛、无创的体外神经调控技术，作为药物治疗、手术治疗、干细胞移植及基因治疗等 PD 治疗方法的辅助措施，为 PD 临床症状改善提供了新的治疗思路。

rTMS 对 PD 的疗效与很多因素相关。首先取决于刺激靶点及各项刺激参数，现有研究证实 rTMS 的不同刺激靶点、刺激参数作用于不同个体，可产生不同的临床效果。其次，疗效尚与患者个体化差异有关，如患者主要症状类型、服药情况及 rTMS 治疗要解决的主要问题，如治疗 PD 的震颤、强直及姿势步态的异常、异动症及 PD 合并的抑郁、焦虑及睡眠障碍等，需要选定的治疗靶点及参数的选择会有较大的差异。因此，rTMS 想要广泛应用于临床，需进一步研究其个体化的治疗参数、药物及其他治疗手段的相互作用及机制等。

目前多数研究治疗相对持续时间较短，且研究多为小样本临床试验，其治疗参数及疗效评价标准不够统一，因此需要我们扩大样本量，统一入选标准及刺激参数，在更大范围内进行大规模多中心临床研究，同时设置假性模拟对照，确定治疗不同疾病的最佳刺激参数，使 rTMS 的应用进入新的阶段。因此，今后的研究需根据患者临床症状设计不同的刺激靶点、参数，由多种脑功能成像证实功能异常部位并应用影像引导立体定位刺激，以实现真正个体化治疗。

总之，rTMS 总体是安全的，个别患者治疗后出现头痛、头晕等副作用，与刺激频率过高、刺激强度过大以及总刺激脉冲数过多有关。rTMS 作为一种非侵入性的神经调控方法，极有希望成为广泛应用于临床的重要治疗工具，但需更多研究通过神经电生理、影像学及临床疗效学评价综合分析判断。

（王丽敏　王丽娟）

―――――――――――― 参考文献 ――――――――――――

[1] 王丽敏，王丽娟，黄巧，等. 低频重复经颅磁刺激对不同亚型帕金森病运动症状的疗效观察 [J]. 中华老年心脑血管病杂志，2015，17（8）：841-843.

[2] 赵学飞，雷晶，张小宁. 重复经颅磁刺激治疗帕金森病临床效果 Meta 分析 [J]. 中国现代神经疾病杂志，2015，15（4）：302-310.

[3] BENNINGER D H, ISEKI K, KRANICK S, et al. Controlled study of 50-Hz repetitive transcranial

magnetic stimulation for the treatment of Parkinson disease[J]. Neurorehabil Neural Repair. 2012, 26(9): 1096-1105.

[4] ARIAS-CARRION O, MACHADO S, PAES F, et al. Is rTMS an effective therapeutic strategy that can be used to treat Parkinson's disease?[J]. CNS Neurol Disord Drug Targets, 2011, 10(6): 693-702.

[5] 郑秀琴，于苏文，陈升东，等. 高频重复经颅磁刺激对帕金森病患者情绪障碍及 P300 电位的影响 [J]. 中国现代神经疾病杂志，2013，13（2）：149–152.

[6] ELAHI B, ELAHI B, CHEN R. Effect of transcranial magnetic stimulation on Parkinson motor function-systematic review of controlled clinical trials[J]. Mov Disord, 2009, 24(3): 357-363.

[7] PAL E, NAGY F, ASCHERMANN Z, et al. The impact of left prefrontal repetitive transcranial magnetic stimulation on depression in Parkinson's disease: a randomized, double-blind, placebo-controlled study[J]. Mov Disord, 2010, 25(14): 2311-2317.

第十五章
帕金森病的康复治疗

　　帕金森病（Parkinson disease, PD）是一种常见于中老年人神经系统进展性的变性疾病，出现运动迟缓、肌肉强直、肢体震颤和姿势反射障碍等主要运动功能障碍以及便秘、睡眠障碍、焦虑抑郁以及嗅觉减退等非运动症状，影响患者的步态、平衡、运动和认知功能等。虽然，目前的药物和手术治疗，可以让患者在数年内保持较好的状况，但是患者整个病程发展趋势是进行性衰退，尤其是患者的中轴症状，如平衡障碍、冻结步态、前倾屈曲姿势或脊柱的前屈与侧弯，对药物和手术的效果均不理想。大量的基础和临床研究显示非药物和非手术的康复治疗可以改善和提高 PD 患者的运动功能和耐力，延缓其下降的速度，从而提高患者的生活质量，维持更久的工作时间和生活自理时限。越来越多的 PD 的治疗指南中均推荐在 PD 患者的治疗中增加康复治疗，使患者的功能最大化，延缓或减少继发性的并发症的发生。

第一节　帕金森病的康复目标及运动康复

一、康复目标

　　PD 康复短期目标包括：①改善关节活动度，预防畸形的发生；②改善患者躯干肌肉的运动、姿势控制、平衡、协调能力和手的灵活性；③增强安全意识，防止跌倒造成的继发性损伤。长期目标为设法维持或提高日常生活能力和生存质量。

二、康复方法

（一）锻炼

　　1. 锻炼的定义　训练身体的任何一部分以达到增加或保持身体健康为目的的一个有计划、有条理、重复性的身体运动。

　　2. 锻炼的目的　通过运动解决肌肉力量、耐力、柔韧性和保持平衡的能力，其目的是确保患者有足够的体能和平衡能力，防止二次损伤。此外，运动可以诱导神经的保护作用，促进脑内多巴胺的分泌，对延缓 PD 的进展有积极的作用。

　　3. 锻炼的方式　物理治疗师可以建议或训练 PD 患者积极锻炼，利用患者的喜好和运动潜能，使其朝着更积极的方式生活。鼓励 PD 患者采用世界卫生组织（WHO）建议的锻炼方式（表 15-1），遵照该建议进行锻炼，可降低过早死亡的危险，健康状况会得到明显改善。应根据 PD 患者的喜好、功能障碍和活动限制的实际情况，鼓励他们去做自己喜欢做的事，可以为他们制订和实施家庭锻炼计划，若有条件可鼓励他们在社区参加 PD 的运动组。在目前的条件下，许多老年人以中等速度行走，并以爬楼梯代替电梯来锻炼体能可能更加现实。散步、太极拳、舞蹈（如探戈）和骑自行车都是很好的健身运动。

表 15-1　世界卫生组织建议的体育活动

年龄	建议的体育活动
18~64 岁	1. 有氧物理运动： • ≥ 150 分钟 / 周，中等强度 • ≥ 75 分钟 / 周，高强度 • 同等强度相结合 2. 有氧运动应该每次至少持续 10 分钟 3. 肌肉力量训练（包括主要肌群）≥ 2 天 / 周 4. 想要获得更大的健康益处： • 中等强度的有氧运动，每周 300 分钟 • 高强度的有氧运动，每周 150 分钟 • 同等强度相结合
≥ 65 岁	功能减退：为增加平衡能力，预防跌倒，每周 ≥ 3 天的运动

4. 锻炼的强度　运动强度是一种主观的分类。大多数的活动可以在中等或高强度（表 15-2）。适度的活动是指采取适度的体力活动，让人呼吸稍微困难，心率比正常的高，但他们仍然可以进行谈话，而剧烈的活动使人呼吸困难，谈话变得困难或不可能进行。例如，在许多国家，建议至少在 30 分钟的中等强度的体力活动中至少进行一个星期的活动。PD 患者的运动量，要根据他们自身的体能情况、具体功能障碍和活动受限的情况来定。其运动的强度可能和同年龄的健康人相比，对 PD 患者来说可能是更高的强度。也就是说，同一个运动对正常人来讲是中度运动，但对 PD 患者来讲就可能是剧烈运动了。为此，表 15-3 列出了运动处方。

表 15-2　中度和剧烈体力活动实例

分类	中度的体力活动	剧烈的体力活动
娱乐、体育和休闲时间活动	在平坦的表面上行走（4.5~6.5km/h）* 骑自行车（8~15km/h）* 休闲游泳 打网球双打 舞厅舞 打高尔夫球 乒乓球 骑马行走 保龄球 瑜伽 一般的练习（在家里）	上坡行走或上楼，或步行（≥ 8km/h）* 骑自行车 ≥ 16km/h，或爬山 * 稳定节奏的游泳 打网球单打 有氧舞蹈 曲棍球 足球 骑马跳跃 跳绳 武术（如柔道、跆拳道） 最具竞争性的运动

分类	中度的体力活动	剧烈的体力活动
工作相关活动、家务、房屋维修及与照顾家庭有关活动	农活 携带轻负载 修剪，打扫和园艺 外面的绘画 洗涤窗户 清洗水槽 老年护理（如穿衣，移动）	消防和林业 重型起重 挖、铲萧邦铁锹 重型施工 擦洗地板 背着食品杂货 推着轮椅（自我）

注：* 在步态障碍的情况下，中度和剧烈的强度速度会降低；在健康成年人，中度等于约 8 000 步 /h，老人为 7 000 步 /h；剧烈的强度，成年人中度等于约 9 000 步 /h，老人为 8 000 步 /h。

表 15-3　运动处方总则

项目	力量	心肺适能	柔韧性
频率	每周 2～3 天（可结合心功能训练）	每周 3～5 天	每周 2～3 天（可结合力量或心功能训练）
强度	按 60%～80% 重复 8～12 次（如最后一次感到疲劳）要求继续调整保持强度	达到最大心率的 55%～80%（最大心率以年龄推测）任何形式的运动都是可接受的	
持续时间	1～3 套，每套休息 5 分钟	30 分钟（或者最少 10 分钟，每天重复 3 次）	每组肌肉拉伸 30 秒，重复 3 次

（二）物理疗法

PD 的康复以运动疗法为主，目的为尽量控制或减轻症状，改善平衡及协调能力，降低患者跌倒风险，提高日常生活活动能力。物理疗法（physical therapy, PT）的理论基础是假定基底神经节病变导致内部（无意识）行为的形成缺陷。第一个策略是使用外部线索。外部线索和关注能使人们补偿特定的运动障碍，如步态障碍（步幅长度、起步、冻结和转身）、日常生活活动功能以及转移等。用外部刺激（外部线索）作为引导，启动和促进运动，与此同时，注意力和自我指导提供了内部产生的策略（内部线索）。外部线索包括空间线索（视觉，如地面上的线）、有节奏的提示（听觉，如节拍器，躯体感觉，视觉）、感觉刺激（如触摸、振动）、注意力/认知策略（如内部焦点的移动）以及言语自我引导。外部线索在脑中优先激活补偿性途径，小脑-顶-前运动通路（外部运动生成），因此避开了基底节辅助运动环路。外部线索促进双任务、复杂运动的执行，并且可以增强运动学习能力。第二个策略是将长或复杂运动分解成若干组件，然后在运动执行中一个个执行。这种策略被认为可使 PD 患者能够使用额叶皮质通路而不是基底节控制运动的通路来执行运动。避免多重任务，尤其是在为了安全的原因而需要集中注意力在某个特定任务上的时候，如需要穿过繁忙的交叉路口。第三个策略是改造环境，使 PD 患者更容易四周走动，避免摔跤。运动疗法需要遵循的原则是：①抑制异常运动模式，学习正常的运动模式；②充分利用视、听反馈；③让患者积极主动地参与治疗；④避免疲劳。

1. 放松训练

1）振动或转动法：有节奏的振动和肢体的转动可以刺激患者的前庭神经，使 PD 患者全身的肌肉强直症状改善。PD 患者坐在振动的椅子上反复地振动，可以明显地降低肌张力。肢体转动运动可以帮助强直的肌肉放松张力，如在仰卧位时，屈膝，双脚立于床面，头缓慢向一侧转动，同时双下肢向反方向转动，如此左右反复交替。

2）本体促进技术（proprioceptive neuromuscular facilitation，PNF）：要求患者由被动到主动、由小范围到全范围进行有节奏的运动。

3）深呼吸法：腹式呼吸，深吸慢呼。

4）意念放松法：可采用雅可布松（Jacobson）渐进性放松法。渐进性放松法的训练要点如下：逐步放松以下四组肌肉，分别是：①手、前臂、二头肌；②头、脸、喉、肩，包括额、颊、鼻、眼、腭、唇、舌、颈；③胸、腹、后背；④股、臀、小腿、脚。

练习方法：躺着或坐着练。每块肌肉收缩 5～7 秒，然后放松 20～30 秒。做完全过程后可重复一遍，如发现仍有紧张的部位可反复练习 2～5 次。每天练两次，每次 20 分钟，1～2 周即可掌握渐进松弛技术。练习时为提高松弛效果，应微微闭眼，注意力逐渐从一条肌肉移向另一条肌肉。不要用意志努力，也不需要想象，可以在放松时设想以下语句：丢开紧张，我感到平静和安逸，肌肉已经开始松弛柔软，紧张消融了，紧张离开了。

2. 关节活动度训练　中晚期的 PD 患者，由于肌肉强直和运动减少，许多关节的活动度都受到影响，严重者可出现关节强直或者关节周围韧带挛缩，因此关节的主动和被动运动训练是每天都要进行的项目。关节活动范围内的被动运动需要治疗师根据运动学原理完成关节各方向的运动。通过适当的被动运动，可保持肌肉的生理长度和张力，保持关节的活动范围。被动运动对恢复关节正常活动范围有较大的帮助，是维持关节正常形态和功能不可缺少的方法之一，特别是对轻度关节粘连或肌痉挛的患者，关节的被动活动训练非常有利。还可以通过器械练习，利用杠杆原理，以器械为助力，带动受限的关节进行训练活动。可使用的器械包括肩关节练习器、肘关节练习器、踝关节练习器以及体操棒等。对于病情轻的患者，最好让患者主动运动，学习各种徒手体操。根据患者关节活动受限的方向和程度，设计一些有针对性的动作。主动运动可以促进血液循环，具有温和的牵拉作用，能松解粘连组织，牵拉挛缩组织，有助于保持和增加关节活动范围。

3. 肌力训练　PD 患者的近心端肌群较远心端肌群更容易受累，而且受累程度较远心端为重。远心端肌群则常在晚期受累。因此，肌力训练重点是胸肌、腹肌、腰背肌等核心肌群及股四头肌等近心端大肌群。如通过躯干的前屈、后伸、侧屈及旋转，训练躯干的肌群；通过仰卧起坐训练腹肌；通过飞燕训练、五点或三点支撑训练锻炼腰背肌；通过俯卧位伸膝交替向上抬起下肢以训练股四头肌。核心肌群的训练可以增强患者身体的协调平衡能力，扩大躯干的活动范围，协调全身肌群的力量输出，改善异常姿势，减少异常运动模式。

4．平衡训练 PD 患者在 Hoehn&Yahr 分级达到 3 级时，平衡功能减退，主要表现为动态平衡障碍，在行走转弯或者遇到障碍时容易跌倒。康复训练师主要指导患者如何在坐位和站位缓慢进行重心转移，在体操球上反复坐下和起立的动作可帮助增进姿势反应，改善骨盆及躯干的移动能力。可以采取减小支撑面的训练方法，让患者在更小的支撑面上保持平衡，从而提高患者独自控制重心稳定的能力。训练时让患者独自站立并逐渐减小双足之间的距离，由分足站立过渡到并足站立，再到脚尖对脚跟的前后站立，最后到单足站立。临床中观察到，可以单足站立 20 秒钟的患者进行步态训练时进步很快，单足站立能够有效改善"慌张步态"的前冲行为，因此单足站立开始的步态训练往往可以起到事半功倍的效果。在患者可以很好地完成地面单足站立后，可以将上面的训练过程在支撑面由硬质渐向软质转换，如在地面逐渐转移到软垫上进行。也可以让患者练习闭目站立，并视其平衡能力而逐渐改变站立支撑面的大小和硬度，使躯体自身调节平衡的能力得到进一步的强化。PD-WEBB（Parkinson disease-weight bearing exercise for better balance）方案是一个安全的、经循证医学证实有效的 PD 患者康复训练方案，适用于老年 PD 患者。中南大学谷绍娟等参照国外的 PD-WEBB 设计训练方案制定了训练步骤，具体步骤为：①热身运动：高抬腿原地踏步 5 分钟；②站立：可通过双脚并拢、一字步站立、单腿站立、长时间站立、闭眼站立和在泡沫橡胶垫上站立；③站立时用手拿不同的物体，可通过转身、增加物体质量、站在泡沫橡胶垫上、蹲下和让患者踏一步去拿；④前后踏步；⑤行走训练；⑥坐立运动；⑦踮脚运动；⑧单脚侧踏板运动；⑨正向踏板运动；⑩背靠墙下蹲运动。研究显示 PD-WEBB 训练可以明显改善 PD 患者的平衡障碍，提高患者日常生活质量，预防跌倒，是一种合理有效的可持续的家庭训练模式。

5．步态训练 PD 患者的步态有慌张步态和冻结步态，表现为启动慢、前冲、小碎步和停步困难或者起步时脚像粘在地上一样不能起步。步态训练的方法通常是应用视觉和听觉的刺激引导患者重新建立新的步行模式。如伴随着音乐节奏或者节拍器的节律行走，也可以让患者或者其他人唱歌或者喊如"一二一"这样的口令，引导患者步行。视觉的引导对冻结步态有较好的效果，如运动的开始时，可让患者跨过某人的脚，可以在地板上画上类似斑马线的彩色线条或者在地板上设置 5cm 高的物体，线条或障碍物之间的间距按成人的步幅设计，让患者练习跨步，控制步幅和步速，避免小碎步和慌张步态。带激光线条或者"L"形的特殊拐杖，也可以帮助患者克服起步困难。

减重步行训练是近年来颇受关注的康复治疗方法之一，通过刺激患者的脊髓步行发生部位和大脑的步行中枢，激活受累大脑半球的感觉区和运动区的活动，提高患者的平衡功能。减重步行训练采用电动减重悬吊装置和电动活动平板组合进行。治疗时予患者先减轻体重的 30%，随着步行功能的改善，以后酌情减至 20%～10%，最终脱离减重状态。训练开始后活动平板的速度以患者能保持正常的步态为宜。训练 30min/ 次，1 次 /d，4 周为 1 个疗程。研究表明减重步行训练对 PD 患者步态的改进有持久的效应，特别是对 PD 患者的慌张步态改进有持续的改善作用。但该方法由于存在训练强度不够、重复性差等原因，因此机器人步态训练系统目前在 PD 的步态训练中受到重视。有研究报道应用全自动机器人步态训练评估系统可以明显改善 PD 患者的步行速度、步长、步态节律性和协调性，冻结步态也能明显改善。

6. 呼吸功能训练　PD 患者全身肌肉强直、活动减少、身体前倾、含胸姿势导致患者肺功能减退，肺活量减少，患者的呼吸浅而快。这不仅造成患者呼吸的效率低，而且增加了呼吸所消耗的能量。因此，纠正患者异常姿势，降低肌张力，开展呼吸肌肌力及有效呼吸模式训练是非常有必要的。

（1）呼吸肌肌力训练：训练膈肌和辅助呼吸肌的肌肉力量。

1）腹部重锤负荷法：患者仰卧位，髋关节、膝关节轻度屈曲，上腹部可放一沙袋，重量以不妨碍膈肌活动和上腹部隆起，并且可以完整地完成 10 次腹式呼吸为宜。沙袋重量通常从 1～2kg 开始，逐渐增加。

2）吹蜡烛法：将点燃的蜡烛放在口前 10cm 处，吸气后用力吹蜡烛，使蜡烛火焰飘动。每次训练 3～5 分钟，休息数分钟，再反复进行。每 1～2 天将蜡烛与口的距离加大，直到距离增加到 80～90cm。

（2）呼吸模式训练：根据 PD 患者的临床特点，训练患者进行深呼吸，增加胸廓扩张，强调用胸式呼吸。也有学者提出可对患者进行腹式深呼吸结合缩唇呼吸训练。腹式呼吸要求吸气时，腹部隆起，膈肌收缩下降，胸腔内压减小而主动吸气，由胸廓和肺组织的弹性回缩而被动呼气。缩唇呼吸是指经鼻吸气；呼气时，缩唇成吹"口哨"样口形，将气慢慢经口呼出。

7. 吞咽训练　根据对患者吞咽功能的评估结果，有针对性地制定训练计划，主要是以下三个方面：

（1）舌部的训练：嘱患者将舌头向外伸出，随即向左、上、右、下四个方向做旋转运动，若自己不能完成，康复师可用消毒纱布包裹住患者舌头协助其完成该训练，完成后可嘱咐患者尽量缩舌，坚持训练，保持舌体可进行不同方向伸展及收缩运动。

（2）脸部肌肉的训练：要求患者进行面部肌肉训练。可轻轻微抬患者下颌做磨牙及咀嚼动作，每次坚持 5 分钟左右；也可进行吸气后屏气，后做鼓腮动作，将气体缓慢释放，每日可进行 1～2 次，以便更好地锻炼脸部肌肉。

（3）吞咽反射的强化：使用已经冷冻过的棉签棒沾取少量冷水后，嘱咐患者张口，将棉签棒轻轻触碰患者腭弓处、软腭处、舌后根以及咽后壁，以达到刺激效果。有效提高吞咽刺激使患者可进行吞咽动作，加强吞咽反射。

（三）日常生活活动训练（ADL）

日常生活活动训练属于作业疗法（ocupation therapy, OT）的范畴，OT 治疗师应根据 Bathl 指数评估法以及 PD 患者特殊抱怨问题问卷所列的问题进行分析，明确影响患者日常生活的障碍，针对影响患者日常生活的障碍制定训练计划、选择适当的辅具，如特殊的进食餐具以及和家属讨论如何进行家庭的无障碍化改造。PD 患者动作迟缓，日常生活的动作较正常人慢，能量消耗也大于正常人，因此对其日常生活的动作和活动习惯要做调整。例如可以对患者的衣服进行改造，减少纽扣，改用粘贴的材料；鞋子选没有鞋带的品种，教会患者穿鞋时使用长把手的鞋拔，使穿鞋变得容易。为避免由坐位转为站立时困难，建议患者不坐软沙发，改坐双边有扶手的硬质椅子。为克服翻身和起床困难，可以在床的旁边安装一条布带；为方便患者进食，可以选用特制的餐具。患者的居家，也要进行改造，如在门框上加装扶手，开门时让患者一手拉着扶手，一手开门，这样避免开门时身体后仰跌倒。浴室和坐厕旁要加装防滑垫和扶手，训练患者坐在椅子上沐浴，以防在浴室和卫生间跌倒。

（四）双重任务训练

研究发现 PD 患者有双重任务执行困难，表现为不能同时关注和执行两个以上的任务，例如 PD 患者不能一边行走一边唱歌，他们只能专心做一件事情。因此，在日常生活中，要避免给患者双重任务，减少跌倒的风险。在康复训练中，也可以按照该原理，把复杂动作分解为单个动作，便于患者执行。然而，在现实生活中，双重任务或者多重任务是难免的，因此非常有必要对患者进行双重任务的训练，提高患者的生活和工作能力。研究表明，患者经过训练，可以优先处理步行的程序，降低对认知任务的注意力。有数个研究表明改进后的双重任务步态训练，通过使用视觉的双重任务的引导，或者在跑步机上通过虚拟障碍的设置训练，在双重任务的步态训练中使用视觉或听觉的引导，同时承担各种各样的认知挑战性的任务，最终可以提高 PD 患者的步态速度和步长。在任务设置的选择中，要根据干扰患者步态的原因，还要根据患者的语言流畅性、任务识别和决策的能力、工作记忆、心理跟踪任务和对任务的反应时间来确定。

（五）综合训练技术

PD 是一种中枢神经系统的变性疾病，通过训练可能会促进相关神经细胞突触的再生，实现中枢神经系统功能的重组，从而改善运动功能。国内有学者采用 Bobath、Rood、

PNF 和运动再学习的综合治疗对 PD 患者进行训练，取得了显著效果。下面重点介绍神经肌肉治疗技术（neuro-muscular therapy, NMT）：

（1）原理：NMT 是在按摩疗法和自然疗法基础上发展而成的解决肌肉骨骼功能失调的新技术，广泛应用于周围神经肌肉损伤和部分中枢神经损伤疾病的治疗。PD 累及锥体外系统，其痉挛特点为主动肌和拮抗肌长期处于紧张状态，肌肉被拉长或缩短；肌肉长期的痉挛或挛缩会导致血液供应障碍。NMT 手法作用于 PD 受累肌肉，可缓解相关肌肉的痉挛状态，改善血运状态和运动能力，改变肌纤维的病理状态，恢复肌纤维弹性，改善肌束血液循环，进而使相关肌群弹性和形态恢复正常或接近正常；使受累肌群相关神经细胞轴突再生、树突发芽，形成新的突触，而这些突触建立起接近正常功能的新的神经网络，实现中枢神经系统功能重组，从而减少多巴胺能药物用量，进而减轻临床症状，改善平衡及协调能力，降低患者跌倒风险，改善生活质量，提高日常生活活动能力。

（2）方法：前倾姿势的纠正：该姿势是躯干肌群如腹直肌、髂腰肌、肩胛带、骨盆带躯干轴位屈肌群强直严重所致，NMT 手法针对患者躯干肌肉进行选择性松解治疗。应用中等强度手法对双侧腹直肌中部及两端进行放松性治疗，再对 $L_3 \sim S_1$ 间的多裂肌、竖脊肌进行中等强度手法的放松性治疗。慌张步态的纠正：该步态是因为患者重心位于足前部，导致比目鱼肌、腓肠肌、腘绳肌的短缩，重心前移导致平衡功能的损害，造成前庭脊髓束过度兴奋，上述肌群的变化及前庭脊髓束过度兴奋又会强化患者的病理步态。NMT 手法在对腰腹部相关肌肉进行治疗后，还要对比目鱼肌、腓肠肌、腘绳肌、足底肌采用中等强度手法进行放松性治疗。通过上述核心肌群的治疗，患者的平衡和运动功能得到改善后，再对胸锁乳突肌、肩带肌、髂腰肌等相关肌肉进行针对性治疗。上述 NMT 手法治疗，可缓解紧张的肌纤维、改善血液循环，同时也可提高网状脊髓束的兴奋性，进而抑制过度兴奋的前庭脊髓束，改善平衡能力。

（六）其他的康复训练

1. 水疗　水中训练和水疗已经广泛地应用于其他疾患的治疗，最近有研究显示，水疗可能对 PD 患者有益。有几个小规模的研究发现，水疗可以改善 PD 患者的步态，减少跌倒的风险，在提高生活质量方面有帮助。其机制可能为水的浮力和水的流体静压力降低了跌倒的风险，水生的环境增强了平衡能力，降低了冻结步态以及对跌倒的恐惧心理，增加了运动的速度和幅度。同时，水疗可以使患者通过使用额叶传导的神经通路提高注意力，绕过有缺陷的基底节环路，从而执行不同内容的复杂任务。

2. 重复经颅磁刺激　重复经颅磁刺激（repetitive transcranial magnetic stimulation, rTMS）作为一种无痛、无创、安全可靠的神经电生理新技术，在神经系统疾病的治疗中发挥着重要的作用，有许多研究发现 rTMS 治疗 PD 有效。在动物研究方面，rTMS 使得猴子大脑释放多巴胺，并诱导功能性变化持续时间超过一周。rTMS 可以改善 PD 的运动迟缓、步态障碍等运动症状，以前对 PD 患者的研究显示单个脉冲经颅磁刺激能使部分或全部运动症状改善，疗效持续 30 ~ 60 分钟。最近的研究显示重复经颅磁刺激的疗效可以持续 1 个月。一项 PD 患者接受 rTMS 治疗的长期随访研究发现，应用规律 rTMS 治疗可以减慢 PD 的发展。rTMS 还可以改善 PD 患者的非运动症状，且疗效显著。有人研究发现 PD 患者接受高频（5Hz）的 rTMS，每天 10 分钟（3 000 脉冲），接受刺激 1 周后、2 个月以及 12 个月后 rTMS 组较对照组在语音清晰度、沟通有效率、舌运动最大速度和舌运动最大距离方面具有明显改善。辅助运动区（supplementary motor area, SMA）或初级运动皮质 M1 区应用频率为 1Hz 的 rTMS 能够短暂缓解严重的异动症，这些区域的过度活动在左旋多巴诱导的异动症病理生理上起着关键的作用。Kodama M 等报道了一例伴有单侧前臂严重疼痛性关期肌张力障碍的 PD 患者接受双侧初级运动区频率为 0.9Hz，脉冲个数为 600 个的阈下 rTMS 的病例。治疗后疼痛性运动障碍及步态障碍明显减退。顶叶 rTMS 可以改善 PD 患者混乱的睡眠。在一项随机、双盲、安慰剂对照研究中，Pal E 和他的同事评估了前额叶皮质背外侧（DLPFC）rTMS 对 PD 抑郁及运动症状的疗效，证实 rTMS 用于治疗 PD 患者抑郁症是有效的。PD 患者下尿路功能障碍以无意识的逼尿肌过度活跃为主要特征，即不稳定膀胱。Brusa L 等在 8 例有尿路障碍的 PD 患者中应用频率为 1Hz，强度为 65%MSO，脉冲个数为 900 个的骨盆底 rTMS 治疗。每天进行一次治疗，连续治疗 5 天为一个疗程，治疗两个疗程后通过尿流动力学检查和国际前列腺症状评分（IPSS）来评估 rTMS 的疗效。结果显示 rTMS 可以短暂提高 PD 患者的下尿路功能，提高膀胱容量和第一充盈期感觉。而且，由于充盈期症状的改善，IPSS 评分降低了。由 IPSS 评分估计的疗效持续了 2 周，rTMS 用于治疗不稳定膀胱疗效稳定。

3．太极拳等传统功法　一项发表于新英格兰医学杂志的有关太极训练的研究表明，太极训练可以减少平衡损害，降低 PD 患者的跌倒风险。这项研究纳入 195 例 PD 患者，分为太极训练组、未训练组、拉伸训练组，参加为期 24 周、每周 2 次、每次 60 分钟的训练，对患者的基线状况和 6 个月训练完成后的状况均进行检测和记录。太极训练组在方向控制与步伐长度等方面显著优于未训练组的患者。

4．虚拟现实　通过虚拟现实来进行的治疗和游戏性的训练对许多神经科的疾病的康复是有效的。通过虚拟现实技术，可以同时增加认知功能和运动性的刺激，容易开展 PD 的多重任务的训练，对步态和平衡训练也有特定的优势，其疗效有待进一步研究。

5．音乐治疗　多个小样本的研究发现，音乐训练可显著改善步态障碍。一项研究显示，8 例 PD 患者经历 7 阶段的进阶训练以达到行走时内心唱歌的状态，通过录像分析行走的时间与步伐数，发现训练后的行走状态（直线、转弯）明显改善。该项训练简单、无需特殊工具，可在任何时间、任何地点进行，因而是具有潜力的康复方法。

6. 步歌疗法（Ambulosono） 该疗法通过音乐和主动步行之间的神经可塑性及强化性学习来激活脑奖励神经网络的重组，从而实现运动和音乐对 PD 患者的综合康复效用，促进患者步态和步幅控制的自主化程序的重塑，可明显改善患者步行功能，尤其是缓解冻结步态方面有很好的疗效。与大多数的步态训练运动不同，步歌疗法特别强调了大脑基底节区域的作用，该区域对于行为塑造和奖赏学习尤其敏感。在一项前期研究中，46 例患者使用该系统 320 天。患者的每日平均步行时间由 6.3 分钟延长至 20.4 分钟，此外，患者的步长和步行速度也获得了显著改善。在步态意识和上肢震动幅度方面，患者也显著改善，更值得注意的是，部分受试者对于跌倒的恐惧明显减少且自信心增高。

以上的康复训练方法，大多都适合在医院或诊所进行，大部分患者都有良好的近期效果，远期的疗效需要长期坚持训练。因此，临床医生应为 PD 患者制定长期的运动训练计划，并监护其训练完成质量和情况。PD 的全程管理日益受到重视，患者从被确诊起，就应该加入到一个有效的管理团队中。这个管理团队应该由 PD 的专科医生、专科护士、药师、神经外科医生、心理学医生、营养师、康复治疗师、性学专家以及社会工作者组成，患者要定期得到评估和指导。过去人们对药物和手术比较重视，其实运动和康复治疗在延缓病情和改善生活质量方面有着不可替代的作用。未来运动和康复处方，应该和药物和手术治疗具有同等的地位，并将伴随患者的整个病程。互联网技术的快速发展，将为康复技术和康复治疗的推广起到巨大的推动作用，未来 PD 患者的社区康复和居家康复将成为 PD 的重要治疗手段。

（邵明　徐嘉）

参考文献

[1] EARHART G M, WILLIAMS A J. Treadmill training for individuals with Parkinson disease[J]. Phys Ther, 2012, 92(7): 893-897.

[2] MAK M K, YU L, HUI-CHAN C W. The immediate effect of a novel audio-visual cueing strategy (simulated traffic lights) on dual-task walking in people with Parkinson's disease[J]. Eur J Phys Rehabil Med, 2013, 49(2): 153-159.

[3] 于梅，李连涛，董同宝，等. 强化核心肌力训练对帕金森病的效果 [J]. 广东医学，2015，36（1）：77–78.

[4] NARDO A, ANASETTI F, SERVELLO D, et al. Quantitative gait analysis in patients with Parkinson treated with deep brain stimulation: the effects of a robotic gait training[J].

NeuroRehabilitation, 2014, 35(4): 779-788.

[5] PICELLI A, MELOTTI C, ORIGANO F, et al. Robot-assisted gait training in patients with Parkinson disease: a randomized controlled trial[J]. Neurorehabil Neural Repair, 2012, 26(4): 353-361.

[6] AYÁN C, CANCELA J M, GUTIÉRREZ-SANTIAGO A, et al. Effects of two different exercise programs on gait parameters in individuals with Parkinson's disease: a pilot study[J]. Gait Posture, 2014, 39(1): 648-651.

[7] VOLPE D, GIANTIN M G, MAESTRI R, et al. Comparing the effects of hydrotherapy and land-based therapy on balance in patients withParkinson's disease: a randomized controlled pilot study[J]. Clin Rehabil, 2014, 28(12): 1210-1217.

[8] LAUHOFF P, MURPHY N, DOHERTY C, et al. A controlled clinical trial investigating the effects of cycle ergometry training on exercise tolerance, balance and quality of life in patients with Parkinson's disease[J]. Disabil Rehabil, 2013, 35(5): 382-387.

[9] HACKNEY M E, EARHART G M. Health-related quality of life and alternative forms of exercise in Parkinson disease[J]. Parkinsonism Relat Disord, 2009, 15(9): 644-648.

[10] LEE N Y, LEE D K, SONG H S. Effect of virtual reality dance exercise on the balance, activities of daily living, and depressive disorder status of Parkinson's disease patients[J]. J Phys Ther Sci, 2015, 27(1): 145-147.

[11] LI F, HARMER P, FITZGERALD K, et al. Tai chi and postural stability in patients with Parkinson's disease[J]. N Engl J Med, 2012, 366(6): 511-519.

第二节　帕金森病的语言康复

一、帕金森病的言语障碍的临床评估

帕金森病（Parkinson disease, PD）患者的言语障碍属于运动过弱型构音障碍，以嗓音质量障碍和发音障碍为主，临床上主要应用构音器官评估、主观听感知评估、声学分析及空气动力学分析、仪器生理学评估等方法，对患者的发音和言语进行评估。

（一）构音器官评估

临床上主要应用两种方法：①Frenchay 构音障碍评定法：目前临床应用最广泛，包括反射、呼吸、舌、唇、颌、软腭、喉、言语八个部分，共 29 个检查项目，按损伤严重程度分 5 级。②汉语构音障碍评定法：此方法结合了汉语普通话的发音特点和我国的文化特点，包括构音器官检查和构音检查；可通过构音器官检查来确定器官的异常和运动障碍，包括肺（呼吸情况）、喉、面部、口部肌肉、硬腭、腭咽机制、下颌、反射；构音检查的结果可分析构音的异常表现，包括会话检查、音节复述检查、文章检查、构音类似运动检查。

（二）主观听感知评估

临床上主要应用三种方法：①嗓音障碍指数：从患者角度出发，从生理、功能、情感三个维度描述患者喉部不适的感受、日常生活中使用嗓音的障碍及由此引起的情感反应；②总嘶哑度、粗糙声、气息声、无力嗓音、紧张嗓音听感知评估量表：从专业人员角度出发，从总嘶哑度、粗糙声、气息声、无力嗓音和紧张嗓音五个方面对自然说话声进行 4 个等级的分级评估；③帕金森病综合评价量表：其运动部分的言语表达评估也常用于 PD 患者言语训练前后言语功能的主观评定。

（三）声学及空气动力学分析

声学参数主要包括音强、音高、音长、基频微扰、振幅微扰等。音强即声音的音量，是单位时间内通过垂直于声波传播方向的单位面积的能量，PD 患者音强较正常人低。音高即声音的频率，反映嗓音的音调高低，与声带振动部分的长度、声带组织的张力和声带的大小有关，患者持续发元音时音高比正常人高，可能是由于喉肌强直引起声带僵硬所致。音长即声音的长短，由声带振动时间决定，PD 患者音长缩短可能与声门关闭不全而声门下气流不足以持续冲击声带有关。基频微扰和振幅微扰分别描述相邻周期之间声波基本频率和基本幅度的变化，主要反映粗糙声和嘶哑声程度。

空气动力学参数包括声门下压、平均发声气流、最长声时、发声阈压、声门效率等，可作为量化指标对患者发声时气流、压力的变化做出评估。其中声门下压是声音产生和维持的一个重要因素；最长声时反映深吸气后最大发声能力；声门效率反映喉将声门下能量转化成声能的能力。

（四）仪器生理学评估

通过动态喉镜、电声门图、喉肌电图等手段评估喉功能，可了解 PD 患者发声时呼吸和喉部的生理特点。喉镜下可观察到患者的声带形态和振动异常。动态喉镜和电声门图观察发现患者发声时存在声带内收不全、声带震颤、声带两侧不对称。肌电图检测提示患者甲杓肌运动幅度减小，协调性差。

二、帕金森病言语障碍康复治疗

（一）提高音量的治疗

患者音量过低的问题可能是由于患者呼吸过浅，讲话时呼气时间不足或讲话开始时呼气过分用力，而导致每句话的开头音量较大而后半部分则音量越来越小。对于这种情况进行呼吸训练和养成良好的呼吸习惯是很重要的。可以进行下列训练：

1. 呼吸训练腹式呼吸、口鼻呼吸分离训练、呼吸器训练、吹蜡烛、吹哨子等。

2. 音长训练深吸气，然后发出"a——""u——""i——"等音，尽量拉长，最好能达 20 秒以上。连续发 5 次长音后要适当休息以免引起头晕等症。

3. 数数训练深吸气，然后数数，要求中间不能中断，最好能一口气从 1 数到 20。

4. 音强训练深吸气，然后练习由小声到大声地发音，如"a<<<"；或由大声到小声地发音，如"a>>>"。声音慢慢递增或递减地数数。

（二）促进吐字清晰的训练

PD 患者说话时咬字不清可能由于唇部肌肉僵硬，活动缓慢或幅度过小造成，也可能由于舌头的动作缓慢和失误或唇和舌活动不协调造成。可以进行下列训练：

1. 构音器官训练 ①下颌运动：下颌张闭、左右、前后运动；让患者维持张口动作以提高下颌控制功能；利用下颌骨训练器改善其稳定性并与唇、舌运动分离；②唇颊训练：鼓腮、噘嘴、咂唇、呲牙等运动，可给予一定阻力，以增加唇、颊的力量和协调；③舌部训练：舌前伸、后缩、上下、左右及翘舌运动；利用海绵棒带动舌头上下左右摆动；利用构音点训练棒改善舌头在口腔的定位能力。

2. 构音训练 对于构音不清的语音可以先加强构音动作训练，再让患者自发正确发音。①双唇音"b、p、m"：应加强闭唇的动作，也可要求患者尽量快地发出"b-b-b""p-p-p""m-m-m"的音，或"b-p-b-p"交替发音；②舌尖音"d、t、n、l"：要求患者练习舌尖上抬或弹舌头的动作，或者用舌尖构音棒放在口腔内，让患者用舌尖顶住构音训练棒中间的凹洞并快速发出"la-la-la""ta-ta-ta"等音；③舌根音"g、k"：可用棉签接触患者舌根部要求其舌根上抬直到接触到软腭，或口里含一口水仰起头模仿漱口的动作；④送气音"q、c、ch、p、t"：可能是由于呼气肌无力，可进行增强呼气肌力量的训练，深吸气－忍住－用力咳嗽，用力抿住唇深吸气然后双唇翘起用力把气流喷出发出"po"的音，或在离嘴巴前 10cm 的位置放一张纸巾，要求患者发音的同时用力把气喷在纸上使纸飘动。

（三）控制讲话节律的训练

1. 节律训练利用电子琴、节拍器练习按节奏说话或唱歌。

2. 言语训练讲话时注意姿势，保持躯干直立，颈部不要过分前倾，说话前先深吸气，说话时控制气流，特别是开始时要让气流慢慢地释放。长句可适当地停顿，停顿不能造成意思不连贯，如"我想在国庆期间去北京旅游"，可以这样说"我想在国庆期间，去北京旅游"，但不要这样说"我想在国庆期，间去北京旅游"。

（四）改善声音嘶哑的训练

其原因可能是声带开合不良或不协调，可进行下列训练：

1."推撑"训练　端坐位，深吸气后用力向下推椅子或双手十指相勾反向用力，同时发"a"或者发"ka"，促进声带内收以提高声音。避免盲目用力，滥用声带。

2."LAX VOX"呼吸管训练　准备一条长 35cm，厚 2mm（内径 8mm，外径 10mm）的管子，插入半瓶水中，患者调整好呼吸后，尽可能平稳均匀地长时间吹水，让更多气流通过声带，改善声带的协调性；吹气的同时可发音及唱歌，如由低调到高调发"u"。

（五）促进讲话韵律的训练

可能与构音肌群的僵硬有关，可进行下列训练：

1. 音调训练深吸气，然后练习由低调到高调地发音，如"a<<<"；或由高调到低调地发音，如"a>>>"。

2. 音符训练深吸气，然后大声地由低调到高调歌唱音符，如"Do-Re-Mi-Fa-So-La-Si"；或大声地由高调到低调歌唱音符，如"Si-La-So-Fa-Mi-Re-Do"。

3. 练习唱歌用不同语调说话，汉语拼音的四声练习，朗读训练。

（六）励 - 协夫曼言语治疗

言语障碍的康复治疗是一个复杂的过程，针对不同的症状需要采取不同的治疗方法。常规的言语康复治疗包括构音器官训练、音量、音调、韵律、语速、发声和呼吸控制等方面的训练。近年来在常规训练基础上配合使用延迟听觉反馈系统和语音放大设备等设备，旨在提高患者的言语交流能力；也有应用重复经颅磁刺激和经颅直流电刺激治疗 PD，但是效果还不明确。但是，这些治疗方法最大的问题就是时效性短，长期效果不明显，训练方法较枯燥。

20 世纪 80 年代发展起来的一项技术 —— 励 - 协夫曼言语治疗（Lee Silverman voice treatment, LSVT）主要针对 PD 的言语障碍进行康复治疗，其中 LSVT Loud 治疗仅针对言语功能，LSVT Big 治疗是言语结合运动的训练。LSVT 治疗的主要目标是增加发声的音量，改善发声运动中的感知反馈能力，重新调整与发声有关的感觉运动系统。这也是目前唯一被认可的具有长期效果的言语治疗技术。目前，美国已经成立一所专门训练和推广这一技术的盈利性机构。通过机构，PD 患者可以找到位于本地区的、取得 LSVT 训练合格证书的言语治疗师，寻求言语治疗方面的帮助。而言语治疗师可以通过这个机构来获取 LSVT 的有关信息，并申请进行系统训练，合格者可以获得该机构颁发的 LSVT 训练资格证书。研究结果表明：经过 LSVT Loud 治疗之后，患者的声音嘶哑状况得到了明显改善，发声的音量和音质都得到显著的提高。同时进一步的结果显示，结合 LSVT Big 治疗患者不仅在发声功能方面得到了提高，而且身体其他的运动（如上肢）方面也有很大的改善。LSVT 治疗较其他方法更为有效，原因主要有三点：①LSVT 训练方法增加了声带的内收运动，改善了喉部肌肉功能，提高了发声系统的调控功能；②LSVT 要求患者提高自己说话的音量，增加说话的响度，这有利于克服患者的本体感知功能障碍和发声运动障碍；③LSVT 的高强度发声训练有可能改善了中枢神经系统中调节和处理反馈信息的功能，提高了发声运动系统的效率。

必须要指出的是，并不是所有的 PD 患者都可以进行 LSVT 来提高发声效率和质量。在进行 LSVT 训练之前，患者必须要接受喉部检查。患有声带小结、胃食管反流、喉癌等喉部疾病的患者不能参加这一训练治疗过程。这是因为 LSVT 是一种高强度的声带训练方法，对喉部功能有较高的要求。喉部疾病会严重影响训练效果，而大量的嗓音活动会反过来加重喉部疾病，影响治疗效果。

LSVT 是一种针对音量和音调的发声训练法，有五大要点：①提高声音响度，时刻自我提醒"大声、大声、再大声"；②改善对发声时的自我感知能力；③尽最大努力完成，多次重复；④高强度训练，1 周 4 次，连续 4 周，共 16 次治疗；⑤发音运动需量化，实施方法：每周 4 天为治疗日（1 次治疗训练 1 小时，1 次家庭训练 15 分钟），3 天为非治疗日（2 次家庭训练，各 15 分钟），家庭训练主要是复习治疗训练的内容。治疗训练包括重复式发音训练（每周相同）和阶梯式发音训练（每周不同）。

重复式发音训练：①任务一是尽可能长时间发元音"a——"；包括重复式发音；②任务二是尽可能扩大发声频率范围，由低调 – 高调 – 低调发元音"a——"；③任务三是尽可能大声朗读 10 个生活用词。

阶梯式发音训练：①第一周是单词和短语的声强训练；②第二周是句子的声强训练；③第三周是文章阅读的声强训练；④第四周是日常交谈的声强训练。通过这种简单、重复、强化的发音训练，患者的音量可以得到显著改善，并且还可以延长发音时长、增加发声基频变化。

近年，在广东省人民医院王丽娟教授牵头的国家重点研发计划"重大慢性非传染性疾病防控研究"重点专项"帕金森病（PD）治疗新方法和新技术研究（2017YFC1310200）"中，中山大学王青教授负责组织开展课题"新型康复疗法对中晚期 PD 语言或步态障碍的有效性评估和规范化研究"，旨在明确 LSVT 及强化运动联合虚拟现实训练康复疗法对中晚期 PD 语言或步态障碍的疗效。

（七）帕金森病言语治疗新设备

最近美国研究者开发出了一种入耳式设备来帮助 PD 患者进行言语康复治疗。它的形状与蓝牙耳机类似，可以放置在外耳道中，随时随地使用，彻底摆脱了对言语治疗师现场指导的依赖性。其核心是一个数字化可编程芯片，对患者声音进行采集并变频和延迟处理，处理后的声音回放给患者的听觉系统，能够显著改善和提高 PD 患者的发声质量。其优点是体积小、可根据不同患者进行个性化编程处理、使用和维护方便；缺点是目前还没有完全市场化，价格比较昂贵。我们有理由相信在不久的将来，功能更为完善、价格更为低廉的该型设备将可以用于 PD 患者言语障碍的康复治疗，提高他们的生活质量。

除以上提及的 PD 言语康复方法之外，最后需要提出的一点是构音障碍与吞咽障碍常伴随发生，这是由于构音运动所动用的肌肉与吞咽过程所动用的肌肉有很大程度是共同的，所以针对吞咽困难的相关训练动作对改善构音同样是有效的。

（陈曦）

参考文献

---

[1] CONSTANTINESCU G, THEODOROS D, RUSSELL T, et a1. Treating disordered speech and voice in Parkinson's disease online: a randomized controlled non-inferiority trial[J]. Int J Lang Commun Disord, 2011, 46(1): 1-16.

[2] HOWELL S, TFIPOLITI E, PRING T. Delivering the Lee Silverman Voice Treatment (LSVT) by web camera: a feasibility study[J]. Int J Lang Commun Disord, 2009, 44(3): 287-300.

[3] TINDALL L R, HUEBNER R A, STEMPLE J C, et a1. Videophone delivered voice therapy: a comparative analysis of outcomes to traditional delivery for adults with Parkinson's disease[J]. Telemed J E Health, 2008, 14(10): 1070-1077.

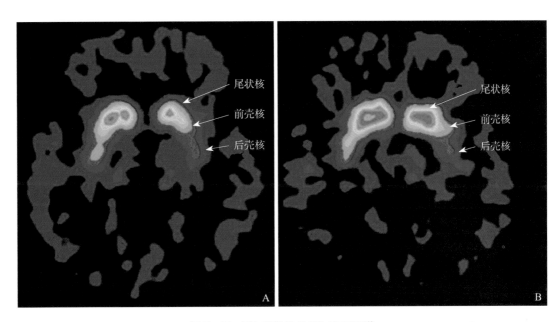

图 7-15　PD 患者的 DAT-PET 图像

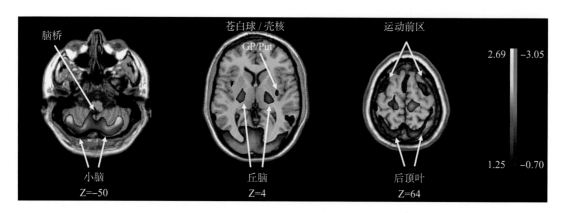

图 7-16　PD 患者的葡萄糖代谢模式特点

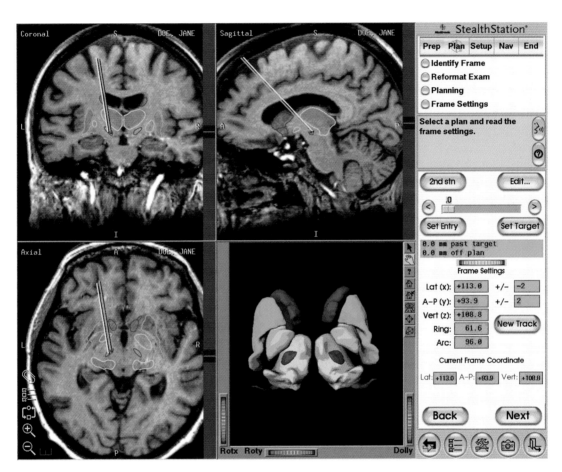

图 14-2　丘脑底核刺激电极植入示意

图书在版编目（CIP）数据

帕金森病临床诊治新进展/王丽娟，陈海波主编
. —北京：人民卫生出版社，2022.7
ISBN 978-7-117-33042-8

Ⅰ.①帕… Ⅱ.①王… ②陈… Ⅲ.①帕金森综合征
- 诊疗 Ⅳ.①R742.5

中国版本图书馆 CIP 数据核字（2022）第 062966 号

人卫智网	www.ipmph.com	医学教育、学术、考试、健康，
		购书智慧智能综合服务平台
人卫官网	www.pmph.com	人卫官方资讯发布平台

帕金森病临床诊治新进展

Pajinsenbing Linchuang Zhenzhi Xinjinzhan

主　　编：王丽娟　陈海波
出版发行：人民卫生出版社（中继线 010-59780011）
地　　址：北京市朝阳区潘家园南里 19 号
邮　　编：100021
E - mail：pmph @ pmph.com
购书热线：010-59787592　010-59787584　010-65264830
印　　刷：三河市潮河印业有限公司
经　　销：新华书店
开　　本：787×1092　1/16　印张：26　插页：4
字　　数：535 千字
版　　次：2022 年 7 月第 1 版
印　　次：2022 年 9 月第 1 次印刷
标准书号：ISBN 978-7-117-33042-8
定　　价：98.00 元

打击盗版举报电话：**010-59787491**　E-mail：**WQ @ pmph.com**
质量问题联系电话：**010-59787234**　E-mail：**zhiliang @ pmph.com**
数字融合服务电话：**4001118166**　E-mail：**zengzhi @ pmph.com**